Ohrakupunktur und Mikro-Ohrakupressur nach TCM

Systemisch-Energetische Wirbelsäulen- und Gelenktherapie (SEWIG)

Jin-Sook Schnell-Jacob

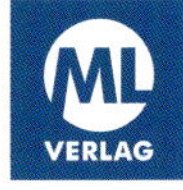

Wichtiger Hinweis:
Die in diesem Buch gemachten Aussagen zu Methoden, Risiken usw. wurden vom Autor sorgfältig erarbeitet und geprüft. Dennoch erfolgen alle Angaben ohne Gewähr. Weder der Autor noch der Verlag können für eventuelle Nachteile und Schäden eine Haftung übernehmen, die aus den im Buch gemachten Hinweisen resultieren. Die in diesem Buch enthaltenen Ratschläge können und sollen keine fachliche Beratung durch Arzt oder Heilpraktiker ersetzen.

Gender-Hinweis:
Aus Gründen der besseren Lesbarkeit wird auf eine geschlechtsspezifische Differenzierung verzichtet. Entsprechende Begriffe gelten im Sinne der Gleichbehandlung grundsätzlich für alle Geschlechter. Die verkürzte Sprachform beinhaltet keine Wertung.

Wahre Worte sind nicht schön,
schöne Worte sind nicht wahr.

Tüchtigkeit überredet nicht,
Überreden ist nicht tüchtig.

Der Weise ist nicht gelehrt,
der Gelehrte ist nicht weise.

Der Berufene häuft keinen Besitz an.

Je mehr er für andere tut,
desto mehr besitzt er.

Je mehr er anderen gibt,
desto mehr hat er.

Das Himmels DAO ist fördern, ohne zu schaden.
Der Berufenen DAO ist wirken, ohne zu streiten.

Laozi „Dao de Jing"

1. Auflage 2022

Druck: Generál Nyomda Kft., H-6727 Szeged

Titelbild: © Africa Studio – stock.adobe.com

www.ml-buchverlag.de

ISBN (Buch): 978-3-96474-232-2
ISBN (E-Book/PDF): 978-3-96474-233-9

Inhaltsverzeichnis

II. DIE THERAPIEMETHODE SEWIG

Ohrabbildungen auf einen Blick

Geleitwort

Nachdem ich viele Jahrzehnte als Apotheker gearbeitet habe, kenne ich Frau Schnell-Jacob von zwei Seiten. Als Apotheker hat man Informationen zur Wirkweise und zu Nebenwirkungen von Arzneimitteln zu vermitteln. Dies brachte es mit sich, dass wir über die Qualität von Testsubstanzen, das bioenergetische Testen mit Reinstoffen und orthomolekulare Therapiekonzepte in einen intensiven Dialog traten. Es entstanden Testsätze und immer wieder die Frage: Wie entgiften wir einen verschlackten Körper möglichst effizient? Hier lernten wir in Gesprächen und auch bei Patienten, die man gemeinsam betrachtete, viel Neues.

Seit ich nun wieder in meiner ersten Profession als Arzt im Ärztlichen Naturheilkundezentrum in Aschaffenburg arbeite und schmerztherapeutische Interventionen einen großen Teil meiner Behandlungen ausmachen, hat sich ein zweiter Blick auf die Arbeit von Jin-Sook Schnell-Jacob ausgebildet: Funktionale Medizin, Wirbelsäulenprobleme und die therapeutisch bedeutsame Ohrakupunktur. Das Große bildet sich im Kleinen ab. Das sehen wir, wenn wir ins Weltall schauen und dann die Konfigurationen der Atome und Moleküle danebenhalten. So das Ohr als Spiegel des gesamten Körpers.

In der modernen Medizin spielen Fachärzte die zentrale Rolle. Und diese Form der Medizin bringt es mit sich, dass wir viele Spezialisten auf dem Gebiet einzelner Organsysteme, Strukturen oder unserer Sinnesorgane zu verzeichnen haben, die Herausragendes leisten. Dabei spielen die Symptome oft eine größere Rolle, als die möglichen Ursachen oder Zusammenhänge.

In einer causa-orientierten Medizin von Frau Schnell-Jacob geht es um eine ganzheitlichere Betrachtung gerade bei chronischen Beschwerden. Dies läuft den fachärztlichen Fokussierungen zwar entgegen, ist aber ein entscheidender diagnostischer Weg bei komplexen Krankheitsgeschehen. Da werden plötzlich die Fußschmerzen durch Beckenkorrektur oder durch eine Intervention an der Brustwirbelsäule besser. Die Liste solcher scheinbarer „Sprünge" verlängert sich täglich bei den Therapeuten, die wie Frau Schnell-Jacob konsequent das Miteinander von Energie, Funktion und Balance im Blick haben.

Jede gute und exakte Anamnese passt immer zu den Befunden, die man am Ohr erheben kann und umgekehrt. Und man wird als Therapeut jedes Mal neu von der Logik des Körpers und seiner Beschwerden fasziniert.

Ich freue mich deshalb sehr über dieses Buch, weil es auch eine Lebensleistung einer koreanischen Therapeutin, die hier in Deutschland arbeitet und lebt, darstellt. Da wir beide noch schaffensfreudig sind, ist dieses Buch kein Abschluss, sondern ein guter Ratgeber für zukünftiges medizinisches Handeln. Auf jeden Fall kann es für viele Ärzte und Therapeuten, die ganzheitlich denken, eine Hilfestellung sein.

Dr. med. Siegfried Schlett
Arzt und Apotheker

Vorwort

Die „Systemisch-Energetische Wirbelsäulen- und Gelenktherapie“ (SEWIG) ist eine synergetische Kombination von Mikro-Ohrakupressur, Becken-Schwingungstherapie, Meridianbehandlung und Akupunktur. Der Schwerpunkt von SEWIG liegt in der Behandlung von Wirbelsäulen- und Gelenkbeschwerden. Die synergetische Kombination von Mikro-Ohrakupressur, Meridianbehandlung und Akupunktur allein ist jedoch auch eine erfolgreiche Therapiemethode für viele andere Erkrankungen. Neben den genannten Elementen von SEWIG ist eine umfassenden Diagnostik der Schlüssel zu einer erfolgreichen Therapie. Hierzu gehören die Diagnostik gemäß der Traditionellen Chinesischen Medizin (TCM), die RAC (Reflexe auriculo cardiaque)-Pulstestung und die Berücksichtigung der Ergebnisse der Analysemethoden westlicher Medizin.

Bei durch Wirbelfehlstellungen oder Blockaden der Iliosakralgelenke bedingten Beschwerden wird mit einer Mikro-Ohrakupressur (MOAP) und anschließenden rhythmischen Schwingungen mit einer systemischen Wirkung auf das Becken und die Wirbelsäule (Systemische Beckenschwingungstherapie, SBT) die blockierte Energie rasch zum Fließen gebracht und damit eine Schmerzfreiheit erreicht. Dies bewirkt eine tiefgreifende Reorganisation der Statik des Körpers. Nachfolgende Meridianstriche und Tuina harmonisieren den gesamten Organismus. Bei chronischen Schmerzzuständen folgt Akupunktur, sowohl am Ohr als auch am Körper.

SEWIG ist aus den Erfahrungen in meiner 37-jährigen Praxis entstanden. Ausgangspunkt meiner Behandlungen war die TCM. Bei manchen Patienten mit Beschwerden im Bewegungsapparat wünschte ich mir jedoch eine ergänzende Methode, die zu einer schnelleren und effektiveren Therapie führte. So stieß ich auf die Akupunktmassage nach Penzel, eine andere Form der Meridianbehandlung als Tuina, die ich unter dem Namen Anma bereits in meinem Heimatland Korea erlernt hatte. Ein wesentlicher Unterschied von Anma und Akupunktmassage liegt im Behandlungsinstrument. Anma wird mit den Händen oder bei Bedarf zusätzlich mit einem Holzstäbchen angewandt. Bei der Akupunktmasssage wird ein Edelstahlstift benutzt, der präzisere Meridianstriche erlaubt.

In Korea praktizierte man Ohrakupunktur meist nur als Ergänzung zur Körperakupunktur. Im Jahre 1985 bekam ich einen neuen Zugang zur Ohrakupunktur. Durch einen Vortrag von Günther Lange erfuhr ich von der RAC-Pulstestung des französischen Arztes Dr. Paul Nogier. Es faszinierte mich, wie man durch diese Art der Pulstestung Rückschlüsse auf irritierte Ohrakupunkturpunkte und auf das bei der Behandlung zu verwendende Material bekommen kann. Mein Interesse an der Französischen Ohrakupunktur war damit geweckt. Mit der Zeit habe ich speziell für Schmerzpatienten eine synergetische Behandlungsmethode über die Ohr Zonen entwickelt. Das Besondere dieser Methode ist die Vorbehandlung der Schmerzphänomene mit einer differenzierten und gezielten MOAP und Meridianbehandlung mit einem Gold- oder einem Silberstift entsprechend der Yin/Yang- und der Leere/Fülle-Muster. Dazu benötigt man eine Befunderhebung nach den „Vier diagnostischen Verfahren“ gemäß TCM 1. Befragung, 2. Betrachtung, 3. Fühlen und 4. Abhören und Riechen, und insbesondere auch eine RAC-Pulstestung.

Mit SEWIG kann sowohl bei akuten als auch bei vielen subchronischen Beschwerden des Bewegungsapparates eine schnelle und nachhaltige Linderung bis zur Beschwerdefreiheit erreicht werden, bei akuten Fällen oft auch ohne Einsatz von Akupunkturnadeln. Nachdem die von der Wirbelsäule ausgehende Innervation alle Extremitäten beeinflusst, können mit der Methode Krankheitsbilder wie neurologische Erkrankungen oder Skelettmuskelerkrankungen diagnostiziert und behandelt werden.

SEWIG erwies sich in einer großen Anzahl von Behandlungen als erstaunlich effektiv. So beschloss ich meine Erfahrungen an Kolleginnen und Kollegen weiterzugeben. Ich ergänzte meine seit 1985 bestehenden Lehraufträge zur Körperakupunktur durch gesonderte Ohrakupunktur-Spezialseminare. Seit 1989 veranstalte ich spezielle SEWIG-Workshops.

Das vorliegende Buch stellt alle wesentlichen Aspekte von SEWIG in einem leicht erfassbaren Zusammenhang dar. Der Behandler lernt Schmerzen und Beschwerden des Bewegungsapparates durch genaue Betrachtung der Statik, Befragung nach der Beschwerdequalität und Testen der irritierten Ohrakupunkturpunkte richtig zu diagnostizieren. Er kann feststellen, ob ein Beschwerdebild an einem strukturellen Bereich (wie Bandscheiben, Knochen, Bänder oder Querfortsätzen), einer neuromuskulären Störung oder einer energetischen Dysbalance liegt. Mit SEWIG kann er dann die Beschwerden erfolgreich behandeln.

Die hier beschriebene Diagnostik und Therapie von Wirbelsäulen-, Gelenk- und Weichteil-Beschwerden bedarf eines fundierten Wissens sowohl der chinesischen und französischen Ohrakupunktur und eines Grundverständnisses der TCM. Deshalb befasst sich der erste Teil des Buches mit chinesischer und französischer Ohrakupunktur und gibt eine Übersicht der Diagnostik nach TCM, soweit es für SEWIG relevant ist. Der zweite Teil beschreibt umfassend die Methode von SEWIG und erläutert, wie in der TCM die Ursachen von Wirbelsäulen- und Gelenkschmerzen gesehen werden. Der dritte Teil umfasst die wichtigsten Aspekte der Behandlung von 30 Krankheitsbildern, insbesondere die für die Akupunktur möglicherweise zu behandelnden Ohr- und Körperpunkte. Der letzte Teil des Buches ist gewissermaßen als Anhang den wichtigsten Grundlagen der TCM gewidmet.

Mein Dank gilt meinen koreanischen TCM-Lehrern, meinem Koryo-Sujichim (Koreanische Handakupunktur) Lehrern und auch allen westlichen Lehrern, von denen ich lernen und mich inspirieren lassen durfte. Vor allem bin ich zutiefst dankbar für Dr. Paul Nogiers geniale Entdeckung der RAC-Pulstestung, die mir die synergetische Kombination von MOAP und TCM ermöglicht hat. Mein Dank gilt auch der Unterstützung aus dem Jenseits durch meinen Großvater, der Leibarzt und Berater des letzten koreanischen Kaisers „Sunjong" war, und meinen Vater, der mir unentwegt Mut und Lob zuspricht. Außerdem, bedanke ich mich bei meinen Patienten, bei denen ich Erfahrungen sammeln und wachsen durfte.

Mein besonderer Dank gilt meinem Mann Dr. Peter Jacob, der das Manuskript korrigierte und stilistisch abrundete. Außerdem bedanke ich mich bei Simon Pröbstl, der meine Ohrzeichnungen und weitere Zeichnungen in eine grafisch ansprechende Form gebracht hat. Zusätzlich bedanke ich mich bei Jasmin Hausdorf für die Hilfe bei der Bearbeitung von einigen Fotos und Zeichnungen.

Schließlich bedanke ich mich bei Martin Klose, der meine Buch Idee mit Begeisterung unterstützt und das Manuskript mit Hinweisen für die Korrektur bereichert hat. Letztlich gilt mein herzlicher Dank Frau Ramona Kretschmann, der Teamleiterin Komplimentärmedizin im ML-Verlag (Mediengruppe Oberfranken-Fachverlage) für die angenehme und konstruktive Zusammenarbeit.

Abschließend hoffe ich, dass viele ganzheitlich orientierte Therapeuten mit SEWIG gute Erfolge bei Hilfe suchenden Menschen erzielen und insbesondere Patienten mit Beschwerden des Bewegungsapparats schnell und nachhaltig helfen können.

Jin-Sook Schnell-Jacob
Dezember 2021

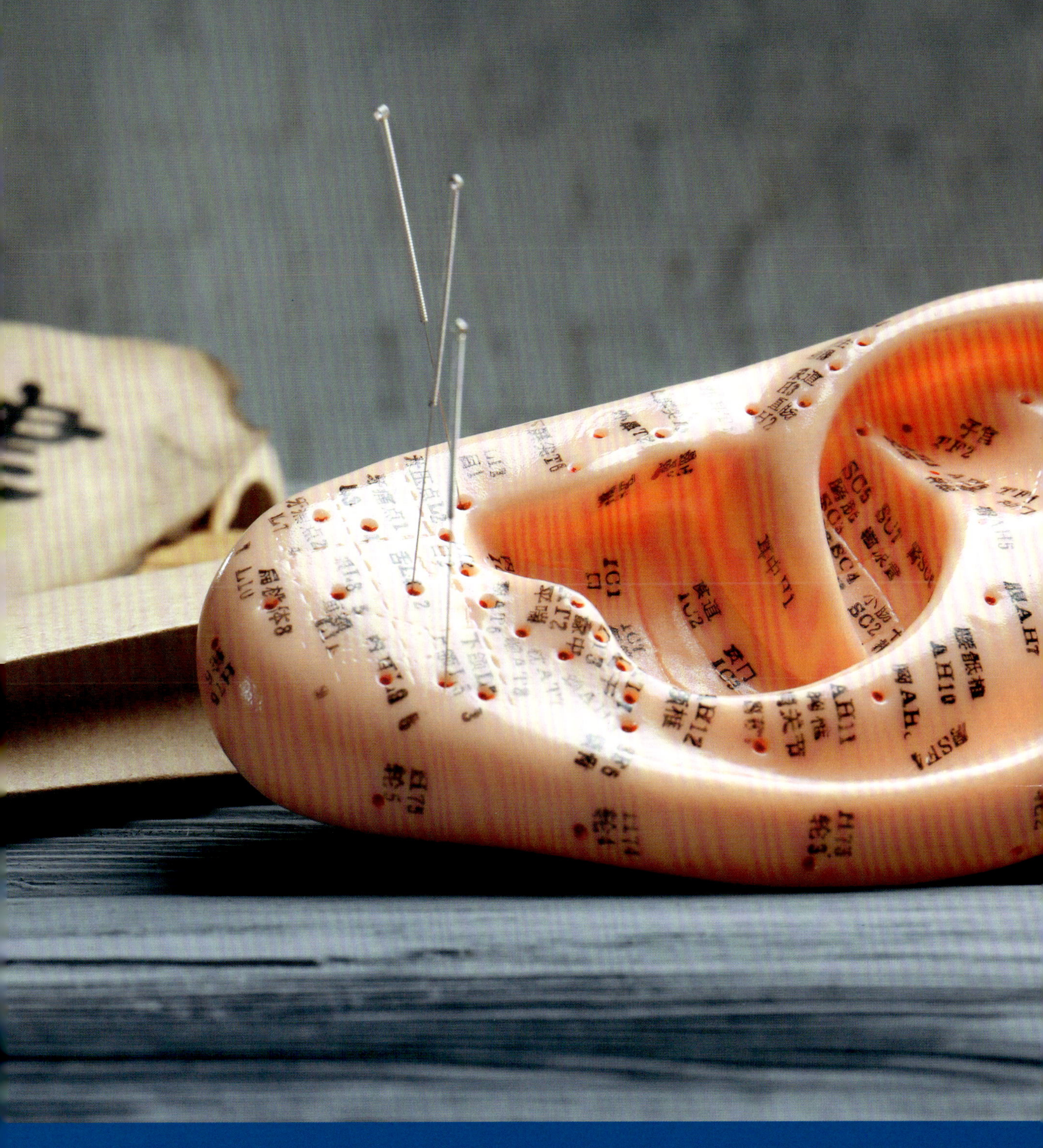

I. Chinesische und Französische Ohrakupunktur

1. Einleitung

Die Ohrakupunktur wird zum ersten Mal im *„Huangdi Neijing"* (Innere Klassiker des gelben Kaisers) erwähnt. Dieses weltweit älteste Buch der Medizin entstand im alten China während der Han-Dynastie 206 v. Chr.–220 n.Chr. Zur Zeit der Tang-Dynastie (618–907) wurde die Ohrakupunktur in die allgemeine Praxis eingeführt. Sie diente hauptsächlich als Analgesie-Punktur zusätzlich zur Körperakupunktur. Um die 110 Ohrpunkte waren ursprünglich in China bekannt. In jüngster Zeit ergänzten der französische Arzt *Dr. Paul Nogier* und seine Kollegen diese um ca. zusätzliche 30 Punkte (*Dr. Nogiers Vortrag 1956 in Marseille*). Weitere Entwicklungen in der Aurikulo Medizin ergaben sich im Jahre 1968 durch die Entdeckung vom RAC (Reflexe Auriculo Cardiaque). Dieser wird auch als VAS (Vaskuläres Autonomes Signal) oder Nogier-Reflex bezeichnet.

Die Traditionelle Chinesische Medizin (TCM) sieht die Menschen als Einheit mit der Natur. Genauer gesagt wird der Mensch als die nach Innen gekehrte Natur und die Natur als der nach Außen gekehrte Mensch betrachtet. In der Ohrphysiognomie wurde dem oberen Teil des Ohres angrenzend an die Wurzel des unteren Balkens (Crus anthelicis inferius) der „Himmel" (Geist/Denken), dem mittleren Teil, d. h. die innere Ohrmuschel (Concha) bis zum Ohrläppchen (Lobulus), der „Mensch" (Seele/Fühlen) und dem unteren Teil, das Ohrläppchen, die „Erde" (Körper/Handeln) zugeordnet (▶ Abb. 1). Ein wohl geformtes Ohr mit gleichen Größen der drei Teile gilt als ideal. Besitzer eines Ohres mit einer nach oben gut ausgebildeten aufsteigenden Helix im oberen Drittel des Ohres wird ein gute geistige Veranlagung und künstlerische Begabung zugeschrieben. Dagegen deutet eine zerklüftete oder verknotete Helixkrempe auf einen eher ängstlichen Menschen hin. Ein übergroßer mittlerer Bereich des Ohres ist oft mit einem sensiblen Charakter und einem empfindsamen vegetativen Nervensystem verknüpft. Ein großes Ohrläppchen drückt körperliche Vitalität und Willenskraft aus.

Die Ohren sind nach der TCM dem „Funktionskreis der Niere" zugeordnet. Unser Wille und unsere essentielle Lebensenergie und Fortpflanzungskraft sind in der Niere gespeichert. Daher werden im asiatischen Raum die Ohren allgemein als ein äußeres Zeichen der Lebensenergie angesehen. Große Ohren sind ein Zeichen eines kräftigen Erb-Qis (Vor-Himmels-Qi). Dagegen werden dünne, kleine Ohren, vor allem kleine Ohrläppchen, als Ausdruck einer Schwäche an angeborenem Erb-Qi angesehen. Bei erschöpften, chronisch kranken Menschen findet man häufig blasse, welke Ohren.

Bei der Diagnostik ist es hilfreich die Ohren mit der Lupe genauer zu betrachten. Oberflächlich sichtbare Farbveränderungen, Gefäße oder Pickel können auf innere Krankheiten hindeuten. Alterungsprozesse, besondere Lebensumstände und durchgemachte Krankheiten können ebenfalls die Form des Ohres verändert haben. Während einer Genesung verändert sich oft die Elastizität des Ohrgewebes.

Das Sinnesorgan Ohr hat über die akustische Wahrnehmung einen direkten Einfluss auf das Gehirn. Es ist nachgewiesen, dass Menschen mit Hörverlust ein höheres Risiko haben an Demenz zu erkranken. Nach TCM wird dem Hören unter unseren fünf Sinnen (Hören, Sehen, Riechen, Schmecken und Fühlen) der höchste Stellenwert zugeordnet.

Ohrakupunktur ist eine Form von Mikrosystem Akupunktur. Der Begriff stammt aus der englischsprachigen Literatur. In Deutschland wurden bisher eher die Terme Reflexzonen- oder Somatotopie-Akupunktur verwendet. Unsere Organe sind mit verschiedenen Mikrosystemen wie der Hand, dem Fuß, der Nase und der Ohrmuschel reflektorisch verbunden. Sogar an den Zähnen und im Zahnfleisch finden wir Reflexzonen aller Organe des Körpers. In der Mikrosystem-Therapie werden Erkrankungen über solche

Reflexzonen behandelt. Ein Vorteil der Mikrosystem-Therapie besteht darin, dass man die Reflexzonen sehr gut sowohl diagnostisch als auch therapeutisch nutzen kann, weil der irritierte oder disharmonische Zustand des Körpers in den Reflexzonen oft geballter und konzentrierter als im Körper selbst auftritt. Zudem muss man die betroffenen Körperstellen nicht direkt berühren. Dieser Vorteil ist für die Behandler und Patienten oft enorm praktisch, weil die betroffene Körperstelle manchmal nicht zugänglich oder wegen zu starker Schmerzen nicht direkt behandelbar ist. Das gilt am häufigsten bei Patienten mit Beschwerden des Bewegungsapparats. Dementsprechend liegt eine große Domäne der Ohrakupunktur in der Schmerztherapie für den Bewegungsapparat.

Nach dem heutigen neurophysiologischen Verständnis beruht die Wirkung der Akupunktur nicht nur darin, dass sie schmerzhemmende Mechanismen im Rückenmark bewirkt, sondern auch auf von der peripheren Hautebene ausgehenden neuronalen Reizen, die im Mittelhirn zur vermehrten Ausschüttung von Endorphinen führen, beruht. Diese unterdrücken mit Hilfe des Neurotransmitters Serotonin die Weiterleitung des Schmerzsignals an das Gehirn. Der Mechanismus wird bei der Ohrakupunktur noch verstärkt, da sich körperliche Beschwerden im Mikrosystem Ohr in geballter Form ausdrücken. Darin liegt meines Erachtens die schnelle und sehr effektive schmerz-therapeutische Wirkung der Ohrakupunktur. In meiner langjährigen Praxis konnte ich erfahren, dass diese Wirkung sogar noch schneller durch gezielte Mikro-Ohrakupressur (MOAP) erreicht werden kann.

Mit der Ohrakupunktur können wir außer Schmerzen im Bewegungsapparat auch sehr effektiv viele innere Erkrankungen unterstützend behandeln, wie HNO Erkrankungen, endokrine Erkrankungen, neurologische Erkrankungen, psychosomatische Erkrankungen und nicht zuletzt Suchterkrankungen.

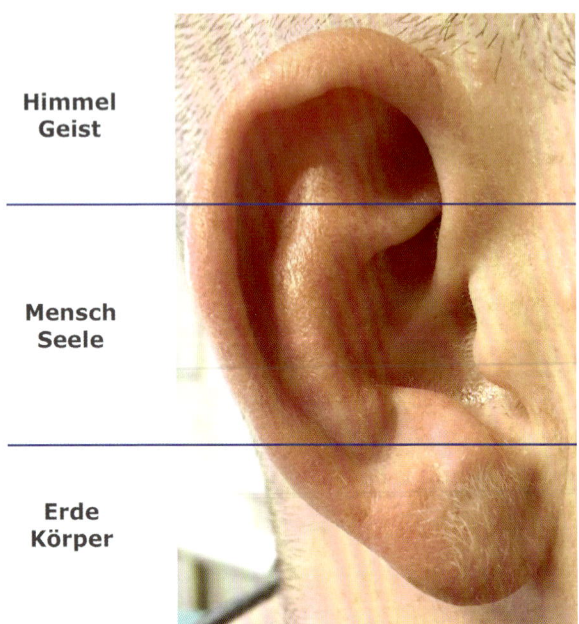

***Abb. 1**: Die drei Bereiche des Ohres nach TCM*

2. Anatomie und Nomenklatur der Ohrmuschel

Hinsichtlich der Anatomie der Ohrmuschel gleichen sich keine zwei Menschen. Sogar das linke und das rechte äußere Ohr sind bei derselben Person oft unterschiedlich. Das anatomische Relief der Ohrmuschel ist komplex. Daher ist es schwierig, die Ohranatomie nur aus dem Buch zu erlernen. Ein Studium dieser Strukturen sollte an Hand eines dreidimensionalen Modells oder besser noch direkt am Menschen erfolgen.

Die Reflex- beziehungsweise Projektionszonen im Ohr kann man sich vereinfacht mit Hilfe des Bildes eines auf dem Kopf stehenden Embryos vorstellen (▶Abb. 2). Dies ist eine gute Hilfe, um die Ohrakupunkturpunkte zu lokalisieren.

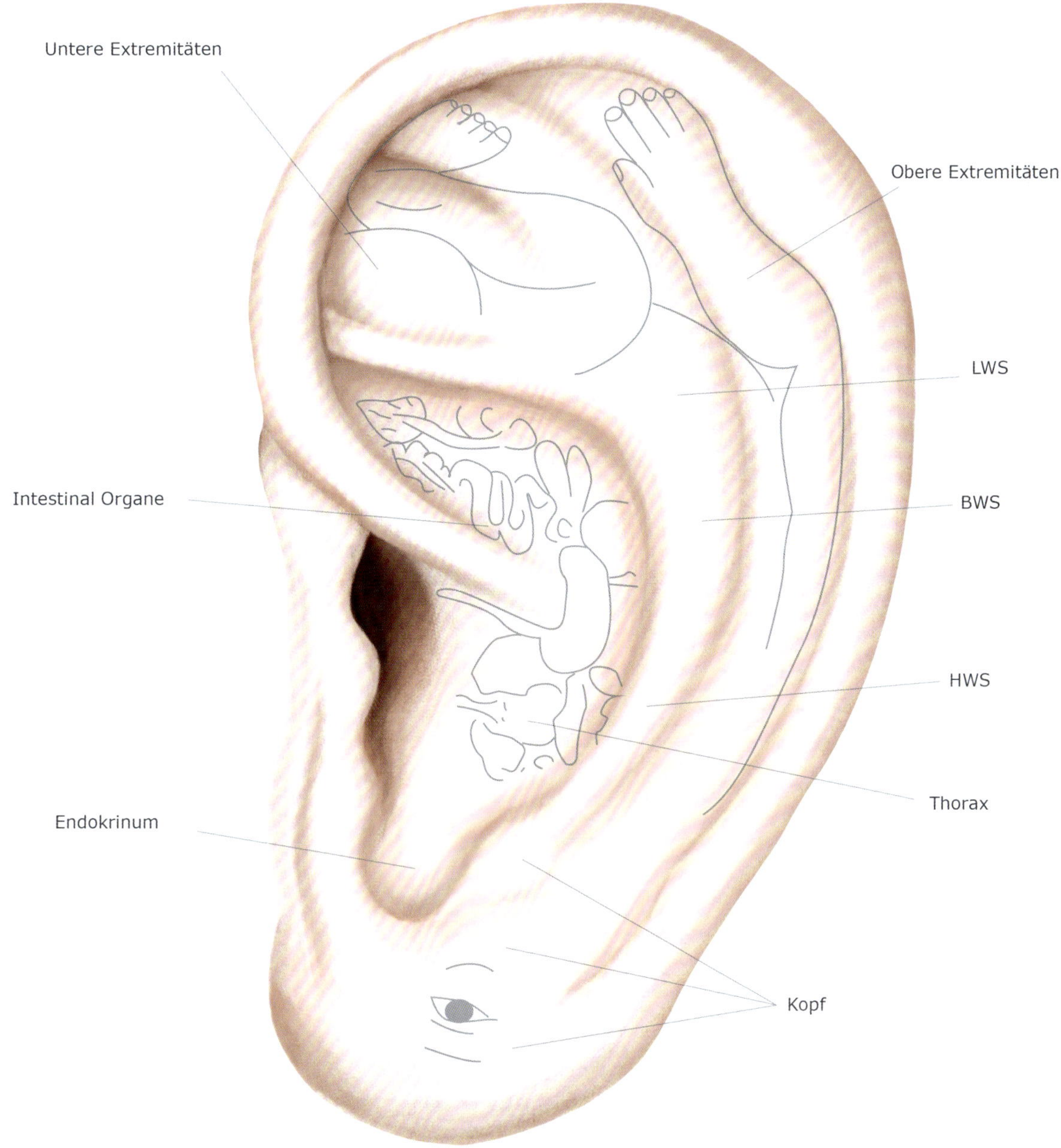

***Abb. 2**: Projektionszonen im Ohr*

Das Ohr besteht teilweise aus knorpeligem und teilweise aus elastischem Gewebe. Die Helix, als eine Art Krempe, bildet seinen äußeren Rand (▶ Abb. 3). Die Helix steigt von ihrem Ursprung, der Helixwurzel Crus helicis, auf. Oben am Außenrand findet sich ein kleines verkümmertes Knötchen – das Tuberculum Darwinii. Die Helix setzt sich von dort aus hinunter zum Helixkörper und -schwanz fort. Kaudal verläuft sie zum Lobulus auriculae, dem Ohrläppchen, hin. Der Lobulus enthält die Reflexzonen des Kopfes.

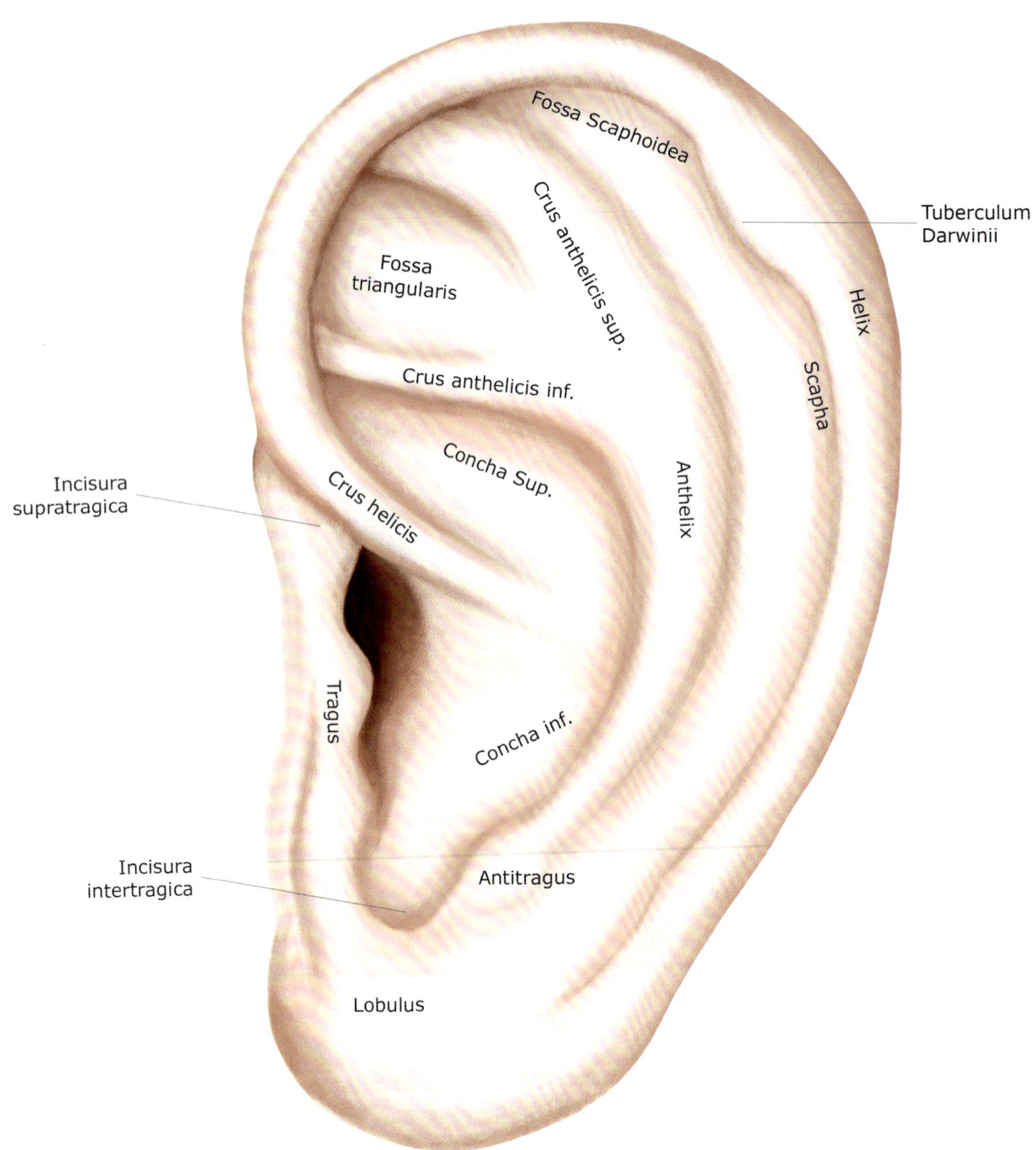

***Abb. 3**: Nomenklatur der Ohrmuschel*

Auf der Anthelix, einer knorpeligen Vorwölbung mittig auf der Vorderseite des Ohrs, liegen die Reflexpunkte der Wirbelsäule. Hier sind HWS, BWS und LWS von kaudal nach kranial angeordnet. Die Übergänge sind gut mit dem „Steigbügel" abzutasten (s. Abschn. 4.1 „Mechanischer Drucktest"). Die kraniale Anthelix gabelt sich in zwei Wurzeln, die Crus anthelicis inferior und die Crus anthelicis superior. Die beiden Wurzeln münden im oberen Bereich des Ohres jeweils mit einer konkaven Vertiefung in die Helixkrempe ein. Sie umrahmen mit der Helix eine dreieckig begrenzte Grube, die Fossa triangularis.

Die Anthelix endet in einer knorpeligen Wölbung, dem Antitragus, gegenüber des Tragus. Der Antitragus grenzt sich vom Ende der Anthelix mit einer Furche ab, die postantitragale Furche. Der Tragus ist kranial zur Helix durch eine kleine Einkerbung, die Incisura supratragica, abgegrenzt und verläuft kaudal zum Lobulus. Zwischen Tragus und Antitragus verläuft eine knorpelige Vertiefung, die Incisura intertragica.

Der Bereich zwischen Anthelix und Helix wird als Scapha bezeichnet und verläuft kaudal ebenfalls zum Lobulus.

Die Vertiefung in der Mitte des Ohres, die Ohrmuschelhöhle Cavum conchae (Griechisch: concha = Muschel), führt zum äußeren Gehörgang. Sie ist durch die Crus helicis in die untere Concha, die Concha inferior, und die obere Concha, die Concha superior, aufgeteilt. Die Crus helicis stellt das Zwerchfell, die Concha inferior den Thorax und die Concha superior die Organe in der Bauch- und Beckenhöhle dar.

Dieses Buch verwendet für die Ohrakupunkturpunkte in der Regel die Namen der chinesischen Nomenklatur gefolgt von ihrer Nummer in Klammern. Eine ggf. abweichende Nomenklatur von Nogier wird angefügt. Die für den internationalen Gebrauch vorgesehene Nummerierung der WHO-Aurikulo-Nomenklatur, die 1970 in Lyon und 1987 in Seoul vorgestellt wurde, hat sich wegen ihrer Umständlichkeit nicht durchgesetzt.

2.1 Innervation der Ohrmuschel

Nach einer Veröffentlichung von Nogier, Bourdiol und Bahr im Jahre 1975 gibt es drei verschiedene Innervationen der Ohrmuschel (▶ Abb. 4):

- Nervus auricularis magnus
- Nervus trigeminus
- Nervus vagus

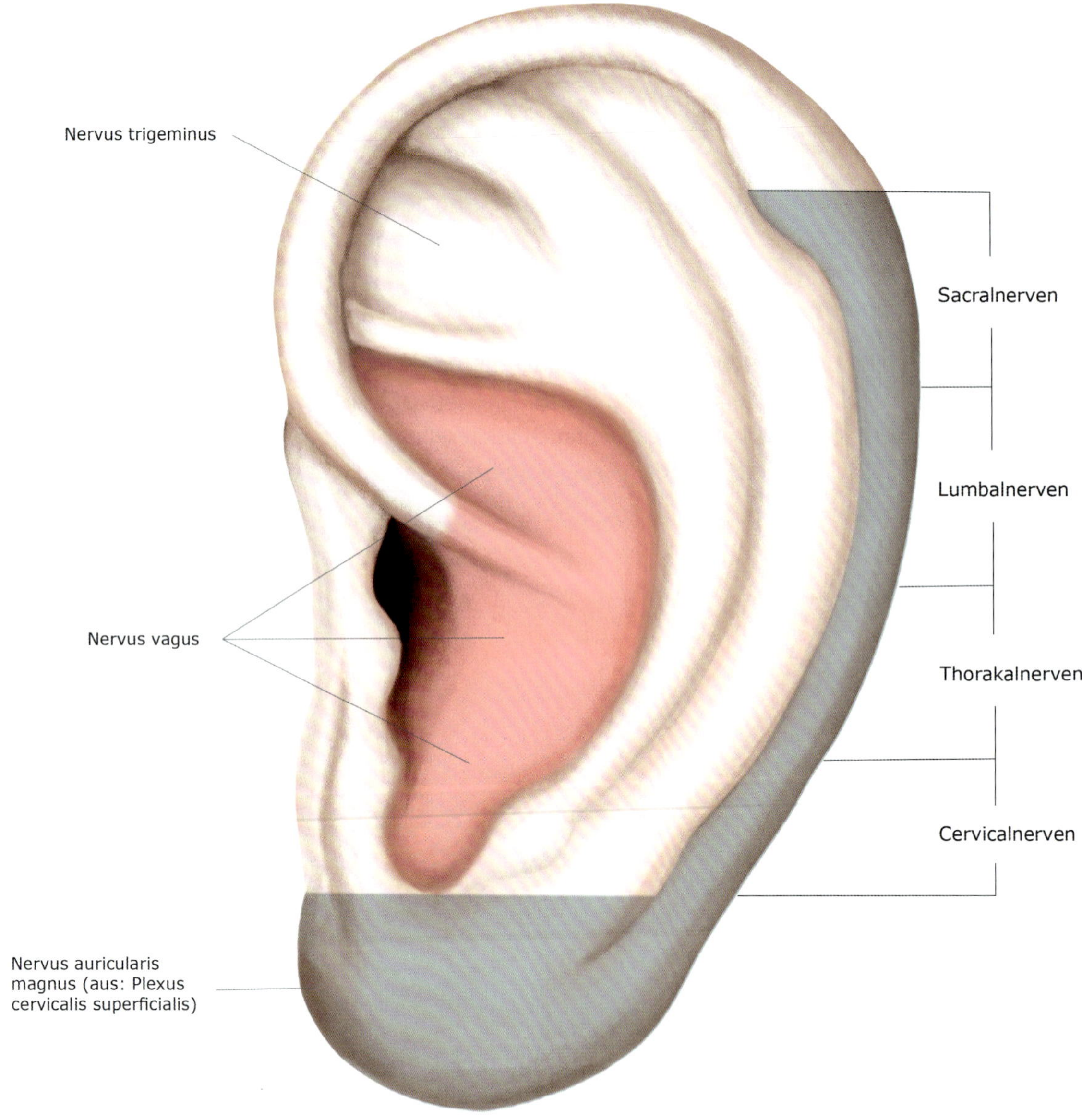

***Abb. 4**: Innervation der Ohrmuschel; Gebiete des Nervus auricularis magnus (grau), des Nervus trigeminus (fleischfarben), und des Nervus vagus (rosa)*

Der N. auricularis magnus entspringt dem zweiten und dritten Halssegment (C2/C3) des Rückenmarks (Plexus cervicalis superficialis) und innerviert die Ohrrückseite, den äußeren unteren Rand bis zum Tuberculum Darwinii und das Ohrläppchen. Er entstammt in der embryonalen Entwicklung der ektodermalen Keimblattschicht, woraus auch die Haut, Haare, Nägel und Zähne entstehen.

Der dritte Ast des N. trigeminus innerviert die Anthelix, die Scapha, die Fossa triangularis, den Tragus und das obere Drittel der Helix. Er entstammt der mesodermalen Keimblattschicht, woraus auch die Knochen, die Muskeln, die Blutgefäße, die Nieren, die Nebennieren, das Bindegewebe, das Herz und die inneren Genitalien entstehen.

Der N. vagus innerviert die Concha. Er entstammt der entodermalen Keimblattschicht, woraus auch der Magen-Darmkanal (außer dem vorderem Teil der Mundhöhle und dem Rektum), der Atmungstrakt, die Leber, der Pankreas und die Harnröhre entstehen.

Cave: Die Concha, insbesondere der äußere Bereich des Gehörgangs, sollte wegen der ausgeprägten Präsenz des N. vagus nicht zu stark gereizt werden. Bei hypotonischen Patienten kann ein zu starker Reiz eine vasovagale Attacke hervorrufen.

2.2 Ohrsegmente und Wirbelsäulenprojektion

Zur Auffindung der Ohrakupunkturpunkte ist es hilfreich, zuerst den der betroffenen Körperregion zugeordneten HWS-, BWS- oder LWS-Bereich bzw. Bereich des Sakrums auf der Anthelix aufzusuchen. Davon ausgehend können die Ohrpunkte der äußeren und inneren Organe nach der Wirbelsäulenprojektion in den entsprechenden Ohrsegmenten gefunden werden.

Die Wirbelsäule ist auf die Anthelix projiziert. Die Ohrsegmente sind durch Linien vom sogenannten Nullpunkt (0-Punkt) durch die einzelnen Wirbelsäulensegmente auf der Anthelix definiert (▶ Abb. 5). Die Halswirbelsäule beginnt mit C1 (Atlas) knapp oberhalb der postantitragalen Furche und endet mit C7 etwa in Höhe der Helixwurzel. Anschließend folgt die Brustwirbelsäule. Sie beginnt mit Th1 und endet kurz vor der Verzweigung der Anthelix mit Th12. Danach vertieft sich die Anthelix. Dort liegt die Reflexzone der Lordose der Lendenwirbelsäule. Die Projektion der Wirbelsäule verläuft beginnend mit L1 weiter auf dem Crus anthelicis inferior. Kurz vor der Helixkrempe ist der Übergang L5 zum Sakralwirbel S1, dessen Lage je nach der Breite der Helixkrempe etwas unterschiedlich sein kann. S1 setzt sich fort bis zur Helixkrempe. Dieser Bereich stellt die Steißbeinwirbel Vertebrae coccigeae dar.

In der Scapha liegen die Reflexzonen der Muskeln, Bänder, Gelenke und Extremitäten. Auf der Höhe des Tuberculums Dawinii, im Segment der Brustwirbelsäule, befinden sich die Handwurzel und kranial weiter am Rand des höchsten Teils der Helix die einzelnen Finger. Weiter kaudal liegen die Repräsentationsbereiche von Unterarm, Ellenbogen, Oberarm und Schulter. Die Beine und Knie sind in angewinkelter Position auf das Crus anthelicis superior und in die Fossa triangularis projiziert. Dort liegen auch die Reflexzonen der Fußknöchel, Vorfüße, Fersen und Zehen.

In die Concha finden wir die Viszeralorgane der Brust-, Bauch- und Beckenbereiche: in der Concha inferior die inneren Organe oberhalb des Zwerchfells wie Lunge, Herz, Bronchien und Trachea, in der Concha superior die intestinalen Organe wie Milz, Leber, Galle, Pankreas, Niere, Ureter, Blase und Prostata. Eingeweide wie der Dick-, Dünn- und Zwölffingerdarm sind etwas unterhalb der Organe des Oberbauchs projiziert. Der kaudale Bereich der Concha inferior ist nach der chinesischen Nomenklatur dem Endokrinum (22) zugeordnet.

Im Bereich der Incisura intertragica befinden sich nach der französischen Ohrakupunktur mehrere hormonspezifische Punkte.

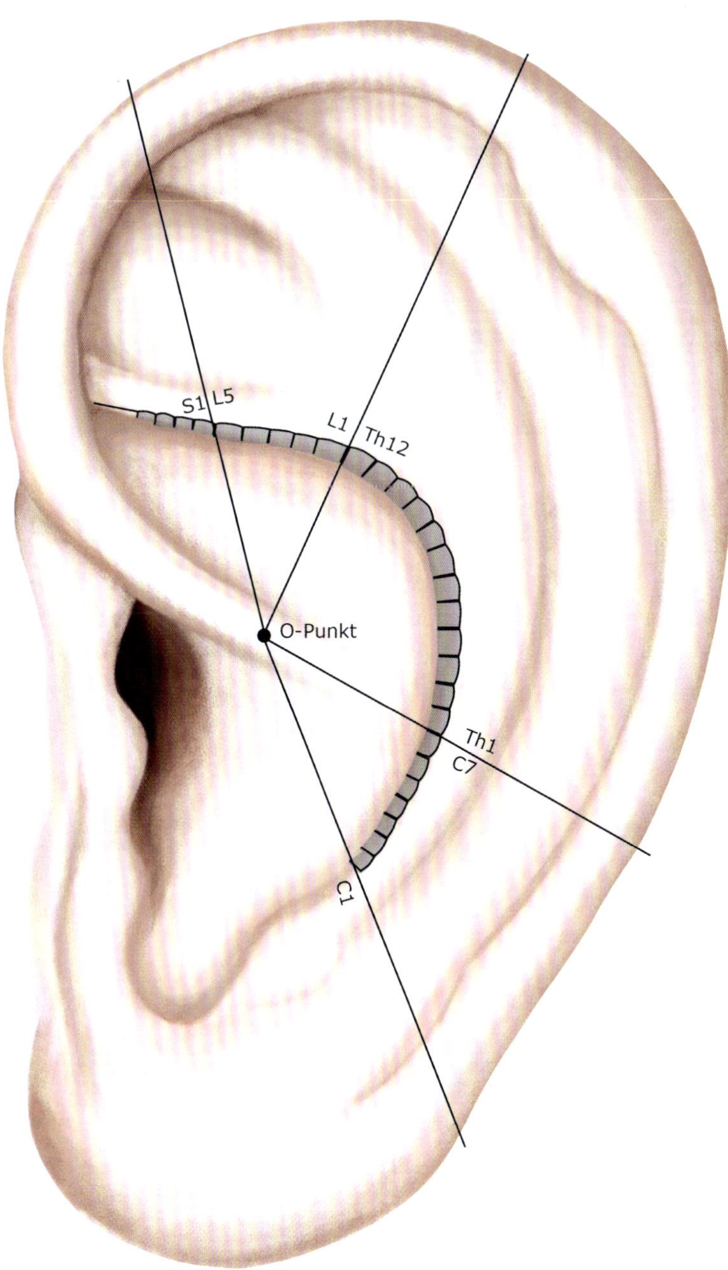

***Abb. 5**: Segmentale Aufteilung der Ohrmuschel mit der Wirbelsäulenprojektion*

2.3 Der Null-Punkt und die energetischen Behandlungslinien

2.3.1 Null-Punkt nach Nogier/Zwerchfell (82)

Eine Sonderstellung hat der von Nogier sogenannte Null Punkt, hier kurz mit 0-Punkt bezeichnet. Er ist das Energiezentrum des Ohres und dem Plexus solaris zugeordnet. In der chinesischen Nomenklatur ist es der Zwerchfellpunkt (82). Er befindet sich ca. 0,5 cm oberhalb der Helixwurzel und ist als Kerbe tastbar. Im Gegensatz zu allen anderen Punkten an der Ohrvorderseite wirkt ein Reiz des 0-Punktes mit einer Goldnadel oder einem Goldstift tonisierend und mit Silber sedierend. In diesem Sinne verhält sich der 0-Punkt wie nach der TCM die Punkte der Körperakupunktur. Dazu gehören auch die Punkte der Ohrrückseite. Für alle anderen Punkte auf der Ohrvorderseite wirkt in der Aurikulotherapie Gold sedierend und Silber tonisierend.

Ein bei einer Stimulation irritiert reagierender 0-Punkt bedeutet in der Regel eine Fehlreaktion. Eine andere Fehlreaktion ist eine Non response, bei der der 0-Punkt und die anderen Ohrpunkte nicht reagieren. Es gibt mehrere Ursachen für solche Fehlreaktionen (s. Kap. 6 „Ursachen von Therapieblockaden und deren Beseitigung"). Die häufigste Ursache bei Non response ist Erschöpfung. Dieser Zustand kann bei Durst, Hunger, Kreislaufschwäche oder energetischer Blockierung durch belastende Herde auftreten. Bei Non response ist der 0-Punkt mit einem Goldstift rechtsdrehend kurz zu akupressieren oder mit einer Goldnadel zu stechen. Damit wird meistens die energetische Balance für die Behandlung wiederhergestellt. Andernfalls sollte nach der Ursache gesucht werden. Kinder werden allgemein durch Mikroakupressur des 0-Punktes mit einem Goldstift aufnahmefähiger für eine Akupunkturbehandlung.

Bei pathologischen Reaktionen der Ohrpunkte, wenn beispielsweise im Rahmen der Punktsuche alle Ohrpunkte RAC-positiv oder RAC-negativ reagieren (s. Abschn. 4.4 „Pulstestung mit RAC"), kann als Vorbehandlung durch Stechen des 0-Punktes mit einer Silbernadel für ca. 10 Minuten oder durch eine linksdrehende Mikroakupressur mit einem Silberstift die Dysbalance des 0-Punktes ausgeglichen werden.

2.3.2 Die energetischen Behandlungslinien

Bei Erkrankungen des Bewegungsapparates, insbesondere bei chronischen Fällen, kommt es darauf an, zuerst die gestörten Ohrsegmente aufzusuchen und zu therapieren. Oft sind diese Segmente selbst nicht so gut lokalisierbar. Es besteht aber die Möglichkeit, die Ohrgeometrie nach Nogier zu nutzen. Dazu wird zunächst der empfindlichste Punkt in der am Rand der Scapha direkt unter der Helixkrempe gelegenen Projektionszone der sympathischen Ursprungskerne (Nuklei intermediolaterales, sog. „Vegetative Rinne" n. *Lange*) gesucht. Anschließend wird eine gedachte Linie, die energetische Behandlungslinie, durch den 0-Punkt und den gestörten Steuerungspunkt in der Vegetativen Rinne gezogen. Die auf dieser Linie liegenden, empfindlich reagierenden Punkte werden mittherapiert. Auf diese Weise werden auch andere, eventuell behandlungsbedürftige Punkte harmonisiert. Sie entsprechen in der Scapha zum Beispiel den der Wirbelsäule nachfolgend zugeordneten Muskel- und Bänderbereichen (▶ Abb. 6).

Die Therapiemethode mit den energetischen Behandlungslinien wurde insbesondere für komplexe Beschwerden des Bewegungsapparates wie folgt erweitert. Gemäß der Oben-Unten-Regel der TCM können zum Beispiel HWS-Beschwerden durch Kompensationsversuche einer Dysbalance im LWS-Bereich entstehen. In einem solchen Fall zieht man vom gefundenen empfindlichen Punkt in der Vegetativen Rinne zusätzlich zur Linie zum 0-Punkt eine gedachte Linie ca. 30° lateral in Richtung der gegenüberliegenden Anthelix (▶ Abb. 6). Alle auf dieser Linie empfindlich reagierenden Punkte werden ebenfalls mitbehandelt. Diese Methode kann sowohl diagnostisch wie auch therapeutisch sehr wertvoll sein.

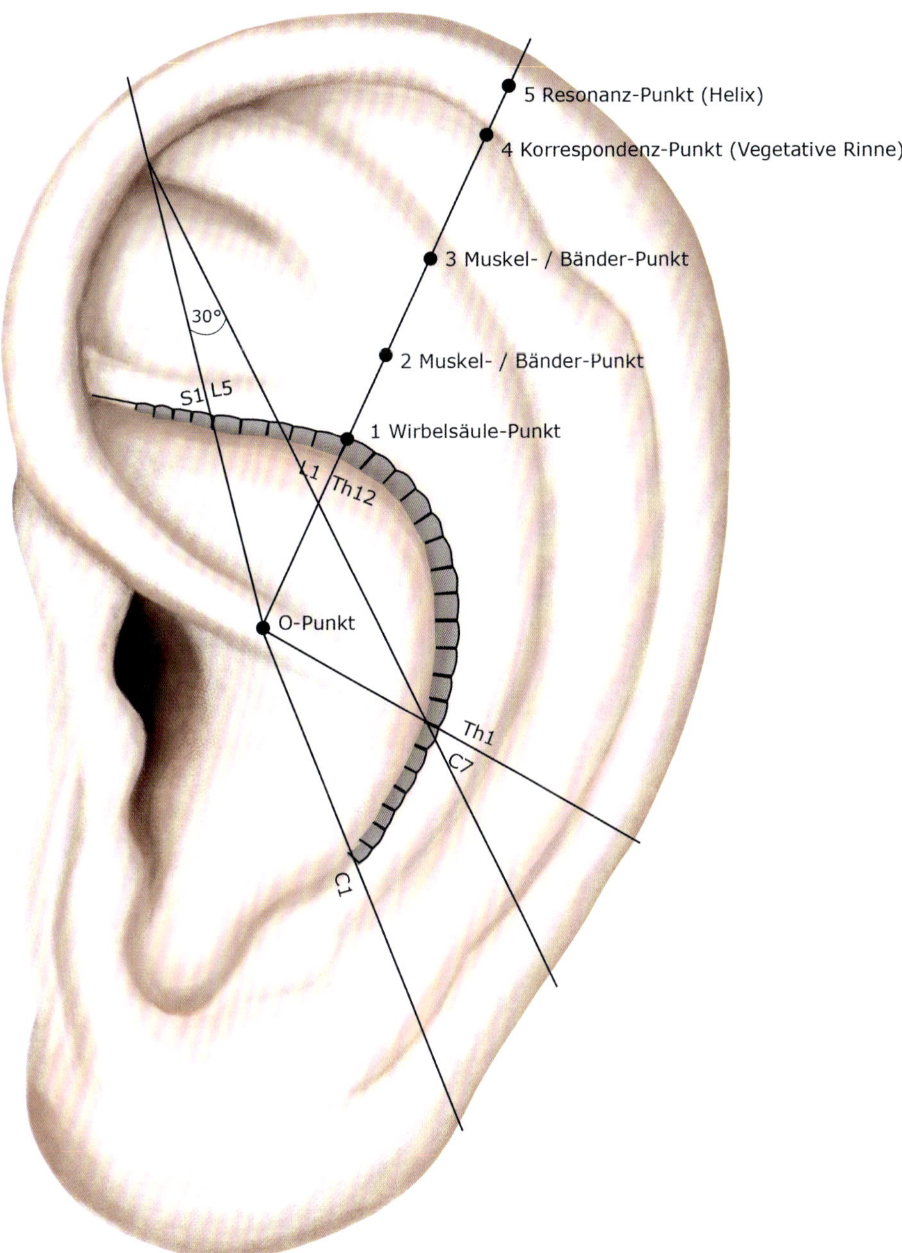

***Abb. 6**: Einige energetische Behandlungslinien, Lokalisation des Wirbelsäulenpunktes (1), von zwei Muskel- und Bänderpunkten in der Scapha (2, 3), des Korrespondenzpunktes auf der Vegetativen Rinne (4) und des Resonanzpunktes auf der Helix (5), und zusätzliche 30°-Linie (für einen anderen Resonanzpunkt)*

2.4 Querschnitt der Ohrmuschel

Für eine genaue Diagnose und eine erfolgreiche Behandlung von Beschwerden des Bewegungsapparates ist die Lage der Reflexzonen im Querschnitt der Ohrmuschel besonders wichtig. Wie bereits besprochen sind die Wirbelsäule auf die Anthelix und die paravertebralen Muskeln und Bänder in die Scapha projiziert. Da die von der Wirbelsäule ausgehende Innervation alle Extremitäten sowie die paravertebrale sympathische Ganglionkette beeinflusst, muss der Behandler die folgende Lage der Projektionszonen im Querschnitt der Ohrmuschel exakt kennen (▶ Abb. 7):

- **Wirbelkörper**: auf der Kuppe der Anthelix.
- **Dornfortsatz**: ca. 1 mm unterhalb des Anthelixrandes in Richtung Concha (innere Organzone).
- **Zone der Bandscheiben**: ca. 2 mm unterhalb des Anthelixrandes in Richtung Concha.
- **Zone der nervalen Steuerungspunkte der endokrinen Drüsen**: dicht unterhalb der Bandscheibenzone in der abfallenden Anthelixwand.
- **Zone des sympathischen Grenzstranges/der paravertebralen sympathischen Ganglienkette**: kurz vor dem Übergang in die Concha.
- **Querfortsatz**: ca. 1 mm lateral des Anthelixrandes in Richtung Scapha.
- **Zone der paravertebralen Muskeln und Bänder:** ca. 2 mm lateral des Anthelixrandes in der Scapha. Erstreckt sich weiter in Richtung Helixkrempe.
- **Zone der sympathische Ursprungskerne (Vegetative Rinne nach Lange)**: Grenzzone Scapha und Beginn der Helixkrempe in der Rinne. Diese Zone bezeichnet man auch treffender als neurovegetative Steuerungszone.
- **Zone der Medulla spinalis**: vom Rand der aufsteigenden Helixkrempe bis zur dorsolateralen Seite der Helix. Die sensiblen Bahnen liegen auf der vorderen Fläche der überkragenden Helixkrempe, die motorischen Bahnen auf der Rückseite der Helix. Dazwischen befinden sich die autonomen Bahnen. Die Zone spinalis beginnt in Höhe der Triangularis und erstreckt sich bis zur postantitragalen Furche (s. ▶ Abb. 40).

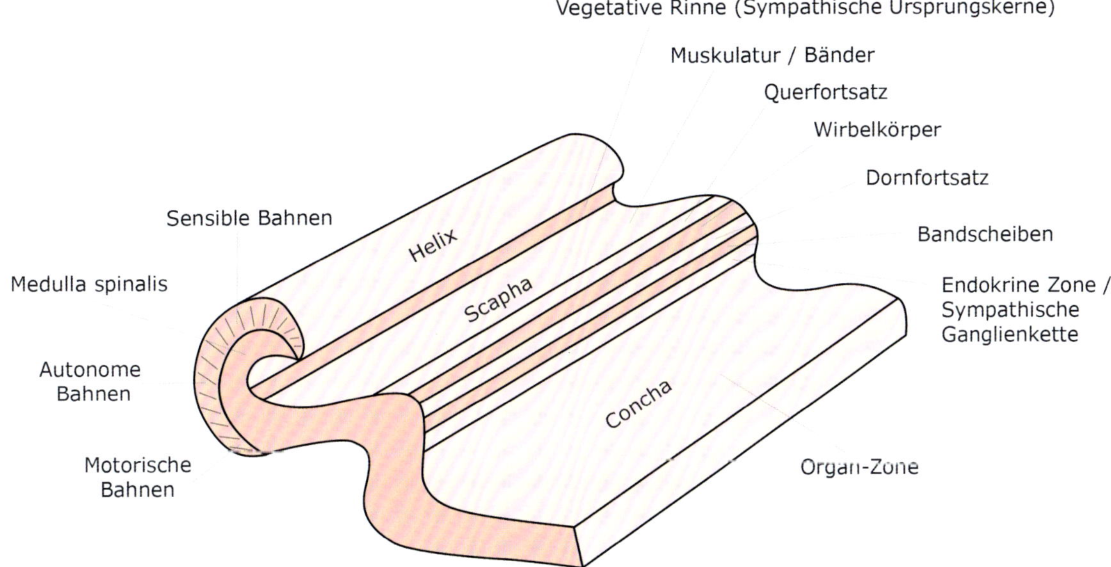

***Abb. 7**: Projektionszonen im Querschnitt der Ohrmuschel*

2.5 Manuelle Ohrreflexzonenmassage

Nachdem die Ohren reflektorisch alle Organe des Körpers widerspiegeln, ist eine tägliche manuelle Ohrreflexzonenmassage als präventive Maßnahme empfehlenswert. Sie wirkt indirekt anregend sowie durchblutungserhöhend für das gesamte Körpersystem und somit energetisierend. Eine Ohrmassage kann vor der eigentlichen Behandlung den Therapieerfolg unterstützen und ist für die Selbsthilfe gut geeignet.

Nach einer Vorführung der manuellen Ohrreflexzonenmassage nehmen die meisten Patienten die Empfehlung gerne auf, sich selbst das Ohr täglich zu massieren. Möglich ist auch eine partnerschaftliche Massage. Die gegenseitige Ohrreflexzonenmassage wird als sehr angenehm empfunden und steigert das Wohlbefinden.

Sehr sinnvoll ist dabei der Einsatz einer Salbe oder einer Creme (z. B. Ionen-Salbe nach Helmbold oder APM-Salbe). Dies erhöht die Gleitfähigkeit und intensiviert die Wirkung. Für den Eigenbedarf kann man eine Ionen-Creme auch selbst herstellen. Hier eine Rezeptur, die wir in den Neunzigerjahren auf der Suche nach einer reizlosen Creme entwickelt haben. Diese benötigten wir insbesondere für Kinder, die an Neurodermitis oder unter trockener und juckender Haut litten aber keine herkömmliche Creme vertrugen. In der TV Sendung „Hobbythek“ von Jean Pütz wurde damals eine Grundrezeptur für diverse Cremes vorgestellt, dem ich weitere Elemente zugefügt habe.

2.5.1 Rezeptur für die „Ionen-Creme"

In 100 ml stilles Mineralwasser werden zunächst folgende Mineralien aufgelöst:
5 g Natriumchlorid
5 g Kalziumchlorid
5 g Kaliumchlorid.

Dann werden hinzugerührt (Bezugsquelle Fa. Spinnrad direkt oder über die Apotheke):
12 ml Nachtkerzenöl
12 ml Fluidlecithin
12 ml D-Panthenol
12 ml Vitamin-E-Fluid.

Anschließend werden hinzugefügt:
1 l Eutra Tetina – Schweizer Melkfett.

Alles mit einem elektrischen Rührgerät verrühren bis die Konsistenz weißlich wird.

Kurz vor Schluss noch einrühren:
2 ml naturreines ätherisches Melissenöl (verleiht einen angenehmen Duft; bei Allergie das Melissenöl weglassen).

Anschließend die Creme in Dosen abfüllen und am besten kühl lagern. Für die manuelle Ohrreflexzonenmassage ist nur eine sehr kleine Menge der Creme notwendig, da sie sehr gleitfähig ist. Diese Ionen-Creme hat sich auch für den allgemeinen Gebrauch bei trockner und empfindlicher Haut bewährt, z. B. bei Altershaut, zur Nachbehandlung von Narben, zur Vorbeugung von und bei Schwangerschaftsstreifen, zur Hautstraffung, zur Hautregeneration und bei rissiger Haut bzw. Hautschrunden.

2.5.2 Anleitung zur Ohrreflexzonenmassage

Meistens nimmt die Haut nach einer Ohrreflexzonenmassage durch eine gesteigerte Durchblutung eine rosige Farbe an. Die Massage darf ruhig etwas kräftiger von statten gehen, allerdings sollte man die sehr schmerzhaften Regionen nicht zu stark massieren. Regionen mit einer verletzten Hautoberfläche oder mit Pickeln werden ausgespart. Insgesamt sollte die Massage in der jeweiligen Zone drei bis vier Mal wiederholt werden. Bei Druck schmerzhafte Regionen können häufiger massiert werden, bis ein angenehmes Erleichterungsgefühl eintritt. Die Massage sollte in der folgenden Reihenfolge durchgeführt werden (▶ Abb. 8):

- **Wirbelsäulenregion**: zuerst den Traguszipfel zwischen Zeigefinger und Daumen nehmen und zupfend massieren. Anschließend mit dem Zeigefinger die Ohrvorderseite und mit dem Daumen die Ohrrückseite haltend, vom Antitragus zum Crus anthelicis inferior in der Reihenfolge HWS > BWS > LWS in Richtung kranial kräftig massieren.
- **Äußere Ohrfalte** (Vegetative Rinne): das Crus anthelicis superior, die Fossa triangularis und die Scapha kreisend in Richtung kranial massieren.
- **Innere Ohrmuschel**: in der folgenden Reihenfolge die Concha inferior (Thoraxorgane), die Concha superior (Intestinalorgane) und die Incisura intertragica (Endokrinum) sanft massieren. In einigen Büchern wird zwar eine andere Reihenfolge angegeben, aber die hier angegebene Reihenfolge entspricht dem Energiefluss vom Thorax zu den Intestinalorganen. Die Region in der Concha darf wegen

der Innervation durch den N. vagus nicht zu stark stimuliert werden. Es ist deshalb empfehlenswert, den kleinen Finger statt des Zeigefingers für diese Zone zu benutzen.
- **Ohrläppchen**: Lobulus (Kopfregion) kräftig in Zickzackbewegungen massieren.

Anschließend werden am Körper ableitende Striche mit beiden Handflächen ohne festen Druck durchgeführt. Man beginnt jeweils hinter den Ohren und streicht dann zuerst in Richtung Incisura jugularis, dann über die Schulter in Richtung Oberarme, dann entlang der HWS zur BWS und schließlich entlang des oberen Bereichs des Blasenmeridians. Diese ableitenden Striche werden drei bis vier Mal durchgeführt. Sie sind wichtig, um den Lymphfluss zu unterstützen.

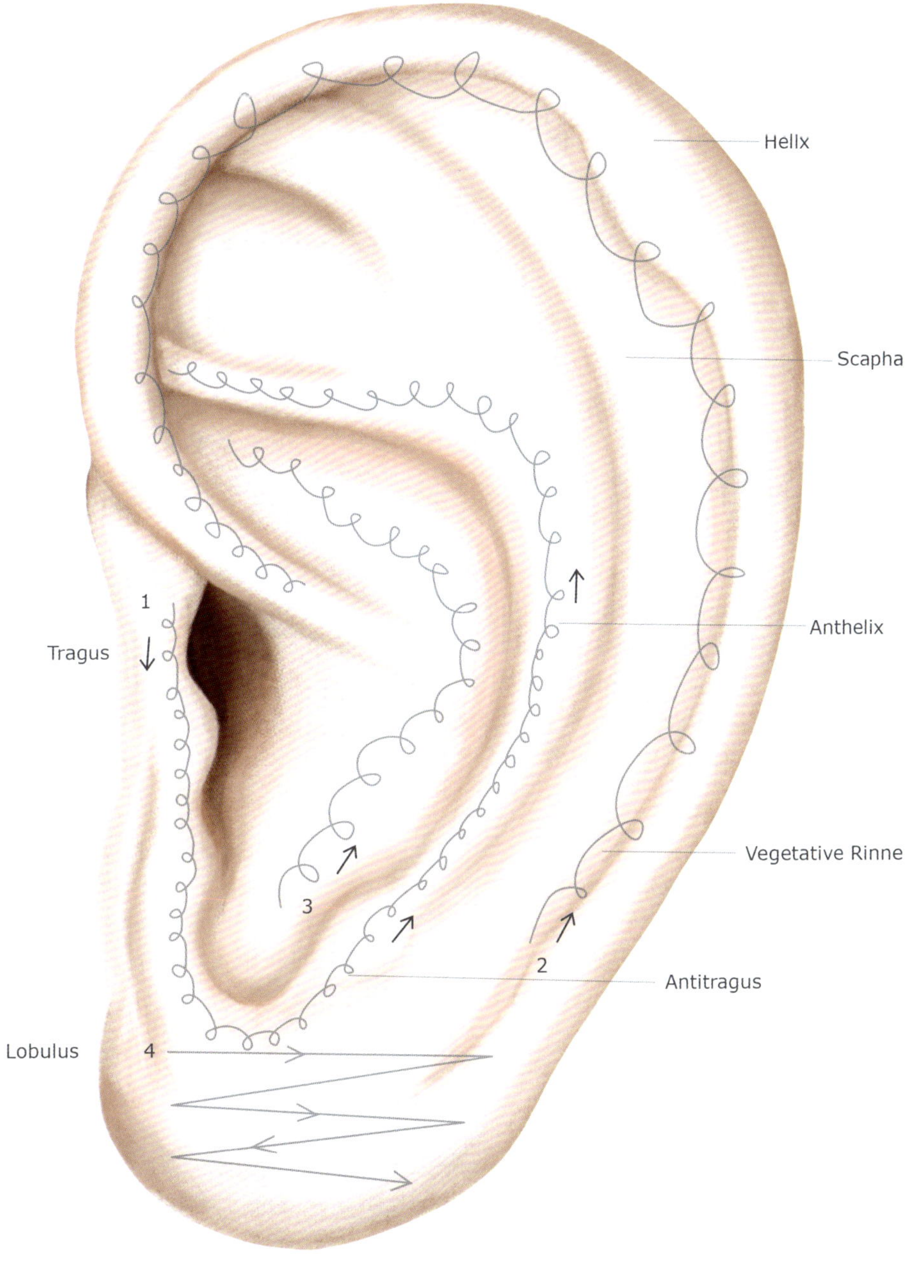

***Abb. 8**: Reihenfolge bei der manuellen Ohrreflexzonenmassage:*
1. Wirbelsäulenregion, 2. Vegetative Rinne, 3. Innere Ohrmuschel und 4. Ohrläppchen

3. Anamnese und Untersuchung

Eine ausführliche Aufnahme der Anamnese und eine gründliche Untersuchung des Patienten sind wie bei allen Therapien die essentiellen Schlüssel zu einer erfolgreichen Behandlung. Daher ist es wichtig, sich schon beim ersten Termin der Anamnese und Untersuchung intensiv zu widmen.

Neben den diagnostischen Methoden wie Röntgen, EKG und Labor müssen wir unsere Sinne benutzen, um eine ganzheitliche Diagnose zu erstellen. Sehr gut dafür geeignet sind die „Vier diagnostischen Verfahren" nach der Traditionellen Chinesischen Medizin (Si Zhen):

- **Befragung – Interrogatio**
- **Betrachtung – Inspectio**
- **Fühlen – Palpatio**
- **Hören und Riechen – Auscultatio et Olfactio**

Nach dem alten chinesischen Meister Bian Que heißt es: *„Das Tasten des Pulses, das Beobachten der Farben, das Hören auf die Geräusche und das Beobachten des Körpers kann enthüllen, wo die Krankheit sitzt".*

Auch wenn unser Thema in diesem Kapitel nicht die Diagnostik nach der TCM ist, werde ich hier die im Rahmen der Ohrakupunktur und der manuellen Therapie für den Bewegungsapparat relevanten Aspekte der Untersuchungsmethode darstellen, denn ein holistisch denkender Therapeut sollte bei jeder Behandlung den Menschen als ein Ganzes erfassen und danach therapieren. Eine Kurzbeschreibung der TCM-Befundung wie Puls-, Antlitz- und Zungendiagnose folgt in Teil IV „Grundlagen der Traditionellen Chinesischen Medizin".

Hinsichtlich Erkrankungen, die nicht nur den Bewegungsapparat betreffen, ist es bei der Auswahl der Ohrakupunkturpunkte wichtig, nicht nur den zugehörigen Meridian und den entsprechenden Funktionskreis sondern auch die nach TCM zugeordneten Funktionskreise einzubeziehen. So sind im Falle einer Bronchitis oder eines Asthma bronchiale irritierte Punkte nicht nur in der Lungenzone innerhalb der Concha inferior zu suchen, sondern auch in der Dickdarmzone (91) der Concha superior (gekoppelter Meridian, s. S. 103) und in der Milzzone (98) der Concha inferior (nach dem Sechs-Schichten-Konzept zugeordneter Meridian, s. S. 103).

Bei akuten und subakuten funktionalen Erkrankungen des Bewegungsapparates handelt es sich außer bei entzündungsbedingten Knochenmarkerkrankungen wie Osteomyelitis, bei Autoimmunerkrankungen wie Erythema nodosum oder bei postoperativ bedingten Schadenszuständen meistens um eine äußere Gewebeschicht, also nach der TCM-Lehre um eine „oberflächliche Krankheit (Biao)". In solchen Fällen wirkt eine Mikrosystem Behandlung wie die Ohrakupunktur in der Regel sehr rasch und effektiv.

Bei subchronischen und chronischen Erkrankungen sollte eine Syndromdiagnostik mit einbezogen werden. Sie ist besonders wichtig bei einer „inneren Krankheit (Li)", um eine zusätzliche Körperakupunktur adäquat mit der Ohrakupunktur kombinieren zu können. Bei subchronischen oder chronischen Krankheitsbildern oder auch bei Erkrankungen des Bewegungsapparates sollte die Ohrakupunktur mit einer Körperakupunktur kombiniert werden, um einen nachhaltigen Behandlungserfolg zu erzielen.

3.1 Befragung – Interrogatio: Die vier W-Fragen

3.1.1 „Wo“ sind die Beschwerden? (Lokalisation)

Mit der Frage bestimmen wir die Lokalisation des betroffenen Körperteils. Zunächst ist gemäß der TCM-Lehre festzustellen, ob von der Krankheit eine oberflächliche oder eine tiefe Schicht betroffen ist (Biao versus Li): In der Regel sind funktionale Beschwerden des Bewegungsapparates oberflächliche Erkrankungen, die der inneren Organe Erkrankungen einer tieferen Schicht. Stellt sich jedoch kein Behandlungserfolg ein, so ist möglicherweise die andere Schicht mitbetroffen.

In einem zweiten Schritt sind die beteiligten Meridiane (Leitbahnen) beziehungsweise die in Mitleidenschaft gezogenen Funktionskreise zu identifizieren. Dies geschieht mit Hilfe der Konzepte der sechs Schichten und der gekoppelten Meridiane (Yin- und Yang-Meridianpaare).

Das Sechs-Schichten Konzept

Das Sechs-Schichten-Konzept stammt aus der TCM, nach der der Mensch und die Natur als Einheit, besser als Spiegelung voneinander betrachtet werden. Der Mensch steht zwischen Himmel und Erde (Himmel–Mensch–Erde). Vom Himmel bekommt er Yang-Energie, von der Erde Yin-Energie. Man stelle sich hierzu einen Menschen vor, der mit nach oben zum Himmel ausgestreckten Armen breitbeinig auf der Erde steht (▶ Abb. 9).

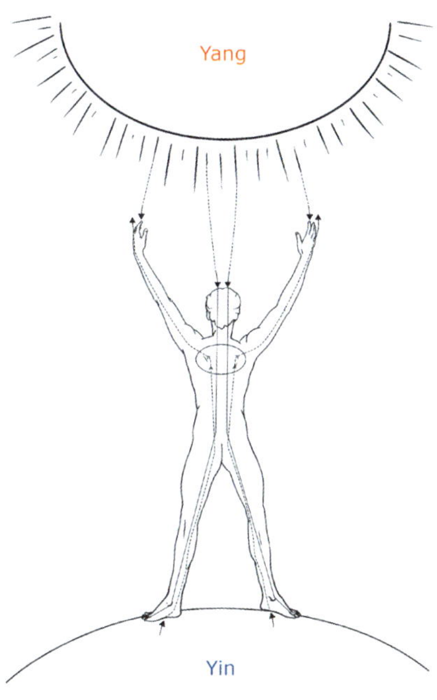

Abb. 9: *Der Mensch zwischen Himmel (Yang) und Erde (Yin)*

Die Yin-Yang-Monade symbolisiert die ständig kreisende wechselnde Energie von Yin und Yang (▶ Abb. 10). Die Punkte im Inneren der Monade sind die Wandlungspunkte. Sie bezeichnen das Potenzial, sich jeweils in die andere Energie umzuwandeln. So lange sich die Yin- und Yang-Energien in uns in einer Balance befinden, sind wir physisch und mental ausgeglichen. Geraten sie in eine disharmonische Lage, zeigen sich je nach Störungsebene äußerliche oder innerliche Symptome.

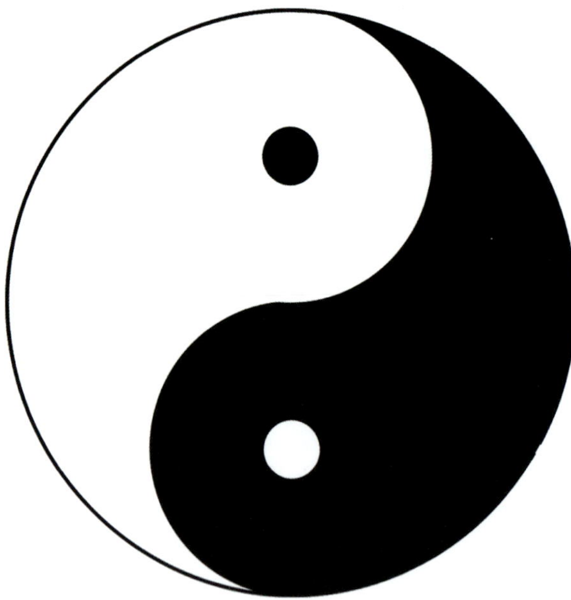

***Abb. 10**: Yin-Yang-Monade*

Auf den hinteren und seitlichen Rumpfflächen des menschlichen Körpers verlaufen Yang-Meridiane (auch Yang-Leitbahnen genannt), auf den vorderen Yin-Meridiane (Yin-Leitbahnen). Als Gedankenstütze kann man sich eine auf dem Reisfeld arbeitende Person vorstellen, deren Rücken von der Sonne beschienen wird, deren Bauch sich aber im Schatten befindet. Dementsprechend sind die Meridianverläufe nach dem Sonne- und Schattenprinzip angelegt, da das Yang der Sonne und das Yin dem Schatten zugeordnet ist. Die Zuordnung wird auch die Oben-Unten-Regel genannt, da beim gebückten Arbeiter der Rücken oben und die Vorderseite unten liegt.

Die sechs Schichten sind das große Yang (Tai Yang), das kleine Yang (Shao Yang), das blendende oder strahlende Yang (Yang Ming), das große Yin (Tai Yin), das gebeugte Yin (Jue Yin) und das kleine Yin (Shao Yin) (▶ Tab. 1).

Von der Sonne hauptsächlich exponierte Körperseite (Yang)	Der Sonne weniger ausgesetzte Körperseite (Yin)
Tai Yang (Dünndarm/Blase) = großes Yang = große Sonne/Anbruch des Tages	Shao Yin (Niere/Herz) = kleines Yin = kleiner Mond / Ende der Nacht
Shao Yang (Dreifach-Erwärmer/Gallenblase) = kleines Yang = kleine Sonne/Mitte des Tages	Jue Yin (Perikard/Leber) = gebeugtes Yin = entschwindender Mond / Mitte d. Nacht
Yang Ming (Dickdarm/Magen) = blendendes (strahlendes) Yang = blendende Sonne/Ende des Tages	Tai Yin (Lunge/Milz) = großes Yin = großer Mond /Anbruch der Nacht

***Tab. 1**: Die Sechs-Schichten-Einteilung des Meridiansystems.*

Das Sechs-Schichten-Konzept ist von grundlegender Bedeutung für die Diagnose sowohl von äußeren als auch von inneren Erkrankungen und deren Zuordnung zu einem betroffenen Funktionskreis. Den einzelnen Schichten sind Organpaare zugeordnet (▶ Tab. 1). In der unten genannten Aufzählung, wie auch im gesamten Buch, werden Abkürzungen für die Organe verwendet. Die einzelnen Schichten sind insbesondere bei den folgenden Symptomen und Erkrankungen betroffen:

- **Tai Yang (Dü/Bl)**: akute Krankheitsbilder; Kopf-, Nacken- oder Schulterschmerzen
- **Shao Yang (3E/Gbl)**: Beschwerden in der seitlichen Körperpartie, halb innen, halb außen, sowie dem Zwerchfell benachbarte Organe; Roemheld-Syndrom, Cholezystopathie, Ohraffektionen; Beschwerden im Mund-, Hals-, Rachenraum; bitterer Mundgeschmack, Übelkeit, Brechneigung
- **Yang Ming (Di/Ma)**: Magen- oder Darmstörungen, Meteorismus, Obstipation, trockener Mund; Unverträglichkeit von Wärme, Fieber ohne Frostgefühl, Fieber mit Schweiß
- **Tai Yin (Lu/Mi)**: Verdauungs- und Respirationstrakt; Patient ist schlapp und müde, langsamer Puls, Atemnot, lokale Entzündung (ohne Fieber), Meteorismus
- **Jue Yin (Pe/Le)**: Hochgradige Erschöpfungssymptome; Koma hepaticum, Koma diabeticum, Durst, Übelkeit, Erbrechen, Diarrhoe, Meteorismus
- **Shao Yin (He/Ni)**: Gegensätzliche Symptome zum Tai-Yang; Herz-Kreislauf-Nierenschwäche; kaum fühlbarer Puls, Angst, Neigung zu Ohnmacht, Schlaflosigkeit, kalte Hände, Füße, kalter Schweiß, Knochen- und, Gelenkschmerzen; Endstadium einer Krebserkrankung, physische- und mentale Erschöpfung

Der Meridianfluss

Die Yin-Meridiane der Hand fließen vom vorderen Brustbereich über die Innenseiten der Arme bis zu den Fingerspitzen (▶ Abb. 11). Die Yang-Meridiane der Hand fließen von den Fingerspitzen über die Außenseite der Arme zum Kopf und zum Gesicht. Die Yang-Meridiane des Fußes fließen vom Kopf zum Rücken. Sie enden am Fuß. Die Yin-Meridiane des Fußes fließen von den Füßen über die Innenseiten der Beine zur Brust. In den vier Meridiangruppen gibt es jeweils drei Meridiane, die wie auch in Abbildung 11 dargestellt, den folgenden Organen zugeordnet sind:

- **3 Yin-Meridiane der Hand**: Lunge (Lu), Herz (He) und Perikard (Pe): jeweils von der Brust zu den Händen
- **3 Yang-Meridiane der Hand**: Dickdarm (Di), Dünndarm (Dü) und der Dreifach-Erwärmer (3E): jeweils von den Händen zum Kopf und zum Gesicht
- **3 Yang-Meridiane des Fußes**: Magen (Ma), Blase (Bl) und Gallenblase (Gbl): jeweils vom Kopf zu den Füßen
- **3 Yin-Meridiane des Fußes**: Milz (Mi), Niere (Ni) und Leber (Le): jeweils von den Füßen zur Brust

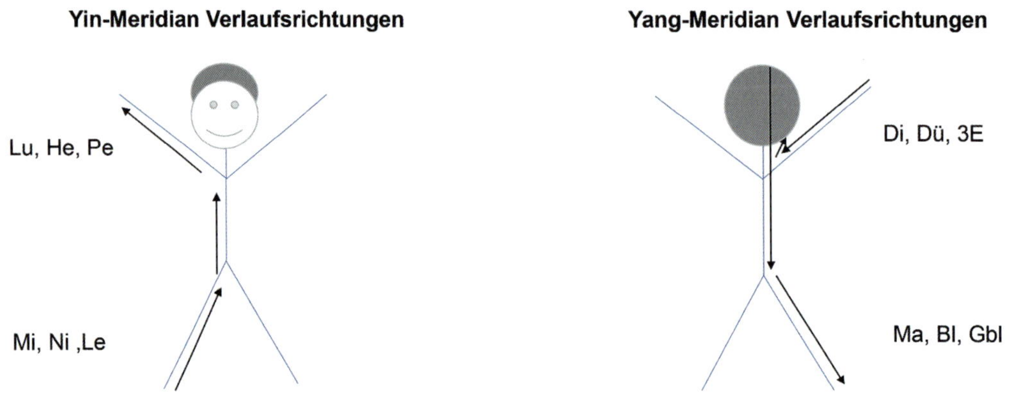

Yin-Meridian Verlaufsrichtungen

Lu, He, Pe

Mi, Ni ,Le

Yang-Meridian Verlaufsrichtungen

Di, Dü, 3E

Ma, Bl, Gbl

***Abb. 11**: Meridianverlaufsrichtungen (siehe Text für die Abkürzungen wie Lu, He, Pe für Lunge, Herz, Perikard)*

Der Meridianfluss verläuft entlang der Yin-Meridiane der Hand, der Yang-Meridiane der Hand, der Yang-Meridiane des Fußes und der Yin-Meridiane des Fußes. Der sich insgesamt ergebende Meridianfluss ist in ▶ Tabelle 2 dargestellt.

Meridianfluss			
Yin	**Yang**	**Yang**	**Yin**
→ **Lunge** (Hand Tai Yin)	→ **Dickdarm** (Hand Yang Ming)	→ **Magen** (Fuß Yang Ming)	→ **Milz** (Fuß Tai Yin)
→ **Herz** (Hand Shao Yin)	→ **Dünndarm** (Hand Tai Yang)	→ **Blase** (Fuß Tai Yang)	→ **Niere** (Fuß Shao Yin)
→ **Perikard** (Hand JueYin)	→ **Dreifach-Erwärmer** (Hand Shao Yang)	→ **Gallenblase** (Fuß Shao Yang)	→ **Leber** (Fuß JueYin)

***Tab. 2**: Meridianfluss*

Wir können unser Meridian-Qi täglich selbst anregen, indem wir mit der Handfläche entsprechend des Verlaufes der Meridiane an unserem Körper entlang streichen oder leicht klopfen (Qigong-Massage). Sehr wohltuend ist es auch, dies beim Duschen mit einem sanften Wasserstrahl zu praktizieren. Damit können wir für einen harmonischen Qi-Fluss in unserem Organismus sorgen und stärken unser Abwehr-Qi für das Immunsystem (Wei Qi).

Gekoppelte Meridiane

In Ergänzung zur der Sechs-Schichten-Einteilung, bei der jeweils Yang-Hand- und Yang-Fuß-Meridiane beziehungsweise Yin-Hand- und Yin-Fuß-Meridiane gepaart werden, gibt es eine Kopplung von Yin- und Yang-Meridianen, die im Meridianfluss hintereinander liegen. Die gekoppelten Yin- und Yang-Meridiane sind Lunge/Dickdarm, Magen/Milz, Herz/Dünndarm, Blase/Niere, Perikard/Dreifach-Erwärmer und Gallenblase/Leber. Sie verlaufen als Meridianpaar antiparallel auf der Innen- und Außenseite. In der TCM werden die Organe nicht einzeln betrachtet, sondern bilden eine Einheit äußerer und innerer Aspekte. Dabei spielt das Yin-Organ eine wesentliche Rolle. Das Yang-Organ unterstützt das zugeordnete Yin-Organ.

Als Paar haben das Yin-Organ als Speicherorgan (Zang Organ) und das Yang-Organ als Hohlorgan (Fu Organ) ähnliche beziehungsweise verwandte Funktionen. So bilden z. B. Lunge und Dickdarm ein Yin- und Yang-Meridianpaar und haben mit Atmung/Ausscheidung zu tun. Die Lunge scheidet als oberer Reiniger den ätherischen „Schlackenstoff" CO_2 und der Dickdarm als unterer Reiniger feste Schlackenstoffe aus. Sie regeln gemeinsam alle rhythmischen Abläufe des Körpers und beeinflussen unser Immunsystem maßgeblich.

Zuordnung der Yin-Yang-Meridianpaare zu den Elementen

Die zu Paaren gekoppelten Yin-Yang-Meridiane sind nach der TCM den fünf Elementen wie folgt zugeordnet:

- **Lunge** (Yin) – **Dickdarm** (Yang): Element **Metall**
- **Magen** (Yang) – **Milz** (Yin): Element **Erde**
- **Herz** (Yin) – **Dünndarm** (Yang): Element **Feuer**
- **Blase** (Yang) – **Niere** (Yin): Element **Wasser**
- **Perikard** (Yin) – **Dreifach-Erwärmer** (Yang): Element **Feuer**
- **Gallenblase** (Yang) – **Leber** (Yin): Element **Holz**

Den fünf Elementen sind nicht nur die Yin-Yang-Meridianpaare mit ihren Geweben und Körperfunktionen, d. h. ihren Funktionskreisen (▶ Tab. 3), sondern auch Jahreszeiten, Klima, Emotionen und Geschmacksrichtungen (▶ Tab. 4) zugeordnet, denn diese nehmen Einfluss auf unsere Organfunktionen. Wenn sich diese Faktoren in einem ausgeglichenen Zustand befinden, sind wir bei bester Gesundheit. Sind manche Faktoren zu dominant oder zu schwach, entsteht eine Disharmonie als Fülle- oder Mangelsyndrom in den jeweiligen Organen verbunden mit innerlichen und äußerlichen Krankheitssymptomen, aus denen wir als Behandler diagnostische Hinweise auf die betroffenen Yin-Yang-Meridianpaare erspüren können.

Element	Außen	Innen
Holz	Sehnen, Nägel, Bänder, Skelettmuskulatur	Leber (Gan) Stoffwechsel und Speicherung, sorgt für reibungslosen Fluss des Qi
Feuer	Gefäße, Gefäßnerven, Nerven, Blut	Herz (Xin) Regiert die Blutzirkulation, beherbergt den Geist (Shen)
Erde	Fleischgewebe, Unterhaut, Fettgewebe	Milz (Pi) Transport und Umwandlung von Nahrung und Flüssigkeiten
Metall	Haut mit Haaren, Schweiß- und Duftdrüsen, Hautgefäße, Nervenenden	Lunge (Fei) Atmung und Ausscheidung, Bildung und Verteilung der Energie (Qi), Erste Barriere der Körperabwehr (Wei Qi)
Wasser	Knochen, Knochenmark, Gehirn, Zähne, Kopfhaare	Niere (Shen) Speicherung von Essenz (Jing) und Kontrolle über Geburt, Wachstum, Fortpflanzung und Alterungsprozesse

***Tab. 3**: Äußere und innere Zusammenhänge der Funktionskreise*

Umläufe	1. Umlauf				2. Umlauf				3. Umlauf			
Elemente	**Metall**		**Erde**		**Feuer**		**Wasser**		**Feuer**		**Holz**	
Meridiane	Lu	Di	Ma	Mi	He	Dü	Bl	Ni	Pe	3E	Gbl	Le
Zang (Yin) Fu (Yang)	Yin	Yang	Yang	Yin	Yin	Yang	Yang	Yin	Yin	Yang	Yang	Yin
Klima	Trockenheit		Feuchtigkeit		Hitze		Kälte		Hitze		Wind	
Jahreszeit	Herbst		Spätsommer		Sommer		Winter		Sommer		Frühling	
Entwicklungsstadien	Rückbildung		Reife / Wandlung		Wachsen		Stillstand (Tod)		Wachsen		Geburt	
Farben	Weiß		Gelb		Rot		Blau-Schwarz		Rot-Orange		Blau-Grün	
Geschmack	Scharf		Süß		Bitter		Salzig		Bitter		Sauer	
Gerüche	Roher Fisch-/ Fleischgeruch		Duftend		Verbrannt		Faulig		Verbrannt		Ranzig	
Psyche, Überfunktion	Realitätsverlust		Materialist, Fanatiker		Übertriebene Freude, Sinnesfreude		Wille, Durchsetzung				Aggression, Zorn, Ärger	
Psyche, ausgeglichen	Kreativität, Austausch		Denken, Planen		Freudigkeit, Empfindungs-Tiefe		Selbstvertrauen, Bewältigung				Aggression, Zorn, Ärger, Vitalität, Mut, Impuls	
Psyche, Unterfunktion	Traurigkeit Resignation		Grübeln, Besorgtheit		Vergeudet Sein, Stumpfheit		Angst, Minder-Wertigkeitsgefühl				Autoaggression, Sich-Ärgern	
Sinnesorgane	Nase		Mund		Zunge		Ohren				Augen	
Körpergewebe	Körperhaar		Lippen		Gesicht		Kopfhaar				Nägel	
	Schleimhaut, Haut		Bindegewebe		Blutgefäße		Knochen				Muskeln, Sehnen	
Körperflüssigkeit	Nasenschleim		Dickflüssiger Speichel		Schweiß		Auswurf, dünnflüssiger Speichel				Tränen	
Gelenke	Schulter, Arm, Ellbogen		Knie (vorne)		Schulter, Arm, Ellbogen		Fuß, Knie (hinten)				Hüfte, Knie (seitlich)	
Wirbelsäule Segmente	C 5,6,7 Th 2,3,4 L 4,5		Th 11, 12 L 1		C 8 Th 5,6,7 S 1,2,3		L 2,3,4 S 4,5				Th 8,9,10	
Zähne	15 14 24 25 7 46 36 37		17 16 26 27 45 44 34 35		18 28 48 38		12 11 21 22 42 41 31 32				13 23 43 33	
Haustiere	Pferd		Rind		Schaf		Schwein				Hahn	

▶

Umläufe	1. Umlauf		2. Umlauf		3. Umlauf	
Elemente	**Metall**	**Erde**	**Feuer**	**Wasser**	**Feuer**	**Holz**
Nähr-pflanze	Ölpflanze	Weiße Hirse	Bohnen	Gelbe Hirse		Weizen
Pulse	Oberflächlich	Behäbig	Wogenförmig	Tief		Kordel-förmig
Himmels-richtung	West	Mitte	Süd	Nord	Süd	Ost
Planeten	Venus	Saturn	Mars	Merkur		Jupiter

***Tab. 4**: Zuordnung der Zang-Fu-Funktionskreise*

Wandlungsphasen nach der Fünf-Elementen-Lehre

Die fünf Elemente sind interaktiv in Verbindung und können gegenseitig Stabilisierung und Harmonie bewirken. Wie schon erwähnt, werden den fünf Elementen nach TCM auch Jahreszeiten zugeordnet. Dementsprechend gibt es Zyklen der fünf Elemente und damit auch Wandlungen der ihnen zugeordneten Yin-Yang-Meridianpaare. Diese stellen die sogenannten „Wandlungsphasen der Fünf-Elemente-Lehre" dar, oft auch „Fünf Wandlungsphasen" genannt. Es gibt zwei Zyklen – den erzeugenden Zyklus und den kontrollierenden Zyklus (▶ Abb. 12).

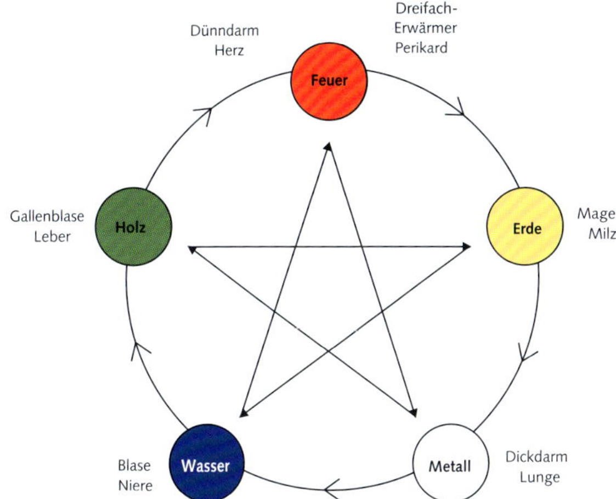

***Abb. 12**: Die fünf Wandlungsphasen und ihre Zyklen*

Erzeugender/ernährender Zyklus (Sheng-Zyklus)

Der erzeugende/ernährende Zyklus, auch die Mutter-Kind-Regel genannt, gründet auf einen Text aus dem 5. Kapitel des Su Wen (▶ Abb. 13). Demnach folgt auf die Leber das Herz, dann die Milz und die Lunge und schließlich über die Niere wieder die Leber. Der Zyklus wird auch als Abfolge von Mutter-Kind-Beziehungen gesehen. So ist die Leber die Mutter des Herzens. Der erzeugende Zyklus folgt dem Lauf der Jahreszeiten Frühling, Sommer, Spätsommer, Herbst und Winter (▶ Tab. 4).

Die Leber erzeugt die Muskeln,
die Muskeln erzeugen das Herz.

Das Herz erzeugt das Blut,
das Blut erzeugt die Milz.

Die Milz erzeugt das Fleisch,
das Fleisch erzeugt die Lungen.

Die Lungen erzeugen die Haut und die Haare,
die Haut und die Haare erzeugen die Nieren.

Die Nieren erzeugen die Knochen und das Mark,
die Knochen und das Mark erzeugen die Leber.

Su Wen, 5. Kapitel

Die Nieren sind die Herren des Herzens.
Das Herz ist der Herr der Lungen.
Die Lungen sind die Herren der Leber.
Die Leber ist die Herrin der Milz.
Die Milz ist die Herrin der Niere.

Su Wen, 10. Kapitel

***Abb. 13**: Texte aus dem Su Wen, dem zweiten Band des Huangdi Neijing (Innere Heilkunde des gelben Kaisers)*

Mit der Zuordnung der Organe zu den fünf Elementen besteht der erzeugende Zyklus aus den folgenden Übergängen:

Holz/Leber → Feuer/Herz → Erde/Milz → Metall/Lunge → Wasser/Niere.

Wenn im erzeugenden Zyklus eine Dysbalance durch eine Leere oder eine Fülle in einem Organ entsteht, behandelt man dies am besten entsprechend der Mutter-Kind-Beziehung. Befindet sich ein Organ im Zustand der Leere, muss zu seiner Tonisierung das Mutter-Organ, das im erzeugenden Zyklus vorhergehende Element, therapiert werden. So ist z. B. bei einer geschwächten Lunge (Metall) die Milz (Erde) zu behandeln: Auf dem Lungen-Meridian akupunktiert man den „Erd-Punkt“ Lu 9 als Tonisierungspunkt der Lunge. Wenn sich ein Organ in der Fülle befindet, muss zu seiner Sedierung das Kind-Organ therapiert werden. Deshalb akupunktiert man beispielsweise bei einer Fülle in der Lunge die Niere (Wasser), in dem man auf dem Lungen-Meridian eine Nadel in den „Wasser-Punkt“ Lu 5 appliziert, denn Lu 5 ist der Sedierungspunkt der Lunge.

In jedem Meridian befinden sich Akupunkturpunkte der fünf Elemente. Über diese Punkte werden entsprechende Organe sedierend bzw. tonisierend behandelt. Aufgrund der Lage nennt man diese Punkte auch „Fernpunkte". Denn alle fünf Elementpunkte befinden sich in den Bereichen von den Fingerspitzen bis zu den Ellbogen und von den Zehenspitzen bis zu den Kniekehlen. Eine andere Bezeichnung der Fernpunkte lautet „Antike Punkte", weil sie schon im alten China therapeutisch benutzt wurden, als die Frauen nur Arme und Beine aber nicht ihren Körper vor den männlichen Ärzten entblößen durften.

Die Fünf-Elemente-Punkte haben eine tiefgreifende energetische Wirkung. Je nach Krankheitsbild werden dazu sogenannte „Nahpunkte" kombiniert. Nahpunkte sind die sich am Ort des Geschehens befindlichen Meridianpunkte und schmerzhafte lokale Punkte (A Shi-Punkte).

Kontroll-Zyklus (Ke-Zyklus)

Der Kontrollzyklus, auch die Großmutter-Kind-Regel genannt, hat eine zusätzliche kontrollierende Funktion, um das Gleichgewicht der fünf Elemente zu gewährleisten. Hier hilft das Großmutter-Organ und übernimmt eine kontrollierende Rolle. Die Basis für diesen Zyklus ist ein Text aus dem 10. Kapitel des Su Wen (▶ Abb. 13). Mit der Zuordnung der Organe zu den fünf Elementen besteht der Kontroll-Zyklus aus den folgenden Übergängen:

Holz/Leber → Erde/Milz → Wasser/Niere → Feuer/Herz → Metall/Lunge.

Sobald die Balance der fünf Elemente gestört ist, entstehen Krankheitssymptome. Zu den pathologischen Zyklen gehören:

Überkontroll-Zyklus (Cheng-Zyklus)

Der Überkontroll-Zyklus entsteht durch eine zu starke Kontrolle durch das Großmutter-Organ. So ist eine zu starke Kontrolle der Leber über Milz und Magen oft die Ursache für Magenbeschwerden. Symptome sind Appetitlosigkeit, Übelkeit, saures Aufstoßen oder Reizbarkeit. Eine genauere Diagnose erfordert eine Syndrom Differenzierung über das Vier-Diagnose-Verfahren mit Befragung und Antlitz-, Zungen- und Pulsdiagnose.

Verspottungs-Zyklus (Wu-Zyklus)

Der Verspottungs-Zyklus entsteht durch die Umkehrung der Kontroll-Zyklus-Folge „Das Kind lehnt sich gegen die Großmutter auf". So kann ein dominierender Einfluss des Erde-Elementes Milz auf das Holz-Element Leber zu Blähungen, Durchfall, Müdigkeit und Antriebslosigkeit führen.

Die Organuhr

Die nach dem Meridianfluss (▶ Tab. 2) geordnete Organuhr (▶ Abb. 14) ist besonders geeignet für die Erstellung eines Ernährungszeitplans. Sie wird in der Regel von den Patienten sehr gut angenommen. Die Organuhr stellt in zwei-mal-zwei-Stunden Schritten die Zeiten maximaler Entfaltung der Yin-Yang-Meridianpaare wie folgt dar:

- Um 3 Uhr in der Nacht wacht das Lungen-Qi auf und entfaltet sich weiter. Daher hat ein Asthmatiker oft um diese Zeit erhöhte Atemnot oder Abhusten-Anfälle, die die Bronchien vom angesammelten

Schleim reinigen sollen. Das gekoppelte Organ Dickdarm wird im Zeitraum von 5 bis 7 Uhr maximal aktiviert. Daher haben viele Menschen normalerweise ihren Stuhlgang nach dem Aufwachen

- Im Zeitraum von 7 bis 9 Uhr fängt der Magen an tätig zu werden. Von 9 bis 11 Uhr ist die Milz aktiv, um die Nährstoffe insbesondere des Kohlenhydratstoffwechsels zu verarbeiten. Es ist deshalb wichtig, den Körper morgens mit Kohlenhydraten zu versorgen. In den Morgenstunden erwacht unsere Yang-Energie und der Organismus wird bereit für geistige und körperliche Aktivitäten. Gehirn und Muskeln benötigen dafür Glukose. Das Milz-Qi ist wichtig für die geistige Konzentration und logisches Denken. Ein Verzicht auf das Frühstück zieht in der Regel im Zeitraum von 9 bis 11 Uhr Konzentrationsschwäche und Ermüdungsanfälle nach sich. Die Folge ist oft ein Griff nach Süßigkeiten. Damit wird das Milz-Qi weiter geschwächt. Dies kann zu Verdauungsstörungen wie Völlegefühl und bei einem Abusus von einfachen Kohlenhydraten zum falschen Zeitpunkt zu Übergewicht und sogar zu Diabetes Typ 2 führen.
- Von 11 bis 13 Uhr hat das Herz seine Maximalzeit. Daher sollte das Mittagessen erst nach 13 Uhr eingenommen werden. Sonst konzentriert sich das Blut zur eigentlichen Aktivitätszeit des Herzens im Magen für die Verdauung. Ein früheres Mittagessen führt häufig zu Müdigkeit. Von 13 bis 15 Uhr hat der Dünndarm seine Maximalzeit – eine gute Zeit zur Verdauung von Kohlenhydraten, Eiweißen und Fetten.
- In den Zeiträumen von 15 bis 17 Uhr und von 17 bis 19 Uhr entfalten die Blase und die Niere ihre maximale Energie zur Regulierung des Wasserhaushalts. In dieser Zeit ist es ratsam, viel Flüssigkeit zuzuführen. Das Abendessen sollte spätestens bis 19 Uhr beendet sein.
- Von 19 bis 21 Uhr und von 21 bis 23 Uhr sind das Perikard sowie der Dreifach-Erwärmer und damit auch die endokrine Drüsentätigkeit und die Entgiftungsprozesse in maximaler Entfaltung. Durch eine üppige Hauptmahlzeit in diesem Zeitraum arbeiten die Organe gegen die innere biologische Uhr und unser Organismus muss ständig versuchen auf „Umwegen" alles in Ordnung zu halten. Die Folge können Qi-Mangel und insbesondere eine Beschleunigung der Organabnutzung und damit der Alterungsprozesse sein.
- In den Zeitspannen von 23 bis 1 Uhr und von 1 bis 3 Uhr sind jeweils Gallenblase und Leber in höchster Aktivität, um das Qi und das Blut gleichmäßig im Körper zu verteilen.

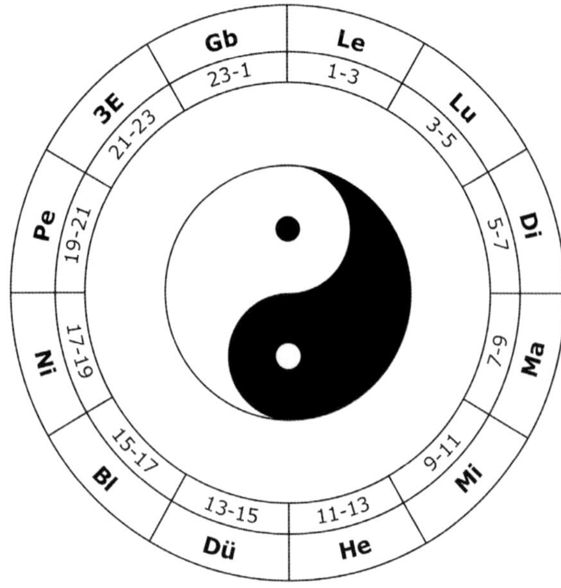

***Abb. 14**: Organuhr*

3.1.2 „Wie“ ist der Beschwerdecharakter? (Modalität)

Nachdem die Beschwerden lokalisiert und einem oder mehreren Yin-Yang-Meridianpaaren und damit ihren Funktionskreisen zugeordnet sind, wird dem Charakter des Krankheitsbildes nachgegangen. Dafür ist es der beste Zugang, nach den Symptomen von Yin-/Yang-Mangel oder Yin-/Yang-Fülle zu diagnostizieren (▶ Tab. 5).

Yin / Yang	Kondition	Symptome
Yin-Mangel	Mangel an essentieller Substanz (Erschöpfung)	Allgemeine Schwäche, Abmagerung, Anämie, Dyspepsie, wenig Fieber nachmittags, Nachtschweiß, kalte Extremitäten, Kongestion im Gesicht. **Puls:** kraftlos, klein, tief. **Zunge:** rosa bis weißlich, bei fortgeschrittener Form kaum Belag und rot.
Yin-Fülle	Überschuss von pathologischen Produkten (Schwäche)	Störungen in Sekretion, Resorption und Zirkulation, viel Speichel, kein Durst, Unruhe, starker Schleimauswurf, Frieren von innen heraus, venöse Stauungen, Ödeme, Spannungen und Schwellungen von Abdomen und Thorax (Obstipation, Meteorismus). **Puls:** stark u. tief. **Zunge:** trocken, gelblich-dick belegt.
Yang-Mangel	Unterfunktion, Mangel an Resistenz (Ermüdung)	Anfälligkeit gegen äußere Einflüsse, übermäßiges Schwitzen, Kälteempfindlichkeit, Parästhesien, Müdigkeit, Schlaflosigkeit, Appetitlosigkeit, müdes Sprechen, Muskel-und Gewebsatonie. **Puls:** schwach u. oberflächlich. **Zunge:** blass
Yang-Fülle	starke Resistenz (Überfunktion)	Akute Muskel-und Gelenkschmerzen, erhöhte Muskelspannung, entzündliche Hauterscheinungen, kaum Schweiß, heiße Extremitäten, kongestiver Kopfschmerz, verträgt keine Hitze. **Puls:** stark u. oberflächlich. **Zunge:** dünn und weißlich.

***Tab. 5**: Symptome von Yin-/Yang-Mangel und Yin-/Yang-Fülle*

Die Syndrom Diagnostik bedarf nach der TCM-Lehre der acht Leitkriterien, nach denen das Krankheitsbild als Yin oder Yang, Leere oder Fülle, Kälte oder Hitze und innen oder außen eingestuft werden kann.

Die acht Leitkriterien

Der Behandler lässt sich vom Patienten die Symptome mit eigenen Worten beschreiben, ob es sich beispielsweise um ziehende, stechende oder pochende Schmerzen, ein schweres Gefühl oder Gefühllosigkeit handelt. Diese Beschreibungen werden vom Behandler den folgenden vier Kriterien zugeordnet, die nach der traditionellen chinesischen Nomenklatur „Ba gang“ oder die „Acht Leitkriterien“ genannt werden (▶ Tab. 6):

- **Yin – Yang** (struktiv oder aktiv)
- **Leere – Fülle** (energetische Situation)
- **Kälte – Hitze** (Dynamik einer Störung)
- **Innen – Außen** (Tiefe einer Störung)

Ein paar Beispiele:

- Es geht dem Patienten besser in Ruhe und nachts: Qi- oder Yang-Mangel
- Es geht dem Patienten schlechter in Ruhe und nachts: Blut- oder Yin-Mangel
- Es geht dem Patienten besser bei Bewegung und am Tag: Yang-Fülle
- Es geht dem Patienten schlechter bei Bewegung und am Tag: Qi- oder Yang-Mangel
- Die Schmerzen lassen nach bei Druck: Leereschmerzen durch Qi-, Xue (Blut)- oder Yin-Mangel
- Die Schmerzen werden schlimmer durch Druck: Fülleschmerzen durch Stauungen des Qi und/oder des Xue
- Der Patient hat ein taubes Gefühl: Blut-Mangel; ein zusätzliches schweres Gefühl bedeutet Stauungen der Nässe

	Innen	Außen
Region	Innere Organe, tiefe Region	Oberflächlich, außenseitige Haut, Hauptmeridiane, TMM und Sekundärmeridiane
Symptome	Fieber hoch, Unruhe, Delirium, trockener Mund	Fieber leicht mit Frösteln, Schweiß mäßig, Nase verstopft
Schmerzen	Überwiegend Thorax und Abdomen	Überwiegend Kopf und Extremitäten
Urin	Wenig und dunkel	Hell und reichlich
Appetit	Kein Appetit, Völlegefühl, Spannungsgefühl, Brechreiz, übler Mundgeschmack	Appetit und Ausscheidung normal
Zungenbelag	Gelb bis grau oder schwarz	Dünn, weißlich oder fehlend
	Yin	**Yang**
Haut	Schmutzig, blass bis grau, kalt	Gerötet, heiß
Haltung	Spannungslos, müde, gebückt	Unruhig, Bewegungsdrang
Stimme	Leise, mühsam, schwach	Laut, kräftig, schrill
Appetit	Kein Appetit und Durst, will Warmes	Hitzegefühl, will Kühles
Atmung	Kurzatmig, mühsam	Laut, keuchend, Schleimrasseln
Urin	Klar, reichlich oder vermindert	Vermindert, rötlich, gefärbt
Stuhl	Weich	Hart, verstopft, übelriechend
Schmerzen	Besserung durch Druck	Verschlimmerung durch Druck
Zunge	Blass, weich, gedunsen, Belag feucht bis schlüpfrig	Stark gerötet, rissig, mit Papillen, Belag gelb bis bräunlich, schmierig bis trocken
Puls	Tief, fadenförmig, schwach, langsam	Oberflächlich, groß, stark, schnell
	Leere/Mangel	**Fülle**
Lage	Apathisch, kraftlose Stimme, Palpitationen, Kurzatmigkeit, Spontanschweiß	Unruhe, dröhnende und laute Stimme, Spannungen und Schmerzen in Abdomen und Thorax
Gesicht	Blass und gelblich	Gerötet
Körperbau	Schwach	Füllig, wohlgenährt
Schmerzen	Druck bessert	Druck verschlimmert
Stuhl	Diarrhoe, breiige Stühle	Obstipation, Tenesmen
Urin	Inkontinenz	Harnretention, Dysurie
Zunge	Blass, kein Belag	Rot, dicker bröckeliger Belag
Puls	Fadenförmig, schwach	Kräftig

***Tab. 6**: Die acht Leitkriterien*

i	Kälte	Hitze
Lage	Patient liegt zusammengekrümmt, Beine angehoben	Patient liegt ausgestreckt auf dem Rücken
Gemüt	Will Ruhe, still, wortkarg	Unruhig, geschwätzig, laut
Farbe	Gesicht blass-grün, Augen wirken klar und feucht, Lippen bläulich-blass	Gesicht gerötet, Augen weit offen, Skleren gerötet, Lippen trocken, rissig und geschwollen
Auswurf	Reichlich, dünn und klar	Spärlich, gelb, dick, grün
Stuhl	Diarrhoe	Obstipation
Zunge	Kaum Belag oder weißlich, schlüpfrig, feucht, Zungenkörper blass bis zart-rosa	Dick, gelb bis schwärzlich; Zungenkörper verhärtet, intensiv rot
Puls	Kraftlos, tief, langsam	Oberflächlich, schnell, kraftvoll

***Tab. 6**: Die acht Leitkriterien (Fortsetzung)*

3.1.3 „Wann" haben die Beschwerden angefangen und bei welchem Anlass? (Chronik)

Es ist wichtig, die Krankheitsgeschichte vom Patienten genau zu erfassen. Dies hilft dem Erkennen komplexer Zusammenhänge. So ist eine Trigeminusneuralgie die mögliche Folge einer Zahnbehandlung, sie kann aber ebenso durch Zugluft entstanden sein. Eine Migräne ist häufig stress- bzw. wetterbedingt oder eventuell ein Zeichen eines prämenstruellen Symptoms. Eine Erfragung der Krankheitsvorgeschichte hilft mögliche innere oder äußere pathogene Faktoren zu klären.

3.1.4 Suche nach dem „Warum" (Ursache)

Insbesondere bei einer chronischen oder rezidivierenden Krankheit muss den Hintergründen genau nachgegangen werden, denn die Symptome sind oft nur die Folge und nicht die eigentlichen Ursache. Ein paar Beispiele:

- Klimatische Faktoren wie Wind, Kälte, Hitze, Feuchtigkeit oder Trockenheit können eine Erkrankung verursachen. Eine regelmäßig im Frühling auftretende Gastritis kann nach den fünf Wandlungsphasen bedeuten, dass die Leber den Magen im Frühling zu stark kontrolliert.
- Ernährungsfehler wie einseitige Ernährung, zu fett oder zu süß, unregelmäßige oder zu hastige Nahrungsaufnahme, zu kaltes oder zu heißes Essen und mangelhafte Flüssigkeitsaufnahme können mit der Zeit den gesamten Energiehaushalt in Disharmonie bringen und Krankheitsbilder wie Hepar adiposum, Diabetes mellitus Typ 2, Reizmagen, Gastralgie oder Nephrolithiasis hervorbringen.
- Vorausgegangene Krankheiten, die nicht ausgeheilt und noch latent vorhanden sind, können neue Beschwerden bewirken. So können verschleppte Virusinfekte, neuralgische Erkrankungen wie Trigeminusneuralgie oder Herpes Zoster, chronische Organerkrankungen und Bestrahlungen bei Krebstherapie das Fatigue-Syndrom verursachen und eine Blockade der Akupunkturtherapie auslösen.
- Entzündungsherde im Kopfbereich machen ca. 60 % der Störfelder in unserem Körper aus. Eine häufige Ursache von erheblichen Beschwerden sind dentogene Störfelder wie devitale Zähne, retinierte Weisheitszähne, Restostitiden, Amalgamfüllungen und galvanische Spannungspotenziale durch verschiedene Metalllegierungen. Deshalb sollte die Mundhöhle sorgfältig untersucht und der Patient nach möglichen Problemfeldern befragt werden. Auch andere Entzündungsherde im Kopfbereich wie chronische Sinusitiden können Störfelder verursachen.

- Von einer geopathischen Belastung ist auszugehen, wenn sich jemand morgens ständig unausgeruht, matt und zerschlagen fühlt. Dies kann durch niederfrequente, gepulste oder hochfrequente Strahlung (Mobilfunkstrahlung von Handys oder schnurlosen Telefonen) verursacht sein. Die Nacht ist eine Yin-Zeit, in der sich die inneren Drüsenorgane regenerieren und entgiften. Eine gute Schlafqualität ist für die Erhaltung unserer Gesundheit enorm wichtig. Dafür sollte das Schlafzimmer möglichst frei von elektromagnetischer Strahlung sein – d. h. auch keine laufenden Computer oder Fernseher. Damit in der Nacht im Schlafzimmer kein Strom fließt, kann man von einem Elektriker einen Freischalter einbauen lassen. Nach Feng Shui wird für eine ausgeglichene Schlafqualität empfohlen, die Kopfseite des Bettes möglichst in Ost- oder Nordrichtung zu positionieren.
- Eine Befragung zu früheren Erkrankungen und eine Familienanamnese können Hinweise auf eine Neigung zu bestimmten Krankheitsarten und zu familiären Prädispositionen geben.

3.2 Betrachtung und Fühlen (Inspectio et Palpatio)

Die visuelle Inspektion des Ohres kann ggf. mit Hilfe einer Lupe vorgenommen werden. Dabei ist das gesamte Ohr zu untersuchen. Eine Rötung, Pickel, Knötchen, Schuppen, vergrößerte Poren oder eine Vernarbung verweisen auf Prozesse im reflektorisch zugeordneten Organ. Mitesser und kleine Narben können auch nur fokale Störfelder darstellen. Die genannten Veränderungen sollten nicht genadelt, sondern nur als diagnostische Hinweise genutzt werden. Äußerlich verletzte Hautareale sind bei der Ohrakupunktur und -pressur auszusparen. Eine Ausnahme sind Narben. Diese können als Störfelder eine Therapieblockade verursachen. Tiefe Narben sollten neuraltherapeutisch entstört werden. Bei einer sehr geschwächten Organfunktion ist die betreffende Reflexzone im Ohr häufig schuppig oder zeigt keine Reaktion beim Testen. Umgekehrt kann ein Ohrpunkt aufgrund einer energetischen Störung beim Testen falsch positiv reagieren (s. Kap. 6 „Ursachen von Therapieblockaden und deren Beseitigung").

Antlitz-, Zungen- und Pulsdiagnose sind bei inneren Erkrankungen von besonderer Bedeutung (s. Teil IV „Grundlagen der Traditionellen Chinesischen Medizin"). Die Pulsdiagnose ist wichtig, um die energetische Lage des gesamten Körpers zu erspüren. Im Allgemeinen haben chronisch kranke und erschöpfte Patienten einen schwachen und kraftlosen Puls. In diesem Fall sollte man die Anzahl der Akupunkturnadeln geringer halten. Bei Patienten mit akuten Beschwerden, die vor allem den Bewegungsapparat betreffen, verändert sich der Puls in der Regel nur unwesentlich.

Länger bestehende Beschwerden können vor allem die Zungenform verändern und die Zunge verkleinern. Das bedeutet, dass sich auch die Substanz (Yin) des betroffenen Körperteils vermindert hat. Die Zungenfarbe kann dabei unverändert sein oder je nach energetischer Lage bei Yang-Mangel blass, bei Yin-Mangel rot und belaglos sein. Die Krankheit betrifft dann nicht nur die äußere Schicht wie Muskeln oder Gelenke, sondern ist bereits in die innere Schicht eingedrungen.

Die von einer Erkrankung betroffenen Stelle sollte einer gründlichen Inspektion inklusive einer palpatorischen Untersuchung unterworfen werden. Bei Erkrankungen des Bewegungsapparates sind außerdem eine Betrachtung der Körperstatik und Funktionsprüfungen der Gelenke wesentlich (s. Teil II, Kap. 3 „Systemische Beckenschwingungstherapie"). Anschließend werden die reflektorisch zugeordneten Ohrpunkte ausfindig gemacht.

Die RAC-Pulstestung dient einerseits zur Auffindung behandlungsbedürftiger Ohrpunkte und andererseits der Diagnose der energetischen Lage des Krankheitsbildes. Es ist für mich immer wieder faszinierend, wie gut durch die Ohrzonendiagnostik mit RAC (Reflex auriculo-cardiale nach Nogier) der energetische Zustand des jeweiligen Krankheitsbildes differenziert werden kann. Darüber hinaus gibt es die etwas abweichende Conchazonen-Diagnostik nach der TCM-Theorie.

3.3 Hören und Riechen (Auscultatio et Olfactio)

Die Stimme ist nach TCM dem Lungen-Funktionskreis zugeordnet. Daher deutet eine schwächliche Stimme zunächst auf einen Lungen-Qi-Mangel hin. Zong Qi (Lungen-Qi und Herz-Qi) entsteht aus der Interaktion des Nahrungs-Qi (Ying Qi) und des kosmischen Qi (Da Qi), welche wiederum vom Magen und von der Milz verarbeitet werden. Zong Qi ist die treibende Kraft für die Atmung und die Blutzirkulation. Insgesamt bedeutet eine schwache dünne Stimme einen allgemeinen Qi-Mangel. Zum Funktionskreis der Lunge gehört auch Traurigkeit. Traurigkeit äußert sich durch eine schwächliche leise Stimme. Energetische Fülle äußert sich durch eine laute raue Stimme.

Den Geruch aus den Körperöffnungen nutzte man schon im Altertum, um auf bestimmte Krankheiten zu schließen. Nach der TCM deutet:

- ranziger Geruch auf den Leber-Funktionskreis
- verbrannter Geruch auf den Herz-Funktionskreis
- süßlicher Geruch auf den Milz-Funktionskreis
- übler, verfaulter, fischiger Geruch auf den Lungen-Funktionskreis
- fauliger Geruch auf den Nieren-Funktionskreis
- Mundgeruch auf Magen-Hitze
- übelriechender Stuhl auf Hitze
- übelriechender Urin auf Hitze-Nässe

3.4 Kontraindikationen der Ohrakupunktur

Wie bei der Körperakupunktur gibt es auch bei der Ohrakupunktur Kontraindikationen, die therapeutische Behutsamkeit verlangen. Die Kontraindikationen müssen je nach Zustand des Patienten bewertet werden. Insbesondere sind folgende Kontraindikationen zu berücksichtigen:

- bei Zuständen nach großen körperlichen und geistigen Anstrengungen
- bei längerer Zeit bestehender Flüssigkeiten- und Nahrungsmittelkarenz
- nach Hitzschlag
- bei einer vasovagalen Kreislaufattacke
- bei einem Schockzustand
- nach einem frischen Herzinfarkt
- in den ersten Tagen der Menstruation (bei sehr starken Blutungen)
- während der Schwangerschaft, insbesondere Incisura intertragica, Gehirnbereich (Antitragus), Uterus, Ovarien, Endokrinum und Abdomen-Punkte
- bei extrem schmerzhaften Punkten
- bei endogener Depression mit Einnahme von Psychopharmaka
- bei meldepflichtigen Infektionskrankheiten

4. Methoden zur Lokalisation irritierter Ohrpunkte

4.1 Mechanischer Drucktest

Irritierte Ohrpunkte reagieren auf mechanischen Druck empfindlich. Oft verspüren die Patienten dabei einen sehr heftigen Schmerz. Für das Testen der Ohrpunkte eignet sich besonders ein Stäbchen o. ä. mit einer abgerundeten Spitze, die nicht größer als 0,3 mm sein sollte. Als Anpressdruck sind ca. 150–250 Pascal empfehlenswert. Im Prinzip kann man eine leere und sorgfältig gereinigte Kugelschreibermine benutzen. Besser geeignet ist ein federnder Drucktaster (Teleskopdrucktaster), bei dem der Druck konstant bleibt (▶ Abb. 15).

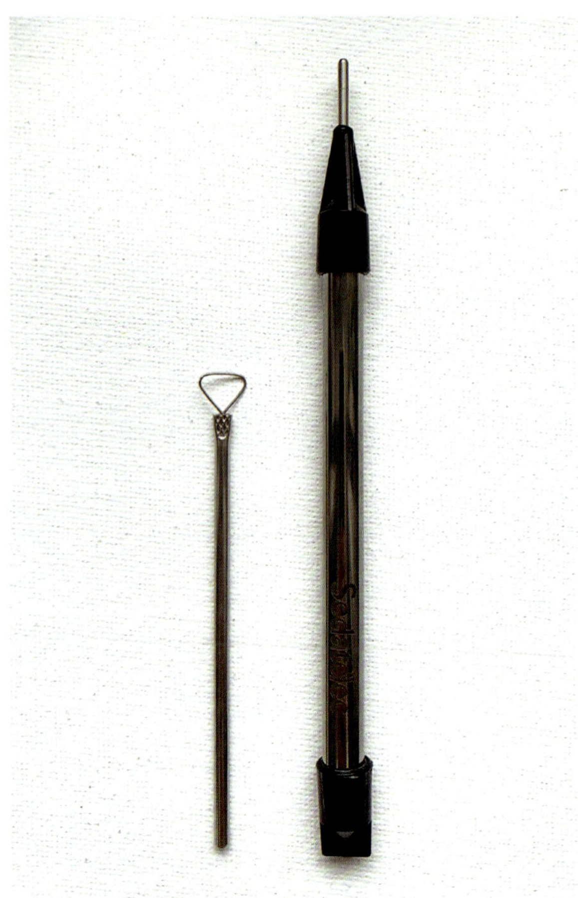

***Abb. 15**: Steigbügeltaster und Drucktaster*

Zum Auffinden von Punkten auf der Anthelix (wie denen der Wirbelsäulenprojektion) oder in einer Einkerbung ist der Steigbügeltaster praktisch (▶ Abb. 15). Zur Not kann man auch eine etwas breit geformte Büroklammer dafür hernehmen. Mit dem Steigbügeltaster lässt sich sehr gut die postantitragale Furche aufspüren. Von dort findet man weiter aufwärts den etwas höher liegenden C1, dann weiter die kranial liegenden Übergänge C7/Th1, Th12/L1, L5/S1 und schließlich etwas abwärts den Reflexpunkt des Os sacrum.

Auch der Punkt Plexus solaris (82)/0-Punkt lässt sich auf diese Weise auffinden. Der 0-Punkt liegt als kleine Kerbe in der Helixwurzel.

4.2 Elektrisches Punktsuchgerät

Im Vergleich zur mechanischen Punktsuchmethode ist eine elektrische Testung sicherer und objektiver. Das subjektive Schmerzempfinden ist von Mensch zu Mensch unterschiedlich, sodass bei einem ähnlichem Zustand des Ohrpunktes und gleichem mechanischen Druck der eine Patient eine Schmerzreaktion zeigt, der andere nicht. Im Gegensatz zur Körperakupunktur, bei der ein erfahrener Behandler die Punkte sehr gut mit dem Finger erspüren kann, sind Ohrpunkte nicht so leicht und exakt zu lokalisieren, wie es für eine erfolgreiche Therapie nötig ist. Im Mikrosystem „Ohr" liegen die Punkte sehr dicht nebeneinander. Auch aus diesem Grund ist eine elektrische Punktsuchmethode vorzuziehen. Irritierte Ohrpunkte reagieren mit einem veränderten elektrischen Hautwiderstand. Ungefähr 90 % der irritierten Ohrpunkte haben erniedrigte, die übrigen erhöhte Hautwiderstandswerte.

Mit Hilfe eines Hautwiderstandmessgerätes (Potentiometer) können erniedrigte Werte der Ohrpunkte nachgewiesen werden. Der durchschnittliche Wert des Hautwiderstands variiert bei Gesunden zwischen 40 und 400 Kiloohm. Wegen dieser großen Spannbreite sollte der individuelle Hautwiderstand jedes Mal vor einer Behandlung bestimmt werden. Nach meiner Erfahrung ist der Brunnen-Jing-Punkt Lu 11 optimal zum Eichen geeignet. Es können auch alle anderen Jing-Punkte dafür verwendet werden, aber Lu 11 ist am besten zugänglich. Lu 11 liegt am Daumen im Nagelwinkel auf der radialen Seite, im Treffpunkt einer longitudinalen und einer horizontalen Achse (▶ Abb. 16). Bei verhornter Haut sollte man einen anderen Jing-Punkt verwenden, da eine verhornte Hautoberfläche wegen des Feuchtigkeitsmangels den Strom nicht leitet.

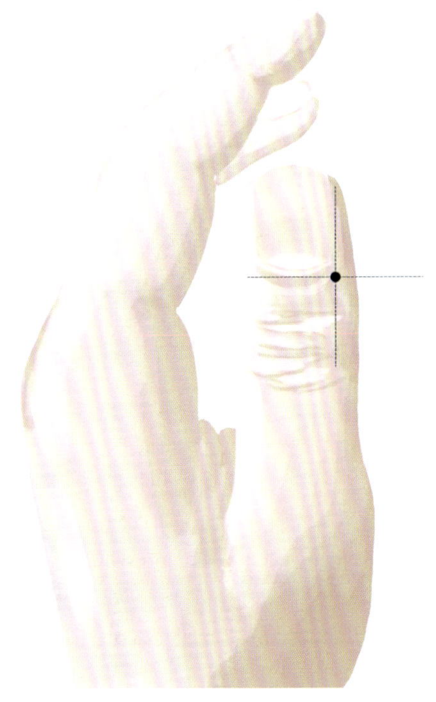

***Abb. 16**: Jing-Punkt der Lunge (Lu 11)*

Vor dem Testen sollte der Patient Ohrschmuck, Halskette, Uhr und alle elektronischen Geräte ablegen, um eine Verfälschung des Messergebnisses zu vermeiden.

Die Messgeräte haben entweder ein optisches oder akustisches Signal oder sind mit beidem ausgestattet. Zum Schließen des Stromkreises nimmt der Patient eine Elektrode in die Hand oder, und das ist die praktischere Lösung, es wird ein Gerät mit einer integrierten Elektrodenplatte – am besten aus Messing verwendet (▶ Abb. 17). Der Behandler legt bei der Messung den eigenen Daumen auf die Elektrodenplatte und kann gleichzeitig den Punkt austesten (▶ Abb. 18). Dabei fasst der Behandler mit der freien Hand eine Hand des Patienten an. Somit ist der Stromkreis geschlossen und der Patient muss während der Behandlungszeit keine Elektrode mit Kabel in der Hand halten.

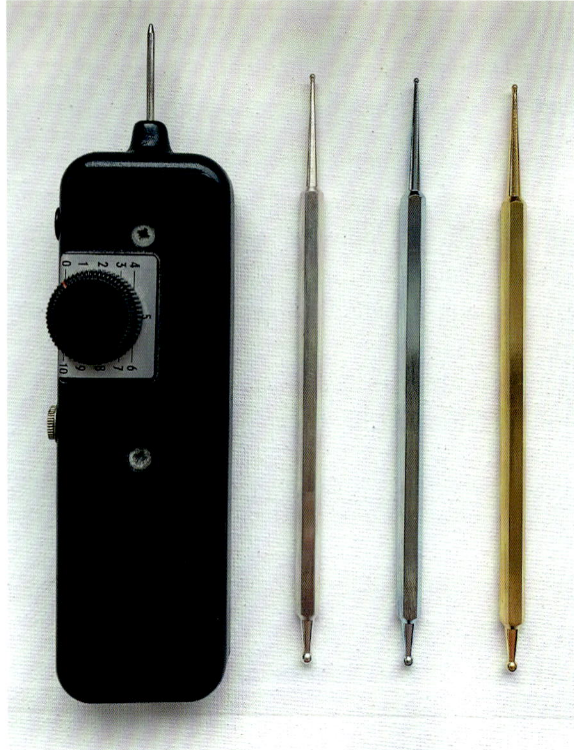

***Abb. 17**: Elektrisches Punktsuchgerät und Therapie-Duostifte*

Für welches Punktsuchgerät man sich auch entscheidet, es sollte handlich und nicht zu groß sein. Der Testgriffel muss leicht und locker in der Hand liegen und über eine feine abgerundete Tastspitze von ca. 0,3 mm verfügen.

4.3 Vorgehensweise bei der Punktsuche

Die Vorgehensweise zur Punktsuche ist beim mechanischen Drucktest und bei Verwendung eines elektronischen Punktsuchgerätes gleich. Der Patient kann dabei liegen oder sitzen. Seine Ohrmuschel sollte sich in etwa auf Augenhöhe des Behandlers befinden. Die Vorgehensweise ist wie folgt:

- Das zu behandelnde Ohr wird zuerst desinfiziert, damit es während der Messung zur Bestimmung des individuellen Hautwiderstands trocknen kann.
- Der Behandler nimmt das Gerät in seine aktive Hand (rechte Hand bei Rechtshändern) und stellt den Regler (falls vorhanden) zum Anpassen des Messgeräts an den Hautwiderstand des Patienten (Eichen) auf den Ausgangspunkt.
- Der Behandler hält das Messgerät locker zwischen Daumen und den anderen Fingern (▶ Abb. 18) und nimmt mit seiner freien Hand die Hand des Patienten.
- Ohne zu festen Druck auszuüben legt der Behandler den Testgriffel beim Patienten am Punkt Lu 11 (oder ggf. an einem anderen geeigneten Punkt) an (▶ Abb. 18). Bei einem Gerät mit Regler wird dieser mit dem Zeigefinger hochgedreht bis beim aktuellen Wert des Hautwiderstands des Patienten eine Leuchtdiode aufleuchtet oder ein Signalton ertönt. Andere Geräte fahren den Testbereich automatisch hoch und geben ein Signal, sobald der Wert des Hautwiderstandes des Patienten erreicht ist.
- Das desinfizierte Ohr wird mit der passiven Hand gehalten. Dabei ist ein Ziehen an der Ohrmuschel zu vermeiden, damit sich die Punktlokalisationen nicht verschieben. Mit dem gerade geeichten Punktsuchgerät wird der 0-Punkt aufgesucht. Das Messgerät sollte kein Signal geben. Andernfalls ist das Energiezentrum des Ohrs gestört. Es gibt mehrere Ursachen hierfür und diese werden im Kapitel 6 „Ursachen von Therapieblockaden und deren Beseitigung" besprochen. Die Ursache der Störung des 0-Punktes muss zunächst behoben werden. Erst dann sind die Voraussetzungen für die Ohrakupunktur geschaffen.
- In den zutreffenden Reflexzonen der Ohrmuschel werden die irritierten Punkte aufgesucht (▶ Abb. 19). Dabei sollte der Therapiegriffel gerade gehalten und nicht zu fest auf die vermutlich irritierte Zone oder den vermutlich irritierten Punkt aufgedrückt werden. Das wäre bereits eine Reizausübung. Gibt ein Punkt konstant ein Signal, so wird der Therapiegriffel auf die betreffende Stelle gedrückt. Der sichtbare Abdruck dient als Markierung für das weitere Vorgehen.

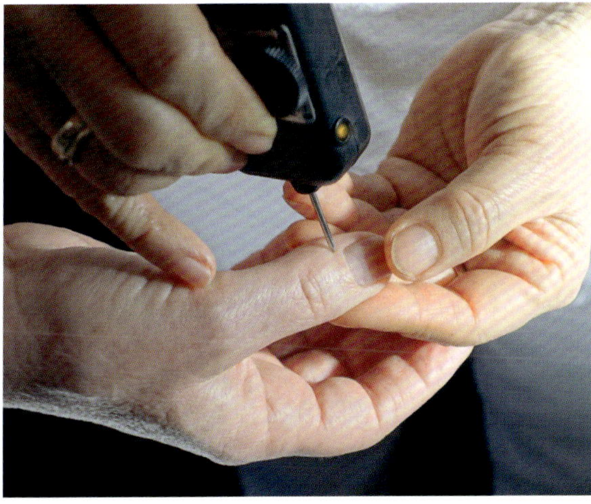

***Abb. 18**: Eichung des elektrischen Punktsuchgeräts*

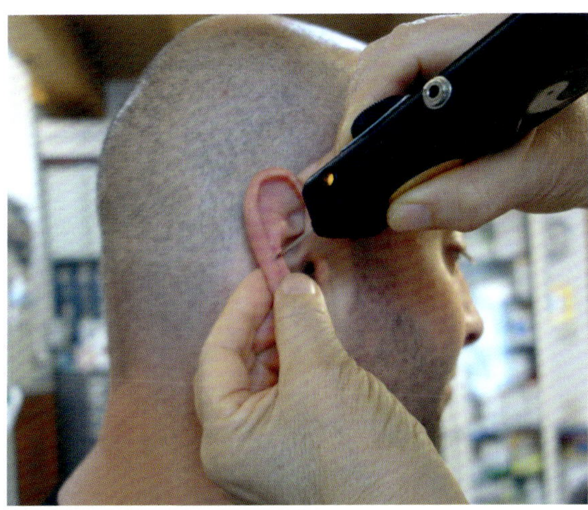

***Abb. 19**: Punktsuche mit elektrischem Punktsuchgerät*

4.4 Pulstestung mit RAC

Die auf dem Reflex auriculo Cardiaque (RAC) basierende Pulstestung ist eine herausragende Entdeckung von Dr. Paul Nogier. RAC wird auch Nogier Reflex oder vaskuläres autonomes Signal (VAS) genannt. Die Pulstestung wird zur Bestimmung des Materials für die Ohrakupunktur verwendet. Auf diese Hauptanwendung wird im nächsten Abschnitt eingegangen.

Die Pulstestung nutzt einen cutivaskulären Reflex oder besser eine orthosympathische Reaktion der Arterien (daher auch vaskuläres autonomes Signal). Bei Reizung eines irritierten Ohrpunktes, also einem sogenannten Mikrostress für das Ohr, verschiebt sich die Amplitude der Pulswelle in der Arteria radialis am Processus styloideus radii für eine kurze Zeit. Nach Nogiers Hypothese ist dieses Phänomen eine vegetative Reaktion des Gefäßtonus der vom Sympathikus gesteuerten Vasokonstriktoren, eine hämodynamische Widerstandsreaktion.

Bei der Pulstestung legt der Therapeut seine Daumenkuppe in Höhe der Radiusepiphyse auf die Arteria radialis parallel zum Daumen des Patienten. Dabei bildet der Daumen des Behandlers mit der Speiche des Patienten einen Winkel von etwa 110° (▶ Abb. 20). Spürt man deutlich die Pulswelle des Patienten, so geht man soweit mit dem Druck zurück, dass sie gerade noch wahrnehmbar ist. Nun kann der Behandler mit dem Stift des Punktsuchgerätes einen kurzen feinen Reiz am vermutlich gestörten und bereits vorher markierten Ohrpunkt ausüben.

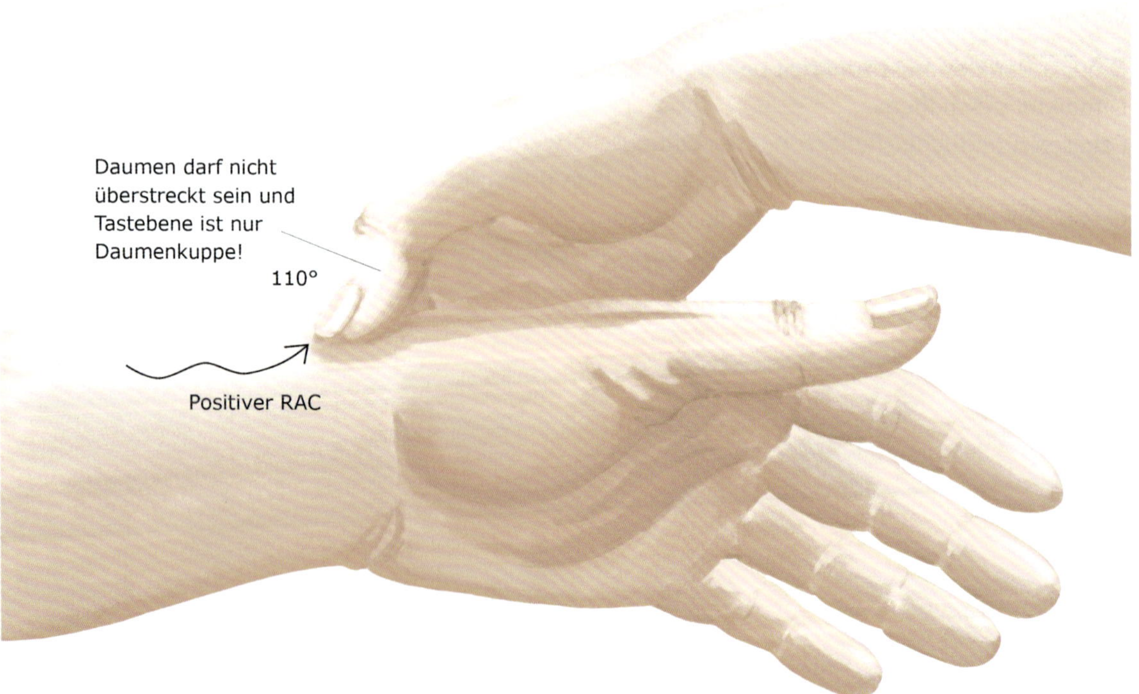

***Abb. 20**: RAC-Pulstestung*

Dabei verschiebt sich für kurze Zeit die Pulswelle:

- Bei einer Verschiebung in Richtung Daumen fühlt sich die Pulswelle stärker an und man spricht von einem „**positiven RAC**" (▶ Abb. 21). Ein positiver RAC weist auf allgemein gestörte und behandlungsbedürftige Punkte hin.
- Bei einer Verschiebung in Richtung Ellbogen nennt man die schwächer werdende Pulswelle „**negativer RAC**". In diesen Fall ist der genauen Ursache nachzugehen. Es können z. B. Zahnherde oder Narbenstörungen vorliegen, die das Blut und den Qi-Fluss hemmen.

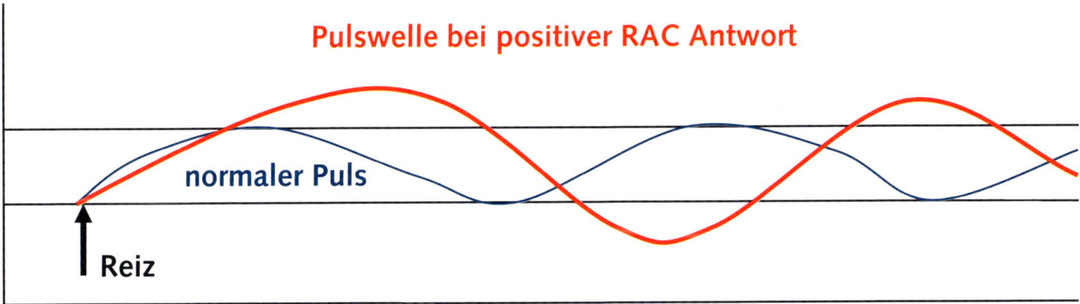

***Abb. 21**: Pulswellenveränderung beim RAC*

Zur Übung kann man mit einer Quarzuhr über das Ohr des Probanden streichen. An der Pulswelle wird daraufhin ein positiver RAC getastet.

Die Diagnosestellung mit RAC kann man mit einer stufenlos regulierbaren Lampe unterstützen. Die Lampe wird beim Probanden auf die Wange oder die Schläfe gerichtet. Normalerweise reagiert der Patient auf einen schwachen Lichtreiz mit einem positiven RAC und bei stärker werdendem Lichtreiz mit einem negativen RAC. Je früher bei einem stärker werdendem Lichtreiz der positive RAC in einen negativen umschlägt, desto stabiler ist die Lage des vegetativen Nervensystems zu beurteilen.

Um einen sicheren RAC-Befund erzielen zu können, sollte die Daumenkuppe des Behandlers hornhautfrei sein. Weiterhin ist es ratsam, dass die sich in der Nähe des Therapieplatzes befindenden elektrischen Geräte geerdet sind, um eventuelle Oberflächenspannungen zu vermeiden. Auch sollte der Patient bzw. die Patientin bei der Behandlung möglichst keine Unterwäsche, Socken oder Schuhe aus Kunstfaser tragen. Am sichersten ist es, das nicht zu behandelnde Ohr mit einer Erdungs-Ohrklammer mit einem Schukostecker ohne Kontaktstifte zu erden (▶ Abb. 22).

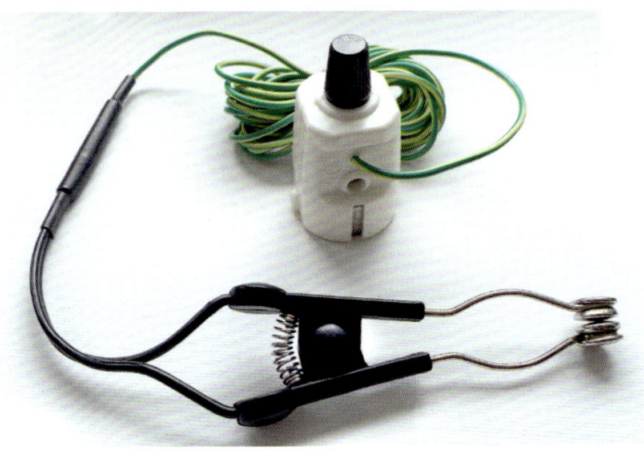

***Abb. 22**: Erdungsklammer*

5. Nadeleigenschaften, Energetik und Reizmethoden

5.1 Nadeleigenschaften und Energetik

5.1.1 Energetik von Gold- und Silbernadeln

In der traditionellen chinesischen Ohrakupunktur werden hauptsächlich Edelstahlnadeln verwendet. Edelstahlnadeln wirken sowohl bei der Körper- als auch bei der Ohrakupunktur ausgleichend. Die französische Aurikulomedizin bevorzugt hingegen Gold- und Silbernadeln. Metalle unterscheiden sich in ihren Redoxpotentialen, d.h. ihre Ionen haben eine unterschiedliche Bereitschaft Elektronen aufzunehmen. Dementsprechend lösen sie beim Einstechen in das Gewebe unterschiedliche Wirkungen aus. Gold- und Silbernadeln wirken auf der Vorderseite der Ohrmuschel energetisch anders als auf der Rückseite, die energetisch wie die Haut der anderen Körperteile reagiert. Auf der Vorderseite des Ohres mit Ausnahme des 0-Punktes und der Concha (s.u.) hat Gold (auch Kupfer, Messing oder Bronze) eine energetisch beruhigende, also sedierende Wirkung. Silber wirkt hingegen energetisch anregend, also tonisierend. Am 0-Punkt, auf der Rückseite der Ohrmuschel und auf der Körperebene ist diese energetische Wirkungsweise genau entgegengesetzt.

Bei chronischen Erkrankungen und Mangelzuständen werden im Allgemeinen für die Punkte auf der Vorderseite der Ohrmuschel Silbernadeln oder ein Silberstift verwendet. Goldnadeln oder ein Goldstift sind bei akuten Erkrankungen und Fülle Zuständen die richtige Wahl.

Die Entscheidung über der Verwendung von Gold- oder Silbernadeln, bzw. eines Gold- oder Silberstiftes wird am sichersten mit Hilfe einer RAC-Pulstestung gefällt. Hilfsmittel dazu sind unter anderem einerseits Gold- und Silberstifte, ein elektrisches Hämmerchen mit einer 3-Volt Spannung oder ein Hämmerchen mit zwei Magnetpolen und andererseits zum Verstärken des RAC ein 9-Volt-Stab oder ein Ringmagnet mit Nord- und Südpol (▶ Abb. 23). Bei der Testung eines zu behandelnden Ohrpunktes mit diesen Hilfsmitteln leitet sich aus dem RAC-Befund ab, welches Material zu verwenden ist (▶ Abb. 24):

- Ein positiver RAC bei Goldstift, positivem elektrischem Pol oder magnetischem Südpol bedeutet: der Punkt ist zu sedieren, d.h. Ohrakupunktur mit Goldnadel, bzw. Mikro-Ohrakupressur (MOAP) mit einem Goldstift.
- Ein positiver RAC bei Silberstift, negativem elektrischem Pol oder magnetischem Nordpol bedeutet: der Punkt ist zu tonisieren, d.h. Ohrakupunktur mit Silbernadel, bzw. MOAP mit einem Silberstift.

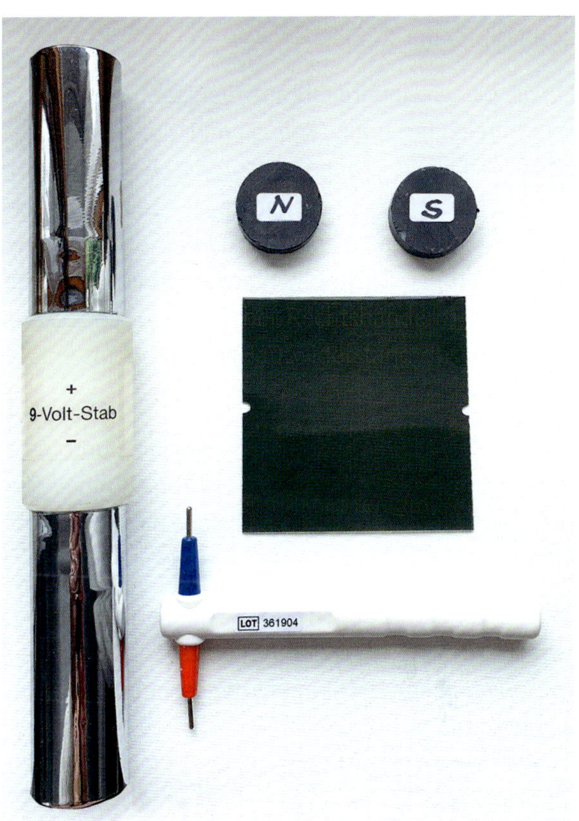

Abb. 23: *Utensilien der Aurikulomedizin: 3-Volt Hämmerchen zum Test auf Gold oder Silber, 9-Volt-Stab und Ringmagnet zum Stärken der RAC-Response und Polfilter für den Test einer Oszillation.*

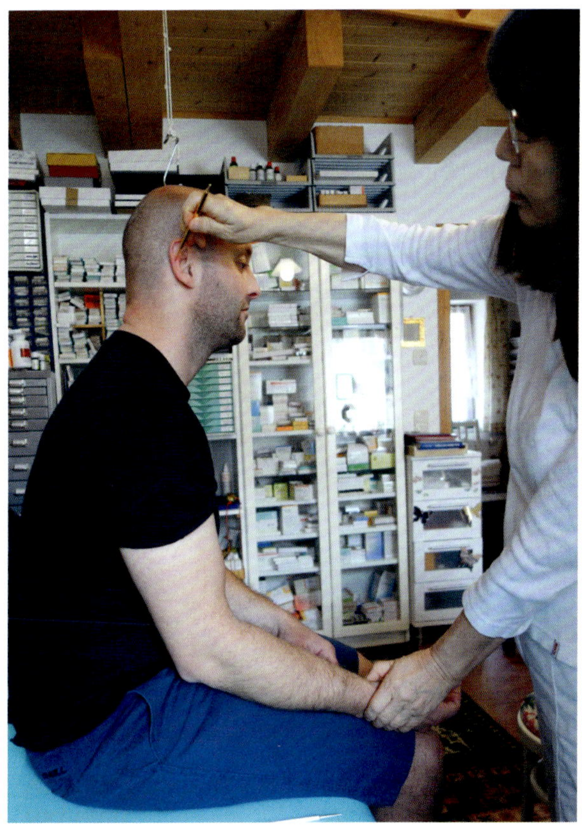

Abb. 24: *Stiftwahl mit RAC-Test*

Sonderrolle der Concha

Da die Concha innere Organe repräsentiert und durch den Nervus vagus innerviert ist, sollte man in diesem Bereich mit hoher Behutsamkeit vorgehen. Den inneren Organen sind nicht feste Punkte sondern etwas variierende Zonen zugeordnet. Die Organzonen in der Concha werden unterschiedlich therapiert – je nachdem, ob es sich gemäß der TCM-Energetik um ein Yin- oder Yang-Organ handelt. Es gilt die Energetik nach der Zang-Fu-Theorie, d. h. der jeweilige Charakter des Yin- oder Yang-Organs ist zu berücksichtigen. Um Yin-Organe zu tonisieren nehmen wir Silber, zum Sedieren Gold. Dagegen werden Yang-Organe mit Gold tonisiert und mit Silber sediert. Diese Therapiesystematik ist durch über drei Jahrzehnte währende Erfahrung in meiner Praxis entstanden. (s. Teil II, Abschn. 2.1.2 „MOAP Sonderregel in der Concha"). Hierzu zwei Beispiele:

Yang-Organ in der Concha. Eine trockene und feste Obstipation weist meistens auf ein Dickdarm-Fülle-Syndrom hin. Der Dickdarm ist ein Yang-Organ. Sein Ohrpunkt Colon (91) benötigt zum Sedieren einen weichen und sanften Reiz. Bei der Ohrakupunktur verwenden wir eine Silbernadel, bei MOAP einen Silberstift. Bei einer atonischen Leere-Obstipation hingegen, geben wir einen Reiz mit Gold.

Yin-Organ in der Concha. Ein Asthmaanfall ist ein Lungen-Fülle-Syndrom. Die Lunge ist ein Yin-Organ. Um sie zu sedieren benötigen wir eine Goldnadel bzw. einen Goldstift. Zum Tonisieren wird die Zone mit einer Silbernadel akupunktiert oder es wird durch einen Silberstift die MOAP mit einem sanften Reiz ausgeführt.

Ist der Behandler bei dieser Therapiesystematik nach der Zang Fu-Energetik am Anfang noch unsicher, kann er das Vorgehen mit dem RAC nachkontrollieren. Dann ist die Diagnose von Fülle- und Mangelzuständen abgesichert.

Cave: Bei einer Mikro-Ohrakupressur im Bereich der Concha sollte wegen der Innervierung durch den N. vagus kein zu starker Reiz ausgeübt werden. Insbesondere nahe des Gehörgangs ist eine Akupunktur der Mikro-Ohrakupressur vorzuziehen.

5.1.2 Nadellänge, Verweildauer und Behandlungshäufigkeit

Die für die Ohrakupunktur meist gebräuchlichen Nadeln haben eine Länge von 15 mm und eine Stärke von 0,20–0,30 mm (▶ Abb. 25). Gold- und Silbernadeln sind eher dicker als Edelstahlnadeln. Inklusive Griff sind die Nadeln ca. 3 cm lang. Diese Nadellänge ist auch für den Gesichtsbereich geeignet. Zur Behandlung des sonstigen Körpers benötigt man je nach Bereich Nadeln der Größe 3–6 cm x 0,25–0,30 mm. Es gibt in Europa silikonbeschichtete Nadeln, mit denen sich leichter und schmerzarmer akupunktieren lässt. Ich benutze diese Nadeln nicht, da Mikroteile des Silikons im Inneren des Gewebes nach dem Akupunktieren haften bleiben können.

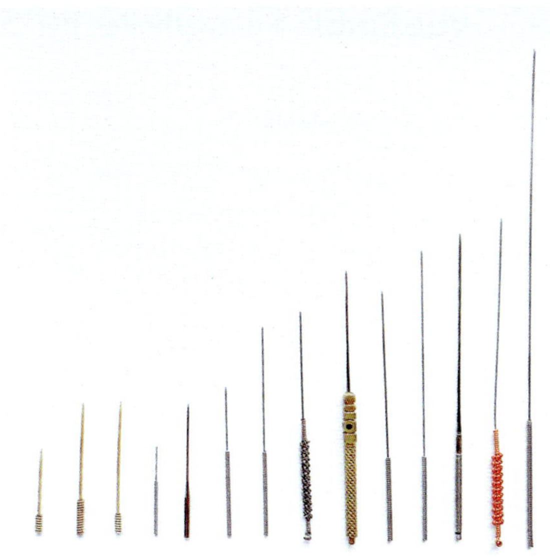

***Abb. 25**: Verschiedene Akupunkturnadelarten: Die ersten drei Goldnadeln und die nächsten drei Nadeln sind für das Ohr geeignet. Die anderen Nadeln sind Körperakupunkturnadeln.*

Die Verweildauer der Akupunkturnadeln beträgt im Allgemeinen 20–30 Minuten, höchstens 45 Minuten. Bei Kindern oder sehr geschwächten Patienten genügen 10–15 Minuten. Die Nadelzahl pro Ohr sollte nicht mehr als 5 oder 6 betragen.

Wie lange eine Nadel gestochen bleibt hängt auch vom Krankheitsbild ab. Im Falle von akuten Erkrankungen sollte die Nadeldauer kürzer sein und bei chronischen Krankheitsbildern dagegen länger. So musste ich bei Hyperemesis einer Patientin im ersten Trimester ihrer Schwangerschaft die Nadeln bis zu einer Stunde verweilen lassen, bis die Übelkeit besser wurde.

Akupunkturnadeln fallen auch manchmal von selbst heraus. Dies ist ein Zeichen dafür, dass die Nadel ausreichend gewirkt hat. Generell sollten die Nadeln beim Entfernen ganz leicht und locker „pflückbar" sein. Leistet eine Nadel beim Herausziehen noch einen leichten Widerstand, so hat sie noch nicht lange genug gewirkt. Man sollte sie noch etwas verweilen lassen. Nach dem Herausziehen der Nadeln können auch spontane Blutungen eintreten. Dies ist in der Regel eine Entladung von Blut-Hitze und sollte nur leicht betupft werden ohne zu pressen. Tritt jedoch eine Blaufärbung der Haut oder gar ein kleines Hämatom auf, so ist ein verletztes Äderchen die Ursache.

Auch die Häufigkeit der Akupunkturbehandlung hängt vom Krankheitsbild ab. Bei chronischen Erkrankungen wird im Allgemeinen 1- bis 2-mal wöchentlich, bei akuten Krankheiten 2- bis 3-mal wöchentlich bis täglich genadelt.

5.2 Verschiedene Reizmethoden der Ohrpunkte

5.2.1 Akupunkturnadeln

Die am häufigsten verwendete Nadel ist die Edelstahlnadel. Gold- und Silbernadeln wirken spezifischer bei Fülle- und Leere-Syndromen. Für einen einmaligen Gebrauch sind die Kosten allerdings relativ hoch. Aus diesen Gründen und auch aufgrund der guten Wirksamkeit habe ich, in meiner Praxis die Gold- und Silbernadelungsmethode wie folgt modifiziert.

5.2.2 Mikro-Ohrakupressur (MOAP) mit Stiften

Die Vordiagnostik und der RAC-Befund bestimmen den passenden Therapiestift – Gold oder Silber. Mit dem ausgewählten Stift wird der irritierte Punkt bzw. die irritierte Zone mit MOAP vorbehandelt und anschließend mit einer Edelstahlnadel akupunktiert. Der therapeutische Erfolg und die energetische Wirkungsweise entsprechen meiner Erfahrung nach der Akupunktur mit Gold- oder Silbernadeln. In manchen Fällen, z. B. bei Beschwerden des Bewegungsapparates, werden die therapeutischen Erfolge sogar schneller erzielt.

Das Erstaunliche ist, dass häufig bereits nach der MOAP-Behandlung ohne zusätzliche Akupunktur ein Therapieerfolg eintritt,. Diese Beobachtung hat mich ermutigt vermehrt MOAP einzusetzen und über die Zeit habe ich viele positive Erfahrungen gemacht. Bei Patienten mit chronischen Erkrankungen ist eine zusätzliche Körperakupunktur vorteilhaft, um einen nachhaltigen Therapieerfolg zu erzielen. Bei Wirbelsäulen- oder Gelenkerkrankungen kommt, wie in Teil II des Buches dargestellt, eine manuelle Behandlungstechnik hinzu.

5.2.3 Dauernadeln/Akupressurpflaster

Dauernadeln werden meistens bei akuten Geschehnissen wie Unfällen, bei chronischen Erkrankungen mit Dauerschmerz oder in der Suchttherapie angewendet. Ich benutze sie auch für eine Analgesie kurz vor einer Zahnextraktion, um einer Migräne vorzubeugen, bei prämenstruellen Beschwerden, bei Schlafstörungen, bei Prüfungsängsten, zur Rauchentwöhnung und um eine Gewichtsreduktion zu unterstützen. Die Dauernadeln und Akupressurpflaster bleiben meistens ca. 1 Woche im Ohr und fallen dann ab. Sie können allerdings auch länger, bis zu 2 Wochen, im Ohr verweilen. Dauernadeln und Akupressurpflaster sollten täglich 2- bis 3-mal stimuliert werden.

Es gibt verschiedene Arten von Dauernadeln und Akupressurpflastern (▶ Abb. 26). Hier stelle ich nur einige häufig verwendete vor:

- **ASP-Dauernadeln.** ASP-Dauernadeln gibt es in Gold und Edelstahl. Sie sollten allerdings nicht in der Concha und nicht direkt auf der knorpeligen Kante der Anthelix angewendet werden. Dagegen sind ASP-Dauernadeln für die Scapha und den Lobulus sehr gut geeignet. ASP-Dauernadeln sind dicker als Akupunkturnadeln aus Edelstahl und haben ein etwas kantiges Ende. Die ASP-Dauernadeln befinden sich in einer Führungssonde, die am Ende mit einem kleinen Magneten versehen ist. Diese kleine Hülse mit dem Magneten bleibt nach dem Einsetzen der Dauernadel zurück. Wir geben sie den Patienten zur Therapieunterstützung mit. Die Patienten werden angehalten, die gesetzte Nadel mit dem Magneten täglich 2- bis 3-mal rechtsdrehend zu stimulieren.

- **Press-Tack-Dauernadeln.** Press-Tack-Dauernadeln sind dünner und feiner als ASP-Dauernadeln und setzen einen sanfteren Reiz. Sie sind deshalb für die mit dem N. vagus innervierte Concha gut geeignet. Auch für die Bereiche direkt an der Kante der Anthelix und auf der Innenseite des Antitragus kommen Press-Dauernadeln zur Anwendung (▶ Abb. 27). Sie werden mit mechanischem Druck auf den entsprechenden Ohrreflexpunkten platziert. Sie sollten täglich 2- bis 3-mal mit einem Fingerdruck stimuliert werden.
- **Akupressurpflaster**. Akupunkturpflaster gibt es als Ohrsamen oder als Kugelpflaster. Sie stellen eine noch sanftere Reizmethode als Press-Tack-Dauernadeln dar. Akupressurpflaster werden nicht gestochen, sondern auf den Ohrpunkt aufgeklebt (▶ Abb. 28). Sie sollten täglich 2- bis 3-mal mit einem Fingerdruck stimuliert werden.

Cave: Vor dem Anwenden von Dauernadeln sollte der Behandler die Patienten auf die notwendige Hygiene während der gesamten Behandlungszeit hinweisen:

Vor dem Stimulieren der Dauernadeln sollten wegen der Infektionsgefahr die Hände immer gewaschen werden. Weder sollten während des Tragens der Dauernadeln/Akupunkturpflaster die Haare gefärbt, noch eine Dauerwelle angelegt werden. Es besteht wegen der Reizung eine Entzündungsgefahr. Dagegen sind das Waschen der Haare mit einem pH-neutralen Shampoo und Duschen erlaubt.

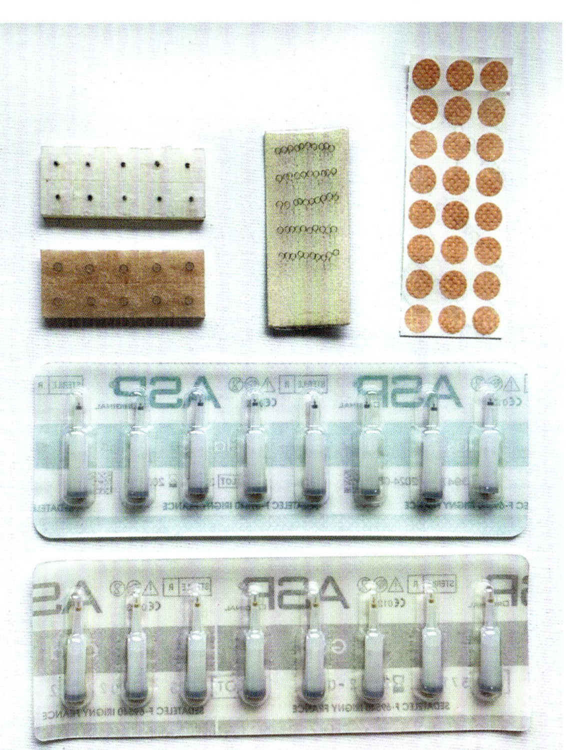

***Abb. 26**: Verschiedene Dauernadeln: Akupressurpflaster (Ohrsamen), Press-Tack-Dauernadel für Concha, Hautdauernadel, Pflaster für Dauernadel, ASP-Dauernadel Stahl/Gold für Scapha und Lobulus*

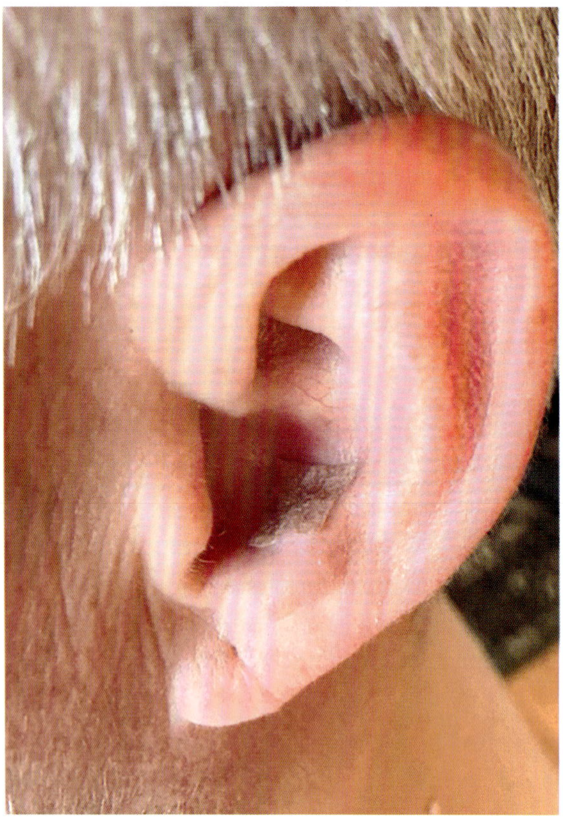

***Abb. 27**: Press-Tack-Dauernadel am Thalamus (26a)*

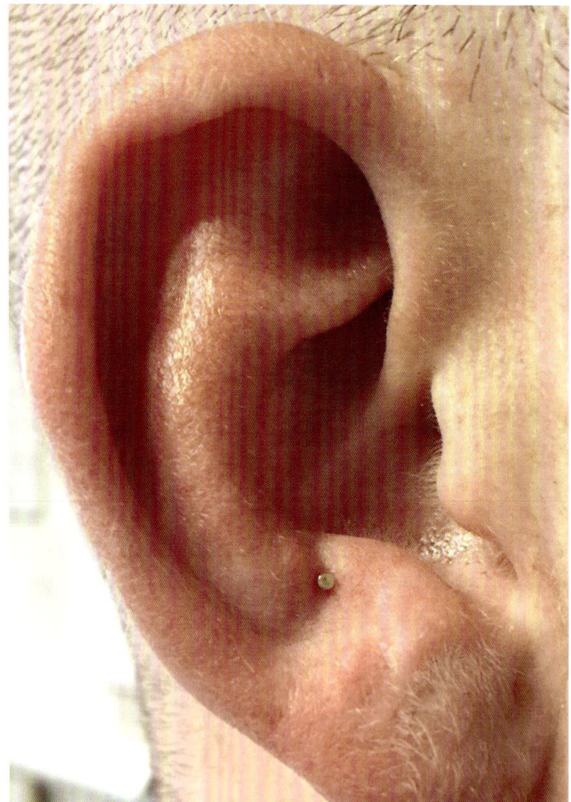

***Abb. 28**: ASP-Dauernadel (Gold) am Polster (29)*

5.2.4 Mikroaderlass

Fülle-Hitze-Syndrome wie überschießende Reaktionen sind eine Indikation für einen Mikroaderlass an einem Ohrpunkt. Zur Entlastung wird der Punkt mit einer Akupunkturnadel gestochen und diese nach kurzer Einwirkungszeit entfernt, um es bluten zu lassen. Ein Mikroaderlass wird bei allergischem Geschehen wie Pollinosis oder Urtikaria und bei einer Bluthochdruckkrise auf den Punkt Allergie (78) von außen oder besser von innen in der Helixkrempe angewandt. Bei Trigeminusneuralgie wird Wange (11) therapiert oder die Trigeminuszone am dorsalen Lobulusrand (Felder 6–9) siebartig gestochen.

Es kann auch bei einer Akupunkturtherapie nach dem Entfernen der Nadeln spontan bluten, ohne dass ein Äderchen angestochen wurde. Dies ist ein Zeichen von Bluthitze oder einem Füllesymptom. Das Gewebe hat sich dabei energetisch entladen, was als therapeutisch wertvolles Geschehen zu betrachten ist.

5.2.5 Infiltration (Injektionsakupunktur)

Die Infiltration an der Ohrmuschel ist eine Methode der Neuraltherapie und eignet sich für akute oder sehr schmerzhafte Behandlungsfälle. Dafür werden z. B. kurz vor einer Zahnextraktion die Reflexzone des Kiefers oder nach einem Unfall die Ohrreflexzonen der betroffenen Körperbereiche mit einem Lokalanästhetikum wie Procain oder Lidocain gequaddelt. Auch bei starker Zephalgie oder Neuralgie oder auch bei chronischen Schmerzpatienten kommt diese Methode in Frage. Die Injektionsakupunktur kann in manchen Fällen, etwa bei einem durch Narben verursachten Störfeld, eine rasche Wirkung zeigen.

5.2.6 Elektrostimulation

Die Elektrostimulation wird zum Stärken oder für eine längere Wirkungsdauer einer Ohrakupunktur angewendet. Sie kann bei einer Operation die Narkosewirkung unterstützen und ist auch bei chronisch rezidivierenden Schmerzen gut einsetzbar.

Bei der Elektrostimulation wird auf der gesetzten Akupunkturnadel ein kleiner Clip angebracht und die Nadel mit einem rechteckgepulsten Gleichstrom mit einer Frequenz von ca. 10 Hz stimuliert. Die Intensität der Stimulation ist auf die jeweilige Empfindlichkeitstoleranz des Patienten anzupassen, indem man allmählich die Stromstärke steigert bis der Patient einen gut tolerierbaren, leicht pulsierenden Reiz empfindet.

5.2.7 Softlaser

Laser ist eine Abkürzung für "Light Amplification by Stimulated Emission of Radiation". Es gibt Power-, Middle- und Softlaser. Für die Akupunkturtherapie eignen sich Softlaser mit niedrigen Leistungsdichten von maximal 50 mWs. Zudem werden auch Helium-Neon-Laser mit einer Wellenlänge von 632 nm und Infrarotlaser (Halbleiterlaser/Diodenlaser) mit 680 nm und 904 nm angeboten. Das Licht des Helium-Neon-Lasers hat eine Hauteindringtiefe von 2 mm, die Strahlung des Infrarotlasers dringt bis zu 5 mm in die Haut ein. Spezielle Laser mit Nogier-Frequenzen haben unterschiedliche Frequenzen A bis U, denen differenzierte Indikationsbereiche zugeordnet sind.

Die durchschnittliche Stimulationsdauer mit dem Softlaser beträgt pro Akupunkturpunkt am Ohr ca. 10 Sekunden und am Körper ca. 20 Sekunden. Der Vorteil der Softlasertherapie liegt in der Schmerzlosigkeit der Anwendung. Daher eignet sich die Softlaserakupunktur für Patienten mit Nadelphobie. Auch bei älteren und geschwächten Patienten und bei Kindern unter neun Jahren hat sich die Laserakupunktur bewährt.

Cave: Wegen der Gefahr einer Netzhautschädigung bei der Laserakupunktur am Ohr und im Gesichtsbereich ist vom Patienten eine Schutzbrille zu tragen.

6. Ursachen von Therapieblockaden und deren Beseitigung

Es gibt Fälle, in denen eine Aurikulotherapie zunächst keinen Erfolg hat. Dafür gibt es eine Reihe von möglichen Ursachen. Die Häufigste ist eine Blockade durch ein Störfeld, die sich durch eine gute Voruntersuchung erkennen und beheben oder nach und nach kompensieren lässt. Bei Patienten mit vielschichtig gelagerten chronischen Störherden kann allerdings nicht immer die Blockade gänzlich aufgehoben werden. Sehr selten sind Non-Responder-Patienten. Schließlich kann auch die gestellte Diagnose nicht korrekt gewesen sein.

Ist eine Therapieresistenz durch ein Störfeld verursacht, so muss dieses für einen nachhaltigen ganzheitlichen Heilerfolg als erstes beachtet und mittherapiert werden. Erst nach der Beseitigung des Störherdes können Selbstheilungsprozesse und eine eigene Grundregulation in Gang kommen. Hier spielen nach der TCM-Theorie die Yin-Organe eine wesentliche Rolle. Wichtig ist dabei insbesondere die Entgiftung und Ausleitung der Störungsursache über die drei Wasserwege Lunge (obere Wasserwege), Milz (mittlere Wasserwege) und Niere (untere Wasserwege) gut zu unterstützten.

6.1 Blockadeursachen

Therapieblockaden können vielfältige Ursachen haben. Dazu zählen chronische Entzündungsprozesse (silent inflammations) der Tonsillen und Nebenhöhlen und auch Zahnherde. Unterschiedliche Metalllegierungen in den Zahnkronen und -füllungen verursachen elektrische Spannungen im Mund und bewirken ebenfalls ein Störfeld. Im Folgenden gehen wir explizit auf drei mögliche Ursachen ein: Amalgamintoxikation, Störfelder durch Operationsnarben und chronische Belastungen durch Infekte, Umweltgifte und Medikamente.

6.1.1 Amalgam Intoxikation

Aus Amalgamfüllungen gelangen Mikroanteile über Speichel und Schleimhaut in den Magen-Darm-Kanal und in das mesenchymale Bindegewebe. Sie führen zu subtoxischen und suballergischen Erkrankungen. Nach meiner Praxiserfahrung äußert sich eine Amalgambelastung je nach Konstitution und Schwachstelle des Körpers (Locus minoris resistentiae) in ganz unterschiedlichen Symptomkomplexen wie vegetative Dystonie, Allergie, Hautekzeme, Pilzvermehrung im Darmmilieu, Sinusitis, funktionelle Herz-Kreislauf-Beschwerden, chronische Müdigkeit, Depressionen und sogar Lähmungserscheinungen. In meiner Praxis gab es auch Fälle kleiner Kinder mit Neurodermitis, die durch eine Amalgambelastung der Mutter in der Schwangerschaft verursacht worden war. Die Schwermetallbelastung lässt sich u. a. mit energetischen Testmethoden wie dem Elektroakupunkturtest nach Voll (EAV), Bioresonanztests oder kinesiologischen Testungen feststellen. Der Schweregrad der Intoxikation ist mit einem Urintest nach einer DMPS-Injektion, einem Speicheltest oder mittels Haarmineralanalyse nachweisbar.

Bei chronischen Erkrankungen empfiehlt es sich, Amalgamfüllungen mit der Kofferdam-Methode entfernen zu lassen. Dazu sollte eine begleitende Ausleitungstherapie mit einem Chelatbildner wie DMSA (Dimercaptosuccinic-Acid) per oral oder DMPS (Dimercaptopropan-Sulfonsäure) parenteral durchgeführt werden. DMSA-Kapseln sind in der Regel am besten verträglich. Die Kapseln kann man sich vom behandelnden Zahnarzt rezeptieren lassen.

Die Dosierung richtet sich nach dem Körpergewicht. Je 10 kg Körpergewicht sollten 50–100 mg DMSA pro Tag eingenommen werden. Die Chelatbildner reduzieren den Körpergehalt nicht nur von Quecksilber sondern unter anderem auch von Blei, Aluminium, Arsen, Kupfer und Kadmium. Das trägt zur Regeneration des Endothels der Blutgefäße bei. Ich konnte in meiner Praxis häufig eine Normalisierung des Blutdrucks nach der DMSA-Therapie beobachten. DMSA leitet die Schwermetalle hauptsächlich über die Niere und den Darm aus. Daher sollten ein Nierenmittel, probiotische Darmbakterien und ggf. auch ein Lymphmittel oder ein Lebermittel zur Drainage gegeben werden. Nachdem DMSA Schwermetalle im Körper mobilisiert und den Mineralstoffhaushalt durcheinanderbringen kann, ist es wichtig Mineralien wie Chrom, Kupfer, Zink, Niacin (Vitamin B3) und Magnesium zu substituieren. Insbesondere bei Herzpatienten ist eine zusätzliche Gabe von Arginin und Omega-3-Fettsäure empfehlenswert.

Am schonendsten für den Organismus ist ein intervallmäßiges Ausleitungsverfahren. Idealerweise beginnt die DMSA-Einnahme in einer abnehmenden Mondphase und erstreckt sich über drei Tage. Anschließend wird elf Tage lang pausiert. Der Einsatz der begleitenden Drainagemittel erfolgt dabei ohne Unterbrechung. Im Anschluss einer eintägigen Pause nach der letzten DMSA-Substitution werden die Mineralien zehn Tage lang eingenommen. Am fünfzehnten Tag folgt der nächste Zyklus. Es ist wichtig, während der Ausleitungstherapie viel stilles Wasser zu trinken.

Patienten, die nicht allzu lang Amalgamfüllungen gehabt haben oder die nur eine geringe Schwermetallbelastung aufweisen, können auch mit Chlorella-Algen (Süßwasseralgen) behandelt werden.

Die Zeitspanne einer Ausleitung ist abhängig vom Schweregrad der Amalgambelastung. In der Regel dauert eine Ausleitungstherapie 5–6 Monate. Bei einer länger bestehenden Belastung und großen Füllungen kann eine Anwendung von bis zu einem Jahr notwendig sein. Während der Ausleitung zeigen die Patienten subjektive und objektive Veränderungen: In meiner Praxis konnte ich am häufigsten das Verschwinden von Hautekzemen beobachten, gefolgt vom Rückgang von Zysten oder Wucherungen an Gelenken (häufig an distal liegenden Gelenken) sowie an Fußsohlen. Zudem nahmen Herz-Kreislaufstörungen und Müdigkeit ab, die aktive Energie hingegen zu.

Insbesondere ein Patient ist mir in Erinnerung geblieben. Er war ein zwei Meter großer und kräftiger Mann und litt an heftigen Kreislaufproblemen mit Symptomen einer Angina pectoris. Alle internistischen und kardiologischen Untersuchungen blieben ohne Befund. Er hatte lediglich mehrere große Amalgamfüllungen im Mund. Eine EAV und ein Speicheltest ergaben eine sehr hohe Quecksilberbelastung. Daraufhin wurden seine Amalgamfüllungen mit der Kofferdam-Methode entfernt. Mit Beginn der DMSA-Therapie ging es ihm allmählich besser. Nach einem halben Jahr war er symptomfrei.

Der Resonanzpunkt für eine Amalgambelastung ist der Punkt Omega I (▶ Abb. 29). Er ist am dominanten Ohr meist mit einer positiven Elektrode oder einem Goldstift über den RAC zu finden und mit einer Goldnadel zu therapieren. Sollte der Patient keine Amalgamfüllungen haben oder gehabt haben, so kann die Irritation des Punktes Omega I auch an einer anderen Ursache liegen.

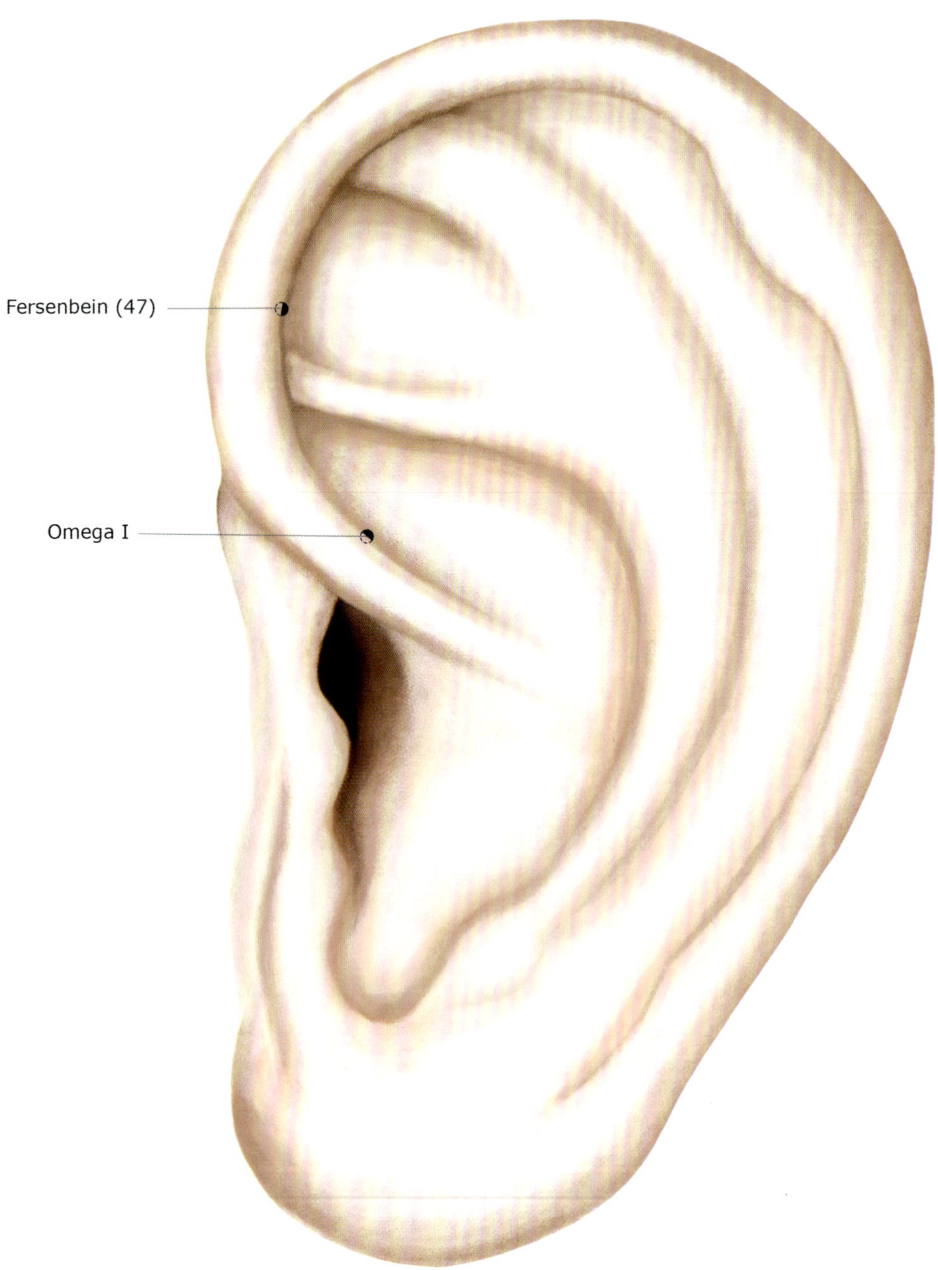

Abb. 29: *Amalgam-Signalpunkt (Omega I) und Geopathie-Signalpunkt (Fersenbein 47)*

6.1.2 Störfelder durch Operationsnarben

Tiefe und eingezogene Operationsnarben können den energetischen Fluss eines Meridians blockieren. Das kann zu Non-Responder-Punkten am Ohr führen. Oberflächliche und mit der Hautfarbe identische Narben sind häufig nicht störend. Dies lässt sich am besten mit einem kinesiologischen Muskeltest abklären. In ▶ Tabelle 7 sind die häufigsten durch Operationsnarben bedingten Störfeldpunkte aufgelistet.

Operationsart	Störfeld-Pkt. am Ohr	Mögliche Ohr Seite
Tonsillektomie	Tonsillen: Am Lobulus im 3. Feldes, in der auslaufenden Scapha	beiderseits
Appendektomie	Appendix (90): Zone in der Concha sup., der Anthelixwurzel anliegend, im Bereich des Coekum	rechts
Cholezystektomie	Gallenblase (96), rechts: Zone in der Concha sup., oberhalb der Helixwurzel	rechts
Hysterektomie	Uterus: Nahe der Innenseite der Helixkrempe, caudal des Schnittpunktes von Helix und Anthelix	beiderseits
Episiotomie	Hämorrhoiden: Mediokranaler Winkel der Concha, medial des Schnittpunktes von Helix u. Anthelix	beiderseits
Laparoskopie	Nullpunkt.: Etwas oberhalb der Helixwurzel, als Kerbe tastbar	beiderseits

***Tab. 7**: Die häufigsten durch Operationsnarben bedingten „Störfeldpunkte" am Ohr*

Eine Narbenstörung sollte sich durch eine drei- bis viermalige Anwendung der Neuraltherapie nach Huneke beheben lassen. Bei weniger tiefen Narben genügt es oft, die Narbe mit dem runden kugelförmigen Ende eines Goldstifts gegen die Narbenverlaufsrichtungen in einer Zickzacklinie zu massieren bis sich ein Durchblutungseffekt als Rötung der betroffenen Region zeigt. Danach sollte mit einer Ionen-Creme nachbehandelt werden. Meistens reagieren die betroffenen Ohrpunkte bereits nach drei bis vier Behandlungen wieder.

6.1.3 Chronische Belastungen durch Infekte, Umweltgifte und Medikamente

Oft schwächen resistente Bakterien, Virustoxine oder Umweltgifte die Yin-Organe und blockieren damit eine erfolgreiche Therapie. In diesen Fällen ist es nach meiner Erfahrung vorteilhaft mit passenden homöopathischen Nosoden über die Lymphwege zu entgiften. Nosoden sind aus Krankheits- oder Stoffwechselprodukten von Mensch oder Tier oder aus Mikroorganismen, Viren, Bakterien, Pilzen oder sonstigen Toxinen hergestellte homöopathische Mittel, mit denen man belastende oder blockierende Rückstände aus interzellulären Räumen ausleiten kann.

Chronische Vergiftungen, Medikamentenabusus und Traumen verursachen häufig eine Therapieblockade. Durch Langzeiteinnahme von Schlafmitteln, Analgetika oder Neuroleptika kann sich das neurogene Fortleitungssystem verlangsamen und damit die Reflexzonentherapie blockieren. Das Gleiche gilt auch nach einem schweren Ohrmuscheltrauma, einem zerebralem Trauma, einem Spinalnerventrauma durch operative Eingriffe oder beim Tragen einer Ohrmuschelplastik. Eine weitere mögliche Ursache ist das Chronic-Fatigue-Syndrom mit Anämie, wie es z. B. nach einer Strahlentherapie auftreten kann.

6.2 Erste-Rippe-Blockade

Die Erste-Rippe-Blockade wird auch Erste-Rippe-Inversion oder sternocostale Gelenkblockade genannt. Sie ist ein häufig vorkommendes Therapiehemmnis, das in der Aurikulotherapie nach Nogier einer eingeschränkten Artikulation der ersten Rippe zugeschrieben wird. Das unter dem Köpfchen der ersten Rippe liegende Ganglion stellatum (Ganglion cervikale inferius) ist ein Nervenknoten des vegetativen Nervensystems und kann durch Druck oder Entzündung blockiert werden. Es besteht aus zwei Ganglien vom Grenzstrang des Sympathikus. Die Reichweite des Ganglion stellatum verläuft vom unteren Hals bis zum ersten Brustganglion. Daher wird es auch Ganglion cervicothoracicum genannt.

Bei einer Blockade des Ganglion stellatum kann es zu einer Dysbalance des gesamten Parasympathikus- und Sympathikussystems kommen, was i. d. R. zu einer Einschränkung des therapeutischen Erfolges führt. Exogene Ursachen dafür sind körperliche Fehlbelastungen wie einseitiges Tragen, einseitige Tätigkeiten oder Überlastung bei Sporttätigkeiten. Häufige endogene Ursachen sind Ganglionitis oder Herde in der Kopfregion und in den abführenden Lymphwegen des Kraniums. Diese können zu einer Fehlhaltung im Bereich der HWS führen, was wiederum pathologische Reaktionen im Brust- und Bauchraum nach sich ziehen kann.

6.2.1 Testmethoden einer Erste-Rippe-Blockade

Für die Testung auf eine Blockade der ersten Rippe stehen eine manuelle Drucktechnik und verschiedene Methoden der Aurikulomedizin zur Verfügung.

Manuelle Drucktechnik

Der Therapeut drückt gleichzeitig mit gleicher Stärke beidseitig auf den Hals-Schulterübergang in Richtung Sternum. Ein Schmerz auf einer Seite entspricht einer Blockade der entsprechenden ersten Rippe. Selten kommt eine beidseitige Erste-Rippe-Blockade vor.

Testmethoden der Aurikulomedizin

Die Methoden basieren entweder auf der RAC-Antwort auf verschiedene Reize oder auf der Testung von Ohrpunkten:

- **RAC-Test mit einem 9-Volt Stab**
  Um einen RAC-Befund zu verdeutlichen, benötigt man einen 9-Volt Stab (▶ Abb. 23). Rechtshändige Patienten halten den Pluspol in der rechten Hand, bei Linkshändern ist es umgekehrt. Der Behandler streicht mit dem Pluspol eines 3-Volt-Hämmerchens von 3E/22A ein wenig am Kopf entlang nach hinten. 3E/22A ist der Steuerungspunkt der tiefen Gewebeschichten. Er liegt ein Cun vor der oberen Wurzel der Ohrmuschel, etwas vor und oberhalb von 3E/22.
  Statt des 3-Volt-Hämmerchen kann auch ein Goldstift benutzt werden. Ein positiver RAC bedeutet: Kein Befund. Ist dagegen der RAC bei 3E/22A negativ und beim 0-Punkt positiv, so liegt eine einseitige Blockade auf der getesteten Seite vor. Ist der RAC positiv bei 3E/22A und beim 0-Punkt, so ist die Blockade beidseitig.

- **RAC-Test mit einem Polfilter**
  Ein Polarisationsfilter (▶ Abb. 23) wird vor die Stirnmitte gehalten. Dabei stehen die Schlitze vertikal, damit sie parallel zum beim gesunden Menschen vertikal verlaufenden Energiefeld sind. Der Filter wird quer über die Stirn zur Seite gezogen. Es sollte ein positiver RAC als Zeichen einer Dissonanz fühlbar sein. Bleibt dieser aus, so liegt eine Blockade der getesteten Seite vor. Zur Überprüfung der Blockadediagnose fährt man den Filter mit querstehenden Schlitzen (horizontal positioniertes Polfilter) über die Stirn. Ein positiver RAC bestätigt die Blockade.
- **Erste-Rippe-Punkttest**
  In Höhe der Th1/Th2 auf der Scapha befindet sich der Erste-Rippe-Punkt (▶ Abb. 30). Eine Irritation des Erste-Rippe-Punktes am Ohr ist ein Zeichen für eine Blockade auf der getesteten Seite.
- **Ganglion-stellatum-Punkttest**
  Der Ganglion-stellatum-Punkt liegt in der Zone der sympathischen Ganglienkette in der Kurvatur am Übergang vom Antitragus in der Concha auf der Höhe C7/Th1 (▶ Abb. 30). Eine Irritation des Ganglion-stellatum-Punktes am Ohr ist ein Zeichen für eine Blockade auf der getesteten Seite.

6.2.2 Therapien bei einer Erste-Rippe-Blockade

Eine Blockade der ersten Rippe kann mit einer gymnastischen Übung und mit einer Behandlung des Erste-Rippe-Punktes oder der Darwin- und Ganglion-Stellatum-Punkte gelöst werden:

- **Windmühlenübung**
  In vielen Fällen lässt sich die Blockade durch ein gezieltes Schleudern der Arme lösen. Für die Übung stellt der Patient bei einer Blockade auf der rechten Seite das linke Bein einen Schritt nach vorne. Das Knie des linken Beins wird leicht gebeugt und die linke Hand flach auf den Oberschenkel des linken Beins gelegt. Die Wirbelsäule sollte gerade sein. In dieser Position wird der gestreckte rechte Arm von unten nach vorne, oben und hinten wie ein Windmühlenflügel mehrmals im Kreis geschleudert. Bei einer Inversion auf der linken Seite wird in der umgekehrten Position praktiziert. Patienten, die im Alltag einer einseitigen Belastung ausgesetzt sind und damit Erste-Rippe-Inversionen verursachen, können diese selbst bei Bedarf mit der Windmühlenübung lösen.
- **Behandlung des Erste-Rippe-Punktes**
  Der Punkt wird mit dem spitzen Ende eines Goldstiftes akupressiert (MOAP) oder mit einer Goldnadel akupunktiert.
- **Behandlung der Darwin- und Ganglion-stellatum-Punkte**
  Die Darwin- und Ganglion-stellatum-Punkte bilden eine Achse. Der Darwin Punkt liegt am unteren Ende des oberen Drittels des Ohrrandes, er wird mit Gold behandelt. Der Ganglion-stellatum-Punkt wird hingegen mit einer Silbernadel behandelt. Falls nötig, sollten beide Punkte zusammen therapiert werden.

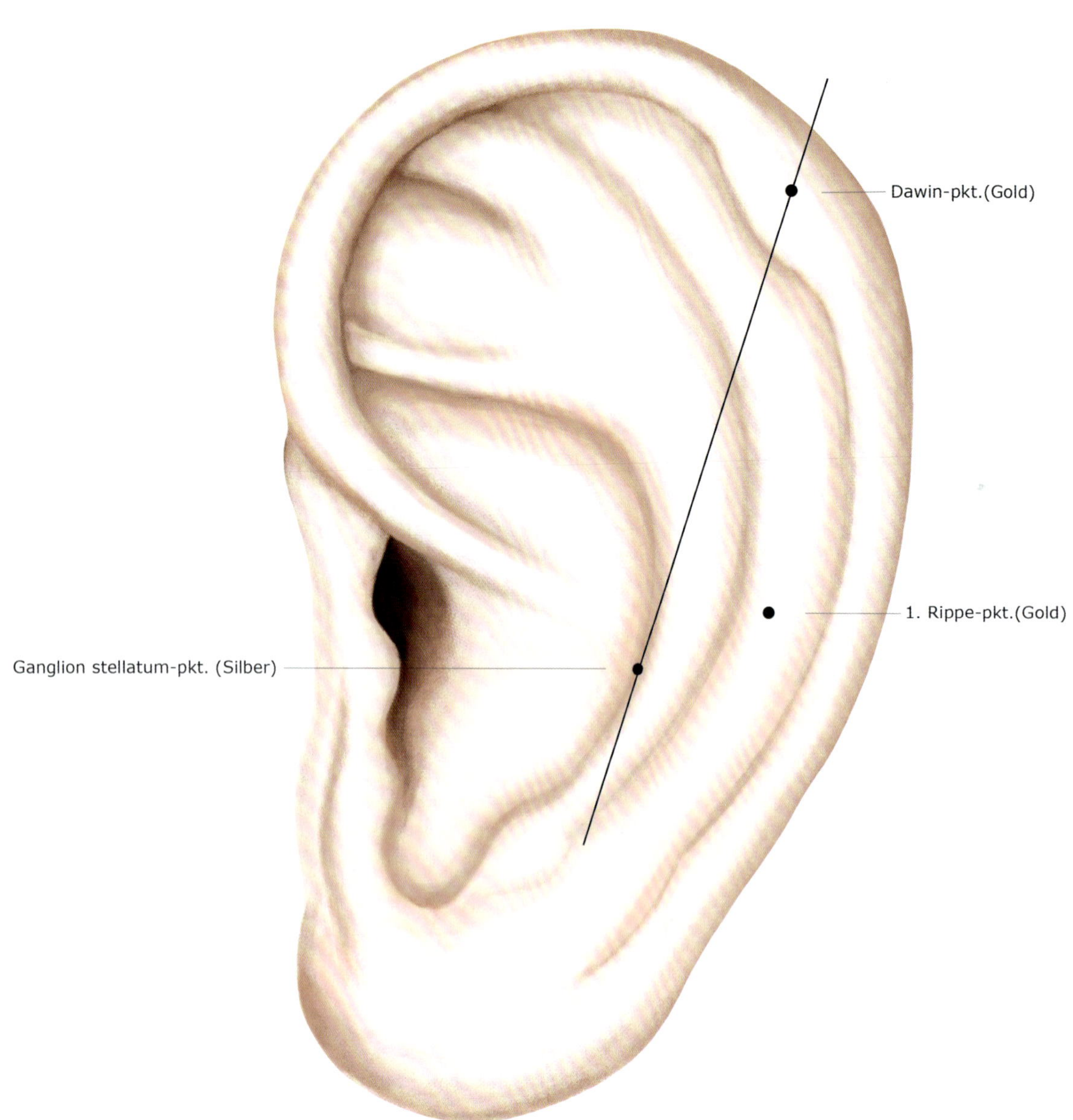

***Abb. 30**: Diagnose- und Behandlungspunkte einer Erste-Rippe-Blockade*

6.3 Oszillation

Eine Oszillation zeigt sich beim Testen eines Ohrpunktes durch eine unspezifische RAC-Antwort, d. h., dass ein wiederholter gleicher Reiz eine unterschiedliche Antwort erzeugt (RAC-Rebound). Eine Oszillation weist auf eine unspezifische Störung der Formatio reticularis (neuronalen Netzwerke) im Hirnstamm hin. Sie ist in der Regel auf eine pathologische Stresssituation des Patienten zurückzuführen. Die Ursache können Störfelder im Kopf- und Kieferbereich sein, z. B. durch Amalgambelastung, Geopathie, pathologische Darmprozesse, Narben oder eine Krebserkrankung.

Ein elektromagnetisches Störfeld am Therapieplatz kann ebenfalls eine Oszillation verursachen. Daher sollten sowohl der Therapieplatz als auch Behandler und Patient frei von elektromagnetischen Spannungen sein (s. Abschn. 4.4 „Pulstestung mit RAC").

Fühlt sich ein Patient morgens ständig matt, zerschlagen und nicht ausgeruht, so kann das von einer geopathischen Belastung oder auch von einer elektromagnetischen Strahlenbelastung verursacht sein (s. Abschn. 3.1.4 „Suche nach dem Warum").

6.3.1 Testmethoden bei Oszillation

Es gibt im wesentlichen drei Methoden zur Testung auf Oszillation:

- **Yin Tang-Test**
  Für den Yin Tang-Test benötigt man einen 9-Volt-Stab (▶ Abb. 23). Ein rechtshändiger Patient hält den Pluspol in der rechten Hand. Bei einem Linkshänder ist es umgekehrt. Der Behandler streicht mit dem 3-Volt-Hämmerchen über den Yin Tang-Punkt zwischen den Augenbrauen (▶ Abb. 31). Es sollte keine Oszillation auftreten. Bei lavierter Oszillation ist es am sichersten den Yin Tang-Punkt mit einer Ultracain-Ampulle (n. Bahr) zu testen.
- **Kinesiologischer Test**
  Der Behandler berührt mit dem Zeigefinger den Yin Tang-Punkt des Patienten und führt dabei einen kinesiologischen Muskeltest durch. Bleibt der Muskel nicht stark, so ist das ein Zeichen von Oszillation.
- **Test des Geopathie-Signalpunktes**
  Der Geopathie-Signalpunkt, Fersenbein (47), liegt in der Fossa navicularis (▶ Abb. 29) und entspricht dem Körperakupunkturpunkt Mi 4. Bei Schlafplatzstörungen reagiert der Geopathie-Signalpunkt irritiert.

6.3.2 Therapien bei Oszillation

Zur Therapie einer Oszillation stehen drei Methoden zur Verfügung:

- **Akupunktur des Geopathie-Signalpunktes**
  Fersenbein (47) (▶ Abb. 29) wird bei geopathischer Belastung akupunktiert. Das Material richtet sich nach dem RAC-Befund. Bei Unsicherheit sollte eine Edelstahlnadel verwendet werden.
- **Akupunktur des Yin Tang-Punktes**
  Bei Rechtshändern wird eine Goldnadel verwendet. Bei Linkshändern ist häufig eine Silbernadel angezeigt.

- **Gabe von Formatio reticularis D30**
  Die Gabe erfolgt entweder wöchentlich mit einer Ampulle oder täglich mit je fünf Globuli.

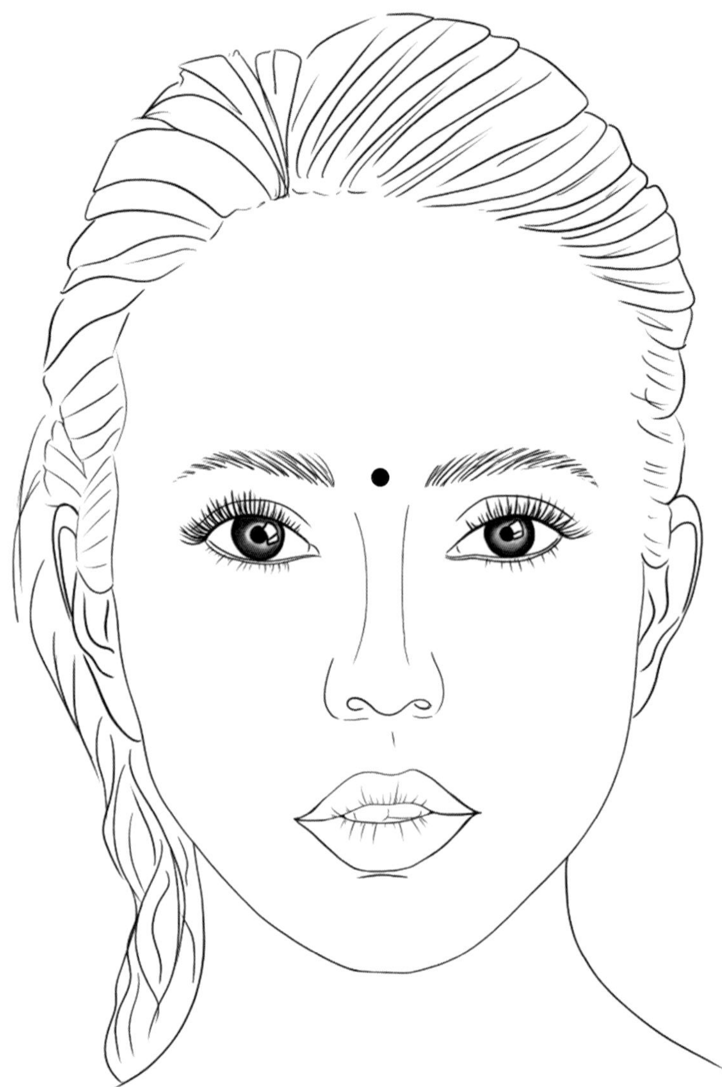

***Abb. 31**:Yin Tang-Punkt*

6.4 Lateralitätsstörung

Unser Gehirn ist durch einen Balken in zwei Hälften aufgeteilt. Bei Rechtshändern ist die linke Gehirnhemisphäre für rationales Denken, Rechnen, Sprechen, Schreiben und die rechte eher für bildhafte, averbale, intuitive und künstlerische Tätigkeiten zuständig. Bei Linkshändern ist es umgekehrt. Etwa 10 % der Bevölkerung werden mit Linkshändigkeit geboren.

Eine Lateralitätsstörung entsteht durch eine Unterdrückung der Linkshändigkeit (▶ Abb. 32). Früher hat man Kinder häufig ohne Berücksichtigung der Linkshändigkeit gezwungen mit der „schönen Hand" – also mit der rechten Hand zu schreiben. Dank der Hirnforschung hat sich der Umgang mit der Linkshändigkeit inzwischen glücklicherweise geändert. Sie wird als individuelle Veranlagung akzeptiert.

Bei älteren Patienten tritt die Lateralitätsstörung nach wie vor auf. Symptome hierfür können Nervosität, vegetative Dystonie, cholerische Anfälle, Depressionen, Hypertonie, Potenzstörungen und bei Kleinkindern Bettnässen, Stottern und Allergien sein.

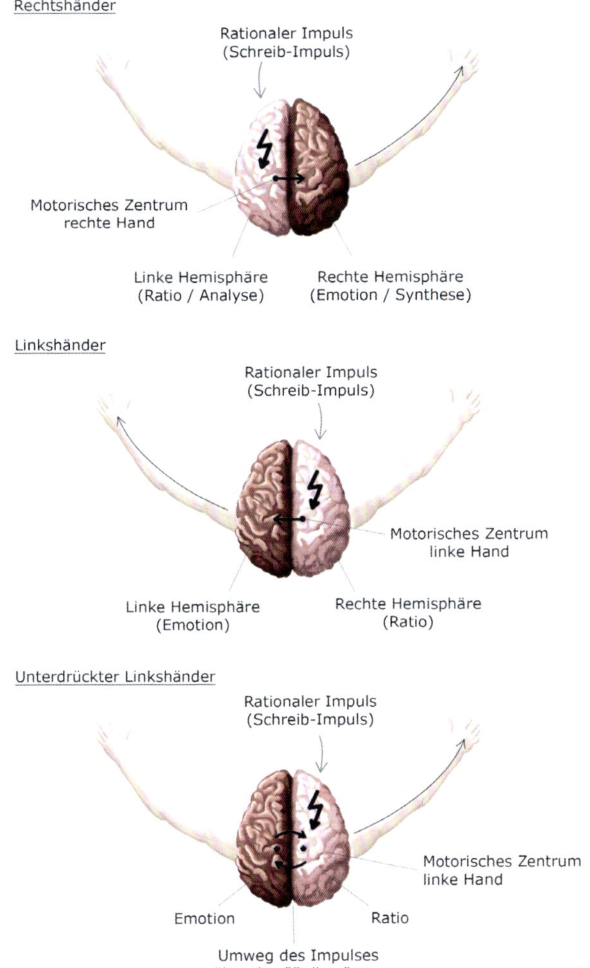

***Abb. 32**: Weiterleitung eines Schreib-Impulses vom motorischen Zentrum zur Hand für Rechtshänder (oben), Linkshänder (mitte) und bei Lateralitätsstörung (unten)*

6.4.1 Lateralitätstest

Es gibt eine Reihe von Möglichkeiten auf eine Lateralitätsstörung zu testen:

- **Stifttest**
  Der Patient hält in ausgestreckter Hand einen dunklen Stift in ca. 30–40 cm Entfernung von den Augen in Richtung auf eine entfernte mit dem Stift übereinstimmende Linie. Bei Rechtshändern wandert der Stift beim Zudecken des rechten Auges nach rechts. Bei Linkshändern wandert er nach links.
- **Nagelfeiltest**
  Beim Nagelfeilen bewegt sich die Hand der dominanten Seite.
- **Druck auf beide Haupt-Omegapunkte**
  Auf der dominanten Seite gibt es die größeren Schmerzen.
- **Rechentest**
  Von 100 im Dreierschritt rückwärts zählen lassen (100, 97, 94, 91...). Dabei berührt der Behandler mit dem Zeigefinger einen der beiden Punkte Gbl 14. Gbl 14 liegt ein Cun – also eine Daumenbreite des Patienten – oberhalb der Mitte der jeweiligen Augenbraue. Der Behandler kann auch mit einem Laser-Griffel (Frequenz G) von rechts nach links über die Stirn fahren. Bei einem Stimulus auf der linken Stirnhälfte wird beim Rechtshänder der RAC stärker. Beim Linkshänder, hingegen, wird der RAC bei einem Reiz auf der rechten Stirnhälfte stärker. Wenn die RAC-Antwort auf beiden Seiten gleich stark ist, so liegt eine Lateralitätsinstabilität (Beidhändigkeit) vor. Sie tritt bei ca. 10 % der Bevölkerung auf.
- **Magnetfeldtest**
  Der Südpol entspricht der dominanten Seite. Bei einem Rechtshänder darf ein auf die rechte Hand gelegter Südpol eines Ringmagneten (▶ Abb. 23) keine positive RAC-Reaktion auslösen. Er ist sonst ein Linkshänder.
- **Elektrotest**
  Bei einem Rechtshänder darf ein in die rechte Hand des Patienten gegebener Pluspol eines Elektrostabes keine positive RAC-Reaktion auslösen. Er ist sonst ein Linkshänder.
- **Test des Lateralitätspunktes**
  Die Lateralitätspunkte liegen jeweils etwa 2,5–3 cm vor dem Tragus im Bereich der Wangen (▶ Abb. 33). Ein rechtshändiger Patient hält den Pluspol eines 9-Volt-Stabes in der rechten Hand. Ein Rechtshänder zeigt beim Testen des rechten Lateralitätspunktes mit dem Pluspol eines 3-Volt-Hämmerchen eine negative RAC-Reaktion. Beim Linkshänder wird der Test auf der linken Seite durchgeführt.

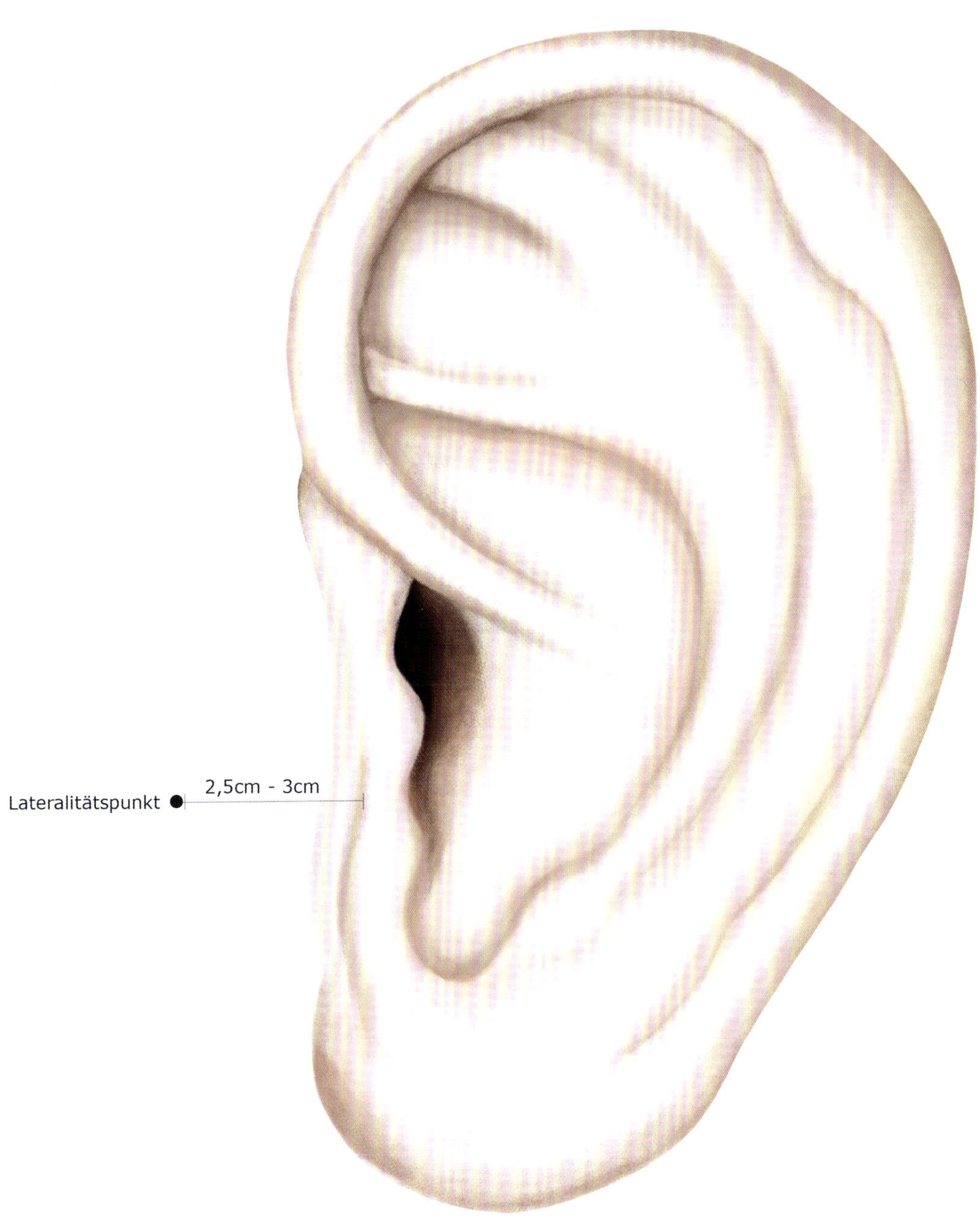

***Abb. 33**: Lateralitätspunkt*

6.4.2 Therapie bei Lateralitätsstörung

Es gibt vier, sich teilweise ergänzende Möglichkeiten, eine Lateralitätsstörung bei einem umgepolten Linkshänder zu therapieren:

- **Akupunktur**
  Der linke Lateralitätspunkt wird mit einer Goldnadel, der rechte mit einer Silbernadel akupunktiert. Wenn die Lateralität schon lange gestört ist, können Dauernadeln gesetzt werden.
- **Neuraltherapie**
  Der linke Lateralitätspunkt wird mit einer Injektionsakupunktur behandelt.
- **Homöopathie**
  Zur Stabilisierung der Lateralität empfiehlt sich die Gabe von Ginseng D3 als Globuli und von Corpus callosum D30.
- **Schreibübung**
  Mit der linken Hand sollte täglich 20 Minuten das Schreiben geübt werden.

6.5 Steuerungspunkte der drei funktionellen Gewebeschichten

Nach Nogier gibt es Steuerungspunkte von drei funktionellen Gewebeschichten (▶ Abb. 34). Die Punkte sind hilfreich für die Diagnostik und eine erfolgreiche Therapie. Störungen einer funktionellen Gewebeschicht äußern sich in einer Irritation des betreffenden Steuerungspunktes:

- **Tiefe Gewebsschichten**
  werden gesteuert durch 3E/22A, den Kontrollpunkt für metabolische Veränderungen (Stoffwechsel-, Immun- und Hormonsystem).
- **Mittlere Gewebsschichten**
  werden gesteuert durch einen Punkt auf der Ohrrückseite in Höhe von C7 (Retro-C7), den Kontrollpunkt für Motorik und Muskeltonus, der die zentrale und diencephale Steuerung reguliert.
- **Oberflächliche Gewebsschichten**
  werden gesteuert durch den 0-Punkt und den sensoriellen Hauptpunkt (Lobulus auf dem nicht dominanten Ohr), den Kontrollpunkt für toxische, hormonell-vegetative und psycho-physische Belastungen.

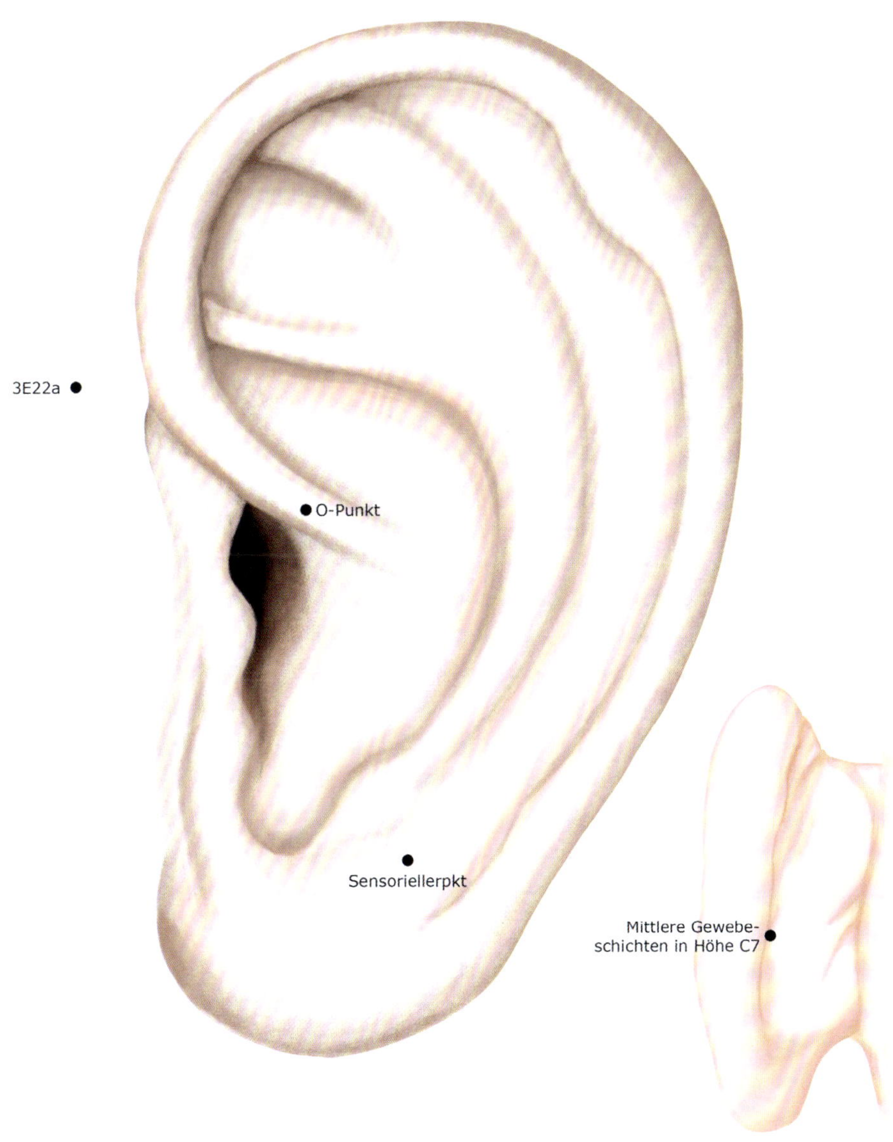

***Abb. 34**: Die Steuerungspunkte der drei funktionellen Gewebeschichten*

7. Lage und Indikationen der Ohrpunkte

Jeder Mensch hat eine individuelle Ohrform. Bei der Suche nach Ohrpunkten orientiert man sich am besten an den Wirbelsäulenregionen auf der Anthelix (▶ Abb. 5 „Segmentale Aufteilung der Ohrmuschel mit der Wirbelsäulenprojektion"). Hier können wir beginnend an der Wurzel der Anthelix in kranialer Richtung schnell die Wirbelsäulensegmente HWS, BWS und LWS auffinden.

Eine wichtige Orientierungshilfe sind die folgenden Ohrpunkte:

- **Zwerchfell (82)/0-Punkt (nach Nogier)**. Dem Punkt wird auch der Beginn des Plexus solaris zugeordnet. Der 0-Punkt ist das energetische Zentrum des Ohres und sollte sich beim Beginn der Therapie nicht irritiert zeigen.
- **Übergang des Hinterhauptes zur HWS**. Ausgehend vom Antitragus (Kopfregion) beginnt nach der postantitragalen Furche das HWS-Segment auf der Anthelix.
- **Übergang C7 zu Th1**. Der Übergang befindet sich auf dem Schnittpunkt der Anthelix und der gedachten Verlängerung der Crus helicis.
- **Übergang Th12 zu L1**. Dort beginnt die Anthelix Linie leicht abfallend zu verlaufen.
- **Darwin-Punkt**. Der Darwin-Punkt befindet sich am Oberrand der Helix auf Höhe ihrer Auswölbung. Er liegt auf der Abgrenzungslinie zwischen den vom Plexus cervicalis superficialis und Nervus trigeminus innervierten Gebieten.

Die Ohr Tafel gibt einen Überblick über die Lokalisation aller Ohrpunkte (▶ Abb. 35).

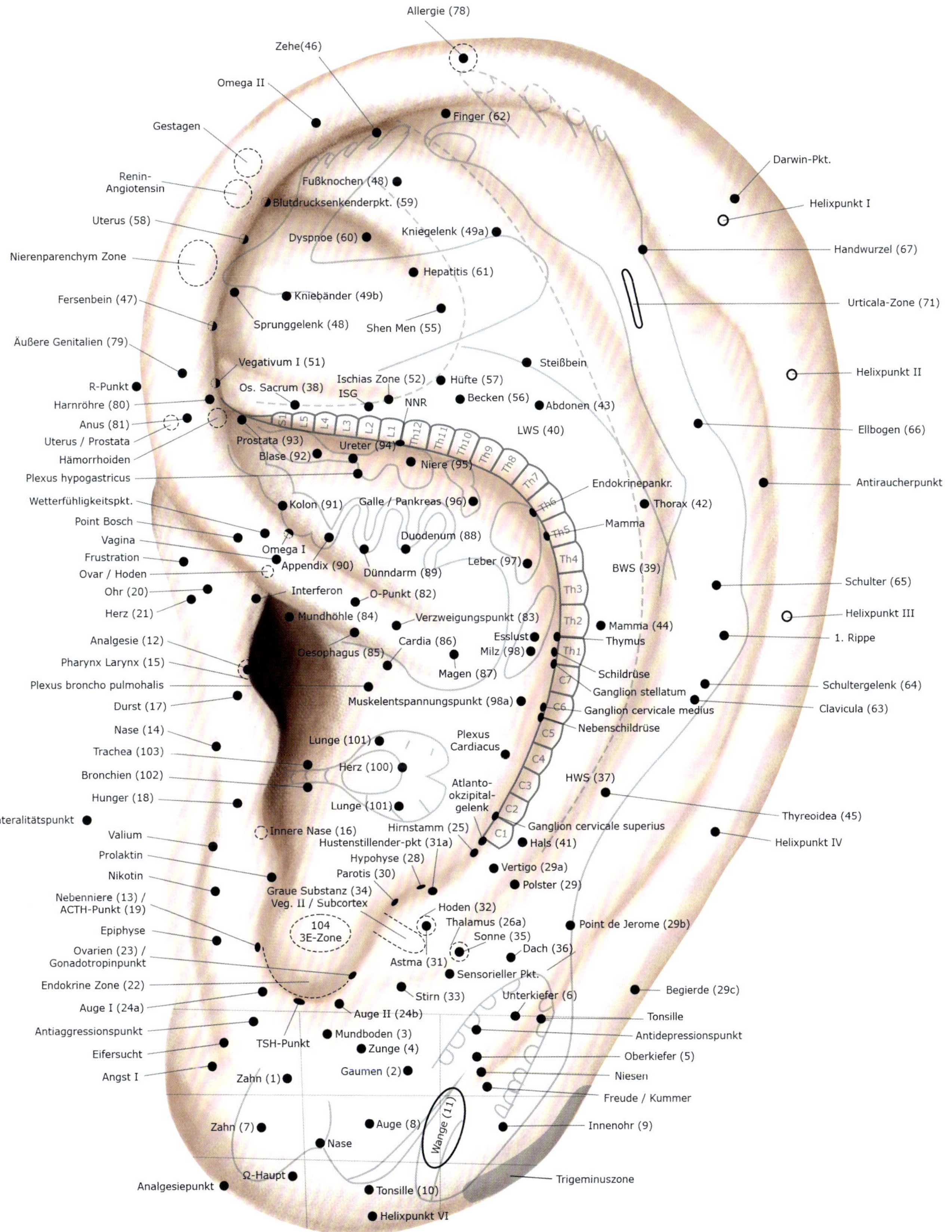

***Abb. 35**: Ohr Tafel*

In diesem Kapitel wird die Lage der einzelnen Ohrpunkte zunächst nach den Regionen der Ohrmuschel geordnet und dann nach speziellen Gruppen beschrieben. Es werden die Krankheitsbilder und Symptome aufgelistet, die zu einer Irritation der Punkte führen und damit eine Indikation zu ihrer Behandlung sind. Hinweise auf Besonderheiten runden die Beschreibung ab.

Nomenklatur der Punkte. Chinesische Ohrpunkte werden in diesem Buch mit ‚Name' (Zahl), z. B. Auge (8), französische Ohrpunkte meistens nur mit ‚Name', z. B. Omega I, oder auch mit zusätzlicher Spezifikation ‚Name' (Spezifikation), z. B. Antiaggressionspunkt (psychotroper Punkt 1 = PT1) bezeichnet.

7.1 Lobulus auriculae

Das Ohrläppchen wird zur besseren Orientierung in neun Felder aufgeteilt (▶ Abb. 36). Knapp oberhalb vom Antiaggressionspunkt teilt eine gedachte waagerechte Linie das Ohrläppchen nach oben ab. Zwei weitere horizontale Linien teilen das Läppchen in drei Bereiche gleicher Höhe. Diese werden durch zwei gedachte vertikale Linien in neun Felder gleicher Größe geteilt. Der nachfolgende Text beschreibt die Punkte auf dem Lobulus in der Reihenfolge der Felder eins bis neun beginnend von oben links nach unten rechts.

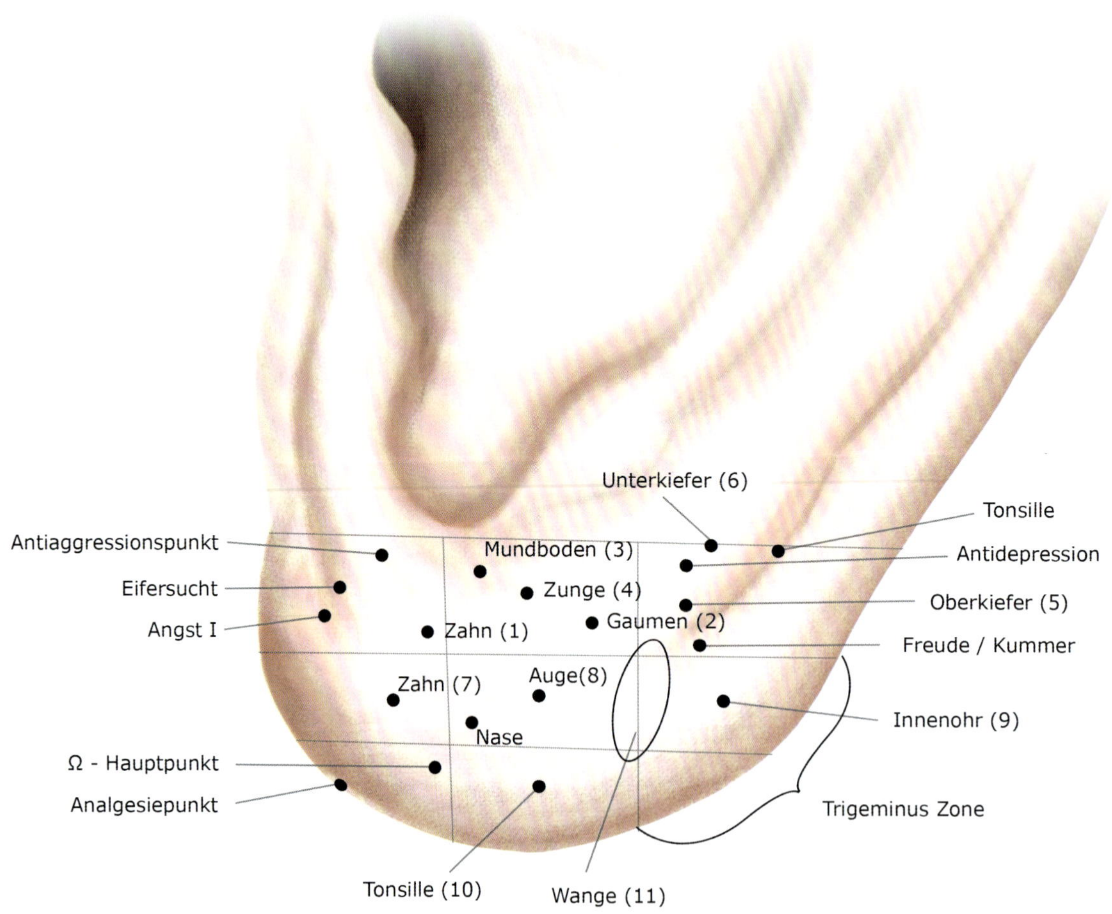

Abb. 36: Lobulus auriculae

Antiaggressionspunkt (PT1)

Lage: im linken oberen (ersten) Feld, ca. 3–4 mm kaudal von der oberen Kante des Feldes, im vorderen Teil (gesichtswärts) der Incisura intertragica

Indikationen: gereizte Angespanntheit und Aggression durch Überlastungen, Stress oder chronische Schmerzzustände, Suchtverhalten und Abstinenzprobleme, unterdrückte Aggressionen bei gesellschaftlichen oder privaten Problemen, Autoaggression

Hinweis: Der Antiaggressionspunkt ist auch der erste psychotrope Punkt (PT1). Eine Stressfurche, d. h. eine schräge Ohrläppchenfalte, ist nach Nogier eine Indikation für adrenalen Stress und kann ein Zeichen für eine koronare Herzerkrankung sein. Sie wird unter anderem mit dem Antiaggressionspunkt behandelt.

Eifersuchtspunkt

Lage: ca. in der Mitte des ersten Feldes und etwas kaudal des Antiaggressionspunktes

Indikationen: plagende Eifersucht, Neidgefühle

Angstpunkt I – Sorge (PT2)

Lage: vom Antiaggressionspunkt aus nach unten im vorderen unteren Viertel des ersten Feldes

Indikationen: bei unbestimmten Ängsten wie Sorge um jemanden, viele kleine Ängste, bei Antriebslosigkeit

Hinweis: Bei Rechtshändern ist bei Ängsten das rechte Ohr und bei Sorgen das linke Ohr zu behandeln, bei Linkshändern verhält es sich umgekehrt. Der Angstpunkt I ist auch der zweite psychotrope Punkt PT2.

Zahn (1)

Lage: im unteren Viertel des ersten Feldes

Indikation: Analgesie bei Zahnextraktion oder Zahnschmerzen

Hinweis: Es ist effektiv je nach Indikation auf den Punkten Zahn (1) und Zahn (7) und/oder auf den Punkten Oberkiefer (5) und Unterkiefer (6) mit Lokalanästhetika kleine Quaddeln zu setzen und dazu Polster (29) und Shen Men (55) zu nadeln. Alternativ wird entsprechend des RAC-Befundes einen Dauernadel appliziert.

Gaumen (2)

Lage: im unteren hinteren Viertel des zweiten Feldes

Indikationen: Trigeminusneuralgie, Stomatitis, Zahnschmerzen

Mundboden (3)

Lage: im vorderen oberen Viertel des zweiten Feldes

Indikationen: Aphthen, Parodontose, Trigeminusneuralgie

Zunge (4)

Lage: etwa in Zentrum des zweiten Feldes

Indikationen: Zungenbrennen, Glossitis, Stomatitis, Geschmacksempfindungsstörungen

Oberkiefer (5)

Lage: in der Mitte des dritten Feldes, etwas nasalwärts und kaudal vom Antidepressionspunkt

Indikationen: Kiefergelenksblockade, Zahnschmerzen, Trigeminusneuralgie

Niesen

Lage: etwas dorsokaudal vom Oberkiefer (5) im dritten Feld

Indikationen: Pollinosis, Niesreiz

Unterkiefer (6)

Lage: oberer horizontaler Begrenzungsbereich des dritten Feldes

Indikationen: Zahnschmerzen, Stomatitis, Trigeminusneuralgie

Antidepressionspunkt (PT3)

Lage: im oberen Drittel des dritten Feldes und über Oberkiefer (5)

Indikationen: Depressive Verstimmungen in Folge belastender Lebensumstände, reaktive Depression nach schweren Schicksalsschlägen, Schlafstörungen

Hinweis: Der Antidepressionspunkt ist auch der dritte psychotrope Punkt PT3.

Tonsille (nach Nogier)

Lage: etwas dorsal von Unterkiefer (6) im dritten Feld in der auslaufenden Scapha

Indikationen: Tonsillitis, Pharyngitis

Hinweise: Ggf. kombiniert mit Mundhöhle (84) anwenden. Der chinesische Punkt für die Tonsille wird weiter unten behandelt.

Freude-/Kummerpunkt (PT4)

Lage: im dritten Feld, dorsokaudal von Oberkiefer (5) und Niesen

Indikationen: Antriebslosigkeit, Freudlosigkeit, Lethargie

Hinweise: bei Rechtshändern für Freude das rechte Ohr, bei Kummer das linke Ohr bevorzugen, bei Linkshändern umgekehrt vorgehen. Der Freude- / Kummerpunkt gehört zu den psychotropen Punkten

Zahn (7)

Lage: im Zentrum des vierten Feldes

Indikationen: Analgesie bei Zahnextraktion, Zahnschmerzen

Hinweis: Es ist effektiv kombiniert vorzugehen, wie bereits bei Zahn (1) erwähnt.

Auge (8)

Lage: im Zentrum des Lobulus, in der Mitte des fünften Feldes

Indikationen: bei entzündlichen Augenerkrankungen wie Konjunktivitis, Keratitis (vgl. Auge (24a) und > (24b)), Kopfschmerzen und Neuralgie mit Augenaffektionen

Hinweise: Am Punkt Auge (8) ist die Goldnadel indiziert! Er ist der einzige Ohrpunkt, den man ohne negative Nachwirkung durchstechen kann (z. B. Ohrringe). Bei Glaukom und Katarakt: Auge (8) mit Auge (24b) nach Auge (24a) akupunktieren.

Nase

Lage: im fünften Feld nasokaudal von Auge (8)

Indikationen: Schnupfen, Sinusitis, Riechfunktionsstörung

Innenohr (9)

Lage: im Zentrum des sechsten Feldes

Indikationen: Innenohrbeschwerden, Tinnitus, Vertigo

Hinweis: Es empfiehlt sich in Verbindung mit Polster (29), Stirn (33) und Sonne (35) zu nadeln, dies entspricht einer „sensoriellen Linie". Oft ist bei einem Fülle-Tinnitus Gold und bei einem Leere-Tinnitus Silber indiziert (s. Teil III, Kap. 27 „Tinnitus").

Analgesiepunkt

Lage: an der Lobuluskante, im nasokaudalen Viertel des siebten Feldes

Indikationen: schwere Schmerzsymptome, insbesondere im Kopfbereich

Hinweis: Wirkungsvoller zusammen mit Thalamus (26a).

Omega (Ω)-Hauptpunkt (RNS-Punkt)

Lage: im oberen dorsokranialen Viertel des siebten Feldes, oberhalb des Analgesiepunktes

Indikationen: chronische Leiden, starke Schmerzzustände, adjuvant bei Suchttherapie

Hinweis: Der Omega-Hauptpunkt gehört zur Gruppe der Konstitutionspunkte und wirkt insbesondere zur Entfaltung der Persönlichkeit im psychischen und geistigen Bereich. Er hilft mit chronischen Leiden oder sehr starken Schmerzzuständen besser zurecht zu kommen. Die Effektivität lässt sich durch Kombination mit dem Antiaggressionspunkt steigern.

Tonsille (10)

Lage: im Zentrum des achten Feldes

Indikationen: wie oben bei „Tonsille nach Nogier“ beschrieben

Wange (11)

Lage: Die Wangenzone ist je nach Ohr und Krankheitsfall ein sich unterschiedlich breit erstreckendes Feld und liegt hauptsächlich im Grenzbereich des fünften und sechsten Feldes, zum Teil auch im zweiten und dritten Feld.

Indikationen: Trigeminusneuralgie, Fazialisparese, Tic, Parotis

Trigeminuszone

Lage: Die Trigeminuszone liegt am dorsalen Lobulusrand des sechsten und neunten Feldes.

Indikation: Trigeminusneuralgie

Hinweis: Empfehlenswert mit Siebtechnik zu nadeln. Ein dadurch entstandener spontaner Mikroaderlass ist positiv zu bewerten.

7.2 Tragus und Incisura supratragica

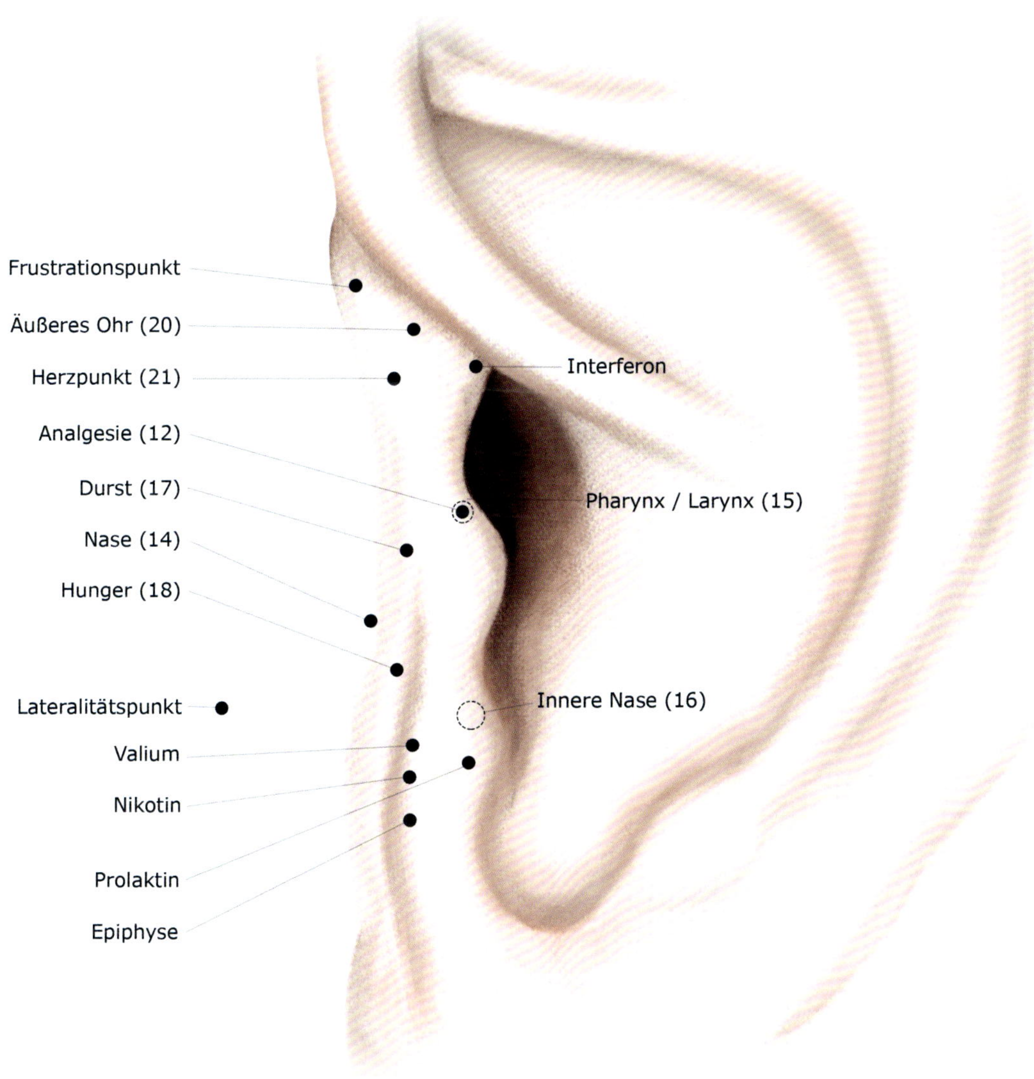

***Abb. 37**: Tragus und Incisura supratragica*

Analgesiepunkt (12)

Lage: am oberen kranialen Tragusgipfel

Indikationen: fieberhafte Entzündungen

Äußere Nase (14)

Lage: kaudal vom Tragusgipfel zum Gesicht

Indikationen: Entzündung der äußeren Nase, Nasenfurunkel, Sinusitis

Pharynx, Larynx (15)

Lage: auf der Innenseite des kranialen Teils des Tragusgipfels, gegenüber vom Analgesiepunkt (12)

Indikationen: Pharyngitis, Laryngitis, Tonsillitis, Stomatitis, Aphten

Cave: Kollapsgefahr durch Vagusinnervation!

Innere Nase (16)

Lage: Innenseite des kaudalen Traguszipfels (An der Außenseite des Traguszipfels liegt Nebenniere (13). Dieser wird wegen seiner großen Nähe zum ACTH Punkt weiter unter zusammen mit diesem aufgeführt

Indikationen: Sinusitis, allergische Rhinitis

Durstpunkt (17)

Lage: etwas unterhalb von Analgesiepunkt (12), gesichtswärts und etwas oberhalb vom Tragusgipfel

Indikation: adjuvant bei Diabetes bedingter Polydipsie

Hinweis: Wird bei Diabetes zusammen mit Hungerpunkt (18) verwendet.

Hungerpunkt (18)

Lage: zwischen kaudalem Anteil des Tragus und Gesicht

Indikation: Heißhunger infolge einer Pankreasstörung

Hinweis: Wird ggf. mit Durstpunkt (17) verwendet.

Äußeres Ohr (20)

Lage: in der Vertiefung vor dem Tragus, oberhalb des Processus condyloideus der Mandibula, kurz vor der aufsteigenden Helix, identisch mit Körperakupunkturpunkt 3E 21 (Ermen)

Indikationen: alle Ohrenerkrankungen wie Otitis externa und -media, Tinnitus, Perichondritis, Schwerhörigkeit, Kopfschmerzen, Kiefergelenkschmerzen

Hinweis: Bei leicht geöffnetem Mund stechen.

Herzpunkt (21)

Lage: etwas unterhalb von Äußeres Ohr (20), in Höhe vom Interferonpunkt, aber mehr zum Gesicht

Indikationen: Herzerkrankungen, Arrhythmie, paroxysmale Tachykardie

Hinweis: Die gleichen Indikationen können auch zu Irritationen in der Scapha im Th2-Th5 Segment und von Thorax (42) führen. Der Herzpunkt (21) wirkt unterstützend bei organischen Herzerkrankungen, siehe auch Herz (100).

Interferonpunkt

Lage: direkt in der Incisura supratragica, zwischen aufsteigender Helix und auslaufendem kranialem Tragus

Indikationen: schwaches Immunsystem, rezidivierende Infekte, Allergien, adjuvant bei malignen Erkrankungen

Frustrationspunkt

Lage: etwas höher als Äußeres Ohr (20), am Rand der aufsteigenden Helix, mehr zum Gesicht

Indikationen: psychische Belastungssituation, Depression, adjuvant bei Suchttherapie

Valiumpunkt

Lage: im oberen Drittel der unteren Hälfte des Tragus

Indikationen: Schlafstörungen

Hinweis: Wirkt sedierend und entspannend.

Prolaktinpunkt

Lage: etwas mediokranial der Incisura intertragica

Indikation: Laktationsstörung

Hinweis: Fördert den Milchfluss nach der Entbindung.

Nikotinpunkt

Lage: ca. Mitte vom Tragus, unterhalb vom Valiumpunkt

Indikationen: Nikotinabusus, adjuvant bei Suchttherapie

Epiphysepunkt

Lage: im unteren Drittel der unteren Tragushälfte, unterhalb vom Nikotinpunkt

Indikationen: Melatoninhaushaltstörung, alle Schlafstörungen, die durch Hyperemotionen verursacht sind

Hinweis: Steuert den Wach- und Schlafzustand.

Lateralitätspunkt

Lage: etwa 2–2,5 cm vor dem Tragus im Wangenbereich

Indikation: Lateralitätsstörung.

Hinweis: Wird auch zur Diagnostik verwendet.

7.3 Incisura intertragica, Antitragus und postantitragale Furche

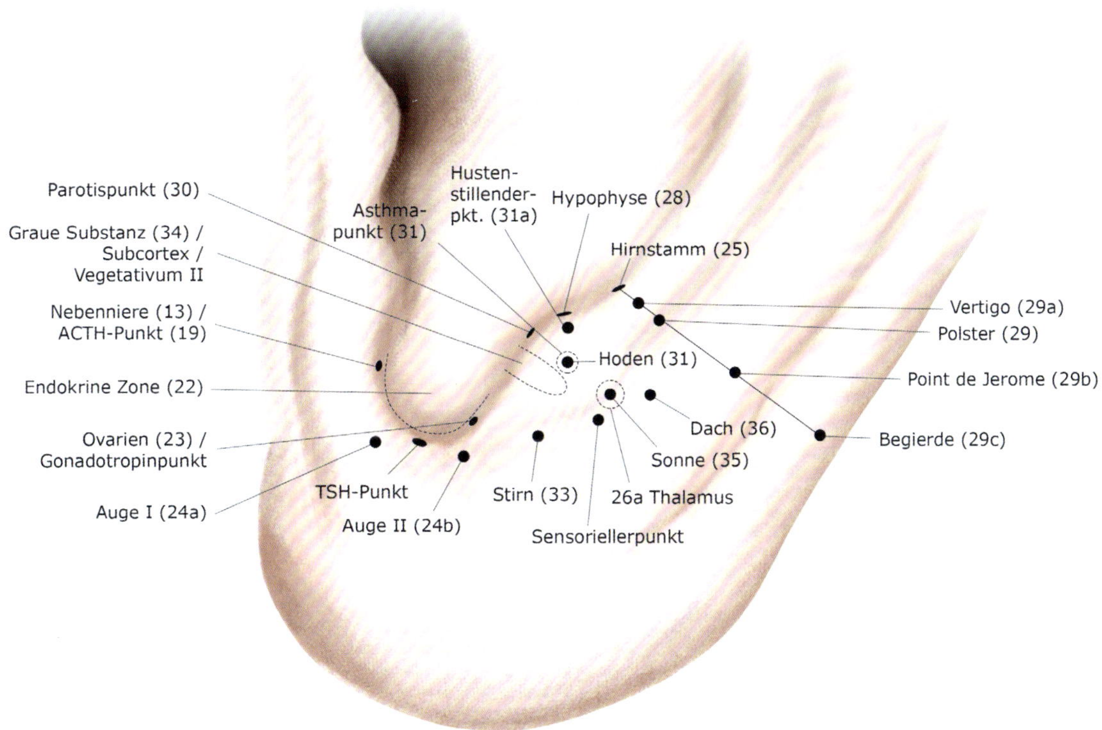

***Abb. 38**: Incisura intertragica, Antitragus, postantitragale Furche*

Endokrinum (22)

Lage: Zone der Innenseite der Incisura intertragica. Die endokrine Zone liegt nach Nogier innenseitig entlang des konkaven Verlaufs der Incisura intertragica

Indikationen: Schwäche des endokrinen Systems, Allergie, gynäkologische Störungen (siehe auch 3E-Zone (104)), entzündliche Erkrankungen der Gelenke, Durchblutungsstörungen

Cave: nur Edelstahlnadel!

ACTH/Nebenniere (13)/Antihypertoniepunkt (19)

Lage: bei zweizipfeligem Tragus auf dem kaudalen Ende des Traguszipfels, bei einzipfeligem Tragus im unteren Zipfel des unteren Tragusdrittels am Übergang in die Incisura intertragica. Antihypertonie (19) ist nach allgemeiner Erfahrung der gleiche Punkt wie ACTH

Indikationen: entzündliche und degenerative Gelenkerkrankungen, allergische Erkrankungen wie Pollinosis und Asthma bronchiale, allergische Hauterkrankungen, chronische Erschöpfungszustände, physische und psychische Labilität. Adjuvant bei Blutdruckdysregulation, Blutdruckschwankungen, bei Hyper- und Hypotonie

Hinweis: Stimulation der Nebennierenfunktion mit Edelstahlnadel!

TSH-Punkt (Schilddrüsenpunkt)

Lage: an der Wand zum tiefsten Punkt der endokrinen Zone

Indikationen: adjuvant bei Schilddrüsendysfunktion wie bei Hypo- und Hyperthyreose, Struma

Cave: nur Edelstahlnadel verwenden!

Ovarien (23)/Gonadotropinpunkt

Lage: zum Antitragus auslaufender Anteil der Incisura intertragica, halb innenseitig auf der Kante der endokrinen Zone gelegen (s. auch „Ovar nach Nogier in der aufsteigenden Helixkrempe").

Indikationen: alle gynäkologischen Störungen wie Dysmenorrhoe, Metrorrhagie, klimakterische Beschwerden, hormonbedingte Migräne, Infertilität

Cave: nur Edelstahlnadel verwenden!

Auge (24a) und Auge (24b)

Lage: 24a liegt knapp vor und unter dem knorpeligen Übergang der Incisura intertragica in den Lobulus. 24b liegt knapp hinter und unter dem knorpeligen Übergang der Incisura intertragica in den Lobulus

Indikationen: adjuvant bei Retinitis (mit Leber (97)), Makuladegeneration, Astigmatismus, Myopie, Atrophie des N. Optikus

Hinweis: Stichrichtung: 24b nach 24a.

Thalamus (26a)

Lage: Innenseite des Antitragus an der Basis, gegenüber von Sonne (35)

Indikationen: chronische und akute Schmerzen in den Extremitäten, rheumatische Gelenkentzündungen (sedierend: Goldnadel), arterieller Bluthochdruck (Goldnadel), Hypotonie (Silbernadel), Phantomschmerzen, Zephalgie, partielle Hemiparese, Morbus Parkinson, maligne Tumore. Adjuvant bei Z. n. Apoplex

Hinweis: hat allgemein eine sedierende Wirkung, ein wichtiger Analgesiepunkt für die Extremitäten.

Cave: Nie bei Schwangerschaft stechen!

Hypophyse (28)

Lage: an der Innenseite der Antitraguskante gelegen, etwas höher als Parotis (30)

Indikationen: zur Stabilisierung des Immunsystems. Adjuvant bei Hypophysenzyste

Parotis (T-Lymphozytenpunkt) (30)

Lage: auf der Antitragusspitze

Indikationen: Parotitis (Mumps), Juckkrise, Allergie, Stärkung der Abwehr zur Infektionsprophylaxe in Kombination mit Interferon, Shen Men (55), Nebenniere (13), Endokrinum (22) und Leber (97)

Asthmapunkt (31)

Lage: unterhalb der Antitragusspitze, auf der Außenseite des Antitragus

Indikationen: Husten, thorakale Beklemmung. Adjuvant bei Raucherentwöhnung

Hustenstillender Punkt (31a)

Lage: an der Antitraguskante etwas unterhalb Hypophyse (28)

Indikationen: Husten. Adjuvant bei hartnäckigen Hustenattacken, bei chronischem Asthmabronchiale und bei Raucherentwöhnung.

Hoden (32)

Lage: Innenseite des Antitragus, gegenüber vom Asthmapunkt (31)

Indikation: adjuvant bei Erkrankungen des Hodens (s. auch „Ovar/Hoden nach Nogier in der aufsteigenden Helixkrempe")

Stirn (Os frontale) (33)

Lage: unterer Anteil der Basislinie des Antitragus, etwa in Höhe des Ovar (23)

Indikationen: Stirnkopfschmerzen, Sinusitiden, Schwindel

Hinweise: gesichtswärts stechen, kaudaler erster Punkt der „sensoriellen Linie".

Sensorielle Linie

Lage: Die Punkte Stirn (33), Sonne (35) und Polster (29) bilden nach Nogier die sensorielle Linie.

Indikationen: Migräne, Zephalgien, HNO-Erkrankungen

Hinweis: Löst energetischen Kopfdurchflutungseffekt aus. Die sensorielle Linie ist ein besonders erfolgreiches therapeutisches Konzept bei allen Kopfschmerzen. Die gemeinsame Behandlung der drei Punkte steigert die Wirkung.

Graue Substanz/Subkortex/Vegetativum II (34)

Lage: Innenseite des Antitragus, im nasalen unteren Drittel, nasal und oberhalb vom Thalamus (26a)

Indikationen: akute und chronische Schmerzzustände, psychische Belastungssituationen, Stresssituationen, psychovegetative Dystonie

Hinweis: In Richtung Parotis (30) stechen. Konzentration steigernd mit Hirnstamm (25).

Sonne (Tai Yang) (35)

Lage: auf der Außenseite der Basis des Antitragus, gegenüber Thalamus (26a)

Indikationen: Kopfschmerzen mit Schwindel, Migräne, Schlafstörungen, Neuralgien, Tinnitus (Silber), Schwerhörigkeit (Gold)

Hinweis: Mittlerer Punkt der sensoriellen Linie.

Sensorieller Punkt

Lage: etwas kaudal vom Sonne (35)

Indikationen: adjuvant bei Neuralgie, Zervikookzipitalneuralgie, Trigeminusneuralgie

Hinweis: Schmerz beruhigend und allgemein den Therapieeffekt steigernd.

Dach (Scheitel) (36)

Lage: etwas kaudal vom Polster (29) und in gleicher Höhe wie Sonne (35)

Indikationen: Scheitelkopfschmerzen, Zervikookzipitalneuralgie, Benommenheit, Kopfschmerzen nach Alkoholgenuss

Hinweis: Kombination mit sensoriellen Punkt steigert den Therapieeffekt.

Hirnstamm (25)

Lage: zwischen Antitragus und Anthelix auf der Kuppe der postantitragalen Furche, kurz vor dem Beginn der Anthelix

Indikationen: meningeale Reizzustände, Tic, Z.n. Comotio cerebri, Zephalgie, frühkindliche Entwicklungsstörungen. Adjuvant bei neurologischen Erkrankungen wie MS

Polster (Okziput) (29)

Lage: unterhalb des Hirnstamm (25), etwa auf der Hälfte der Strecke zwischen dem Kreuzungspunkt einer gedachten Verlängerungslinie der postantitragalen Furche mit der auslaufenden Scapha

Indikationen: Schmerzzustände aller Art, insbesondere Kopfschmerzen, Okzipital Neuralgien, Hypo- / Hypertonie, Vertigo, psychovegetative Erschöpfungen, Asthma bronchiale, ektodermale Hauterkrankung mit Juckkrise. Roborierende Wirkung zur Rekonvaleszenz.

Hinweis: kreislaufstabilisierend, entzündungshemmend. Einer der am häufigsten indizierte Ohrpunkte bei Schmerz- und Erschöpfungszuständen mit breitem Indikationsbereich. Dorsaler Endpunkt der sensoriellen Linie.

Vertigo (Antiemetika-Punkt) (29a)

Lage: auf der halben Strecke der Verbindungslinie zwischen Hirnstamm (25) und Polster (29)

Indikationen: Übelkeit bei Schiffs- und Flugreisen, bei Flugangst mit Point-Jerome (Entspannungspunkt) (29b), vestibuläre Schwindelzustände

Hinweis: Prophylaxe der Kinetosen: Kombination mit Point-Jerome (29b) und mit Druckpflaster auf dem Körperakupunkturpunkt Perikard 6 (Neiguan). Zusätzliche Empfehlung dazu ist, Ingwerwurzel zu kauen, während der Fahrt nicht zu lesen und freie Sicht auf den unbeweglichen Horizont zu halten.

D. D.: Bei HWS-bedingtem Schwindel: Punkte des Atlantookzipitalgelenks (Gipfel von C1), der Anthelix C1/C2 und ggf. auch der Innenseite des Antitragus in der Nähe der antitragalen Furche auf Irritation prüfen.

Point Jerome (Entspannungspunkt) (29b)

Lage: liegt in der Verlängerung der postantitragalen Furche am Übergang von der Scapha zum Lobulus

Indikationen: für die seelische Entspannung, wirkt beruhigend und schafft Ausgleich in der Gedankenwelt, bei Einschlafstörungen, seelischen oder physischen schmerzbedingten reflektorischen Muskelanspannungen

Hinweis: Bei Durchschlafstörungen: gegenüberliegenden Punkt auf der Ohrrückseite mit Silbernadel.

Begierde (29c)

Lage: liegt in Verlängerung der Linie von Polster (29) und Point-Jerome (29b) kurz vor dem Ohrrand

Indikation: adjuvant bei allen Abstinenzproblemen wie bei Nikotinsucht und Adipositas

Hinweis: Die Punkte 29a, 29b und 29c auf der Verlängerungslinie der postantitragalen Furche stammen von G. Lange.

7.4 Anthelix, Scapha und Fossa triangularis

In der Anthelix und Scapha (▶ Abb. 39) liegen nach meiner Erfahrung die wichtigsten und effektivsten Ohrpunkte und -zonen für die Diagnostik und Behandlung von Beschwerden des Bewegungsapparates und der zugeordneten Innervation. Auf die Anthelix ist die Wirbelsäule projiziert. Die Reflexpunkte der dazugehörenden Bänder und Muskulatur sowie fast aller Gelenke liegen in der Scapha (s. Abschn. 2.2 „Die Ohrsegmente und Wirbelsäulenprojektion"). Die Halswirbelsäule repräsentiert sich auf der Anthelix mit C1 von der postantitragalen Furche ausgehend und weiter kranial aufsteigend bis C7. Der Übergang zum Anfang der Brustwirbelsäule mit Th1 liegt auf der Anthelix etwa in Höhe der Verlängerung der aufsteigenden Helix. Die Reflexzone der Brustwirbelsäule verläuft weiter auf der Anthelix. Der Übergang zur Lendenwirbelsäule Th12/L1 liegt unterhalb der Spitze der Fossa triangularis. Von dort befindet sich der Übergang zum Sakralwirbel L5/S1 ca. auf dem halben Weg bis zur Ohrkrempe. An dieser Stelle beginnt meist die Senkung der Anthelix. Danach weiter dem Crus helicis inferius folgend projizieren sich Kreuz- und Steißbein bis unterhalb der Helixkrempe.

Vom 0-Punkt ausgehende gedachte Linien teilen die Ohrmuschel in Segmente (s. Abschn. 2.2 „Die Ohrsegmente und Wirbelsäulenprojektion"). Die Reflexzonen der Wirbelsäulenabschnitte und aller Muskeln und Gelenke, die sich im Körper auf der Höhe des Abschnitts befinden, liegen im gleichen Segment.

Die oben aufgeführte Wirbelsäulenprojektion als eine Anreihung von Ohrpunkten folgt der französisch-westlichen Schule. Diese ist für die Behandlung exakter und praktikabler als die in der chinesische Schule gebräuchliche Darstellung von Wirbelsäulensegmenten durch Projektionszonen.

HWS (37)

Lage: über der Anthelixkante im Bereich von C1 und C7

Indikationen: HWS-Syndrom, Zervikalsyndrom, Schleudertrauma

Os sacrum und Os coccygis (38)

Lage: etwa in Bereich L5/S1 über der Anthelixkante

Indikationen: LWS-Syndrom, Lumbosakralgie

BWS (39)

Lage: über der Anthelixkante im Bereich Th1 bis ca. Th7

Indikationen: Interkostalneuralgie, retrosternale Schmerzen, Sternokostalsyndrom

LWS (40)

Lage: über der Anthelixkante im Anschluss von BWS (39) bis L1

Indikation: Lumbalgie

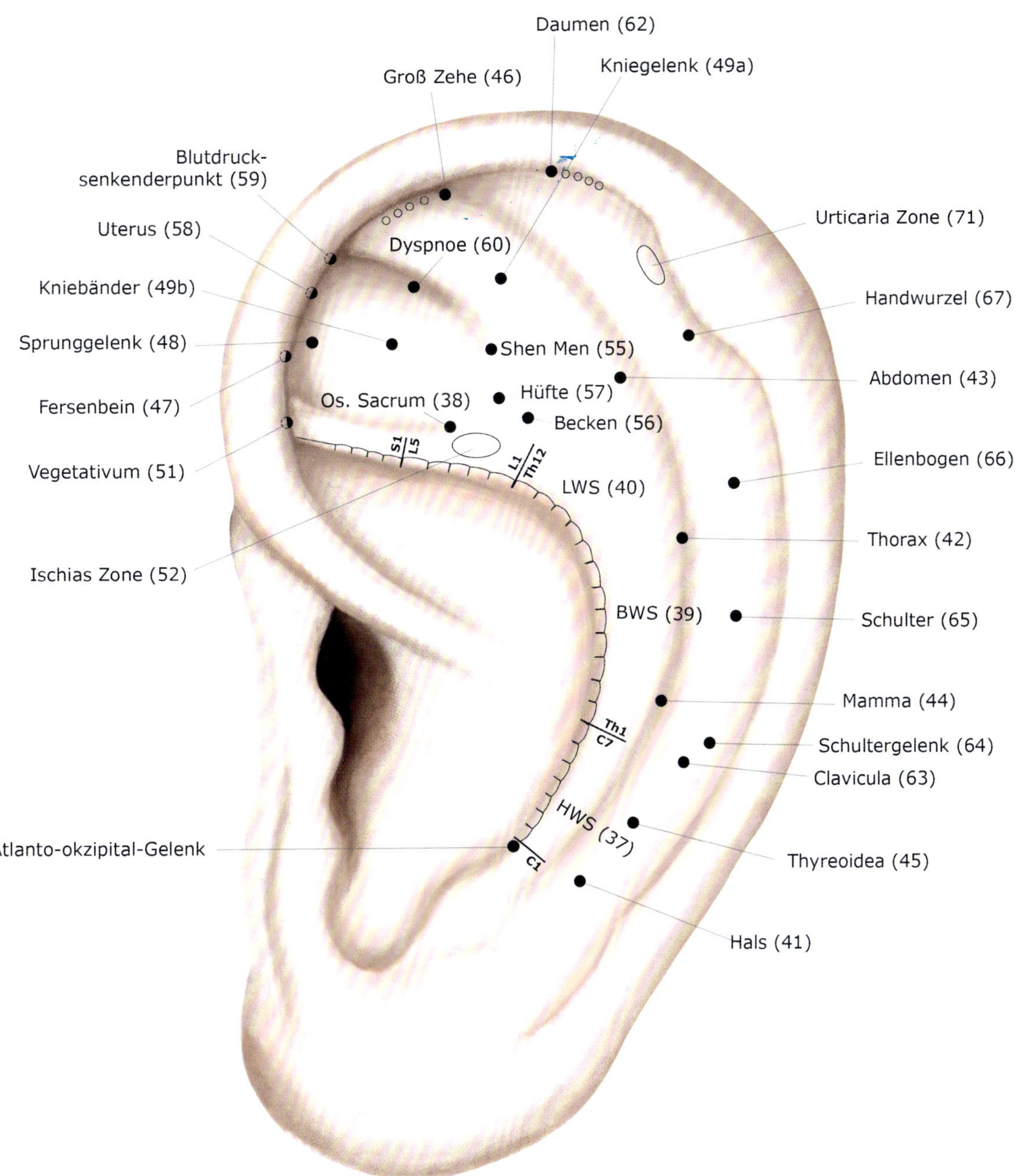

***Abb. 39**: Anthelix, Scapha, und Fossa triangularis*

Hals (41)

Lage: in Höhe der C1 auf der Scapha in der Nähe der Anthelixkante

Indikation: Zervikalsyndrom

Thorax (42)

Lage: etwa in der Mitte des Bereiches von Th1 bis Th12 über der Anthelixkante

Indikationen: Interkostalneuralgie, Herpes Zoster, thorakale Beklemmungen, Sternokostalsyndrom

Abdomen (43)

Lage: über der Anthelixkante im oberen Drittel des Bereiches von L1 bis L5

Indikation: Beschwerden am Abdomen

Mamma (44)

Lage: etwa in Bereich der BWS-Zone (39) an der Anthelixkuppe, Übergang zur Scapha

Indikationen: Mammaschmerzen durch radikuläre Irritationen im entsprechenden Segment, Laktationsschwäche, Mastitis, Mastodynie

Thyreoidea (45)

Lage: etwa in Höhe der HWS-Zone (37) auf der Scapha

Indikationen: Schilddrüsendysfunktion, radikuläre Irritation im Bereich von C2 bis C4

Großzehe (46)

Lage: unter der Helixkrempe, beginnt auf der dorsokranialen Ecke des Crus anthelicis superius mit der Großzehe und erstreckt sich weiter zur Kleinzehe in der nasokranialen Ecke der Fossa triangularis

Indikationen: Schmerzen an den Zehen, Hallux valgus, Hammerzehen, Podagra (Gichtanfall am Großzehengrundgelenk)

Fersenbein (Kalkaneus) (47)

Lage: im nasokaudalen Winkel der Fossa triangularis unter der Helixkrempe

Indikationen: Schmerzen am Fersenbein, Fersensporn, Schlafstörungen durch elektromagnetische und geopathische Belastungen

Hinweis: Resonanzpunkt für geopathische Belastung.

Sprunggelenk (Talus) (48)

Lage: schräg oberhalb von Fersenbein (47) auf der Fossa triangularis

Indikation: Schmerzen am Sprunggelenk

Kniegelenk (49a)

Lage: etwa in der Mitte des Crus anthelicis superius

Indikationen: Kniegelenkschmerzen, Kniegelenkarthrose

Kniebänder (Kniegelenk n. Nogier) (49b)

Lage: im Zentrum der Fossa triangularis an ihrem tiefsten Punkt

Indikationen: Beschwerden an den Kniebändern, Kapselzerrung

Hinweis: Nach meiner Erfahrung entspricht der Punkt den Kniebändern und nicht dem Kniegelenk.

Vegetativum I (51)

Lage: am Schnittpunkt von Crus anthelicis inferius und Helixkrempe, meist halb verdeckt durch die Helixkrempe

Indikation: Vegetative Störungen, adjuvant bei abdominellen Spasmen. (s. auch „Vegetativum II“)

Hinweis: Wirkt analgetisch und spasmolytisch.

Ischiaszone (52)

Lage: auf dem Crus anthelicis inferius in Höhe des Lendenwirbelbereichs

Indikation: Lumboischialgie

Shen Men („Tor der Götter“) (55)

Lage: etwas oberhalb der Gabelung der Anthelix, an der der Fossa triangularis zugewandten Seite des Crus anthelicis superius

Indikationen: alle Schmerz- und Entzündungszustände (mitgenadelt). Adjuvant bei Schlaflosigkeit, Suchtverhalten

Hinweis: Einer der wichtigsten Analgesiepunkte in der Ohrakupunktur, hat zusätzlich antiphlogistische und beruhigende Wirkung.

Becken (56)

Lage: etwas kaudal und dorsal von Hüfte (57)

Indikation: Schmerzen im Becken und Hüftbereich

Hüfte (57)

Lage: in der Nähe der Fossaspitze

Indikationen: Schmerzen im Bereich der Hüfte, bzw. Hüftgelenk, Koxarthrose

Uterus (58)

Lage: in der nasokranialen Ecke der Fossa triangularis, verdeckt durch die Helixkrempe

Indikationen: Dysmenorrhö, Metrorrhagie, Ausfluss. Adjuvant bei menstrueller Migräne (s. auch den französischen Punkt Uterus/Prostata)

Blutdrucksenkender Punkt (59)

Lage: auf der der Fossa triangularis zugewandten Flanke des Crus anthelicis superius, teilweise verdeckt durch die Helixkrempe

Indikation: adjuvant bei arterieller Hypertonie. (s. auch ACTH/Antihypertoniepunkt (19), blutdrucksenkende Furche (105), Thalamus (26a) und Renin-Angiotensin-Punkt nach Nogier an der Innenseite der Helixkrempe)

Dyspnoe-Punkt (60)

Lage: in der Fossa triangularis auf einer Ebene mit Uterus (58) und kaudal vom blutdrucksenkenden Punkt (59)

Indikation: adjuvant bei Asthma bronchiale, ggf. in Kombination mit Endokrinum (22), Asthma (31), Vegetativum I (51), Plexus bronchopulmonalis und Allergie (78)

Hinweis: Dieser Punkt ist wenig in Verwendung.

Hepatitispunkt (61)

Lage: etwas schräg dorsal von Dyspnoe (60), nahe dem Rand des Crus anthelicis superius

Indikation: adjuvant bei Hepatitis und Cholezystitis. Es empfiehlt sich den Punkt mit Leber (97) im Cavum conchae inferius zu kombinieren

Daumen (62)

Lage: am Rand der Helixkrempe auf der Scapha. Der Daumen beginnt am Schnittpunkt des dorsalen Randes des Crus anthelicis superius und der Helixkrempe, dann erstrecken sich weitere Finger etwa bis kurz vor Beginn des Tuberculum darwinii.

Indikation: Schmerzen am Daumen und an den Fingern bedingt durch Unfall, Entzündung oder Arthrose

Clavicula (63)

Lage: in der Scapha, etwas unterhalb des Punktes Schultergelenk (64), in Höhe des unteren Randes der Helixwurzel

Indikationen: Schmerzen am Schlüsselbein, Blockierung des Sternoclaviculagelenks

Schultergelenk (64)

Lage: etwa mittig in der Scapha auf der verlängerten Linie des Crus helicis

Indikationen: Schulterarmsyndrom, steife Schulter, Periarthritis humeroscapularis

Schulter (65)

Lage: oberhalb von Schultergelenk (64)

Indikationen: Schulterverspannung, Schulterarmsyndrom

Ellenbogen (66)

Lage: in der Scapha auf der Höhe des Crus anthelicis inferius

Indikationen: Epichondylitis, Tennisarmsyndrom, Bursitis

Handwurzel (67)

Lage: in der Scapha etwa auf der Höhe des Tuberculum darwinii

Indikationen: Tendovaginitis, Handwurzeldistorsion, Handgelenkkontusion

Urtikariazone (71)

Lage: im Bereich der kranialen Scapha, ein wenig oberhalb des Tuberkulum darwinii, auf der dorsalen Kante des Crus anthelicis superius

Indikationen: Urtikaria, Insektenstich, Juckkrise

Hinweis: Ggf. mit Allergie (78) und Parotis (30) kombinieren.

7.5 Helix, Helixkrempe, aufsteigende Helix und Crus helicis

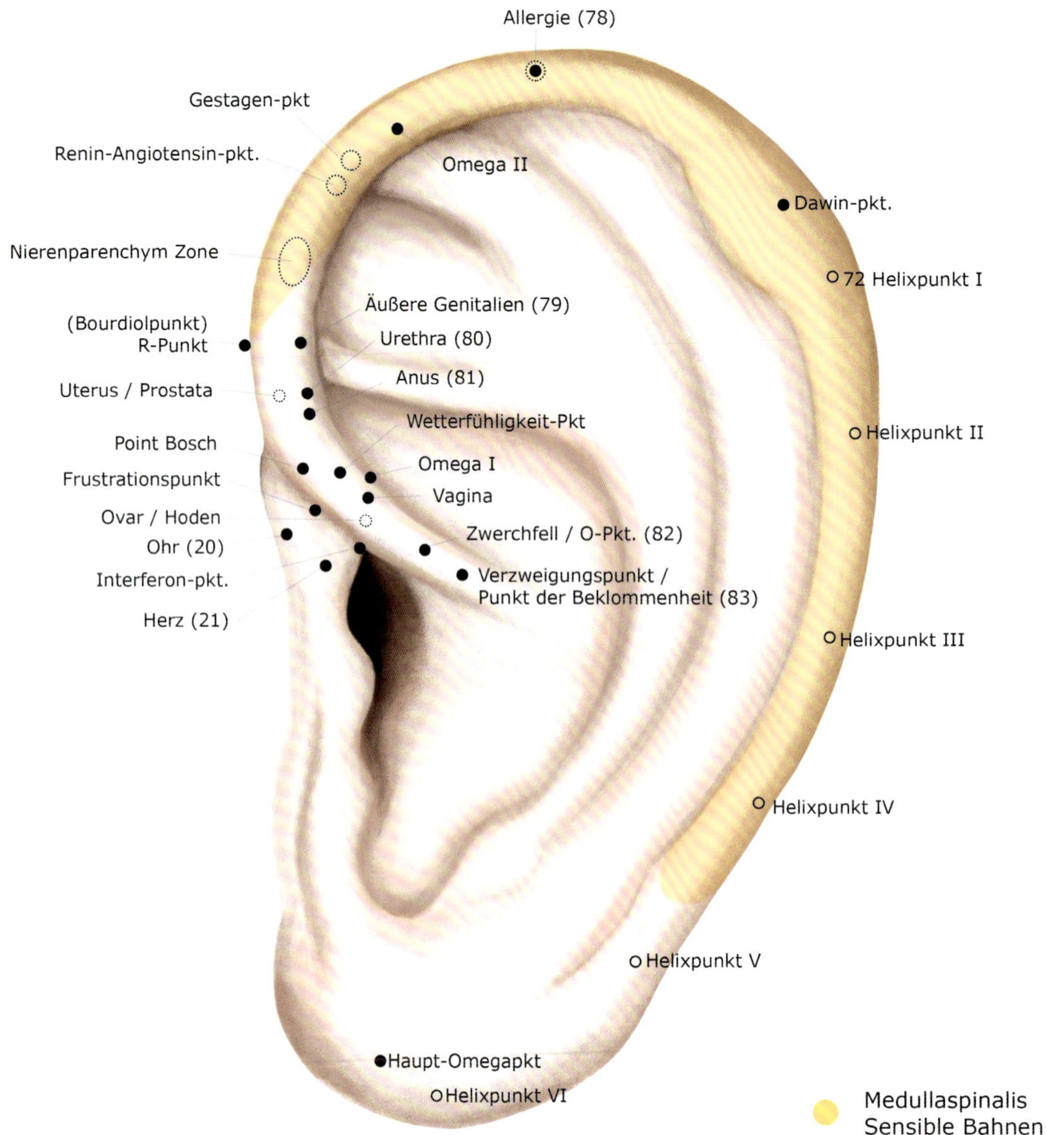

***Abb. 40**: Helix, Helixkrempe, aufsteigende Helix und Crus helicis*

Helix (72)

Lage: Helixzone vom Tuberkulum darwinii bis zum tiefsten Punkt am Lobulus, in gleichen Abständen Helixpunkt I bis Helixpunkt V

Indikation: segmentbezogene Schmerzsyndrome (segmentbezogen mitbehandeln). (s. Abschn. 2.3.2 „Die energetischen Behandlungslinien")

Hinweis: Ursprünglich, nach chinesischen Angaben, als Orientierungspunkte beschrieben. Nach meiner Erfahrung ist eine Mitbehandlung der Helixpunkte als Resonanzpunkte im Sinne einer Behandlung nach den energetischen Behandlungslinien wertvoll. Helixpunkte werden auch Spiegelpunkte genannt.

Allergiepunkt (78)

Lage: an der Ohrspitze, innen und außen auf der Helixkrempe auffindbar

Indikationen: alle allergische Reaktionen, die durch Histamin Ausschüttung verursacht sind. Pollinosen, Juckkrise, Hordeolum, Hypertonie, auch bei Fieber und Schmerzen

Hinweise: Zur Allergiebehandlung von Innenseite gestochen (wirkungsvoller!). Bei Rechtshändern re. Silber/li. Gold oder beidseitig Silber empfohlen. Bei Hypertonie ist es noch wirkungsvoller, den Punkt durch einen Mikroaderlass bluten zu lassen.

Darwin-Punkt

Lage: auf dem Corpus helix kranial vom obersten Helixpunkt gut sichtbar mit einem Zipfel. Ein mögliches Überbleibsel aus der Entstehungsgeschichte der Primaten

Indikation: adjuvant bei arthrotischen Gelenkerkrankungen der Extremitäten

Projektionszone der Medulla spinalis, sensible Bahnen

Lage: kraniolaterale Seite der Helixkrempe, von der Höhe der Fossa triangularis bis zur postantitragalen Furche

Indikationen: segmentbezogene Schmerzsyndrome, Interkostalneuralgie, Post-Zoster-Neuralgie

Hinweis: Diese Zone projiziert die somatosensiblen Rückenmarksfasern. Auf der Helixrückseite befinden sich vom Tuberculum darwini bis zur antitragalen Furche die entsprechenden motorischen Bahnen (Medulla spinalis).

Äußere Genitalien (79)

Lage: auf der aufsteigenden Helix, etwas oberhalb des Schnittpunktes mit dem Crus anthelicis inferius

Indikationen: Entzündungen der äußeren Genitalien

Urethra (Harnröhre) (80)

Lage: auf der Innenseite der Helixkrempe, etwas unterhalb des Schnittpunktes der Helix und des Crus anthelicis inferius

Indikationen: Urethritis, Harnverhalten

Anus (81)

Lage: etwas unterhalb von Urethra (80) und unterhalb der überkragenden Helixkrempe

Indikationen: Obstipation, Hämorrhoiden, entzündliche Analerkrankungen

Point Bosch (Genitalregion n. Nogier)

Lage: auf der aufsteigenden Helix, gesichtswärts und etwas unterhalb von Omega I

Indikationen: Sexualneurosen, Dyspareunie, Potenzstörung, hormonbedingte Migräne

Hinweis: Der Name „Point-Bosch" wurde abgeleitet vom Triptychon-Gemälde „Der Garten der Lüste" von Hieronymus Bosch.

Wetterfühligkeits-Punkt

Lage: etwas lateral von Point-Bosch auf der aufsteigenden Helix

Indikationen: wetterbedingte Migräne, unspezifische Kopfschmerzen, wetterbedingte Gelenkbeschwerden

Ovar/Hoden

Lage: auf der Innenseite der aufsteigenden Helixkrempe, etwas oberhalb der Helixwurzel

Indikationen: unregelmäßiger Eisprung, Oligospermie, Oligomenorrhö, Dysmenorrhö, Infertilität

Vagina

Lage: auf der aufsteigenden Helix, etwas höher als Ovar/Hoden

Indikation: adjuvant bei Vulvovaginitis

Uterus/Prostata

Lage: am oberen aufsteigenden Helixrand, auf der Innenseite, etwas gesichtswärts

Indikationen: Dysmenorrhö, hormonbedingte Migräne, Prostatitis, Prostatahypertrophie, Impotenz

Nierenparenchymzone (Niere II. n. Nogier)

Lage: auf der Innenseite der aufsteigenden Helix, in Höhe des Zentrums der Fossa triangularis

Indikation: adjuvant bei Erkrankungen des Nierenparenchyms wie Schrumpfniere, Glomerulonephritiden, kompensierte Niereninsuffizienz, Pyelonephritis, Nephrolithiasis

Renin-Angiotensin-Punkt

Lage: in Höhe von blutdrucksenkender Punkt (59), auf der Innenseite der aufsteigenden Helix

Indikation: arterielle Hypertonie

Hinweis: Ggf. in Kombination mit blutdrucksenkender Punkt (59) und blutdrucksenkende Furche (105) auf der Ohrrückseite.

Gestagen-Punkt

Lage: etwas kranial vom Renin-Angiotensin-Punkt auf der Innenseite der aufsteigenden Helix

Indikationen: prämenstruelles Syndrom, Dysmenorrhoe, hormonbedingte Migräne

Omega (Ω) I

Lage: auf der kranialen Kante der aufsteigenden Helix, oberhalb der Incisura supratragica

Indikationen: vegetativ bedingte Störungen, allgemeine Stoffwechselstörungen, Verhaltensstörungen

Hinweis: Omega I gehört zu der Gruppe der psychotropen Punkte. Resonanzpunkt für Amalgambelastung, analog zum Körperakupunkturpunkt Ren12 (KG12).

Omega (Ω) II

Lage: auf der aufsteigenden Helix, auf der gedachten Fortsetzung des Crus anthelicis superius

Indikationen: psychosoziale Störungen wie Anpassungsschwierigkeiten, aggressive Verhaltensmuster, psychisches Fehlverhalten in stressigen Situationen sowohl personenbezogen als auch bei Immateriellem. Störungen in der Koordination der rechten und linken Gehirnhemisphäre

Hinweise: Omega II gehört zu der Gruppe der psychotropen Punkte, wirkt ausgleichend und harmonisierend. Resonanzpunkt für die Vitamin B1, B3, B6 und E. Bei Rechtshändern re. Ohr Silbernadel und li. Ohr Goldnadel empfohlen, bei Linkshändern umgekehrt.

R-Punkt (Bourdiol-Punkt)

Lage: auf dem nasalen Rand der aufsteigenden Helix in Höhe des Schnittpunktes mit dem Crus anthelicis inferius

Indikationen: mangelnde Kommunikation beider Gehirnhälften, posttraumatisches Syndrom, Depressionen, Unruhe, Anspannungen, psychosomatische Krankheitsbilder wie Colitis ulcerosa, Morbus Crohn, rezidivierende Gastritiden und Ulkus, Duodenitis, Neurodermitis, Psoriasis

Hinweise: Hilfspunkt bei Psychoanalyse. Nach meiner Erfahrung hilft der R-Punkt verdrängte Erinnerungen wieder herzustellen. Bei Denkblockaden oder Konzentrationsstörung: re. Ohr Silbernadel, li. Ohr Goldnadel (bei Rechtshändern). Bei überschießender Informationsflut, wie z. B. Tagträumen und Halluzinationen: bei Rechtshändern re. Ohr Goldnadel, li. Ohr Silbernadel empfohlen.

Zwerchfell (82)/0-Punkt n. Nogier (Anfangspunkt des Plexus solaris)

Lage: auf der Helixwurzel, in einer kleinen tastbaren Kerbe

Indikationen: Singultus, abdominale Spasmen, blutstillend, vegetative Dysbalance

Hinweis: Der 0-Punkt ist als energetischer Mittelpunkt des Ohres bei jedem Therapiebeginn zuerst zu harmonisieren (s. Abschn. 2.3.1 „Null-Punkt n. Nogier/Zwerchfell (82)").

Verzweigungspunkt (83)/Punkt der Beklommenheit, Angstpunkt II (Endpunkt der Plexus-solaris-Zone)

Lage: am Helixfuß, auf einem kleinen Knötchen, zwischen 0-Punkt und Magenzone, vor dem Übergang in den Conchabereich

Indikationen: Angstzustände wie Lampenfieber, Prüfungsangst, panische Angst, Herzklopfen, Schweißausbruch, Reizmagen, nervöse Magenbeschwerden

7.6 Concha inferior und Concha superior

Die Concha inferior repräsentiert nach dem Bild des auf dem Kopf stehenden Embryos die Mundhöhle und Speiseröhre, Teile der Atemwege, die Lunge und das Herz (▶ Abb. 41). Der Magen liegt mittig. Die Concha superior repräsentiert die übrigen Verdauungsorgane.

Die inneren Weichteilorgane sind als Zone repräsentiert, die je nach Zustand ein wenig verschoben sein kann. Die Art der Nadeln oder Therapiestifte werden nach der TCM-Energetik ausgewählt (s. „Sonderrolle der Concha" in Abschn. 5.1.1 „Energetik von Gold- und Silbernadeln").

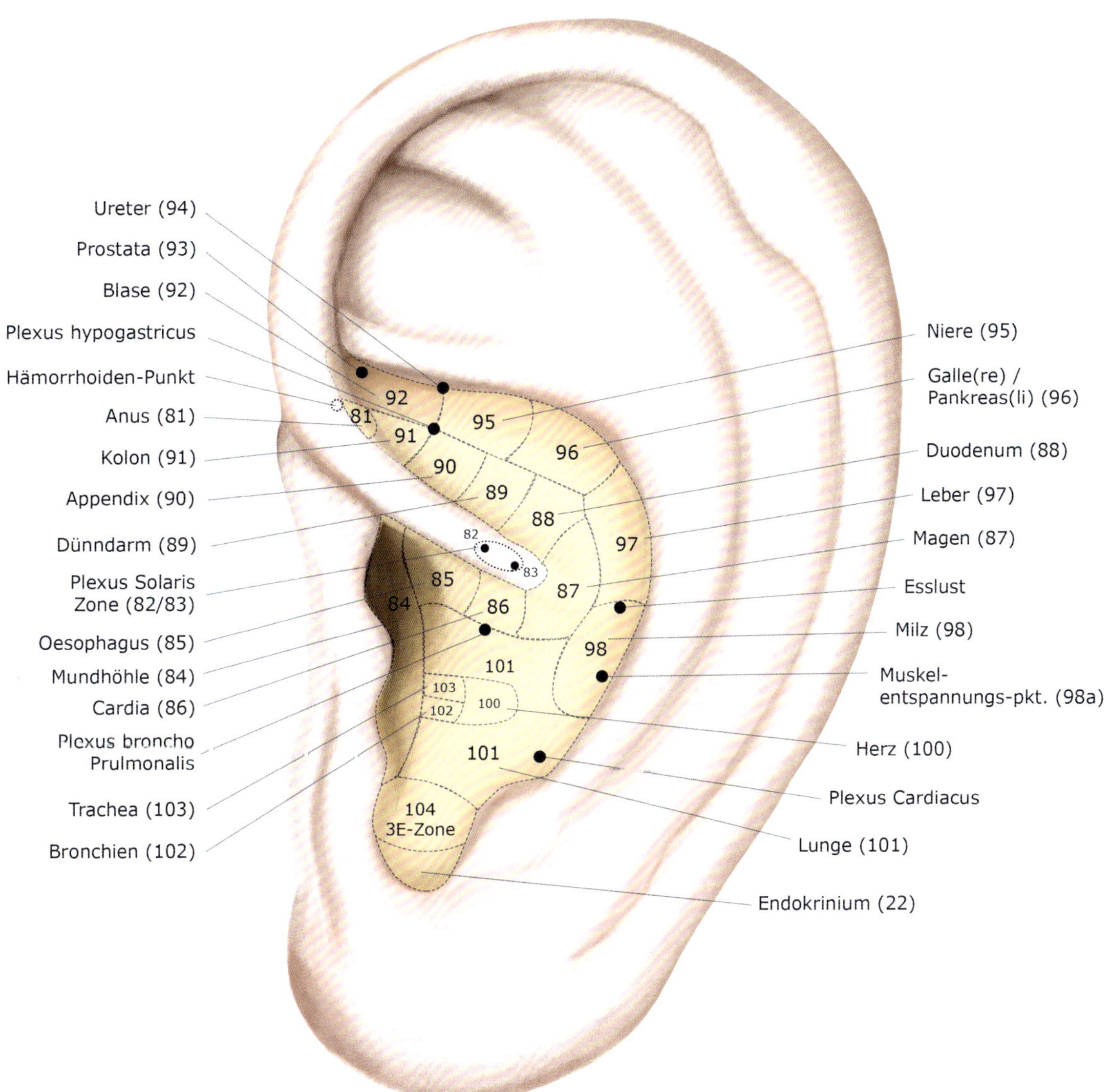

Abb. 41: Concha inferior und Concha superior

Mundhöhle (Schlundpunkt) (84)

Lage: am kaudalen Rand des Crus helicis, oberer Teil des Meatus acusticus

Indikationen: Entzündungen im Mund und Rachenraum wie Stomatitis aphthosa, Ess- und Nikotinsucht, Facialisparese

Ösophagus (Speiseröhre) (85)

Lage: ausgehend vom Areal Mundhöhle (84), entlang dem kaudalen Rand der Helix. Endet am Beginn des unteren Drittels des Crus helicis

Indikationen: Refluxösophagitis, Hiatushernie, Hyperemesis, Dysphagie

Cave: Länger bestehende Beschwerden in der Speiseröhre sollten fachärztlich abgeklärt werden.

Kardia (Mageneingang) (86)

Lage: anschließend an Ösophagus, am Unterrand der Helix, in Höhe des distalen Drittels des Crus helicis

Indikationen: gastroösophagealer Reflux, Völlegefühl, Hyperemesis, Kardiospasmus, Hiatushernie

Magen (87)

Lage: am Anschluss an den Plexus solaris, fächert sich in eine relativ breite Magenzone in die Concha superior und mit einem kleineren Teil in die Concha inferior bis an die Kardiazone. Die Größe der Magenzone kann sich je nach Nahrungsaufnahme ändern

Indikationen: rezidivierende Gastritis, Essstörungen, Übelkeit, Adipositas, Appetitlosigkeit, stressbedingte Magenbeschwerden

Hinweis: Magen (87) ist bei Statik Problemen der Basispunkt für die „Systemisch-Energetische Wirbelsäulenkorrektur" (SEWIG) zum ventralen und dorsalen Ausgleich des Rückens (s. Teil II „Die Therapiemethode SEWIG").

Duodenum (88)

Lage: anliegend an Magenzone, zum dorsalen Drittel der Helixwurzel auslaufend

Indikationen: Duodenitis, Ulcus duodeni, chronische Cholezystitis

Dünndarm (Jejunum, Ileum) (89)

Lage: nasokraniale Fortsetzung des Intestinaltraktes, neben der Zone Duodenum, kaudal angrenzend an das mittlere Drittel des Crus helicis auf der Concha superior

Indikationen: Bauchnabelkoliken, Gärungsdyspepsie, Dysbakterie, Leaky Gut Syndrom, Morbus Crohn, Diarrhoe; adjuvant bei Hautproblemen, Kopfschmerzen, Migräne, Neurodermitis, Hämochromatose, Hautproblemen

Appendix (90)

Lage: nasokraniale Fortsetzung des Intestinaltraktes, neben der Zone Dünndarm, auf der Concha superior

Indikation: Appendixreizung

Hinweis: In der Darmzone allgemein den maximal irritierten Punkt aufsuchen!

Cave: Starke Schmerzen in der Appendixregion fachärztlich abklären lassen.

Kolon/Dickdarm (91)

Lage: nasokraniale Fortsetzung der Appendixzone (90) bis zum Schnittpunkt der aufsteigenden Helixkrempe mit dem Crus anthelicis inferius

Indikationen: alle Kolitisarten, Obstipation, Diarrhoe, Meteorismus; adjuvant bei Colitis ulcerosa, Divertikulitiden, Hautproblemen

Blase (92)

Lage: gegenüber der Kolonzone in der Concha superior, kranial und unterhalb der aufsteigenden Helixkrempe, sich ausbreitend bis angrenzend an das Crus anthelicis inferius

Indikationen: Zystitis, Reizblase, Miktionsstörungen, Inkontinenz, Enuresis nocturna

Prostata (93)

Lage: etwas nasal vor der Blasenzone, in der Ecke zwischen der aufsteigenden Helix und dem Crus anthelicis inferius am Boden der Concha superior (s. auch Uterus/Prostata Punkt nach Nogier auf der Innenseite der aufsteigenden Helixkrempe)

Indikationen: Prostatitis, funktionelle Beschwerden der Prostata, Harninkontinenz, Miktionsstörungen; adjuvant bei Prostatahypertrophie

Ureter (Harnleiter) (94)

Lage: Anschluss an Zone Blase und Niere

Indikationen: Urethritis, Reizblase

Niere (95)

Lage: in der Concha superior, anschließend an die Blasenzone (92), im kranialen Randbereich

Indikationen: alle funktionellen Erkrankungen des Urogenitalsystems und der Nebenniere wie Nephrolithiasis, Pyelonephritis, Schrumpfniere, Dysmenorrhoe, Störungen des Wasserhaushaltes

Hinweis: Die Niere wird nach der Zang Fu-Theorie in der TCM energetisch mit Lebensenergie, Ohren, Knochen, Gelenken und Kopfhaaren in Verbindung gebracht. Daher wird die Nierenzone auch bei Erschöpfung, Schlafstörungen, Lumbago, Tinnitus, Knochenfrakturen und Haarausfall verwendet.

Cave: Nur Stahlnadel verwenden!

Plexus hypogastricus/urogenitalis (n. Nogier)

Lage: im nasalen Bereich der Concha superior, an der Grenze zwischen Blase (92) und Kolon (91)

Indikationen: Dickdarmkoliken, kolosigmoidale Divertikulitiden, Nierenkoliken, Harnleiterkoliken

Hinweis: Der Plexus hypogastricus entspricht nach Bourdiol dem Ganglion mesenterium inferior, das zusammen mit den parasympathischen und sympathischen Fasern den Colon descendens und die Organe des kleinen Beckens versorgt.

Gallenblase und Pankreas (96)

Lage: im kranialen Randbereich der Concha superior, anschließend an die Nierenzone und gegenüber den Zonen Duodenum und Dünndarm. Die Gallenblase ist dem rechten Ohr und der Pankreas dem linken Ohr zugeordnet. (nach Bourdiol (1980) ist jedoch der Pankreaskopf zum rechten Ohr zugeordnet)

Indikationen: Verdauungsstörungen, Pankreatitiden, Cholezystitiden, Cholelithiasis, Gallenkolik, Interkostalneuralgie

Leber (97)

Lage: anschließend an die Gallen- und Pakreaszonen und benachbart mit der Magenzone, im Übergansbereich von Concha superior und Concha inferior. Die Größe kann je nach Ausdehnung des Organs Leber variieren (nach chinesischen Angaben Behandlung am re. Ohr bevorzugt)

Indikationen: chronische Hepatitis, Meteorismus, Fettleber, Gelenkschmerzen, Alkohol- oder Medikamentensucht, Störungen der Entgiftung, chronische Müdigkeit; adjuvant bei hämatologischen Erkrankungen wie Gerinnungsstörungen, Anämie, Hämochromatose. Nach der TCM-Theorie ist die Leber energetisch den Augen zugeordnet, daher bei allen Augenerkrankungen indiziert

Esslustpunkt

Lage: auf der Zone der Milz, in Höhe etwa zwischen Th 1 und Th 2

Indikationen: adjuvant bei übermäßigem Süßigkeitsverlangen, Esssucht und Übergewicht

Milz (98)

Lage: am dorsalen Rand der Concha inferior schräg unterhalb der Magenzone, eine etwas länglich gezogene Zone (nach chinesischen Angaben Behandlung am li. Ohr bevorzugt)

Indikationen: Verdauungsstörungen, breiige Stühle, Dyspepsie, Hauterkrankungen, Abwehrschwäche, hämatologische Erkrankungen, Harninkontinenz, Bindegewebsschwäche; adjuvant bei endokrinen Erkrankungen

Cave: Nur Stahlnadel verwenden!

Muskelentspannungspunkt (98a)

Lage: am dorsalen Rand der Zone Milz, kurz vor dem Übergang zur Wand der Anthelix

Indikationen: bei allen Rückenbeschwerden, die durch Wirbelfehlstellungen, Gelenkblockaden oder Muskelverspannungen verursacht sind. (s. Teil II, Kap. 3 „Systemische Beckenschwingungstherapie (SBT)")

Herz (vegetativer Herzpunkt) (100)

Lage: im Zentrum der Concha inferior an der tiefsten Stelle

Indikationen: psychische Labilität, Schlafstörungen, depressive Verstimmungen, Freudlosigkeit, mangelnde Begeisterungsfähigkeit, Angstzustände, vegetativ bedingte Rhythmusstörungen des Herzens wie paroxysmale Tachykardie, paroxysmale Palpitation.

Hinweis: Betrifft nicht das Organ Herz sondern eher den Herz-Funktionskreis nach der TCM-Energetik: „Sitz des Geistes".

Cave: Vasovagale Kollapsgefahr! Bei Angina pectoris oder Herzinfarkt nicht nadeln! Nur Stahlnadel verwenden.

Plexus cardiacus (n. Nogier)/Wunderpunkt

Lage: in der Concha inferior, etwa in Höhe von C3 am Übergang zur Wand der Anthelix

Indikationen: Indikationen wie bei Herz (100), Schreckhaftigkeit, hypersensibles vegetatives Nervensystem, angstinduzierter Kreislaufkollaps

Lunge (101)

Lage: um die Zone des Herzens herum platziert. Der Hauptteil liegt dorsal der Herzzone

Indikationen: chronische obstruktive Lungenerkrankungen, Asthma bronchiale, Lungenemphysem, Nikotinsucht; adjuvant bei Haut- und Schleimhauterkrankungen

Plexus bronchopulmonalis (n. Nogier)

Lage: im kranialen Bereich der Concha inferior, zwischen kranialem Bereich von Lunge (101) und Cardia (86)

Indikationen: adjuvant bei Spastikus asthmatikus, Asthma bronchiale, Hyperventilationszustände

Dreifach-Erwärmer (104)

Lage: in der Concha inferior kaudal des Meatus acusticus, zwischen kaudalem Tragusanteil und Antitragus

Indikationen: Lymphflussstörungen, Ödemneigungen, chronische Obstipation, endokrine Erkrankungen

Hinweis: Reguliert nach den TCM-Theorie die Wasserwege.

7.7 Nervale Steuerungspunkte der endokrinen Drüsen und der paravertebralen sympathischen Ganglienkette

7.7.1 Die nervalen Steuerungspunkte der endokrinen Drüsen

Die nervalen Steuerungspunkte der endokrinen Drüsen bilden nach Nogier die hormonspezifischen Linien innerhalb der Anthelix (▶ Abb. 42). Die Punkte liegen etwa im unteren Drittel zwischen Basis und Kante der Anthelix, dicht unterhalb der Bandscheibenzone der in der Richtung Concha abfallenden Anthelixwand (s. Abschn. 2.4 „Querschnitt der Ohrmuschel"). In dieser Zone sind nur Edelstahlnadeln zu verwenden.

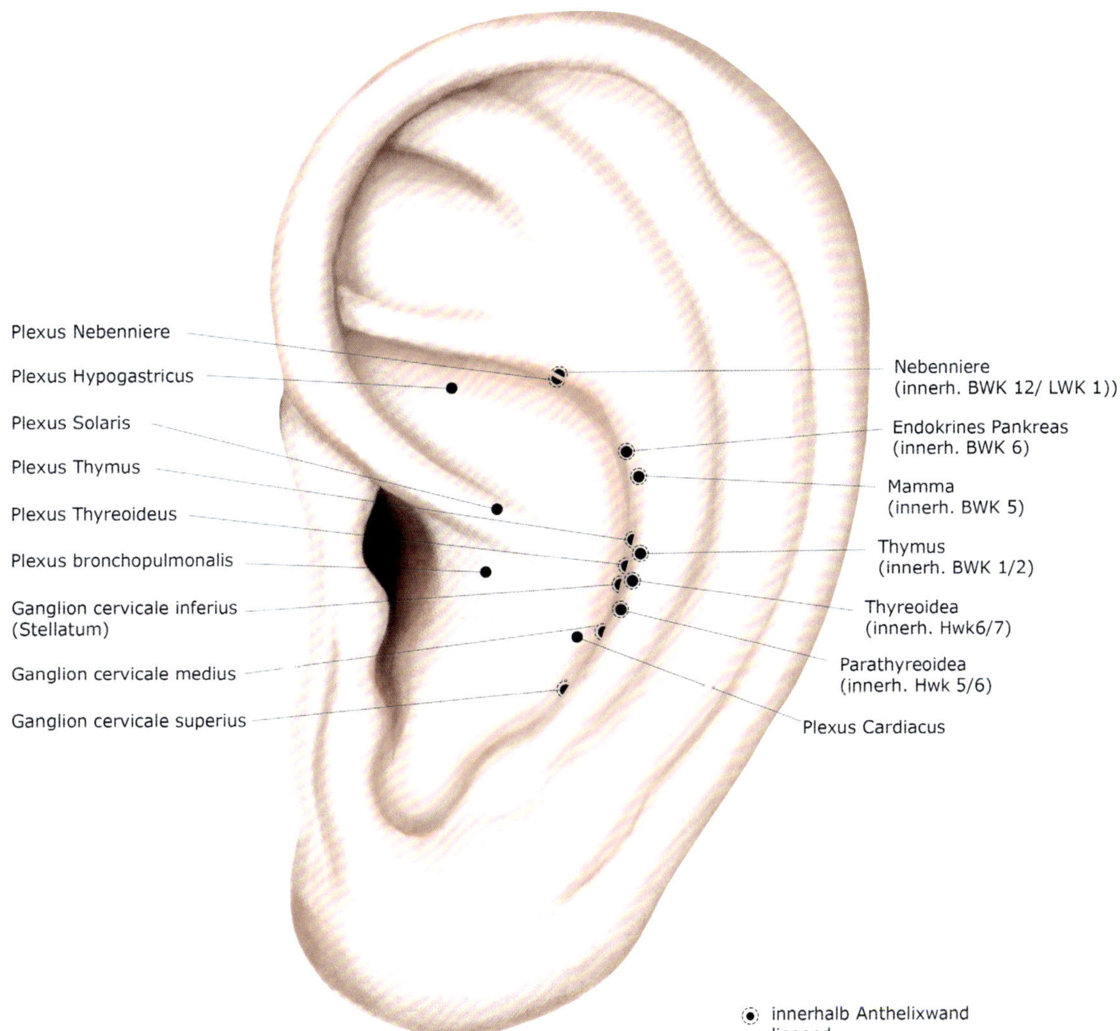

***Abb. 42**: Nervale Steuerungspunkte der endokrinen Drüsen und der paravertebralen sympathischen Ganglienkette*

Nebennierenrinde (NNR)

Lage: am Übergang von der BWS zur LWS, in Höhe von BWK 12/LWK 1, kurz vor der Reliefveränderung der Anthelix, in der Anthelixwand liegend

Indikationen: chronische Erschöpfungszustände, chronische Müdigkeit, immunologische Erkrankungen, allergische Diathese (s. a. ACTH/Nebenniere (13)/Antihypertoniepunkt (19))

Endokrines Pankreas

Lage: in Höhe von BWK 6, in der Anthelixwand liegend

Indikationen: Diabetes mellitus II, paroxysmale Hypoglykämie

Mamma

Lage: dicht neben dem endokrinen Pankreas, in Höhe von BWK 5

Indikationen: Mastitis, Mastopathie, Laktationsstörungen, prämenstruelle Mastodynie

Thymus

Lage: in Höhe von ca. BWK 1/2

Indikationen: Infektanfälligkeit, Strahlenbelastung, allergische Diathese

Thyreoidea

Lage: in Höhe von ca. HWK 7/BWK 1

Indikation: Dysfunktionen der Schilddrüse. Ggf. kombinieren mit Endokrinum (22) und TSH-Punkt

Parathyreoidea

Lage: in Höhe von ca. HWK 5/6

Indikationen: Kalziumstoffwechselstörung; adjuvant bei sekundärem Hyperparathyreoidismus

7.7.2 Sympathische paravertebrale Ganglienkette

Die Punkte der sympathischen paravertebralen Ganglienkette (sympathischer Grenzstrang, ▶ Abb. 42) verlaufen dicht neben und parallel zur hormonspezifischen Linie in der Anthelix, kurz vor dem Übergang in die Ebene der Concha.

Ganglion cervicale superius

Lage: kurz vor dem Übergang in die Ebene der Concha in Höhe vom Atlas (HWK 1) und Axis (HWK 2)

Indikationen: Tränenfluss, Durchblutungsstörungen, Speicheldrüsensekretion und Schweißsekretion des Gesichts

Hinweis: Wirkt auf den Halssympathikus.

Ganglion cervicale medius (Point de merveille)

Lage: kurz vor dem Übergang in die Ebene der Concha und kranial vom Ganglion cervicale superius, etwa in Höhe von HWK 5/6

Indikationen: schwankender Blutdruck, Durchblutungsstörungen des Gesichts

Ganglion cervicale inferius (Ganglion stellatum, Ggl. cervicothoracicum)

Lage: kurz vor dem Übergang in die Ebene der Concha, in Höhe von HWK 7/BWK 1

Indikationen: Zervikookzipitalneuralgie, Zervikobrachialgie, halbseitige Zephalgie, Migräne, Hyperemesis gravidarium, CRPS (Komplexes-Regionales-Schmerz-Syndrom, ältere Bezeichnung für Morbus Sudeck)

Hinweis: Wirkt auf den thorakalen Bereich des Sympathikus.

Plexus thyroidea

Lage: in der sympathischen Grenzstrangzone in Höhe von BWK 2

Indikation: Dysfunktion der Schilddrüse

Plexus thymus

Lage: in der sympathischen Grenzstrangzone in Höhe von BWK 2/3

Indikation: Infektanfälligkeit, Immunschwäche, Allergie

Hinweis: Stärkt die vom Sympathikus gesteuerte arterielle Versorgung des Thymus.

Plexus der Nebenniere

Lage: in der sympathischen Grenzstrangzone in Höhe von BWK 12

Indikation: Durchblutungsstörungen und neuralgische Beschwerden in der Zone des paravertebralen sympathischen Grenzstrangs im Bereich des BWK 1 bis LWK 2/3

7.8 Ohrmuschelrückseite

Die Reflexpunkte auf der Vorderseite des Ohrs sind auch genau gegenüber, auf der Rückseite des Ohrs, repräsentiert. Jedoch sind aufgrund der anatomischen Gegebenheiten dort weniger Punkte vorhanden (▶ Abb. 43).

Auf den Rand der Helixkrempe auf der Ohrrückseite sind die motorischen Fasern der Medulla spinalis projiziert. Auf der Vorderseite der Helixkrempe liegen eher die sensiblen Fasern. Dies lässt sich bei der Behandlung des Bewegungsapparates effektiv nutzen. Durch die Reizausübung auf der Vorderseite und auf der Rückseite des Ohres werden motorische und sensible Aspekte der Rückenmarksnerven gleichzeitig angesprochen. Dies verstärkt die therapeutische Wirkung. So konnte ich häufig bei Patienten mit einer hartnäckigen Cervikobrachialgie durch beidseitige Akupressur mit den Fingern eine sofortige und nachhaltige Schmerzfreiheit erreichen. Die sogenannte Zangengriffakupressur wird mit dem Zeigefinger (ggf. auch mit Mittelfinger) und dem Daumen durchgeführt.

Nachdem auf der Rückseite des Ohres eher Bereiche der Helix, Anthelix und Scapha gut zugänglich sind, beschränkt sich dieser Abschnitt hauptsächlich auf die in diesen Arealen repräsentierte Wirbelsäulensegmente und die dazugehörigen Gelenke.

Projektionszone der motorischen Bahnen in der Medulla spinalis

Lage: beginnend etwa auf der Rückseite des Tuberculum darwinii, entlang dem Rand der Helixkrempe, kaudal bis zum C1-Bereich

Indikation: segmental bezogene Schmerzsyndrome wie Neuralgien

Blutdrucksenkende Furche (105)

Lage: am Beginn des Sulcus cruris superius, längsliegende Furche

Indikation: arterielle Hypertonie

Hinweis: Bei venösen Stauungen in der Furche wird ein Mikroaderlass empfohlen.

Unterer Rücken (LWS-Zone) (106)

Lage: am kranialen Rand der Eminentia conchae superior

Indikationen: Schmerzen im unteren Rückenbereich, Lumbalgie

Oberer Rücken (HWS-Zone) (107)

Lage: auf dem unteren bis mittleren Anteil der Eminentia conchae inferior

Indikationen: HWS-Syndrom, Cervikobrachialgie

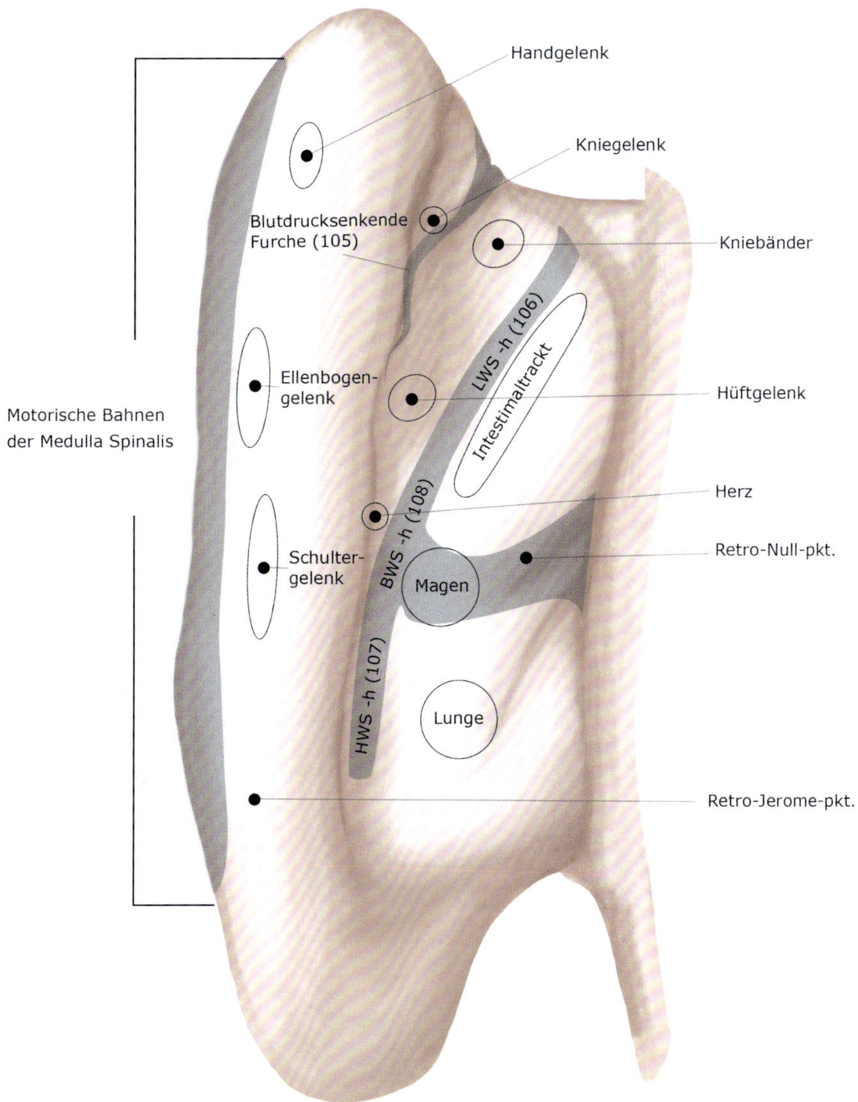

***Abb. 43**: Ohrrückseite*

Mittlerer Rücken (BWS-Zone) (108)

Lage: auf dem oberen Anteil der Eminentia conchae inferior

Indikationen: BWS-Syndrom, Schulterschmerzen

8. Indikationen besonderer Punkte

8.1. Analgesiepunkte

Eine große Domäne der Ohrakupunktur ist die Schmerztherapie. Es gibt mehrere analgetische Ohrpunkte (▶ Abb. 44), die jeweils einen speziellen Wirkungsbereich haben. Die Lage der Punkte wurde oben beschrieben.

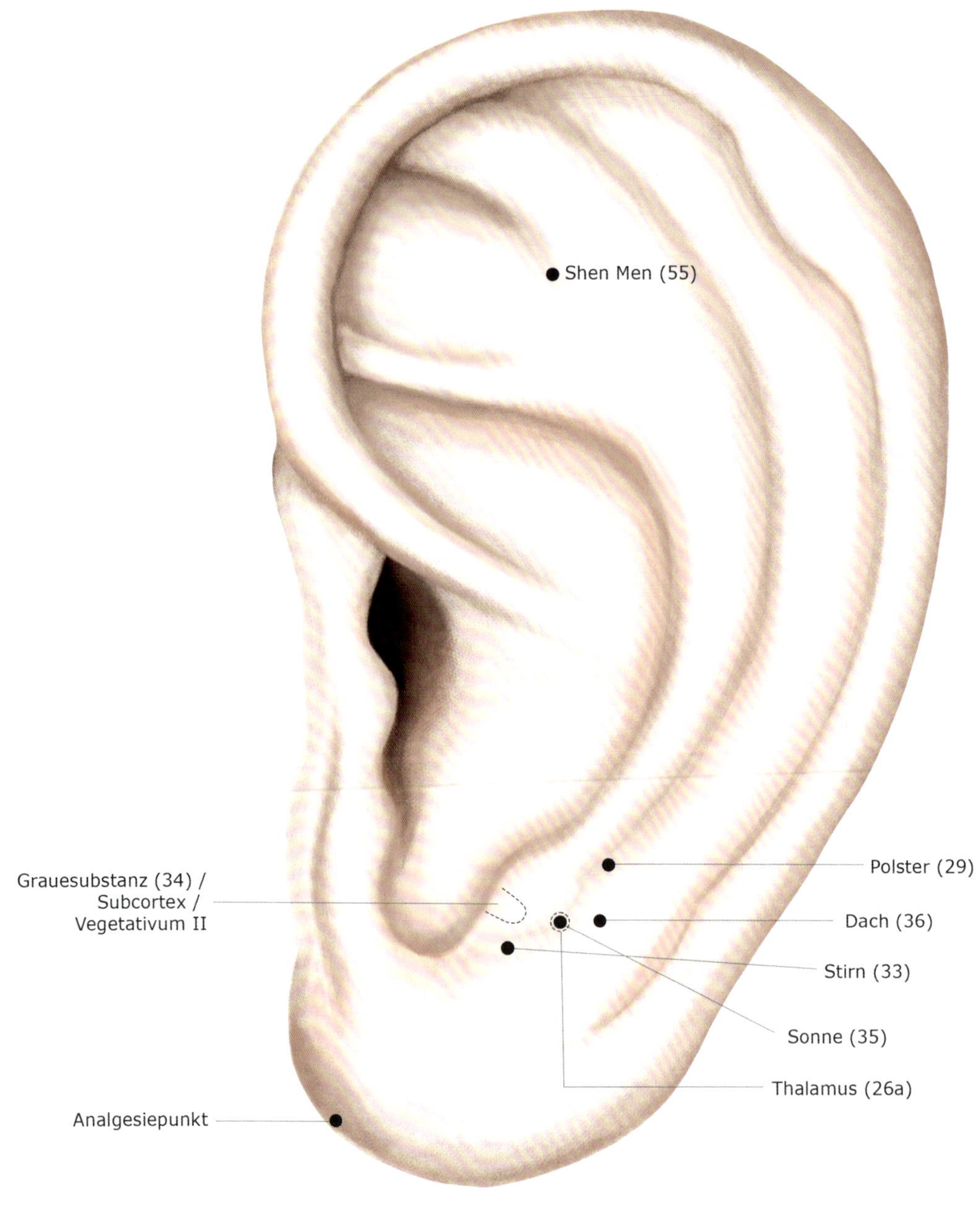

***Abb. 44**: Analgesiepunkte*

Shen Men (Tor der Götter) (55)

In der chinesischen Ohrakupunktur wird Shen Men nicht nur bei entzündungsbedingten Schmerzen (antiphlogistische Wirkung), Unfallfolgen und psychosomatischen Erkrankungen, sondern aufgrund seiner beruhigenden Wirkung auch bei Neuralgien, Migräne, Schlafstörungen und Suchttherapie eingesetzt.

Sonne (Tai Yang) (35)

Sonne (35) ist einer der wichtigsten Kopfschmerzpunkte in der Aurikulomedizin. Alle Kopfschmerzarten, aber auch Migräne, Schwindel, Tinnitus und Schwerhörigkeit und andere Erkrankungen, die durch Kopfdurchblutungsstörung verursacht sind, lassen sich mit Sonne (35) behandeln. Der Punkt ist besonders wirkungsvoll bei gemeinsamer Behandlung mit Stirn (33) und Polster (29). Diese Polster-Sonne-Stirn-Kombination wird die „Sensorielle Linie" genannt.

Tipp: Behandlung bei akutem Migräneanfall: MOAP auf Sonne (35) als Initialbehandlung, danach Ohrakupunktur bei Polster (29) und Thalamus (26a), anschließend Dauernadel auf Sonne (35) für die Nachhaltigkeit der Behandlung.

Stirn (33)

Wirkungsvoll bei Stirnkopfschmerzen, Sinusitiden, Erkältungskopfschmerzen, Kopfschmerzen mit Schwindel nach Commotio cerebri und Schlafstörungen. Nasaler Endpunkt der bewährten Kombination von Punkten in der Sensoriellen Linie.

Polster (29)

Als Punkt der sensoriellen Linie wirkt Polster (29) sowohl schmerzstillend als auch psychisch beruhigend und vorbeugend bei Kollapsneigung. Der Punkt wird speziell bei neuralgischen Schmerzen im Gesichts- und Kopfbereich behandelt.

Merksatz: Polsterkissen unter dem Nacken beruhigt und tröstet.

Thalamus (26a)

Der Thalamus (Tor zum Bewusstsein) ist die zentrale Eingangspforte für die Weiterverarbeitung der Signale unserer Sinnesorgane (außer der Geruchssignale) im Gehirn. Im Thalamus entscheidet sich, welche Signale in unserer Bewusstsein gelangen. Insbesondere filtert er alle Schmerzsignale der afferenten Nervenbahnen. Der Ohrpunkt Thalamus (26a) ist besonders bei chronisch starken Schmerzzuständen indiziert, z. B. bei Schmerzzuständen durch maligne Tumore, Phantomschmerzen, Trigeminusneuralgien und akuten Migräneanfällen.

Graue Substanz/Subcortex/Vegetativum II (34)

Graue Substanz ist besonders wirksam bei chronischen Schmerzuständen wie chronischen Polyarthritiden und chronischen Neuralgien. Eine Kombination mit Thalamus (26a) ist zu empfehlen.

Dach (36)

Dieser Punkt ist wirksam bei parietalen Scheitelkopfschmerzen.

Analgesie Punkt

Dieser Punkt ist aus der Nogier-Schule und wirkt ähnlich wie Thalamus (26a). Ggf. in Kombination besonders wirkungsvoll.

8.2 Vegetativpunkte und psychotrope Punkte

Vegetativpunkte

Die Vegetativpunkte (▶ Abb. 45) sind bei allen vegetativen, dystonen Störungen indiziert, die sich keinem spezifischen Krankheitsbild zuordnen lassen. Vegetativum I (51), Vegetativum II (34) und Herz (100) wirken in ihren speziellen Anwendungsbereichen besonders ausgleichend.

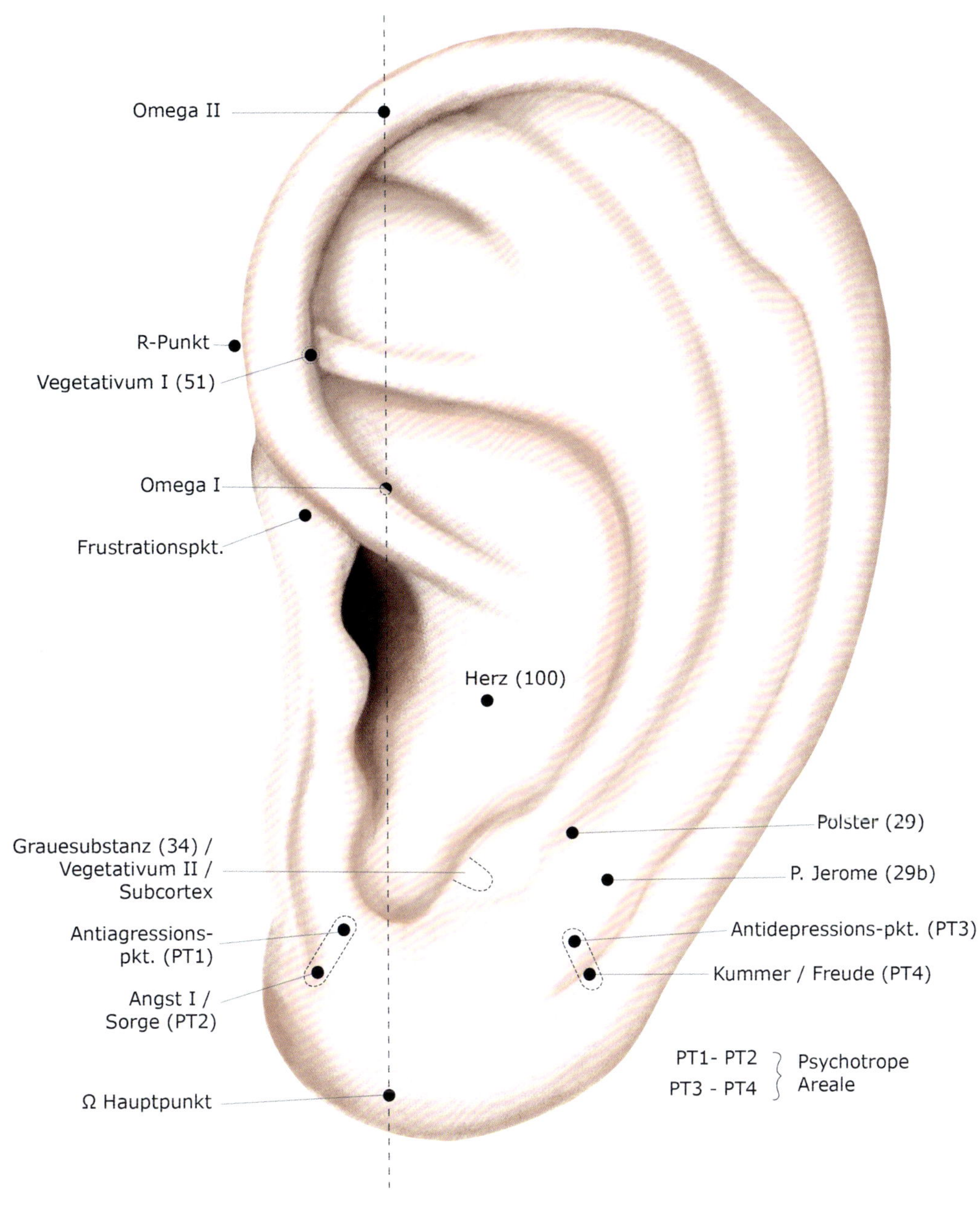

***Abb. 45**: Vegetativpunkte und psychotrope Punkte*

Vegetativum I (51)

Vegetativum I (51) ist bei vegetativ bedingten Beschwerden des Intestinaltraktes, des Herz-Kreislaufsystems sowie bei pulmonalen Funktionsstörungen indiziert, z. B. bei Magenschmerzen durch emotionale Anspannungen, Blutdruckschwankungen und Herzrhythmusstörungen, bei Dysmenorrhoe und Fertilitätsstörungen.

Graue Substanz/Subcortex/Vegetativum II (34)

Graue Substanz wirkt ähnlich wie Vegetativum I (51), ist jedoch bei akuten und vor allem bei chronischen Schmerzzuständen, die mit nervlicher Anstrengung einhergehen, indiziert. Graue Substanz (34) und Vegetativum I (51) werden häufig bei Suchttherapie eingesetzt.

Herz (100)

Der Ohrpunkt Herz (100) repräsentiert nicht das Organ Herz, sondern mehr die vegetativ sensible Organfunktion des Herzens. Nach der TCM-Theorie ist das Herz Residenz vom Shen. Daher ist der Punkt bei vielen durch allgemeine vegetative Dystonie verursachten Krankheitsbildern, Schlafstörungen durch innere Unruhe, Erregungszuständen und paroxysmaler Tachykardie indiziert.

Tipp: Eine Kombination mit Polster (29) und Point-Jerome (29b) ist bei vegetativer Dystonie sehr effektiv.

Psychotrope Punkte

Die vier auf dem Lobulus gegenüberliegenden Punkte Antiaggressionspunkt (PT1), Angst I/Sorge-Punkt (PT2), Antidepressionspunkt (PT3) und Kummer/Freude-Punkt sind die psychotropen Punkte (▶ Abb. 45).

Antiaggressionspunkt (PT1)

Dieser Punkt hat einen allgemeinen Einfluss bei allen psychovegetativ bedingten Störungen. Daher wird er auch zu den psychotropen Punkten gezählt. Er ist bei allen Anspannungen, funktionellen Herzbeschwerden, Abstinenzproblemen und psychosozialen Diskrepanzen einsetzbar.

Angst I/Sorge (PT2)

Der Punkt liegt auf dem Lobulus in der Projektionszone des limbischen Kortex. Bei Rechtshändern ist für eher motivierte Angstzustände eine Behandlung im rechten Ohr, bei eher unbestimmten Angstzuständen oder diffusen Sorgen eine Behandlung im linken Ohr angezeigt. Bei Linkshändern ist es umgekehrt.

Antidepressionspunkt (PT3)

Er ist hilfreich bei depressiven Verstimmungszuständen durch belastende Lebensumstände, Schicksalsschläge und adjuvant bei endogener Depression.

Cave: Eine bestehenden Gabe von Antidepressiva ist nicht ohne Rücksprache mit dem behandelnden Facharzt abzusetzen.

Kummer/Freude (PT4)

Wirkt ähnlich wie Point-Jerome. Bei Rechtshändern ist das rechte Ohr für Freude und das linke Ohr bei Kummer angezeigt.

R-Punkt (Bourdiol-Punkt)

Psychoanalytischer Punkt. Stellt mangelnde Kommunikation beider Gehirnhälften wieder her.

8.3 Konstitutionspunkte

Die drei Konstitutionspunkte bilden die Omega-Achse (▶ Abb. 46).

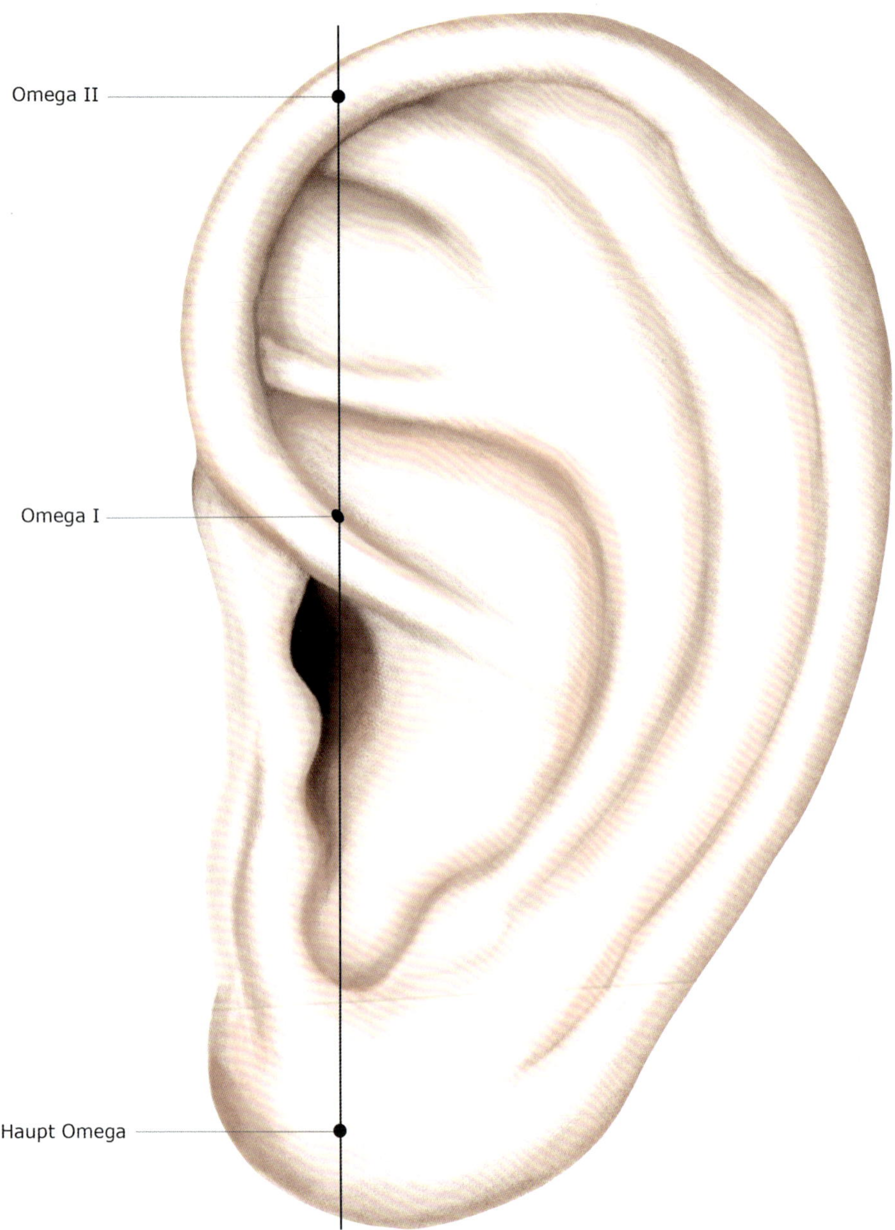

***Abb. 46**: Omega-Achse*

Omega (Ω) Hauptpunkt (RNS-Punkt)

Wirkung bei psychischen Erkrankungen wie übersteigerten Neid- und Eifersuchtsgefühlen und sekundärer Aggressivität. Unterstützt den Umgang mit chronischen Leiden und sehr starken Schmerzen.

Omega (Ω) I

Wirkung bei vegetativ bedingten Störungen wie reizbare Schwäche und bei Verhaltensstörungen. Geeignet für häufig gestresste, überforderte, gereizte und abgehetzte Patienten mit Neigungen zur Depression. Resonanzpunkt bei Behandlung einer Amalgambelastung.

Omega (Ω) II

Wirkung auf Störungen im psychosozialem Bereich wie Anpassungsschwierigkeiten, Stress durch Umfeldfaktoren wie z. B. immer wiederkehrende berufliche Misserfolge oder unglückliche partnerschaftliche Beziehungen. Reguliert die Kommunikation der rechten und linken Gehirnhemisphäre (bei Rechtshändern: rechtes Ohr Silber/linkes Ohr Gold).

9. Vorgehensweise und Behandlungsstrategie der Ohrakupunktur

9.1 Aufklärung des Patienten

Der Behandler informiert die Patienten über die Vorgehensweise und eventuelle Reaktionen nach der Behandlung. Dazu gehört der Hinweis, sich nach der Behandlung mindestens einen halben Tag lang nicht körperlich anzustrengen und keine Sauna zu besuchen, sondern eher zu ruhen. Oft berichten Patienten bei einem Folgetermin allerlei Beobachtungen, z. B., dass sie angenehm müde gewesen wären oder selten so tief und fest geschlafen hätten. Dies ist eine Folge der biochemischen und energetischen Zellprozesse, die durch die Behandlung angestoßen wurden. Die Reaktionen können unterschiedlich ausfallen. Bei akuten Erkrankungen bessern sich die Beschwerden meistens schlagartig ohne eine „Erstverschlimmerung". Bei subchronischen Erkrankungen können sich in den ersten 1–2 Tagen Reaktionen wie Müdigkeit oder kurzzeitige Verschlimmerung der Symptome zeigen, danach bessert es sich meistens. Bei chronischen Erkrankungen tritt häufiger eine „Erstverschlimmerung" auf.

Zur Aufklärung zählt auch der Hinweis, dass die Patienten ca. 12 Stunden vor dem Behandlungstermin keine Schlafmittel, Aufputschmittel oder Alkohol zu sich nehmen sollen.

9.2 Lagerung des Patienten

Die Art der Lagerung des Patienten richtet sich nach den zu behandelnden Regionen. Grundsätzlich kann man ihn sowohl sitzend als auch liegend therapieren. Bei vegetativ labilen Patienten sollte besser im Liegen behandelt werden, um einen orthostatischen Kollaps zu vermeiden. Es ist empfehlenswert, den Patienten nach der Behandlung 15–20 Minuten liegend ausruhen zu lassen.

9.3 Strategien zum Auffinden der zu behandelnden Punkte

Patienten werden vor dem Behandlungsbeginn aufgefordert, sämtlichen metallhaltigen Schmuck und Gegenstände mit Batterie, insbesondere das Smartphone vom Körper zu entfernen und auszuschalten.

Zuerst wird das zu behandelnde Ohr desinfiziert. Dies hilft auch für sichere Testergebnisse. Haarspray- oder Cremereste auf dem Ohr können den Test stören. Vor dem Behandlungsbeginn sollte ggf. eine Erdungsohrklammer gesetzt werden, damit sich mögliche elektrische Spannungen entladen können, die zu einer Non response oder zu einem falschpositiven Testergebnis führen könnten.

Nach der Desinfektion der Ohrmuschel wird zuerst der Null-Punkt kontrolliert. Sollte er irritiert sein, muss man zunächst die Störung beheben (s. Abschn. 2.3.1 „Null-Punkt n. Nogier/Zwerchfell (82)" und Kap. 6 „Ursachen von Therapieblockaden und deren Beseitigung"). Erst wenn der Null-Punkt keine Irritation zeigt, kann mit der eigentlichen Behandlung begonnen werden.

Aufgrund der vorangegangenen ausführlichen Anamnese und Untersuchung entscheidet der Behandler mit welcher Priorität er vorgehen möchte. Es gibt primär vier verschiedenen Krankheitskategorien bei der Auswahl der Ohrpunkte:

- **Erkrankungen der inneren Organe**
  Zunächst wird die betroffene Organzone nach irritierten Ohrpunkten überprüft, danach die in den Funktionskreisen gekoppelten Organe, z. B. bei Magenbeschwerden der Milz-Pankreaspunkt und bei Asthma nicht nur die Lunge sondern auch die Dickdarm Zone. Bei nervösen Magenbeschwerden sollte man auch Vegetativum I (51) und Verzweigungspunkt/Angst II (83) testen. Außerdem können die Punkte und Zonen der nach der Zang Fu-Theorie zugeordneten Organe (▶ Tab. 4) wichtig sein, wie z. B. bei Knochenerkrankungen die Zone der Nieren, bei Augenproblemen die der Leber, bei Hautproblemen die der Lunge, des Dickdarms oder bei weiblichen Patienten die der Ovarien oder Uterus.

- **Chronische Erkrankungen**
  Bei chronischen Erkrankungen sollten außer der betroffenen Organzone auch vegetative Punkte wie Vegetativum I (51) und Graue Substanz/Vegetativum II (34) getestet werden. Bei Allergie und bei Entzündungen des betroffenen Organs werden immunmodulierende Punkte wie ACTH / Nebenniere (13) sowie antiphlogistische und ausgleichende wie Shen Men (55) oder Thalamus (26a) zusätzlich aufgesucht. Kopfschmerzen können durch eine Fehlstellung eines Wirbels oder durch eine Gelenkblockierung verursacht sein. In einem solchen Fall sollte die nach der Ohrgeometrie von *Nogier* irritierte Segmentzone (s. Abschn. 2.2 „Die Ohrsegmente und Wirbelsäulenprojektion") aufgesucht werden. Am besten werden auf der Helix und in der Scapha diejenigen Punkte untersucht, die auf einer vom Null-Punkt in Richtung der Beschwerdezone bis zur Vegetativen Rinne n. *Lange* (Zone der sympathischen Ursprungskerne) gedachten Linie (energetische Behandlungslinie) liegen (s. Abschn. 2.3 „Der Nullpunkt und die energetischen Behandlungslinien").

- **Erkrankungen des Bewegungsapparates**
  Hier ist es am besten vom Anfang an segmental vorzugehen. Zuerst wird das verursachende Wirbelsäulensegment behandelt (s. Teil II, Kap. 2 „Mikro-Ohrakupressur"). Bei entzündlichen Gelenkerkrankungen sollten Niere (95), Leber (95), ACTH / Nebenniere (13) sowie antiphlogistische und ausgleichende Punkte wie Shen Men (55) berücksichtigt werden. In einem chronischen Fall ist auch Graue Substanz (34) zu testen. Handelt es sich um Beschwerden im Kopf- und Nackenbereich, sollten weitere Punkte wie Polster (29), Stirn (33), Sonne (35) und Thalamus (26a) überprüft werden. Auf die methodische Vorgehensweise bei Erkrankungen des Bewegungsapparates wird in Teil II „Die Therapiemethode SEWIG" näher eingegangen.

- **Psycho-vegetative Beschwerden und Süchte**
  In diesen Fällen ist es besonders wichtig, etwaige Hintergründe bei Krankheitsbeginn in der psychosozialen Anamnese zu erfragen. Daraus kann der Behandler evtl. erkennen, ob die Beschwerden auch organisch bedingt sein können oder ob psychotrope und vegetative Punkte ausreichend sind. Oft werden Omega-Punkte, Herz (100), Vegetativum I (51) und II (34), Antiaggressionspunkt, Antidepressionspunkt, Freude/Kummer Punkt und R-Punkt positiv getestet.

Handle, ohne zu tun;
arbeite ohne Anstrengung.

Betrachte das Kleine als groß
und das Wenige als Vieles.

Stelle dich dem Schwierigen,
solange es noch einfach ist;
vollende die große Aufgabe
durch eine Vielzahl kleiner Taten.

(Laozi „Dao de Jing")

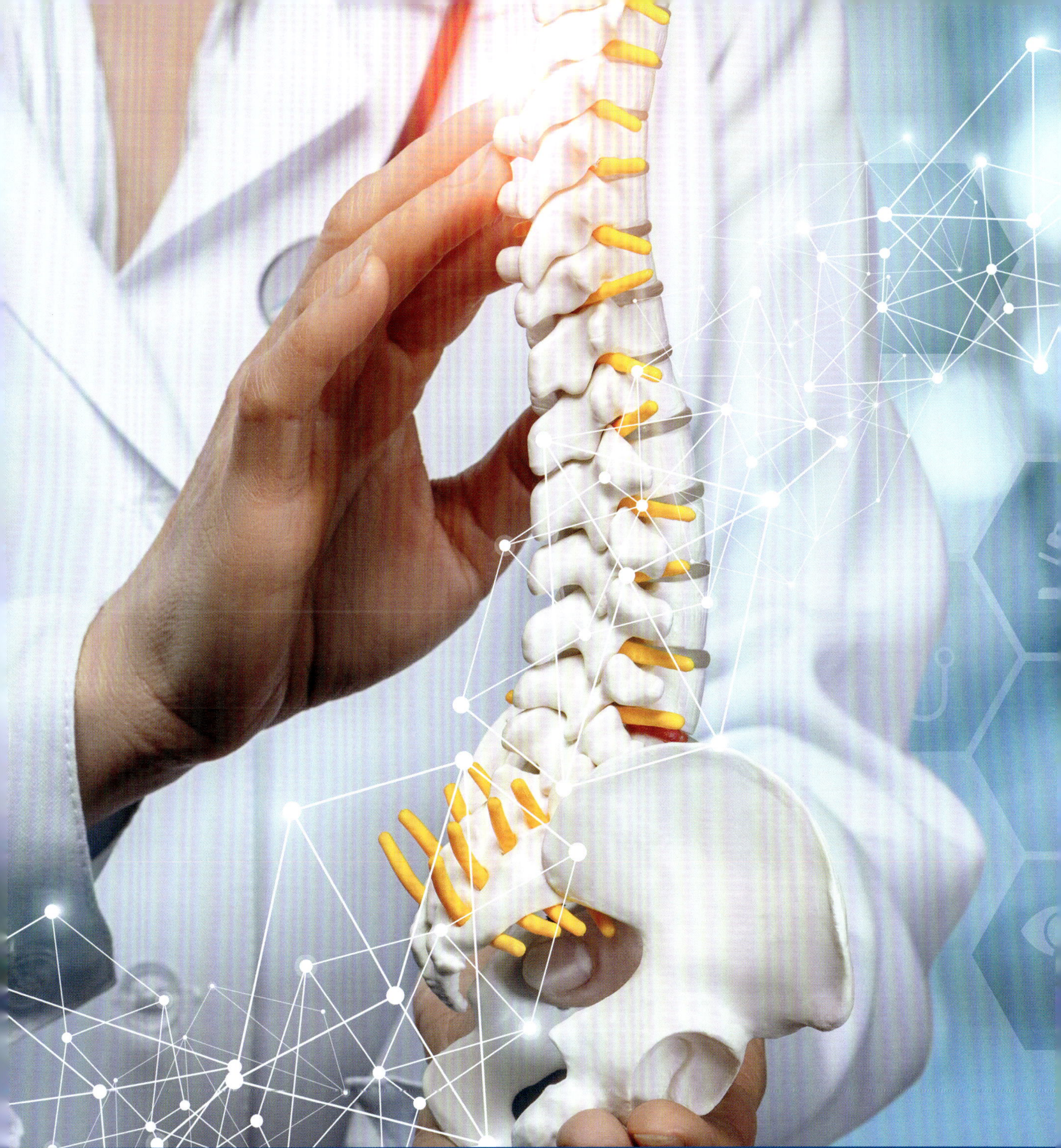

II. Die Therapiemethode SEWIG

1. Einleitung

Die Systemisch-Energetische Wirbelsäulen- und Gelenktherapie (SEWIG) ist hauptsächlich eine Schmerztherapie für Erkrankungen des Bewegungsapparates. Sie besteht aus mehreren therapeutischen Elementen: Mikro-Ohrakupressur (MOAP), Systemische Beckenschwingungstherapie (SBT), Meridianstrichen, Tuina und ggf. Körperakupunktur. Das Besondere von SEWIG ist die synergetische Kombination von TCM-Diagnostik und der auf der RAC-Pulstestung basierenden Mikro-Ohrakupressur mit nachfolgender Meridiantherapie. Damit wirkt SEWIG nicht nur symptomatisch gegen Schmerzen sondern systemisch und nachhaltig für den gesamten betroffenen Bewegungsapparat.

Schmerzhafte Erkrankungen des Bewegungsapparates zählen zu den häufigsten Krankheitsbildern in Deutschland. Nach einer Studie der Bertelsmann-Stiftung werden Ärzte in Deutschland über 38 Millionen Mal pro Jahr wegen Rückenschmerzen konsultiert. Dazu kommen noch Konsultationen bezüglich Ischialgien, Knie-, Schulter-, Nacken- und Kopfschmerzen sowie Tennisarmsyndrom und Trigeminusneuralgie. Für die Diagnosen werden jährlich entsprechend viele bildgebende Untersuchungen wie konventionelles Röntgen, Computertomographie (CT) und Magnetresonanztomographie (MRT) durchgeführt. Nach Angabe des Bundesamtes für Strahlenschutz lag allein die Anzahl der konventionellen Röntgen- und CT-Untersuchungen des Skeletts im Jahre 2016 bei mehr als 36 Millionen.

Seit Beginn meiner Praxistätigkeit im Jahre 1985 habe ich zahlreiche Patienten mit Rückenschmerzen behandelt. Die meisten von ihnen hatten bereits einen oder mehrere Behandler aufgesucht und brachten Befunde bildgebender Verfahren mit. Die Diagnosen lauteten häufig: Bandscheibenvorfälle, Spondylarthritis oder Spinalkanal-stenose. Ein Teil der Untersuchungen war ohne Befund. Trotz Behandlungen wie schmerzlindernde Injektionen, Einnahme von Analgetika und Krankengymnastik hatten die Patienten weiterhin Beschwerden. Warum ist das so?

Ein Versagen konventioneller Behandlungsmethoden kann an einem Nichterfassen der komplexen Zusammenhänge in unserem Körper liegen. In unserem Bewegungsapparat interagieren Muskeln, Faszien und Sehnen, die gegenseitige Stütz- und Haltefunktionen haben. Der Bewegungsapparat ist mit den Muskel-Sehnen-Meridianen (Tendinomuskuläre Meridiane/TMM oder auch Myofasziale Meridiane) energetisch verbunden. Nachdem Schmerzsymptome des Bewegungsapparates vom leichten bis zum mittleren Stadium meistens mit einer energetischen Blockade des TMM-Flusses zu tun haben, können die TMM sehr effektvoll in der Therapie genutzt werden. Sie spielen bei allen oberflächlichen Erkrankungen wie etwa Erkrankungen des Bewegungsapparates, die nicht ätiologisch mit Störungen der Haupt- oder Sondermeridiane verbunden sind, eine wichtige Rolle. Durch die Vernetzung der TMM können Schmerzphänomene reflektorisch in anderen als in der verursachenden Körperregion auftreten. Wird dies nicht berücksichtigt, so besteht die Gefahr einer falschen Diagnose und eines geringen Therapieerfolges.

Der Leber-Funktionskreis kontrolliert die Muskeln und Sehnen. Daher fördert eine manuelle Behandlung der TMM rückwirkend den freien Qi-Fluss der Leber. Mit SEWIG können Bewegungsblockaden und die damit verbundenen Schmerzphänomene häufig spontan reflektorisch ausgeglichen werden. Oft werden auch innere Organe, die mit den erkrankten Körperebenen segmental oder durch das vegetative Nervensystem in Verbindung stehen, harmonisiert.

Faszien sind netzartige, elastische, bindegewebige Strukturen. Sie können durch Verfestigungen und Verklebungen unbeweglich werden und neben Schmerzen auch Veränderungen des pH-Werts (z. B.

lokale Übersäuerung) im Bindegewebe verursachen. Außerdem erzeugen in ihrer Beweglichkeit eingeschränkte Faszien häufig einen Sauerstoffmangel und blockieren bzw. behindern den freien Fluss in den TMM sowie den Transport von metabolischen Abbauprodukten. Eine Akupunkturbehandlung kann den Fluss wieder anregen und damit rückwirkend zur freieren Beweglichkeit der Faszien beitragen. Sonographische Untersuchungen zeigten bereits Hinweise auf eine Lockerung der Faszien nach einer Behandlung durch Akupunktur.

Die häufigsten Ursachen für Verklebungen der Faszien sind zu wenig Bewegung und falsche Ernährung, sowie zu viel Stress, sowohl mental und auch physisch. All das kann zu einer Verschiebung des pH-Wertes im mesenchymalen Bindegewebe führen. Mentale Anspannungen und andere emotionale Faktoren wie unterdrückte Wut oder Überforderung führen nach der TCM-Theorie zu einer Stagnation des Leber-Qi und damit zu einer Tonuserhöhung der Muskulatur und der Sehnen. Verspannte Muskeln und Sehnen können wiederum das dazugehörige Skelettsystem verändern. Für die Statik spielt zusätzlich der Magen-Funktionskreis eine Sonderrolle. Dieses Thema wird im dritten Kapitel „Systemische Beckenschwingungstherapie (SBT)" behandelt. Die im zweiten Kapitel beschriebene Mikro-Ohrakupressur (MOAP) bereitet den Körper auf die SBT vor.

Eine genaue Betrachtung der Statik, die Anamnese und eine ganzheitliche Diagnostik zeigen oft, dass die schmerzende Region des Bewegungsapparats nicht der Grund der Beschwerden ist. Eine häufig Ursache ist eine Fehlstatik des Körpers wie ein Beckenschiefstand oder eine Fehlstellung der Wirbelsäule. Solche Erkrankungen können in der Regel mit SEWIG gut ausgeglichen werden.

Ein häufig vorkommendes Beispiel dafür sind Kniegelenkbeschwerden. Abgesehen von bakteriell verursachten Entzündungen haben Kniegelenkbeschwerden ihre Ursache häufig in einer Fehlstatik des Körpers. Das gilt unter anderem für Knieschmerzen bei Bewegung und Gelenkergüssen wie Baker-Zysten (Poplitealzysten). Selbst bei Patienten mit Gonarthritis konnte ich diesen Zusammenhang feststellen. Viele von ihnen wurden bereits an den Kniegelenken punktiert, wodurch aber oft nur eine kurzfristige Besserung erzielt werden konnte. Bald danach kam der Gelenkerguss zurück. Manche hatten schon eine Empfehlung zur Operation oder einen festen OP-Termin. Bei den meisten Patienten stellte sich nach der Korrektur der Statik mit SEWIG eine schlagartige Schmerzlinderung oder Beschwerdefreiheit mit nachhaltiger Wirkung ein. Auch bei Fällen mit chronischer Kniegelenkarthritis konnte ich erhebliche Besserungen der Symptome durch SEWIG mit einer anschließenden Akupunktur erzielen. Häufig hatte eine Blockade des Iliosakralgelenks und die damit verbundene kompensatorische, einseitige Belastung des Kniegelenks die Beschwerden verursacht.

Unser Körper versucht eine Fehlstatik zu kompensieren. Dies erzeugt häufig Schmerzen oder Schwellungen an den nächsten größeren Gelenken und den zugehörigen Bändern und Muskeln, die sich mit der Zeit entzünden. Eine Schonhaltung führt dann zu einer Fehlhaltung des Körpers mit der Folge von Belastungen weiterer Bänder und Muskeln .

Nach der Zang Fu-Theorie der TCM sind alle inneren Organe (Yin-Organe) mit den äußeren Organen (Yang-Organe) funktionell energetisch verbunden. Es ist wichtig, diese Zusammenhänge bei der Behandlung nicht aus den Augen zu verlieren. Besonders im Fall von chronischen Erkrankungen des Bewegungsapparates sind hinsichtlich der Diagnostik und der anschließenden Akupunktur die dazugehörigen inneren Organen mit zu berücksichtigen. Unabhängig davon gehört zu einer ganzheitlichen Behandlung auch eine individuelle Ernährungsberatung.

2. Mikro-Ohrakupressur (MOAP)

„…vor allem ist es notwendig, sich über den Zustand der Wirbelsäule zu informieren, denn viele Krankheiten gehen von ihr aus“ (Hippokrates de articulus XLV)

Wie schon Hippokrates erkannte, können Beschwerden des Bewegungsapparats ursächlich von der Wirbelsäule ausgehen. Mir ist es wichtig bei allen Schmerzpatienten mit Beschwerden des Bewegungsapparates zuerst den Zustand der Wirbelsäule zu untersuchen, denn erfahrungsgemäß liegt bei 80–90 % der Fälle von Schmerzen im Bewegungsapparat die Ursache in einer Fehlstellung der Wirbelsäule. Dieses Vorgehen spart Behandlungs- und Leidenszeit. Auch sind die Behandlungserfolge häufig effizienter, schneller und nachhaltiger, wenn man die irritierten Ohrreflexzonen insbesondere auf der Anthelix, in der Scapha und auf dem Lobulus mit MOAP vorbehandelt. Die Patienten zeigen dabei vegetative Symptome wie spontane Schweißausbrüche, ein erhöhtes Sehvermögen, eine entspannte und schmerzfreie Muskulatur und eine Besserung der Beweglichkeit betroffener Gelenke – oft begleitet von einem erleichterten Seufzen. Diese Reaktionen bedeuten, dass das Qi wieder begonnen hat zu fließen.

Unzählige Therapieerfahrungen bestätigen mir immer wieder, dass MOAP als Initialbehandlung einen Impuls auf die blockierten Körperzonen senden kann. Eine von der Wirbelsäule ausgehende Stimulierung bewirkt häufig reflektorisch einen energetischen Ausgleich und somit Schmerzfreiheit. Die nervliche Entwicklung der verschiedenen Teile des Ohres entsteht in der Embryonalphase aus allen drei Keimblattschichten (ektodermal, mesodermal und entodermal). Dadurch ist das Ohr mit den anderen Teilen des Körpers neuronal verbunden. Dies ist eine mögliche Erklärung dafür, warum die Behandlungen über die Ohrzonen oft sehr schnell wirksam sind.

Wirkungen der MOAP mit Meridianstrichen

Die wichtigsten Wirkungen der MOAP mit anschließenden Meridianstrichen können wie folgt zusammengefasst werden:

- Durchblutungen werden verstärkt
- Lymphfluss wird angeregt
- Nervenbahnen werden aktiviert
- Verklebte Faszien werden durchgängig
- Zugehörige Meridiane werden harmonisiert
- Wirbelfehlstellungen werden korrigiert

Die Folge ist ein freifließendes Qi mit Schmerzfreiheit.

Utensilien für MOAP

Die wichtigsten Utensilien sind:

- **Elektrisches Punktsuchgerät.** Irritierte Ohrpunkte werden am einfachsten und praktischsten mit einem elektrischen Punktsuchgerät lokalisiert. Es empfiehlt sich die Kombination mit einer RAC-Testung (s. Teil I, Kap. 4 „Methoden zur Lokalisation irritierter Ohrpunkte“).

- **Duo-Goldstift, Duo-Silberstift und Duo-Edelstahlstift.** Die Duo-Therapiestifte (▶ Abb. 17) sollten ca. 15–16 cm lang sein, damit sie gut mit Daumen und Zeigefinger gehalten und geführt werden können. Ihre Enden laufen zu zwei Kugeln unterschiedlicher Größe mit einem Durchmesser von ca. 2 mm, bzw. 1 mm aus. Die Stifte sollten aus einer harten Gold- bzw. Silberlegierung bestehen. Wegen der unterschiedlichen Bereitschaft Elektronen aufzunehmen ist die Art des Metalls entscheidend.

Energetischer Unterschied zur Körperakupunktur

Die Ohrakupunktur ist eine eigene Mikrosystemakupunktur. Es gelten die gleichen energetischen Regeln wie bei MOAP. Der energetische Reaktionsmechanismus ist allerdings anders als bei der Körperakupunktur. Demnach ist auch die Behandlungsmethodik unterschiedlich. Körperakupunkturpunkte weisen generell einen erniedrigten Hautwiderstand auf, vorausgesetzt das Hautareal ist nicht geschädigt. Am Ohr ist in der Regel der Hautwiderstand nur bei pathologisch gestörten Ohrpunkten erniedrigt. Ausnahmen sind der Null-Punkt und Punkte auf der Ohrrückseite, die sich energetisch wie Körperakupunkturpunkte verhalten. Der Null-Punkt ist das energetische Zentrum des Ohres. Er sollte sich bei der Untersuchung mit dem Punktsuchgerät nicht als irritiert zeigen, sonst ist er zuerst zu behandeln (s. Teil I, Abschn. 2.3.1 „Null-Punkt n. Nogier/Zwerchfell (82)").

2.1 Energetik bei Mikro-Ohrakupressur und die Behandlungsweise

2.1.1 MOAP in der äußeren Ohrmuschel (Yang-Zonen)

MOAP stützt sich auf Zuordnungen von Ohrreflexzonen zum alten chinesischen Meridiansystem. Körperregionen, die im Bild eines im Reisfeld arbeitenden Menschen hauptsächlich von der Sonne exponiert sind, werden Yang-Meridianen im Körper und Yang-Zonen im Ohr zugeordnet. Zu den Letzteren gehört u. a. die gesamte äußere Ohrmuschel mit der Anthelix, der Scapha, dem Antitragus, der Helix und dem Lobulus. In diesem Bereich sind die Elemente des Bewegungsapparates wie die Wirbelsäule, die Extremitäten, die Muskulatur, die Bänder und die Gelenke repräsentiert, aber auch der Kopf und das Gesicht. Hier lassen sich mit MOAP am effektivsten Erfolge erzielen. Zur punktuellen Reizausübung am Ohr wird immer die spitze Seite des Akupressurstiftes, d. h. die Seite mit der kleinen Kugel, verwendet.

Für MOAP an der äußeren Ohrmuschel gelten die folgenden Regeln:

- Bei energetischen Fülle-Zuständen wie bei akuten Krankheitsbildern wird zum Sedieren mit dem Gold-Akupressurstift auf den irritiert reagierenden Punkt rechtsdrehend ein starken Reiz ausgeübt.
- Zum Tonisieren bei einer energetischen Leere (Mangel-Zustände) wird mit dem Silber-Akupressurstift linksdrehend ein sanfter Reiz ausgeübt.

Zur sicheren Auswahl des passenden Therapiestiftes ist es am besten, die vier diagnostischen Verfahren der TCM mit einer RAC-Testung zu kombinieren. Bei Unklarheit sollte die RAC-Testung wiederholt werden. Für den Behandlungserfolg ist es entscheidend, die energetische Lage des Krankheitssyndroms zu erfassen und die dazu passende Therapiemethode zu wählen.

Während der MOAP sollte der Therapeut kontinuierlich mit dem Patienten interaktiv kommunizieren. Entscheidend ist die Veränderung des Schmerzpegels während der Behandlung. Man setzt die MOAP bis zum Erreichen einer Schmerzfreiheit oder einer deutlichen Schmerzlinderung am irritierten Punkt fort (▶ Abb. 47). Anschließend wird die betroffene Muskelzone auf der Scapha mit der größeren Kugel, kaudal oder kranial ausgestrichen.

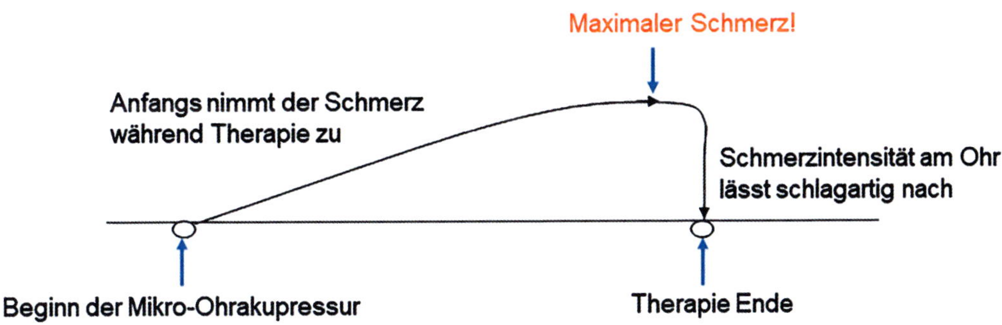

***Abb. 47**: Entwicklung des Schmerzpegels bei der Mikro-Ohrakupressur. Nach erreichen eines Maximums lässt der Schmerz schlagartig oder auch langsam nach.*

2.1.2 MOAP Sonderregel in der Concha

Die Reflexzonen der inneren Organe liegen in der Concha cymba und in der Concha cavum (obere und unteren Ohrmuschelhöhle). Hier gelten differenziertere Regeln als in den Reflexzonen der äußeren Ohrmuschel. In der Concha, insbesondere am Eingang des Gehörgangs, wird wegen der Vagusinnervation nicht mit MOAP vorbehandelt, und wenn, dann erfolgt die Akupressur nur sehr behutsam, denn es besteht die Gefahr einer vasovagalen Überreaktion. Daher sollte man in der Nähe des Gehörgangs die Ohrakupunktur vorziehen.

Die inneren Organe sind in der Concha nicht durch feste Punkte repräsentiert, sondern eher durch Organzonen, deren Größe und Lage variabel sind. Nach einer Nahrungsaufnahme ist z. B. die Magenzone häufig deutlich vergrößert und lässt sich nicht an einem bestimmten Punkt lokalisieren. Diese Tatsache habe ich häufig bei meinen Ohrakupunkturworkshops festgestellt. Nach dem Mittagessen hatten die Seminarteilnehmer eine größere Magenzone als am Vormittag (unmittelbar nach dem Essen sollte man natürlich nicht mit einer Akupunktur oder einer MOAP therapieren).

In der Concha ist entsprechend der Zang Fu-Theorie der Yin- und Yang-Charakter des jeweiligen Organs zu beachten.

Für MOAP in der Concha gelten die folgenden Regeln:

- Bei Yin-Organen wie Lunge, Herz, Milz, Leber und Niere wirkt Silber energetisch tonisierend. Es wird sanft rechtsdrehend akupressiert. Gold wirkt sedierend und wird etwas fester linksdrehend akupressiert.
- Bei Yang-Organen wie Dick-/Dünndarm, Magen, Blase und Gallenblase wirkt Gold tonisierend, es wird fester rechtsdrehend akupressiert. Silber wirkt sedierend, es wird sanft linksdrehend akupressiert.

Cave: Eine Ausnahme ist das Herz. Das Herz (kaiserliches Feuer) wird bei der Körperakupunktur allgemein nicht direkt, sondern häufig über das Perikard (Ministerfeuer) sediert. Bei der MOAP akupressiert man die Herz-Zone mit dem neutralen Edelstahlstift.

2.2 MOAP bei Erkrankungen des Bewegungsapparates

Eine große Domäne der MOAP ist die Behandlung von Erkrankungen des Bewegungsapparates. Bei diesen Indikationen sollte nach der Anamnese als erstes die Statik kontrolliert werden. Dabei sind insbesondere die Wirbelsäule und die Rückenmuskulatur zu untersuchen. Ebenso wichtig ist es auf einen möglichen Beckenschiefstand zu achten und auf eventuelle Höhenunterschiede der Schultern, der Scapula, der Knie und der inneren Malleolen zu kontrollieren. Sollten solche vorliegen, empfiehlt es sich eine Zeichnung zu machen, um bei der Behandlung links und rechts nicht zu vertauschen. Bei der Untersuchung sollte man auch den Zustand des Bindegewebes in Augenschein nehmen. Anschließend wird die schmerzende Region durch Betasten untersucht. Im Wesentlichen können die Beschwerdebilder in zwei Kategorien aufgeteilt werden:

Die Beschwerden betreffen den oberen Bewegungsapparat:
Zum oberen Bewegungsapparat gehören das Kopfgelenk, der Nacken, die Schultergelenke, der Ellbogen sowie die Hand- und Fingergelenke. Die irritierten Ohrpunkte in den Kopf-, HWS- und BWS-Segmenten auf der Anthelix und in der Scapha werden mit dem passenden Stift akupressiert, wie oben geschildert.

Die Beschwerden betreffen den unteren Bewegungsapparat:
Zum unteren Bewegungsapparat gehören die LWS, die Hüften, das Kreuzbein, die Knie, die Fußgelenke und die Zehen. Zunächst ist sicherzustellen, dass das Iliosakralgelenk (ISG) nicht blockiert ist (zur Behandlung einer ISG-Blockade s. Kap. 3 „Systemische Beckenschwingungstherapie (SBT)"). Die irritierten Ohrpunkte in den LWS- und Sakrum-Segmenten auf der Anthelix und in der Scapha werden mit dem passenden Stift akupressiert, wie oben geschildert.

2.2.1 Vorbereitung von MOAP

MOAP wird durch die Bestimmung des zu behandelnden Ohres, das Austesten des Null-Punktes, die Suche nach dem irritierten Ohrpunkt und die Festlegung des für die Behandlung zu verwendenden Materials vorbereitet.

Bestimmung des zu behandelnden Ohres

Das zu behandelnde Ohr wird nach den folgenden Erfahrungsregeln bestimmt:

- Liegen die Beschwerden eindeutig auf einer Seite des Körpers, so wird das Ohr auf dieser Seite behandelt.
- Bei Beschwerden ohne klaren Bezug zu einer Körperseite wird bei Rechtshändern das rechte Ohr behandelt, bei Linkshändern das linke.

Austesten des Null-Punkts

Zuerst wird das zu behandelnde Ohr desinfiziert, damit das Desinfektionsmittel in der Zwischenzeit trocknen kann. Der Behandler nimmt dann mit seiner Arbeitshand das elektrische Punktsuchgerät und mit der anderen Hand den Daumen des Patienten. Er testet den Akupunkturpunkt Lu 11, um das Gerät auf den Energielevel des Patienten zu eichen (▶ Abb. 18).

Mit dem geeichten Punktsuchgerät wird zuerst am Ohr der Null-Punkt ausgetestet. Reagiert der Null-Punkt nicht, so kann mit der eigentlichen Punktsuche begonnen werden. Reagiert der Null-Punkt irritiert, so sollte man eine eventuelle Oberflächenspannung am Ohr des Patienten mit einer Erdungsklammer (▶ Abb. 22) abfließen lassen. Reagiert der Null-Punkt weiterhin, so ist er zu harmonisieren. Oft genügen ein paar Linksdrehungen mit dem Silberstift oder eine 10-minütige Akupunktur mit einer Silbernadel. Damit wird eine mögliche Überreaktion des Patienten verhindert. Reagiert der Null-Punkt weiterhin, so muss der Ursache nachgegangen werden (s. Kap. 6 „Ursachen von Therapieblockaden und deren Beseitigung“).

Suche des irritierten Ohrpunkts

Mit dem geeichten Punktsuchgerät wird im betroffenen Ohrsegment (▶ Abb. 6) der empfindlichste Punkt aufgesucht. Bei Erkrankungen des Bewegungsapparats liegen die irritierten Punkte meistens auf der Anthelix, der Scapha, dem Antitragus oder dem Lobulus.

Manchmal findet sich im vermuteten Bereich kein irritierter Punkt. In diesem Fall sollte man mit dem Goldstift den Null-Punkt leicht rechtsdrehend stimulieren, um den Energielevel des Patienten zu erhöhen (s. Teil I, Abschn. 2.3.1 „Null-Punkt nach Nogier/Zwerchfell (82)“). Bei chronischen Erkrankungen kann es vorkommen, dass der irritierte Punkt trotzdem nicht auffindbar ist. Dann sollte man die Punkte auf der Vegetativen Rinne testen (s. Teil I, Abschn. 2.3.2 „Die energetischen Behandlungslinien“) und einen dort gefundenen irritierten Punkt mit MOAP behandeln. Häufig reagiert anschließend ein Punkt im tatsächlich betroffenen Wirbelsegment.

Wenn ich unverhofft einem vom Schmerz geplagten Menschen helfen muss und mir weder ein Punktsuchgerät noch die Gold- und Silberstifte zur Verfügung stehen, benutze ich die Grimassen Methode. Dabei übe ich mit Daumen und Zeigefinger (Zangengriff) einen festen Druck auf die vermutete Ohrzone aus. Ist es das richtige Areal, so empfindet der Patienten derartig starke Schmerzen, dass er mit einer Grimasse reagiert. Um einen therapeutischen Erfolg zu erzielen, muss man die betroffene Ohrzone fester und ggf. ein wenig rhythmisch akupressieren bis der Schmerz am Ohr nachlässt. Anschließend werden mit der flachen Handfläche Meridianstriche am betroffenen Körperbereich ausgeübt. So konnte ich vor ein paar Jahren bei einer Studienreise unseren Reiseleiter von seinen heftigen Rückenschmerzen befreien.

Festlegung des für die Behandlung zu verwendenden Materials

Man markiert den irritierten Punkt durch Druck mit der Spitze des Punktsuchgerätes. Für die RAC-Prüfung wird der Punkt anschließend mit der kleinen Kugel des Gold- und dann des Silberstifts oder auch hintereinander mit den beiden Polen eines 3-Volt-Hämmerchens kurz berührt (▶ Abb. 23). Die RAC-Response entscheidet über das zu wählende Material: Um diesen Befund zu verdeutlichen, kann ein 9-Volt-Stab verwendet werden. Ein rechtshändiger Patient hält mit seiner rechten Hand den Pluspol. Bei Linkshändern ist es umgekehrt.

- Ein positives RAC-Signal beim Goldstift oder beim Pluspol (rote Seite) des 3-Volt-Hämmerchens bedeutet eine pathogene Fülle. Diese wird meistens durch eine Blockade des Qi-Flusses und der daraus resultierenden Qi-Stagnation verursacht.
- Ein positives RAC-Signal beim Silberstift oder beim Minuspol (blaue Seite des 3-Volt-Hämmerchens) bedeutet eine Energieleere, d. h. einen Mangel an Zhen Qi (echtes Qi), also einen Qi-Mangelzustand.

Cave: Bei der RAC-Prüfung ist der testende Stift exakt auf den markierten Punkt zu setzen und senkrecht zur Ohroberfläche zu halten. Bei einem schräg gehaltenen Stift können mehrere Punkte in die RAC-Antwort eingehen und damit eine ungenaue RAC-Response verursachen.

2.2.2 Reizausübung mit MOAP und die Schmerzpegel

Vor der MOAP-Behandlung sollte der Patient über die Vorgänge und die möglichen Reaktionen genau aufgeklärt werden.

Der betroffene Ohrpunkt wird mit der kleinen Kugel des ausgewählten Stiftes mit einer kreisenden Bewegung solange sedierend oder tonisierend behandelt, bis eine Schmerzfreiheit oder eine deutliche Schmerzlinderung eintritt. Der Patient soll während der Behandlung mit geschlossenem Mund durch die Nase tief ein- und ausatmen und nicht wegen des bei Therapiebeginn ansteigenden Schmerzpegels die Luft anhalten. Die bewusste Atmung führt mehr Sauerstoff in die Lunge und aktiviert somit das Lungen-Qi. Dadurch werden sowohl das Herzkreislaufsystem als auch das Zong-Qi (Sammel-Qi) und der Qi-Fluss angeregt.

Während der MOAP verändert sich der Schmerzpegel am behandelten Punkt (▶ Abb. 47). Das hat mit der Entwicklung des blockierten Qi-Flusses zu tun. Nach dem Behandlungsbeginn steigen die Schmerzen zunächst bis zu einem Maximum. Daraufhin lässt der Schmerz schlagartig oder auch langsam nach. Das ist ein Zeichen dafür, dass das blockierte Qi wieder in Fluss kommt. Die Schmerzen am behandelten Punkt können auch intervallmäßig pendeln. Der Grund dafür liegt üblicherweise in einem kaskadenartig freiwerdenden Qi-Fluss. Es ist deshalb wichtig, während der Behandlung mit dem Patienten über den Schmerzpegel zu kommunizieren.

Sehr häufig zeigen sich vegetative Reaktionen. Möglich ist das Auftreten eines Wärmegefühls an der behandelten Ohrzone oder am betroffenen Körperbereich. Auch ein spontanes Ausatmen mit einem Seufzen oder ein Schweißausbruch sind Zeichen für einen besseren Qi-Fluss. Ebenso eine erhöhte Durchblutung mit einer Rötung oder kleinen Schwellung des betroffenen Bereichs der behandelten Ohrzone (▶ Abb. 48, 49). Die Reaktionen klingen in der Regel nach einigen Minuten wieder ab. In seltenen Fällen verbleibt für einige Tage eine rote Druckstelle. Dies ist ein Zeichen für noch nicht abgeschlossene aktive Prozesse in der betroffenen Körperregion.

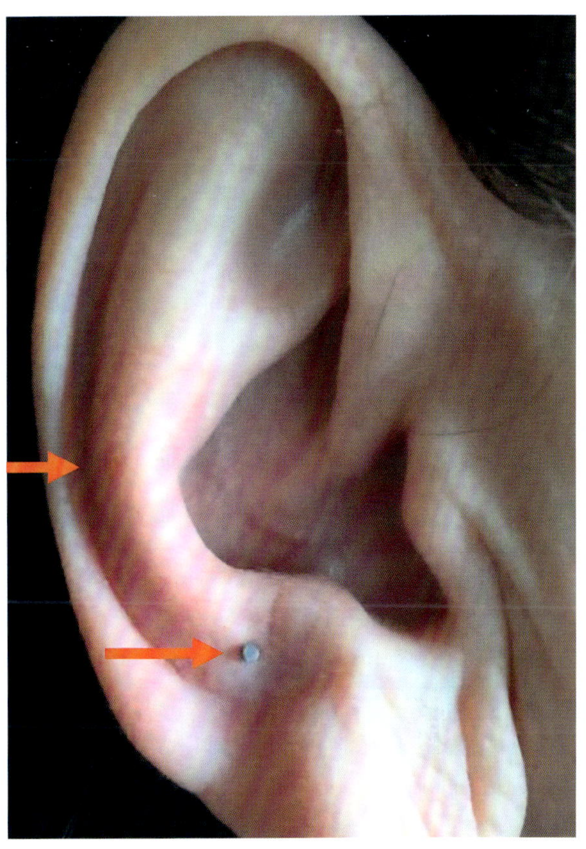

Abb. 48: *Rötung der unteren Ohrmuschel nach Setzung einer Dauernadel am Polster (29, unterer roter Pfeil) und nach MOAP am 1.-Rippe-Punkt (oberer roter Pfeil)*

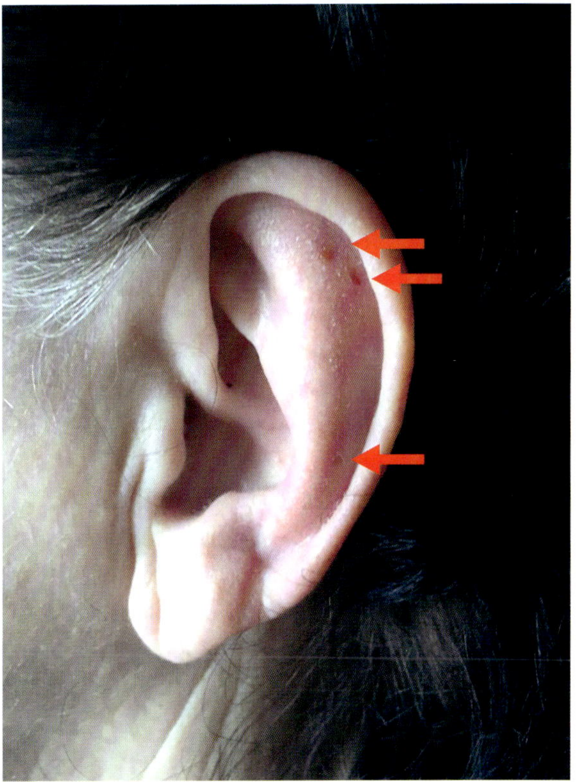

Abb. 49: *Aufnahme eines Ohres nach MOAP an den Punkten HWS (37, unten), Handwurzel (67, mitte) und Finger (62, oben)*

Nachdem am behandelten Ohrpunkt Schmerzlinderung erreicht wurde, streicht man mit der größeren Kugel des Akupressurstiftes die Muskelzone (Scapha) der Ohrmuschel in Richtung des Wirbelsäulenverlaufes drei bis vier Mal aus. Wenn die HWS- oder BWS-Zone betroffen ist, streicht man in Richtung kranial, wenn die LWS-Zone betroffen ist, in Richtung kaudal aus. In der Regel ist die eigentliche Energieblockade damit aufgelöst. Die Bewegungseinschränkungen haben sich gebessert und die Patienten sind wieder schmerzfrei. Anschließend ist es aus verschiedenen Gründen dennoch wichtig, an der betroffenen Körperzone eine Meridianbehandlung durchzuführen. Dazu ist eine Kenntnis der Meridianverläufe notwendig, die wir im folgenden Abschnitt kurz beschreiben. Für detaillierte Darstellungen der Meridianverläufe mit einzelnen Akupunkturpunkten sei auf die einschlägige Literatur zur Akupunktur verwiesen.

2.3 Meridiane

Meridiane werden auch Leitbahnen genannt. In der Leitbahnlehre gibt es neben den 12 Hauptmeridianen auch 8 außerordentliche Gefäße. Weiterhin gibt es Nebenmeridiane (Sekundärmeridiane). Dazu gehören 12 Tendinomuskuläre Meridiane (TMM), 15 longitudinale und 12 transversale Luo-Gefäße und 12 Sondermeridiane. Jeder dieser Meridiane hat spezielle Funktionen:

- **Acht außerordentliche Gefäße**. Zwei der außerordentlichen Gefäße, der Du Mai (verläuft dorsal entlang der Wirbelsäule) und der Ren Mai (verläuft entlang der ventralen Mittellinie), werden häufig zu den Hauptmeridianen gezählt. Im Gegensatz zu den übrigen 6 außerordentlichen Gefäßen besitzen sie eigene Akupunkturpunkte. Die 8 außerordentlichen Gefäße werden auch Wundergefäße genannt, denn sie stellen ein Energiereservoir für die Hauptmeridiane dar. Sie werden bei der Behandlung hartnäckiger oder chronischer Erkrankungen eingesetzt. Sie stärken die Wirkung der Hauptmeridiane auch auf Regionen, die diese selbst nicht durchlaufen. Die außerordentlichen Gefäße fließen in kranialer Richtung und dringen nicht in die Speicher- und Hohlorgane ein. Sie sind auch Leitungsbahnen für die Quintessenz der Energie von den Nieren zum Kopf. Jedes außerordentliche Gefäß hat dazu einen Kardinalpunkt (Schlüsselpunkt) und einen Kopplungspunkt, an dem es mit einem Hauptmeridian in Verbindung treten kann. Die alten Texte schreiben dazu: *„Die Hauptmeridiane sind die Flüsse, die Außerordentlichen Meridiane die Seen"*.
- **Tendinomuskuläre Meridiane (TMM)**. Sie verlaufen direkt unter der Haut. Sie sind flächig ausgebreitet und schützen die Hauptmeridiane mit Abwehr-Qi (Wei-Qi) vor dem Eindringen von exogenen pathogenen Faktoren (s. Abschn. 2.3.6 „Tendinomuskuläre Merdiane").
- **Longitudinale Luo-Gefäße (LLO-Gefäße)**. Sie verlaufen parallel zu jeweils einem Hauptmeridian und entspringen an einem Luo-Punkt (Passagepunkt). Die LLO-Gefäße erreichen die Speicher- und Hohlorgane, den Kopf und das Gesicht. Ihre Verläufe sind oberflächlicher als die der Hauptmeridiane. Sie teilen sich in 12 Hauptmeridian-LLO-Gefäße, 2 außerordentliche-LLO-Gefäße und das zusätzliche Großes-LLO-Gefäß des Milz-Meridians auf, damit sind sie insgesamt 15. Funktionen der LLO-Gefäße sind einerseits Schutz der Hauptmeridiane vor exogenen pathogenen Faktoren und andererseits der Transport von Nähr-Qi (Ying-Qi) an die Peripherie und zu den entsprechenden Sinnesorganen.
- **Transversale Luo-Gefäße (TLO-Gefäße)**. Sie sind Querverbindungen zwischen gekoppelten Yin- und Yang-Meridianen und sorgen für den Energieausgleich zwischen den Meridianen. Die Energie fließt vom Luo-Punkt des einen Meridians zum Quellpunkt (Yuan-Punkt) des gekoppelten Meridians.

- **Sondermeridiane**. Sie entspringen aus den Hauptmeridianen meist im Bereich der großen Gelenke, verlaufen parallel zum Sondermeridian des gekoppelten Hauptmeridians, meistens in kranialer Richtung. Die Yin-Sondermeridiane münden im Kopf- oder Halsbereich in die Yang-Sondermeridiane. Die Yang-Sondermeridiane münden in die Yang-Hauptmeridiane. Funktionen der Sondermeridiane sind einerseits die Hauptmeridiane zu schützen und stärken und andererseits die Yin-Hauptmeridiane mit Yin-Energie zu versorgen. Die Sondermeridiane führen sowohl Wei-Qi, Ying-Qi als auch Shen.

Für eine genaue Darstellung der Meridiane mit allen Akupunkturpunkten sei auf die einschlägige Fachliteratur verwiesen. Auch wird in diesem Buch lediglich auf die Beziehungen der Leitbahnen zum Bewegungsapparat und nicht auf die gesamten Funktionskreise der TCM eingegangen. Besonders wichtig für den Bewegungsapparat sind neben den Hauptmeridianen die Tendinomuskulären Meridiane.

Im Gegensatz zur Akupunktur müssen die Meridiane bei der manuellen Behandlung nicht exakt getroffen werden. Wichtig ist hingegen das Beachten der Verlaufsrichtung entsprechend des Fülle- oder Leere Zustandes. Meridianstriche werden zwar über die Hauptmeridiane ausgeführt, sie sprechen aber gleichzeitig auch die TMM an. Die meisten Schmerzphänomene an den Gelenken und der Muskulatur sind Zeichen für einen blockierten Qi-Fluss in den TMM. Störungen der TMM äußern sich häufig lokal und gebündelt als Schmerzen an den Extremitäten, am Rücken oder im Kopfbereich und an den mit den TMM verbundenen Muskeln und Sehnen. Die TMM verlaufen knapp unter der Haut und sind daher leicht mit Meridianstrichen ansprechbar.

Verlauf der Meridiane in drei Ebenen des Körpers

Die 12 Hauptmeridiane haben zwei Bahnen jeweils spiegelbildlich rechts und links in unserem Körper. Die beiden außerordentlichen Meridiane (Du Mai und Ren Mai) verlaufen jedoch dorsal und ventral. (▶ Abb. 50, 51 und 52). Die Abbildungen in diesem Kapitel stellen nicht alle einzelnen Akupunkturpunkte dar, sondern nur die äußeren Hauptverlaufsrichtungen für die Meridianbehandlung und die dazu erwähnungsnotwendigen Akupunkturpunkte.

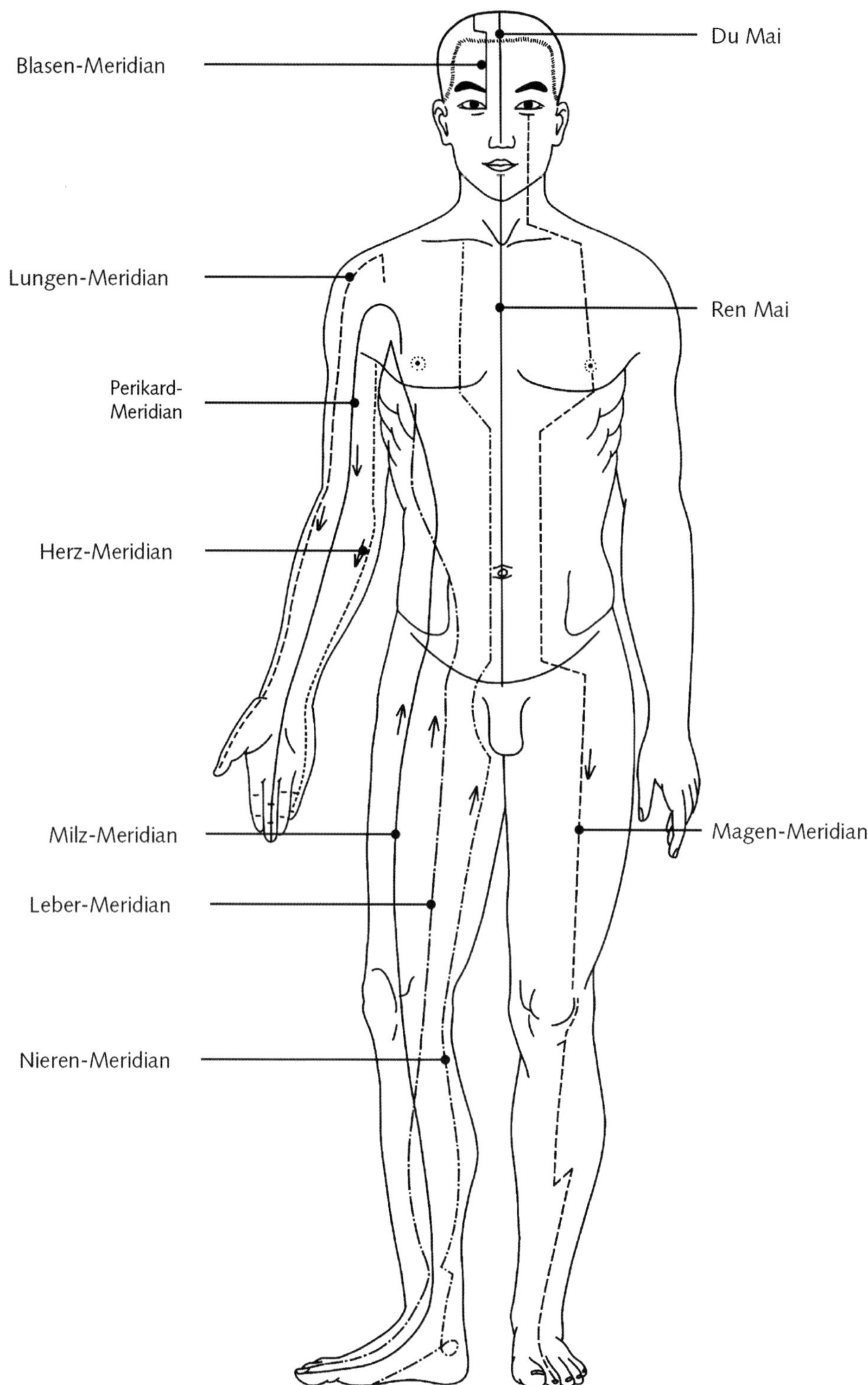

***Abb. 50**: Auf der ventralen Ebene erscheinende Meridiane*

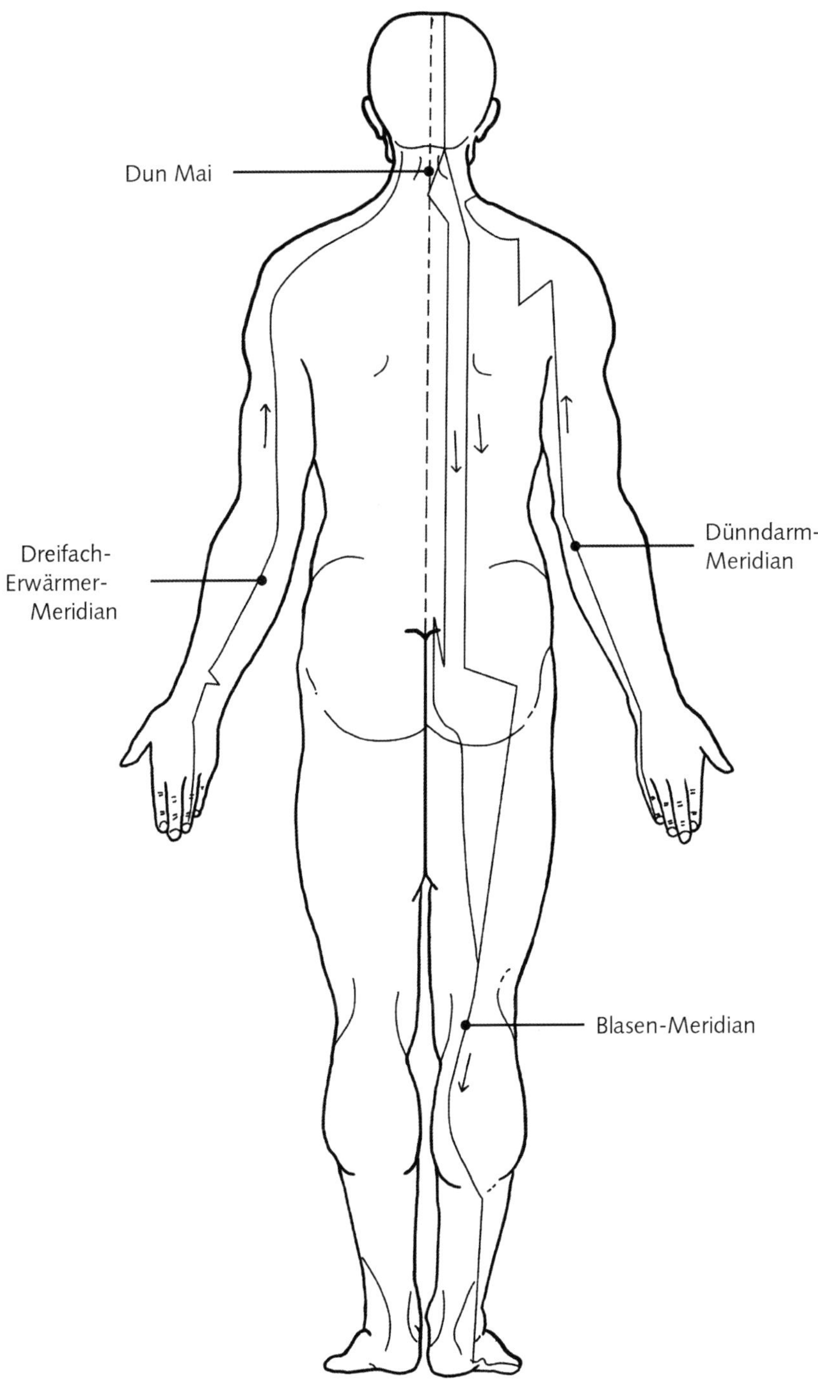

***Abb. 51**: Auf der dorsalen Ebene erscheinende Meridiane*

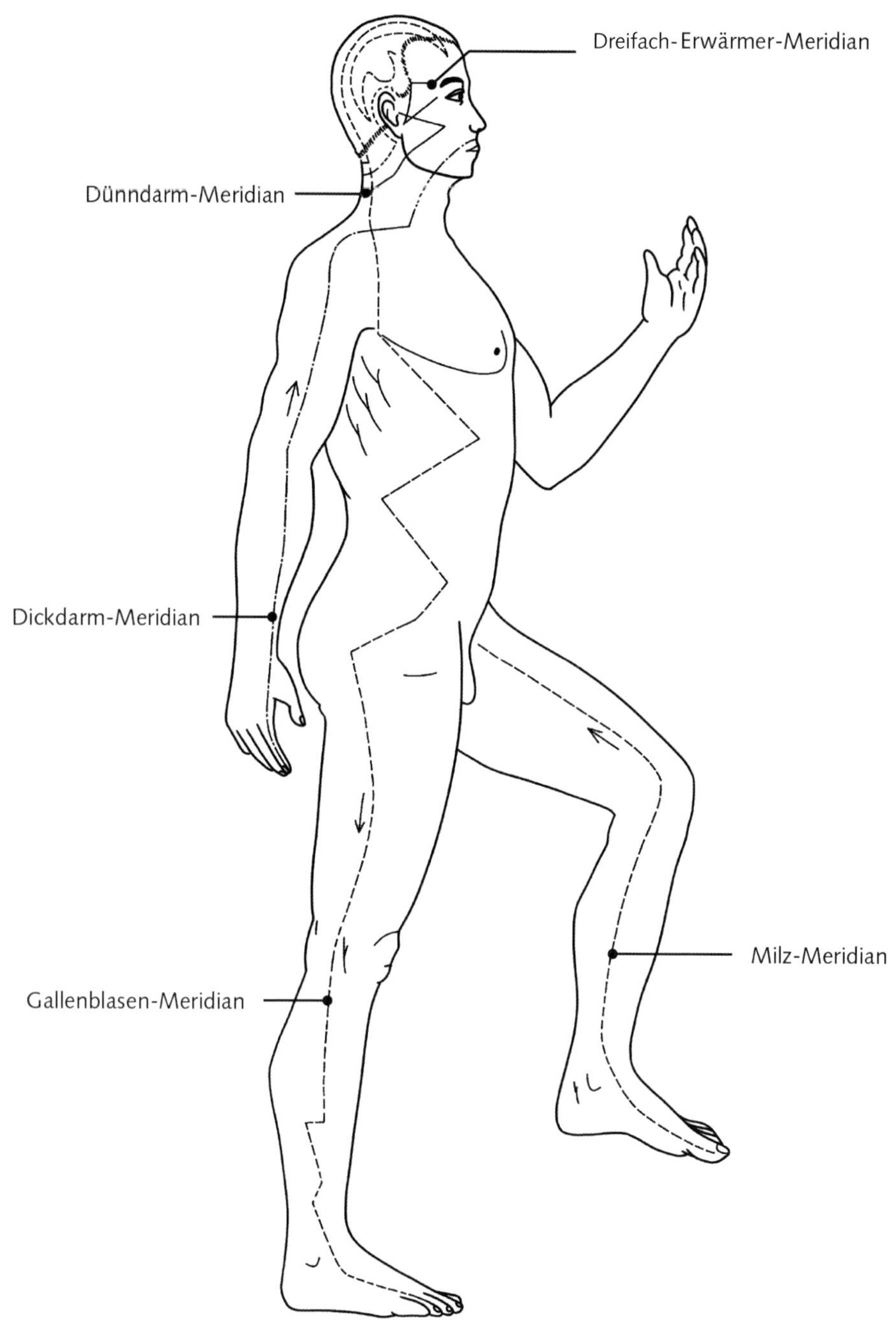

***Abb. 52**: Auf den temporalen Ebenen erscheinende Meridiane*

Cun-Maße

Das Cun in der TCM unterscheidet sich von der traditionellen chinesischen Maßeinheit Cun (Zoll). Das Cun in der TCM dient zur Lokalisierung der Akupunkturpunkte mit Hilfe der Fingermaße des Patienten. Die Breite des Daumens in Höhe des Endgliedgelenkes wird 1 Cun genannt (▶ Abb. 53). Die Breite von Zeige- und Mittelfinger zusammen entspricht ca. 1,5 Cun (▶ Abb. 54), von Zeige-, Mittel- und Ringfinger ca. 2 Cun (▶ Abb. 55) und aller vier Finger ca. 3 Cun (▶ Abb. 56).

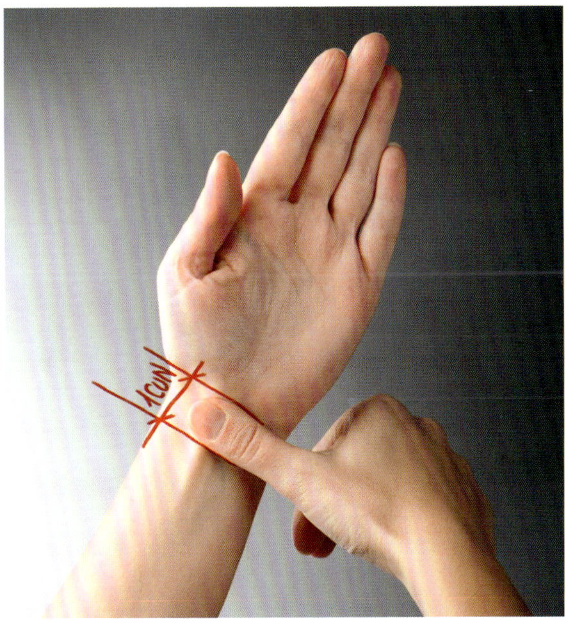

Abb. 53: *1 Cun-Maß*

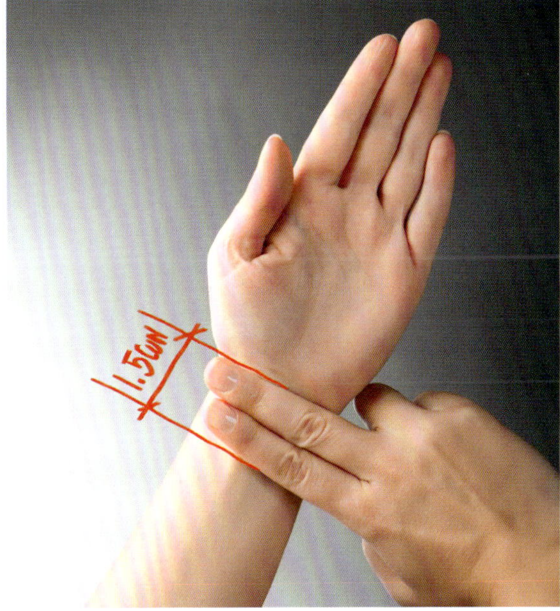

Abb. 54: *1,5 Cun-Maß*

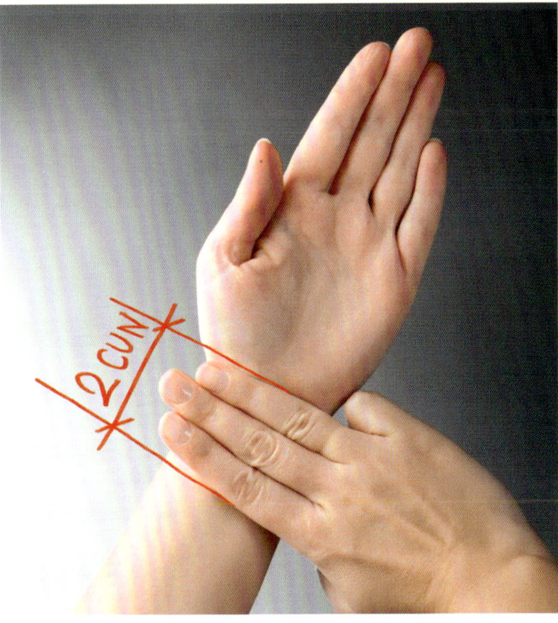

Abb. 55: *2 Cun-Maß*

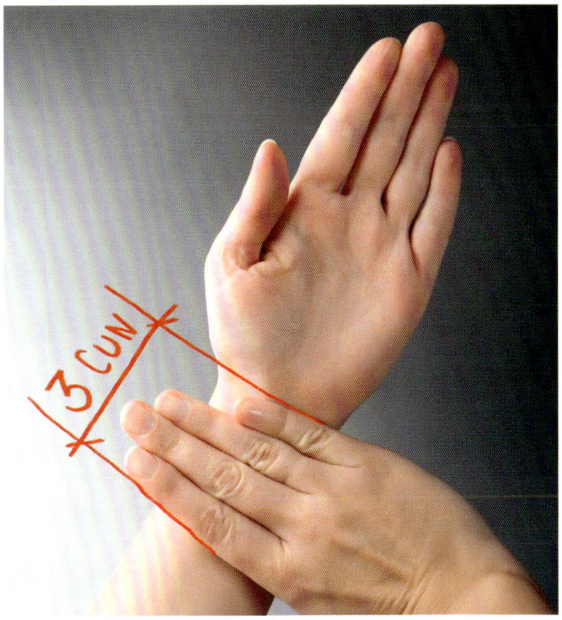

Abb. 56: *3 Cun Maß*

Im Folgenden sind die zwölf Hauptmeridiane dargestellt. Auf Verzweigungen in Nebenmeridiane wird nicht explizit eingegangen. Die Meridiane sind nicht in der Reihenfolge ihres Verlaufs sondern nach dem gemeinsamen Indikationsbereich von Krankheitsbildern aufgeführt.

Verläufe der Meridiane im Inneren des Körpers sind durch gestrichelte Linien dargestellt.

2.3.1 3 Yang-Meridiane der Hand

Auf der Außenseite der Hand und des Armes verlaufen drei Yang-Meridiane. (▶ Abb. 57). Hier wird ihre Bedeutung für Beschwerden des Bewegungsapparates behandelt.

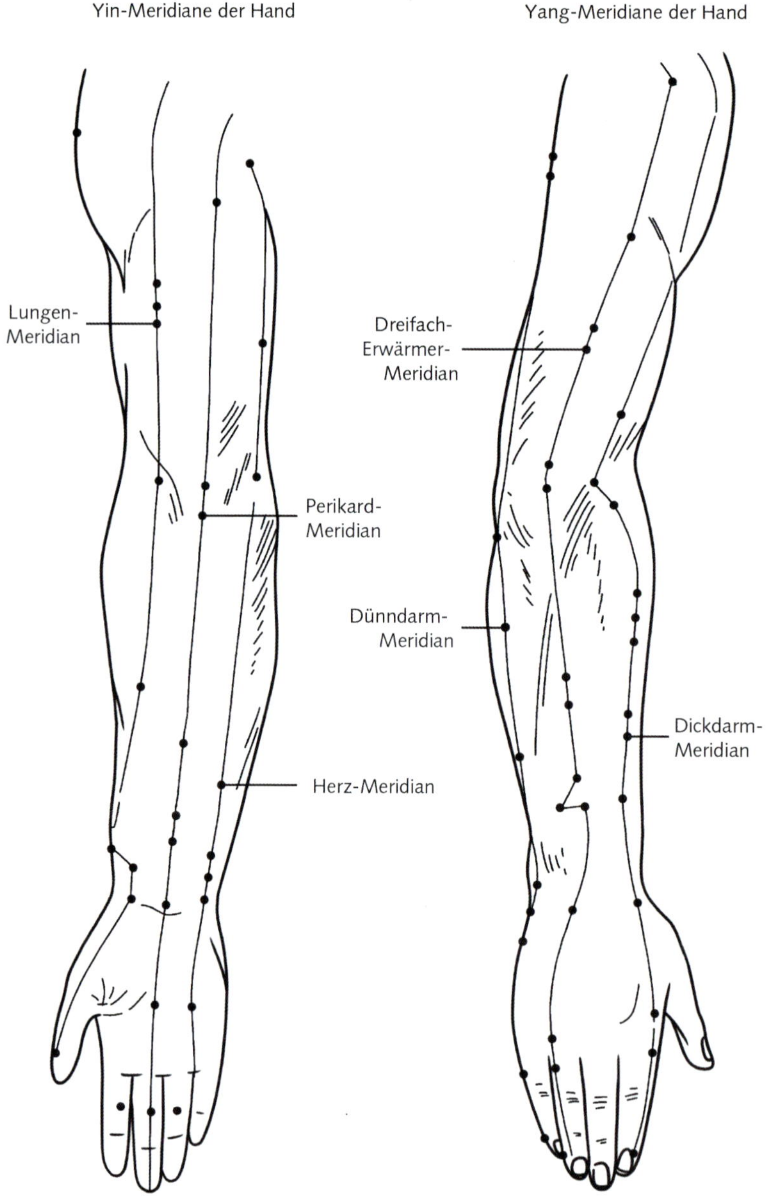

Abb. 57: *3 Yang- und 3 Yin-Meridiane der Hand*

Dickdarm-Meridian (Hand Yang Ming)

Der Dickdarm-Meridian beginnt im radialen Nagelwinkel des Zeigefingers, verläuft auf der Daumenseite des Zeigefingers zur radialen Seite des Unterarmes, dann über den Oberarm bis zum Akupunkturpunkt Di 15 unterhalb des Vorsprungs der Clavicula (▶ Abb. 58). Er setzt sich fort in einer Vertiefung zwischen dem lateralen Ende der Clavicula und dem Acromion, über den M. sternocleidomastoideus bis zum Gesicht. Anschließend verläuft er über die Wange, um am unteren Rand des gegenüberliegenden Nasenflügels in einer Vertiefung am Di 20 zu enden.

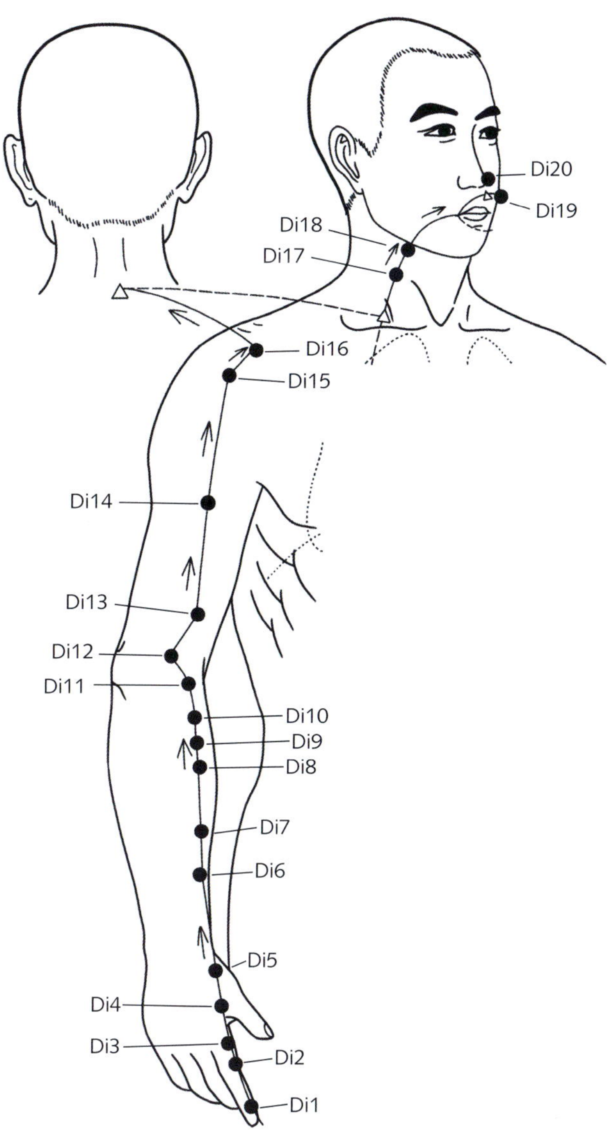

***Abb. 58**: Dickdarm-Meridian (Hand Yang Ming)*

Dreifach-Erwärmer-Meridian (Hand Shao Yang)

Der Dreifach-Erwärmer-Meridian beginnt am ulnaren Nagelwinkel des Ringfingers, verläuft weiter über eine Vertiefung an der Handgelenksfalte zwischen Elle und Mittelhandknochen bis ca. 2 Cun oberhalb der Handgelenksfalte (▶ Abb. 59). Dort kommt er nach einer scharfen Biegung zu 3E 7, ein Fingerbreit vom Rand der Ulna. Anschließend verläuft der Meridian in der Mitte des Unterarmes zwischen Ulna und Radius, dann weiter in einer Vertiefung 1 Cun hinter und oberhalb des Olecranons und über die äußere Seite des Oberarms und die hintere Seite des M. deltoideus in einer Vertiefung zwischen dem Akromion und dem Tuberculum majus humeri zu 3E 14. Von dort geht es entlang der Schulter über die Hinterseite des M. sternocleidomastoideus bis in Höhe des Kieferwinkels. Der Meridian verläuft dann hinter dem Ohrläppchen bis zu 3E 21 an der oberen Grenze des Tragus. Schließlich geht es weiter 1 Cun vor und oberhalb von 3E 21 zu 3E 22 an der Wurzel der Ohrmuschel, wo der Puls fühlbar ist. Der Meridian endet in 3E 23 in einer Vertiefung am lateralen Ende der Augenbraue.

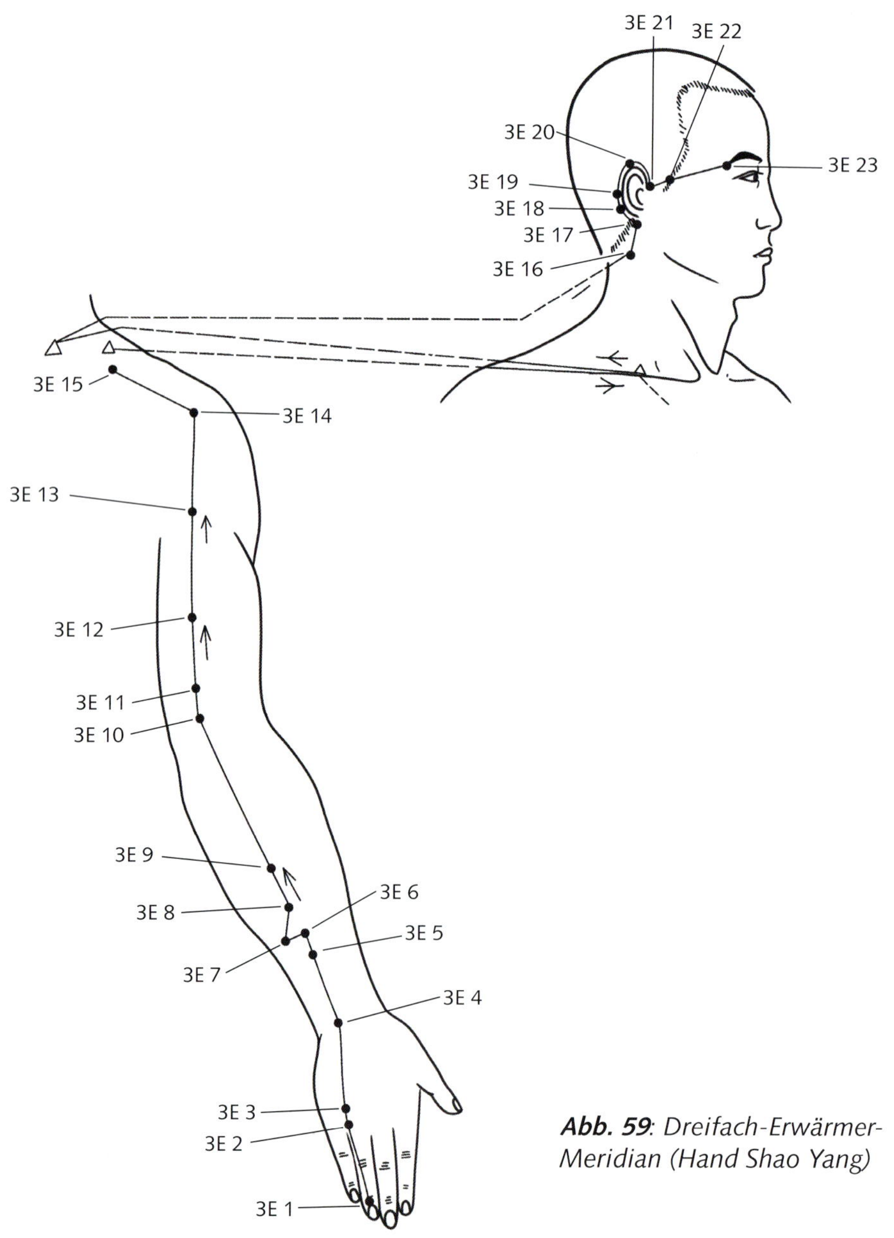

***Abb. 59**: Dreifach-Erwärmer-Meridian (Hand Shao Yang)*

Dünndarm-Meridian (Hand Tai Yang)

Der Dünndarm-Meridian beginnt an der ulnaren Seite des kleinen Fingers ca. 0,1 Cun (Circa 1 mm) proximal vom Nagelwinkel (▶ Abb. 60). Er verläuft entlang der ulnaren Seite der Hand und des Armes weiter zu Dü 8 (Epicondylus humeri) in der dorsal am Ellbogen gelegenen Vertiefung ulnar zwischen dem Olecranon und dem Epicondylus. Es geht über den hinteren Oberarm bis zu Dü 9, 1 Cun über der hinteren Achselfalte. Dann verläuft der Meridian gerade hoch zu Dü 10 am Unterrand der Spina scapulae und weiter zu Dü 11 in der Mitte der Fossa infraspinatus der Scapula. Die drei Punkte Dü 9, Dü 10 und Dü 11 bilden die Ecken der Scapula. Der Dünndarm-Meridian setzt sich fort in die Mitte der Fossa supraspinatus direkt über Dü 11 und verläuft am medialen Ende der Fossa supraspinatus in der Mitte zwischen Dü 10 und Dü 13, dem Processus spinosus des zweiten BWK. Dann verläuft er 3 Cun lateral vom Processus spinosus des ersten BWK zu Dü 14 am oberen Ende der Scapula. Anschließend geht es weiter zu Dü 15, 2 Cun lateral des Processus spinosus des siebten HWK. Er verläuft am hinteren Rand des M. sternocleidomastoideus lateral vom Kehlkopfknorpel bis Dü 16, 0,5 Cun hinter Di 18. Der Meridian führt dann zum Dü 17, dem Mandibularwinkel am Vorderrand des M. sternocleidomastoideus und verläuft weiter zu Dü 18 an der Wange unterhalb des lateralen Augenwinkels in der gleichen Höhe wie Di 20. Von dort führt er zu Dü 19 vor dem Ohr in einer Vertiefung zwischen Tragus und Kiefergelenk.

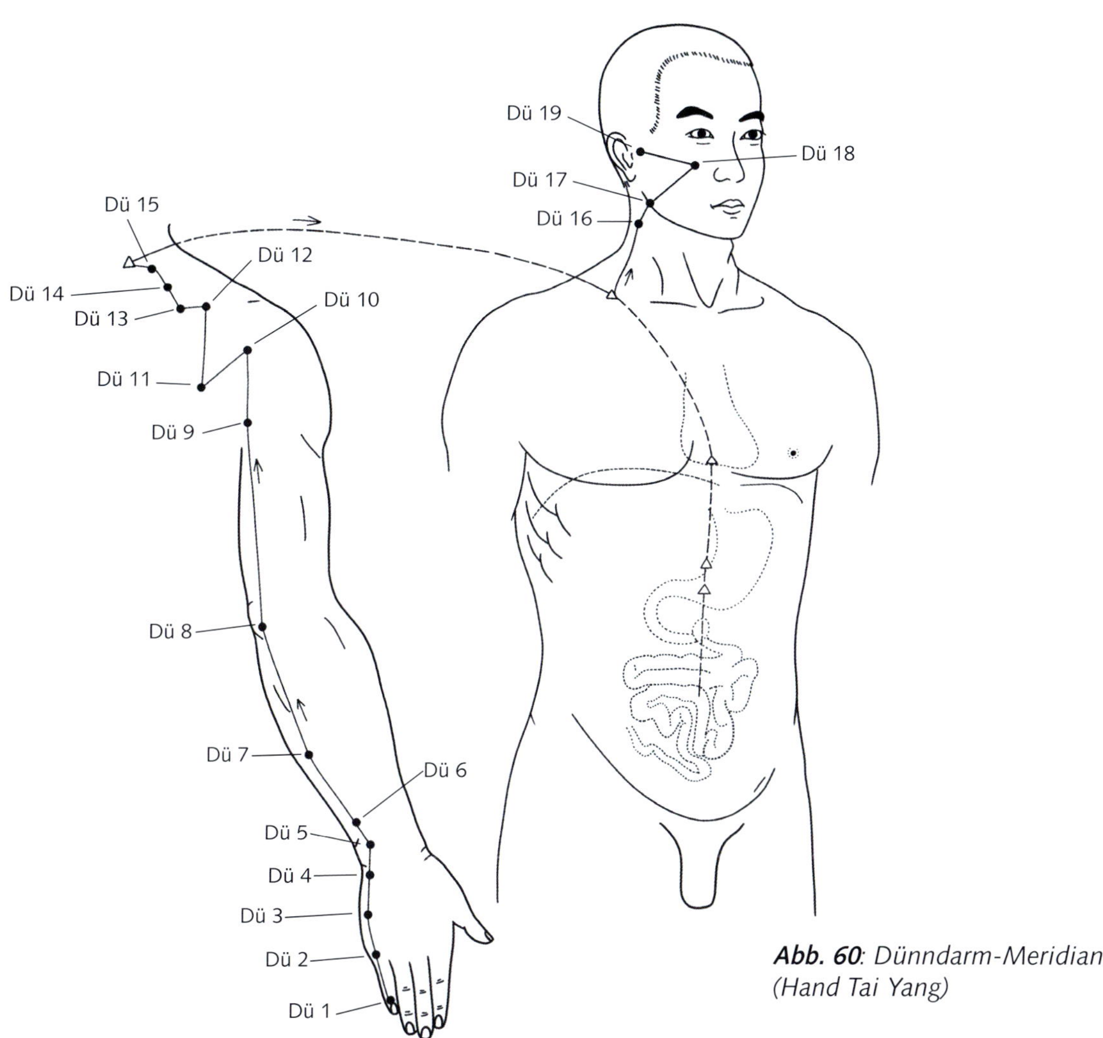

***Abb. 60**: Dünndarm-Meridian (Hand Tai Yang)*

2.3.2 3 Yin-Meridiane der Hand

Bei einer Erkrankung, die primär Yang-Meridiane betrifft, können die gekoppelten Yin-Meridiane in Mitleidenschaft gezogen werden. Dies gilt insbesondere für chronisch gewordene Erkrankungen wie Rheuma oder Gelenksarthrose. Generell gilt dies für überlastete Gelenke, Wirbelfehlstellungen und verschleppte pathogene Faktoren, wie bei Borreliose. So sind bei Tendovaginitis oder Schulterschmerzen oft alle drei Yin-Meridiane der Hand mit betroffen. Der Schmerzcharakter der betroffenen Gelenke oder Muskeln ist in der Regel nicht heftig, sondern eher von einem Spannungsgefühl im Meridianverlauf begleitet. Die Yin-Meridiane sind bei chronischem Geschehen in der Regel von einem Leere-Syndrom betroffen.

Lungen-Meridian (Hand Tai Yin)

Der Lungen-Meridian beginnt im ersten Intercostalraum unterhalb der Clavicula und verläuft nach oben unmittelbar unterhalb der Clavicula und weiter an der radialen Seite des M. biceps brachii zu Lu 3 in der Mitte der Ellenbeuge (▶ Abb. 61). Weiter geht es am Unterarm bis zum radialen Ende der Handgelenksfurche, radial von der Pulstaststelle (Lu 9). Anschließend verläuft der Meridian zu Lu 10 im Daumenballen in der Mitte des ersten Metakarpale und endet in Lu 11 am radialen Nagelwinkel des Daumens.

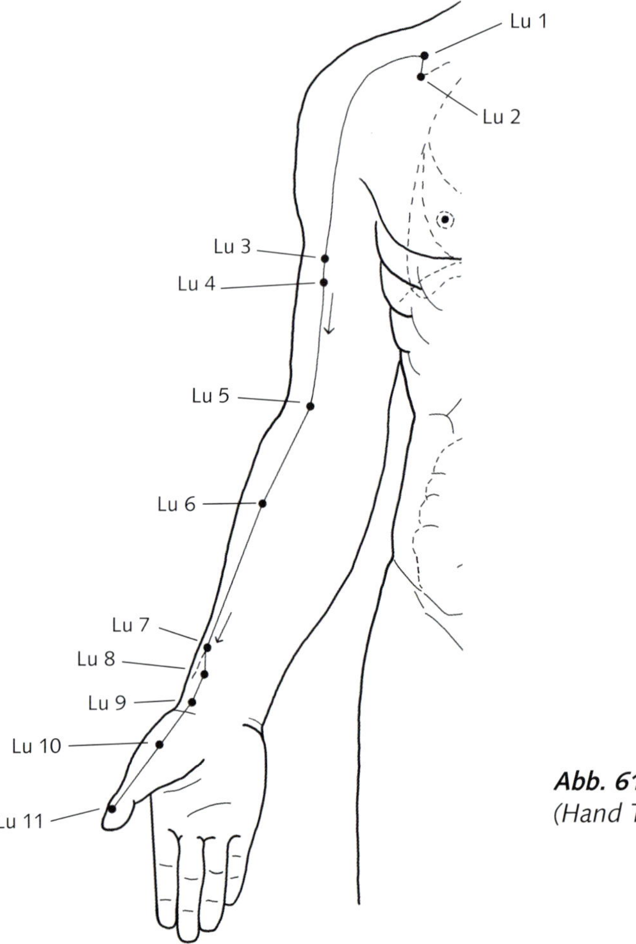

Abb. 61: *Lungen-Meridian (Hand Tai Yin)*

Perikard-Meridian (Hand Jue Yin)

Der Perikard-Meridian beginnt 1 Cun lateral der Brustwarze im vierten Intercostalraum (▶ Abb. 62). Er verläuft über Pe 2, 2 Cun unterhalb der vorderen Achselfalte in einer Vertiefung zwischen den beiden Strängen des M. biceps brachii, zu Pe 3 in der Mitte der Ellenbeuge radial neben der Sehne des M. biceps brachii. Es geht zu Pe 4, 5 Cun proximal der Handgelenksfalte zwischen den Sehnen des M. palmaris longus und des M. flexor carpi radialis. Der Meridian zieht weiter über Pe 5, 3 Cun proximal der Handgelenksfalte, und Pe 6, 2 Cun proximal der Handgelenksfalte, bis zu Pe 7 in der Mitte der Handgelenksfalte. Er führt zu Pe 8 in der Mitte des Handtellers zwischen dem dritten und vierten Os metakarpale. Der Perikard-Meridian endet im Mittelfinger in Pe 9, ca. 0,1 Cun distal der Fingernagelspitze.

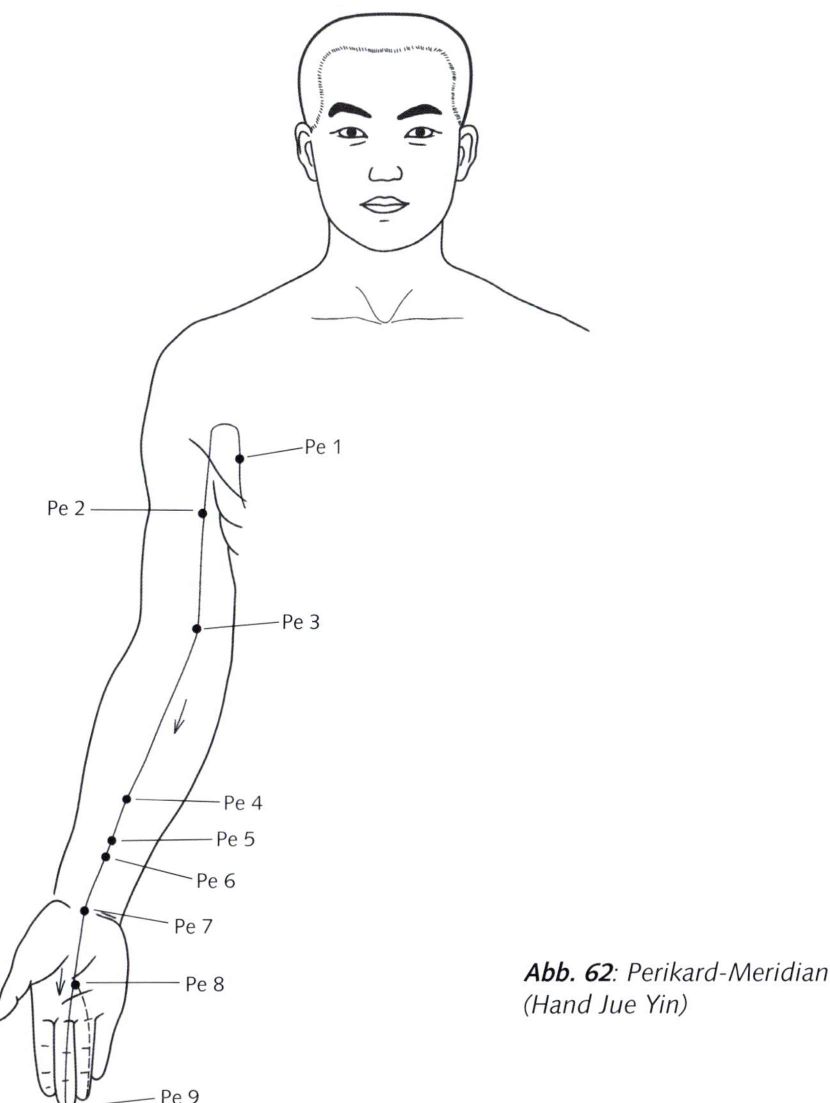

Abb. 62: *Perikard-Meridian (Hand Jue Yin)*

Herz-Meridian (Hand Shao Yin)

Der Herz-Meridian beginnt in der Mitte der Achselhöhle neben der Arteria axillaris, verläuft entlang des Oberarms an der Innenseite des Biceps, um weiter zu He 3 am medialen Ende der Ellbogenfalte zu gelangen (▶ Abb. 63). Er geht ulnar an der Innenseite des Unterarms zu He 4, 1,5 Cun proximal der Handgelenksfalte, weiter zu He 5, 1 Cun proximal der Handgelenksfalte, und zu He 6, 0,5 Cun proximal der Handgelenksfalte. Es folgen He 7 in der Handgelenksfalte radial der Sehne des M. flexor carpri ulnaris und He 8 zwischen der vierten und fünften Metakarpale, um schließlich in He 9 an der radialen Seite des kleinen Fingers, ca. 0,1 Cun proximal des Nagelwinkels, zu enden.

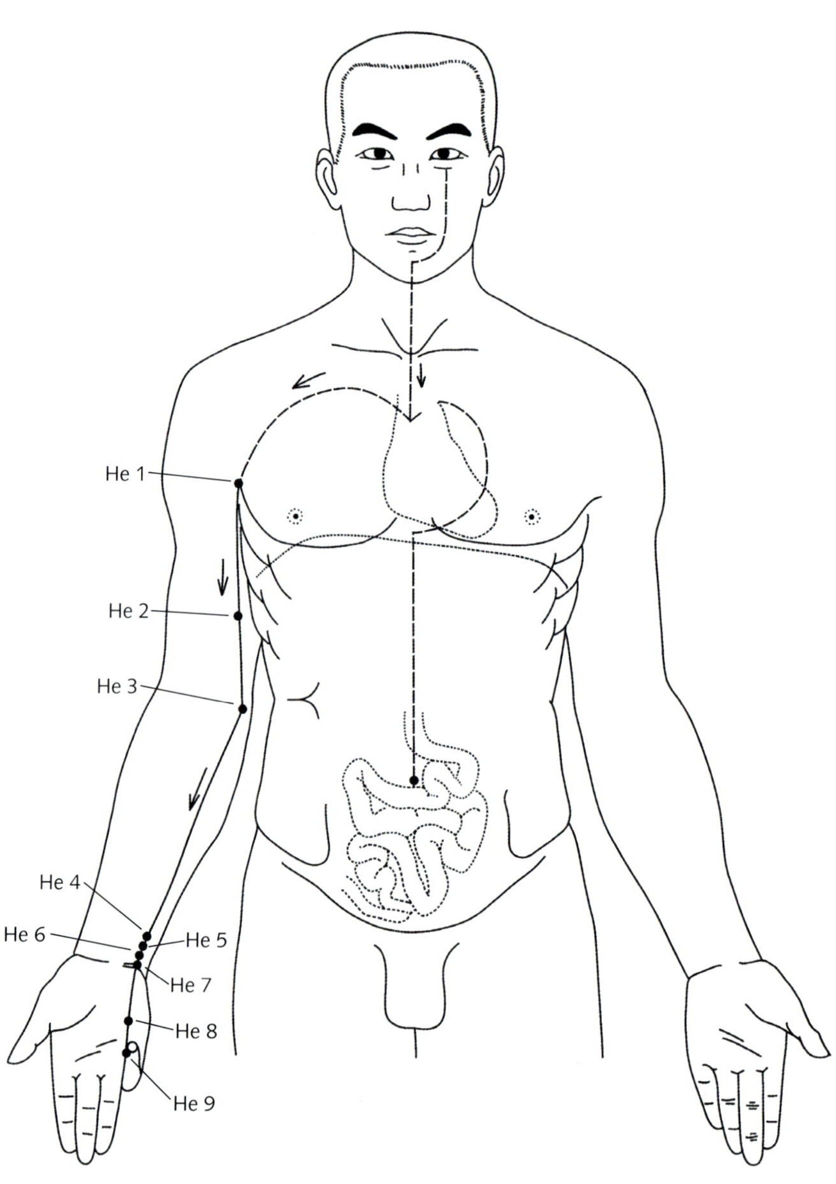

***Abb. 63**: Herz-Meridian (Hand Shao Yin)*

2.3.3 3 Yang-Meridiane des Fußes

Die Yang-Meridiane des Fußes sind der Blasen-Meridian, der Gallenblasen-Meridian und der Magen-Meridian.

Blasen-Meridian (Fuß Tai Yang)

Der Blasen-Meridian ist der längste Meridian des Körpers. Er verläuft vom medialen Canthus nasalis neben dem Auge, über den Kopf und den gesamten Rücken bis zum kleinen Zeh (▶ Abb. 64). Auf diesem Weg kommt er zum Punkt Kniekehle (Bl 40), beginnt wieder in Höhe des 2. BWK (Bl 41) und verläuft dann parallel zum ersten Ast, der weiter innen liegt, nach unten. Der Blasen-Meridian hat somit im gesamten Bereich vom Rücken bis zur Kniekehle einen inneren und einen äußeren Ast. Auf dem inneren Ast befinden sich Verbindungspunkte mit den anderen Meridianen, die Shu-Punkte (Zustimmungspunkte). Shu-Punkte wirken stabilisierend auf die ihnen zugeordneten Meridiane. Sie haben einen breiten Indikationsbereich und werden fast immer bei Kopf-, Rücken-, Fersen- und Kniekehlenbeschwerden mitbehandelt.

Eine etwas spezifischere Beschreibung des Verlaufs beginnt am medialen Canthus nasalis und verläuft gerade über die Stirn bis Bl 3, ein halbes Cun innerhalb der Haargrenze. Es geht weiter zu Bl 4, 1,5 Cun lateral von der Mittellinie, gerade über den Kopf zu Bl 9 am Oberrand des Hinterhauptbeins (Protuberantia occipitalis externa). Anschließend verläuft er zwischen den Processi spinosi der ersten und zweiten HWK ca. 0,5 Cun innerhalb der Haargrenze zu Bl 10, ca. 1,3 Cun von der Mittellinie, und zu Bl 11, 1,5 Cun lateral der Mittellinie des Rückens in Höhe des Dornfortsatzes des ersten BWK. Von hier setzt er sich geradeaus 1,5 Cun neben dem Wirbeldorn kaudal durch den gesamten Rücken bis in Höhe des vierten Sakrallochs fort. Anschließend verläuft der Blasen-Meridian in kranialer Richtung über die Sakralwirbel zu Bl 35, 0,5 Cun neben dem Steißbein. Es geht weiter über Bl 36 in der Mitte der Gesäßfalte, 6 Cun kaudal von Bl 36 am Oberschenkel, und zu Bl 37, 8 Cun kranial von der Mitte der Kniekehle. Von dort verläuft er zum äußeren Rand der Fossa poplitea und weiter zu Bl 40 in der Mitte der Fossa poplitea.

Danach beginnt der Blasenmeridian wieder ab Bl 41 in Höhe des Dornfortsatz des 2. BWK, 3 Cun von der Mittellinie. Von hier verläuft er parallel zu seinem inneren Ast kaudal 3 Cun lateral von der Mitte des Dornfortsatzes bis zur Fossa poplitea, und weiter bis zu Bl 57 in der Vertiefung in der Wade zwischen Wadenbein und Schienbein. Von hier aus führt er etwas schräg zu Bl 58, 1 Cun kaudal am lateralen Rand des M. gastrocnemius. Der Meridian zieht weiter geradeaus zu Bl 60 zwischen dem Malleolus externus und der Achillessehne und von hier zu Bl 61, 1,5 Cun senkrecht unter dem Fersenbein. Er führt zu Bl 62 in einer Vertiefung am unteren Rand des Malleolus lateralis. Anschließend verläuft er zu Bl 63 in einer Vertiefung unter dem Os cuboideum, entlang der Grenze von weißem (im Bild einer auf einem Reisfeld arbeitenden Person „beschattetem") zu rotem („von der Sonne beschienenen") Fleisch vorbei an Bl 64 unterhalb der Tuberositas der fünften Metatarsale zum Endpunkt Bl 67am kleinen Zeh proximal des Nagelwinkels.

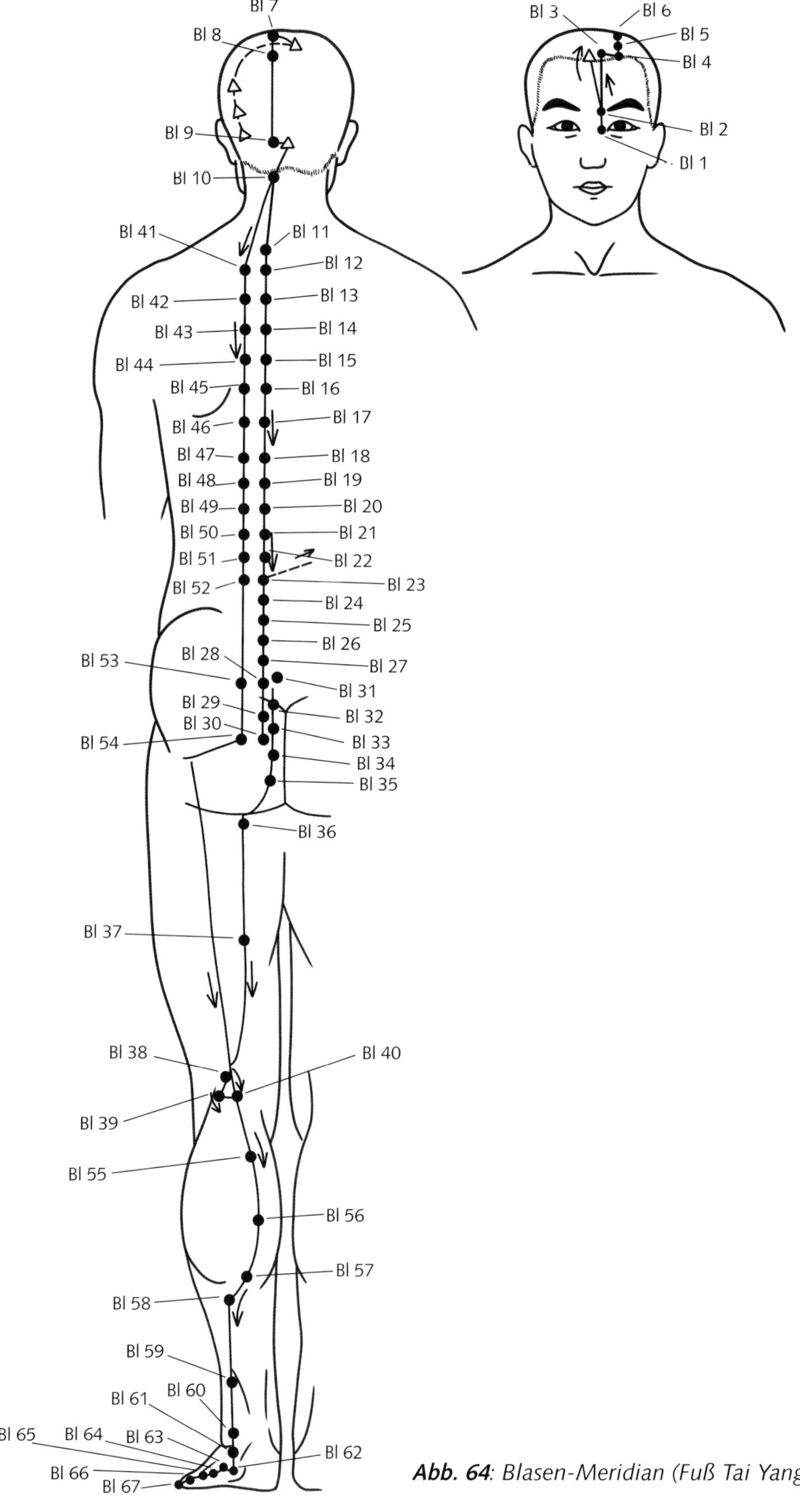

***Abb. 64**: Blasen-Meridian (Fuß Tai Yang)*

Gallenblasen-Meridian (Fuß Shao Yang)

Der Gallenblasen-Meridian beginnt am äußeren Augenwinkel, verläuft auf der temporalen Seite des Kopfes und des Körpers mit einem besonders zackigen Verlauf bis zum Nagelwinkel des vierten Zehs (▶ Abb. 65). Er hat als Fuß Shao Yang mit „halb Innen-/halb Außensymptomen" zu tun. Daher wird er meistens bei Krankheitsbildern behandelt, die seitliche Körperbereiche betreffen. Mit seinem gekoppelten Leber-Meridian herrscht er über die Sehnen und die Muskulatur. Er ist von besonderer Bedeutung für Erkrankungen des Bewegungsapparats.

Der Gallenblasen-Meridian beginnt in einer Vertiefung 0,5 Cun vom Canthus lateralis und verläuft über Gbl 2 unmittelbar vor der Incisura intertragica, Gbl 3 am oberen Rand des Jochbeins und Gbl 4 an der seitlichen Haargrenze zu Gbl 7 in einer Vertiefung auf der Schläfe an der Haargrenze etwas vor und über dem Ohr. Er führt zu Gbl 8, 1,5 Cun oberhalb der Ohrspitze, dann zu Gbl 12, kaudal ein wenig unterhalb und hinter der Spitze des Processus mastoideus, um Gbl 14 auf der Stirn, 1 Cun oberhalb der Mitte der Augenbraue zu erreichen. Danach verläuft er wieder 0,5 Cun senkrecht nach oben und über die Kopfrundungen zu Gbl 20 in der Vertiefung zwischen M. sternocleidomastoideus und M. trapezius. Es geht zu Gbl 21, den höchsten Punkt der Schulter, in der Mitte zwischen C7 und Akromion. Er verläuft 3 Cun unterhalb der vorderen Achselfalte im 4. Intercostalraum zu Gbl 22 und weiter zu Gbl 23, der 1 Cun vor Gbl 22 liegt. Danach verläuft der Meridian zu Gbl 24 in der Mamillarlinie im 7. Intercostalraum zu Gbl 25 am unteren Rand des Endes der 12. Rippe und zu Gbl 26 auf der Höhe des Nabels zwischen den Enden der 11. und 12. Rippe. Es geht weiter zu Gbl 27, 0,5 Cun vor dem oberen Dorn des Beckenkamms, und 0,5 Cun nach unten zu Gbl 28. Die drei Punkte Gbl 26, Gbl 27 und Gbl 28 sind gemeinsame Punkte mit Dai Mai (Gürtelgefäß, ▶ Abb. 89).

Der Verlauf des Gallenblasen-Meridians setzt sich fort zu Gbl 29 auf der Mitte der Verbindungslinie von der Spina iliaca anterior superior und dem Trochanter major, dann weiter zu Gbl 30 auf dem ersten Drittel der Verbindungslinie vom Trochanter major und dem Os sacrum. Anschließend verläuft er an der Außenseite des Oberschenkels zu Gbl 31, 7 Cun oberhalb der Kniegelenksfalte, erreicht nach weiteren 2 Cun nach unten Gbl 32 und dann Gbl 33 in einer Vertiefung zwischen dem Femur und dem M. biceps femoris. Er geht zu Gbl 34 in einer Vertiefung vor dem Kopf der Fibula. Nach der Hälfte der Strecke vom Kniegelenksspalt zum äußeren Knöchel erreicht er Gbl 35 am Hinterrand des M. fibularis longus und Gbl 36 am Vorderrand der Fibula. Weiter zieht der Meridian geradeaus zu Gbl 40 vor und unterhalb des Malleolus externus in einer Vertiefung lateral der Sehne des M. extensor digitorum longus. Er verläuft zu Gbl 41 distal vom 4. und 5. Metatarsalgelenk und lateral der Sehne des M. extensor digiti longus zu Gbl 43 zwischen dem 4. und 5. Os metatarsale unmittelbar distal des Metatarso-Phalangealgelenks und endet schließlich in Gbl 44 am Nagelwinkel des vierten Zehs.

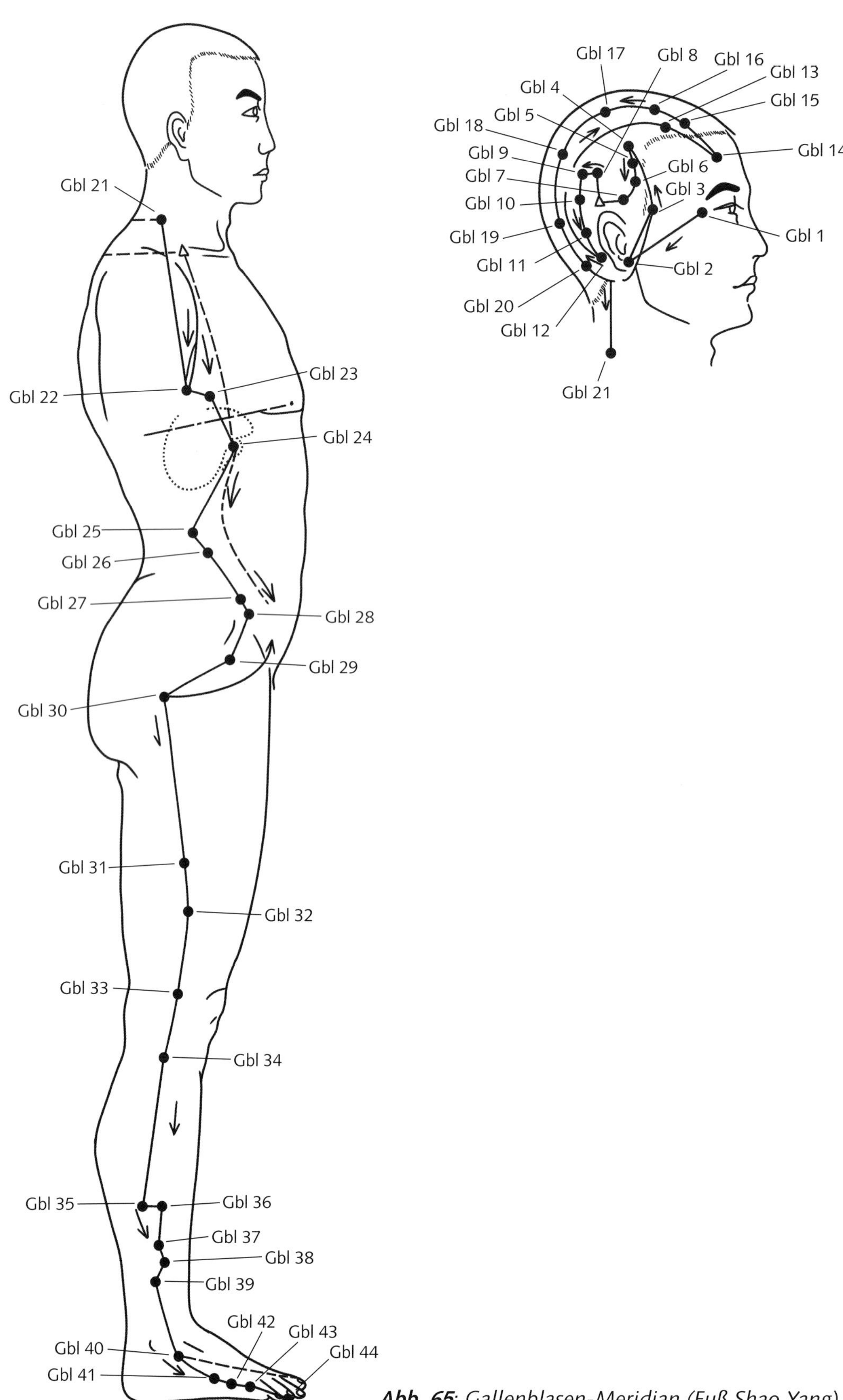

***Abb. 65**: Gallenblasen-Meridian (Fuß Shao Yang)*

Magen-Meridian (Fuß Yang Ming)

Der Magen-Meridian verläuft als einziger Yang-Meridian auf der Vorderseite des Körpers (▶ Abb. 66). Er hat einen besonders energetischen Einfluss auf die Statik. Der Magen-Meridian erstreckt sich vom Kopf bis zur zweiten Zehe und ist einer der längsten Meridiane auf der ventralen Seite des Körpers.

Der Magen-Meridian beginnt bei geradem Blick ca. 0,7 Cun unter der Pupille und verläuft nach unten über die Wange, von dort über das Jochbein wieder hoch zu Ma 8 auf der Stirn und wiederum nach unten zu Ma 9 im vorderen Halsbereich. Weiter geht er zu Ma 12 unterhalb der Fossa supraclavicularis, entlang der Mamillarlinie zu Ma 18 unterhalb der Brustwarze im 5. Intercostalraum und dann medial hinab zu Ma 19, 6 Cun oberhalb des Nabels und 2 Cun lateral der Mittellinie. Er verläuft senkrecht hinab zum Bauch bis zu Ma 30 an der Oberkante des Schambeines, dann unterhalb der Spina iliaca superior anterior zu Ma 31 auf Höhe der Unterkante der Schambeinsymphyse und entlang der Oberschenkel an der lateralen Seite des M. sartorius zu Ma 34, 2 Cun proximal des seitlichen Oberrandes der Patella. Er erreicht Ma 35 (laterales Knieauge) unterhalb und seitlich der Patellasehne. Weiter geht es entlang des Schienbeins geradeaus hinunter zu Ma 39, 9 Cun vom Knieauge. Hier macht er einen Knick nach oben und erreicht Ma 40 lateral vom Wadenbein. Dann verläuft der Meridian am Fußrücken zu Ma 41 auf der Mitte der Mittelfußfalte zwischen den Sehnen des M. extensor hallucis longus und des M. extensor digitorum longus. Er erreicht den höchsten Punkt des Fußrückens, wo die Arteria tibialis anteror tastbar ist. Danach verläuft er zu Ma 43 in einer Vertiefung zwischen dem 2. und 3. Os metatarsale und zu Ma 44, eine Vertiefung an der Zwischensehnenfaszie auf der fibularen Seite der zweiten Zehe und endet an Ma 45 lateral neben dem Nagelwinkel der zweiten Zehe.

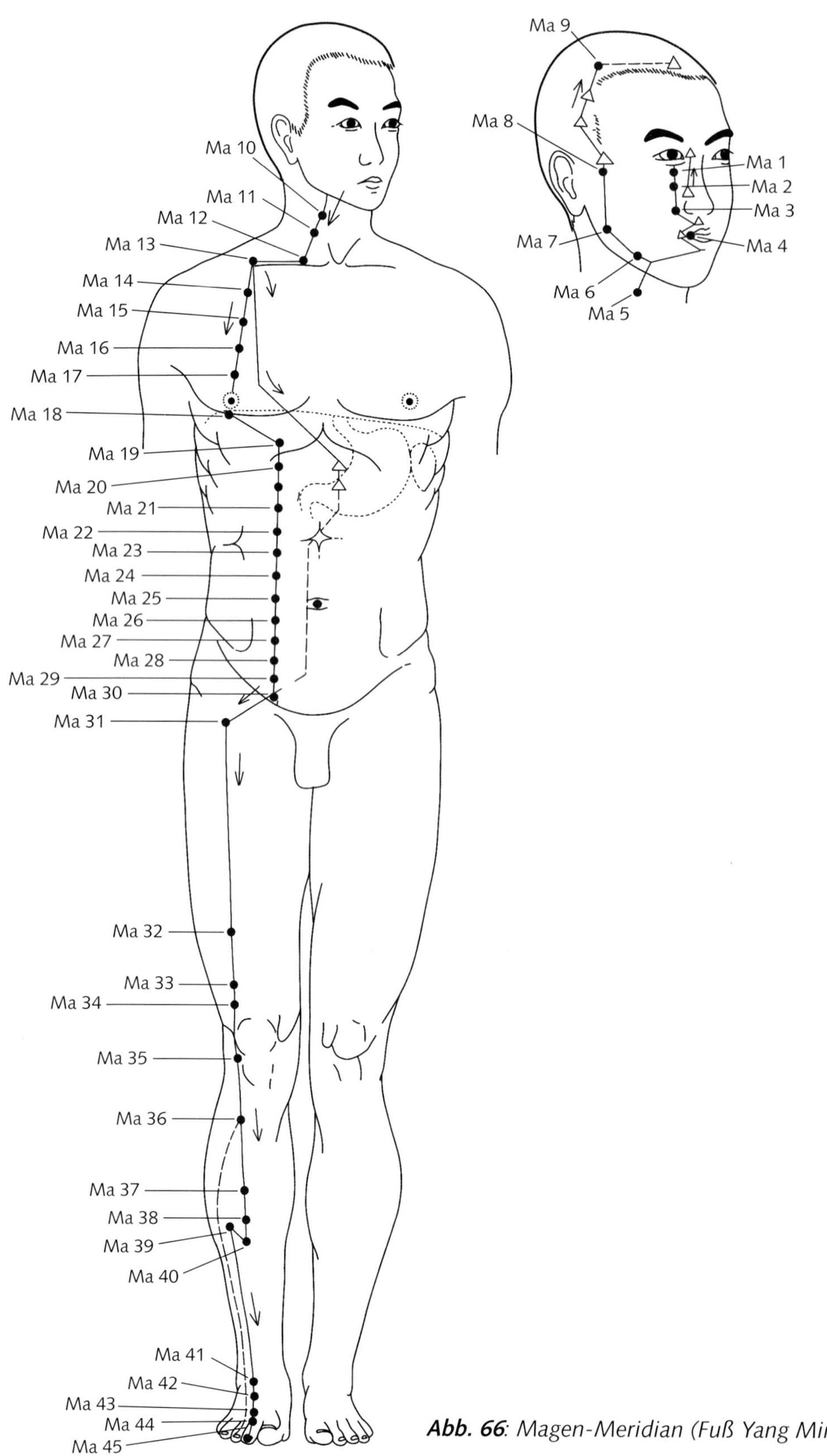

***Abb. 66**: Magen-Meridian (Fuß Yang Ming)*

2.3.4 3 Yin-Meridiane des Fußes

Der Milz-Meridian, der Leber-Meridian und der Nieren-Meridian sind die Yin-Meridiane des Fußes.

Milz-Meridian (Fuß Tai Yin)

Der Milz-Meridian hat zusammen mit dem gekoppelten Magen-Meridian energetisch einen großen Einfluss auf das Bindegewebe und die Muskulatur und ist damit für die Stabilität der Extremitäten und der Wirbelsäule sehr wichtig.

Der Milz-Meridian beginnt am inneren Nagelwinkel der großen Zehe, verläuft entlang der Grenze vom „roten und weißen Fleisch" und steigt an der medialen Seite des Fußes und medial vor dem Malleolus zum Bein auf (▶ Abb. 67). Von dort verläuft er entlang der hinteren Seite der Tibia, medial am Bein entlang bis zu Mi 6, 3 Cun senkrecht über dem Malleolus internus. Er steigt weiter hinauf in den medialen Bereichen des Knies und des Oberschenkels und trifft auf Mi 12 in der Höhe des Oberrandes der Symphyse, 3,5 Cun lateral der Körpermittellinie. Er erreicht 0,7 Cun höher Mi 13, 4 Cun lateral der Mittellinie, verläuft gerade hoch zu Mi 15 in Höhe des Nabels und erreicht 3 Cun höher Mi 16, 1,5 Cun unterhalb des Knorpels der 9. Rippe. Von hier verläuft er zu Mi 17 im 5. Intercostalraum, 6 Cun lateral der Körpermittellinie, weiter geradeaus hoch zu Mi 20 im 2. Intercostalraum senkrecht unter Lu 1, dann distal auf der mittleren Axillarlinie und endet im 6. Intercostalraum an Mi 21.

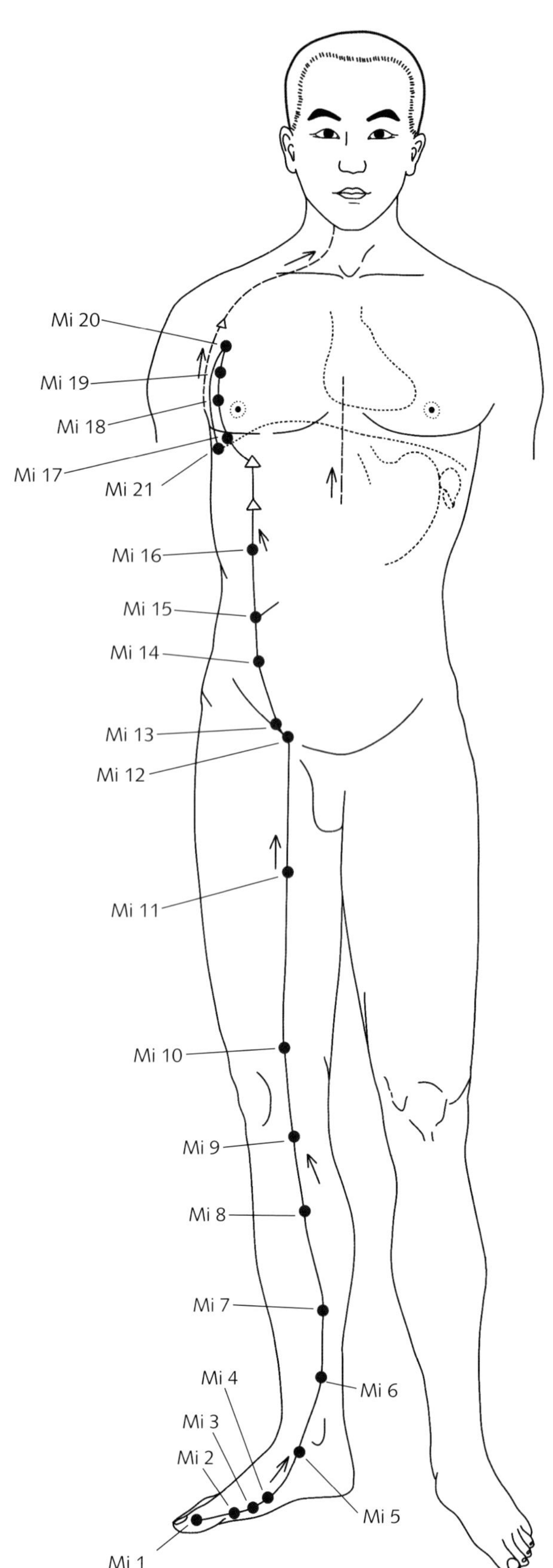

Abb. 67: *Milz-Meridian (Fuß Tai Yin)*

Leber-Meridian (Fuß Jue Yin)

Die Skelettmuskulatur und die Sehnen sind dem Leber-Funktionskreis zugeordnet. Der Funktionskreis beeinflusst damit alle aktiven und dynamischen Bewegungseinheiten.

Der Leber-Meridian beginnt am inneren Nagelwinkel der großen Zehe und verläuft zwischen der 1. und 2. Zehe bis zu Le 4, 1 Cun vor dem Malleolus medialis auf der tibialen Seite zwischen den Sehnen M. tibialis anterior und M. extensor hallucis longus (▶ Abb. 68). Weiter geht es auf der Innenseite der Tibia zu Le 5, 5 Cun oberhalb des Malleolus medialis, und weitere 2 Cun höher zu Le 6. Er erreicht Le 7, 1 Cun hinter dem Unterrand des Condylus medialis der Tibia, und Le 8 in einer Vertiefung am medialen Ende der Kniegelenksfalte zwischen dem medialen Condylus und dem Vorderrand des M. semimembranosus. Le 9 liegt dann 4 Cun proximal in einer Vertiefung zwischen M. vastus medialis und sartorius. Weiter verläuft der Meridian zu Le 10 in Höhe der Unterkante des Sitzbeinhöckers und davon 1 Cun kranial zu Le 11, wo der Puls fühlbar ist. Er erreicht Le 12 etwas kranial unterhalb des Schambeinkamms in Höhe der Oberkante des Schambeins und 2,5 Cun lateral der Mittellinie. Er kommt zu Le 13 kranial am freien Ende der 11. Rippe und endet in Le 14 im 6. Intercostalraum senkrecht unter der Brustwarze.

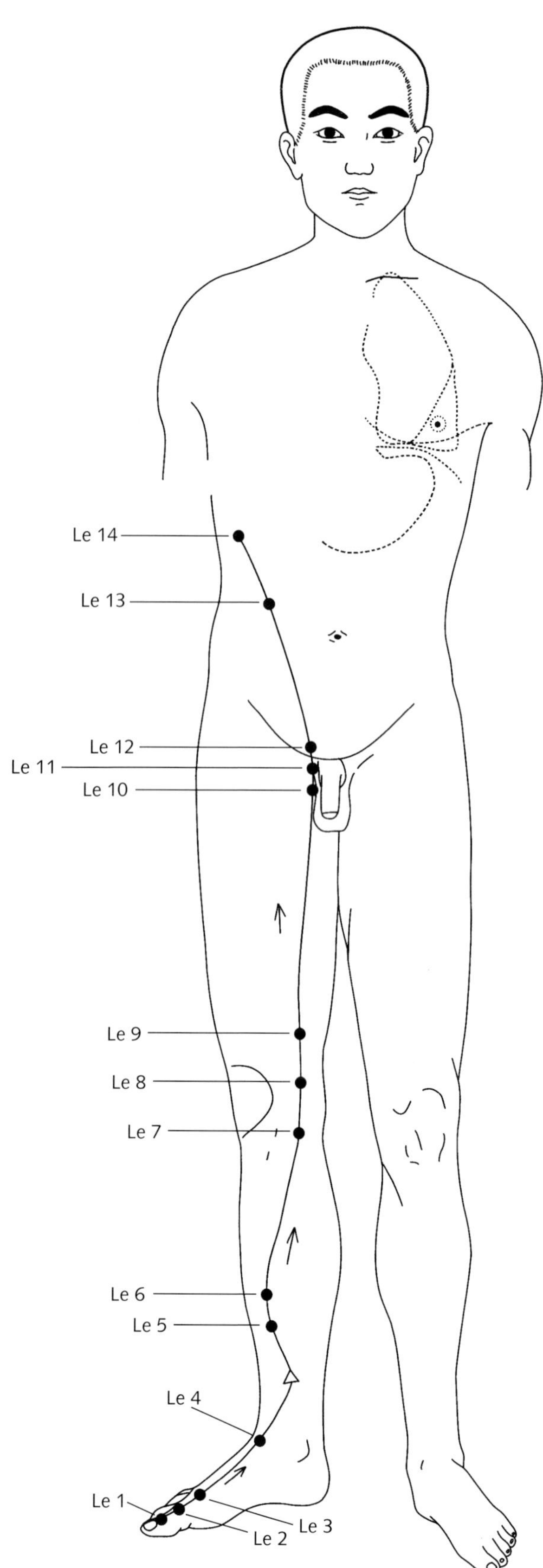

***Abb. 68**: Leber-Meridian (Fuß Jue Yin)*

Nieren-Meridian (Fuß Shao Yin)

Die Niere ist nach der TCM-Theorie das Reservoir für die Essenz (Jing) und somit von großer Bedeutung für die Erhaltung der Lebensenergie. Die Niere versorgt alle Yin- und Yang-Organe mit Jing. Bezogen auf den Bewegungsapparat ist ein Nieren-Qi-Mangel bei LWS-Beschwerden wie chronischer Lumbalgie und Erkrankungen des Knochens und des Knochenmarks von Bedeutung.

Der Nieren-Meridian beginnt in einer Vertiefung auf der Mitte der Fußsohle (▶ Abb. 69). Er verläuft weiter zu Ni 2 in einer Vertiefung vor und unterhalb des Unterrandes des Os naviculare, zu Ni 3 zwischen Malleolus medialis und der Achillessehne, wo der Puls tastbar ist, und zu Ni 4 am inneren Rand des Ansatzes der Achillessehne, etwas schräg unterhalb von Malleolus medialis. Es geht weiter zu Ni 5, 1 Cun unterhalb von Ni 3, zu Ni 6 unterhalb der Spitze des Malleolus medialis, und zu Ni 7, 2 Cun kranial von Ni 3 am Vorderrand der Achillessehne. Weiter geht es zu Ni 8, 0,5 Cun vor Ni 7 am Innenrand des M. gastrocnemicus, zu Ni 9, 1 Cun hinter der dorsalen Tibiakante und zu Ni 10 am medialen Rand der Fossa poplitea an der Kniebeuge zwischen den Sehnen der M. semitendinosus und M. semimembranosus. Dann verläuft er zu Ni 11 an der Oberkante des Schambeins und 0,5 Cun lateral der Mittellinie, senkrecht in kranialer Richtung zu Ni 21, 6 Cun oberhalb des Nabels, und zu Ni 22 im 5. Intercostalraum, 2 Cun lateral der Mittellinie. Von hier verläuft er kranial senkrecht weiter und endet in Ni 27 in der Linie zwischen der 1. Rippe und der Clavicula.

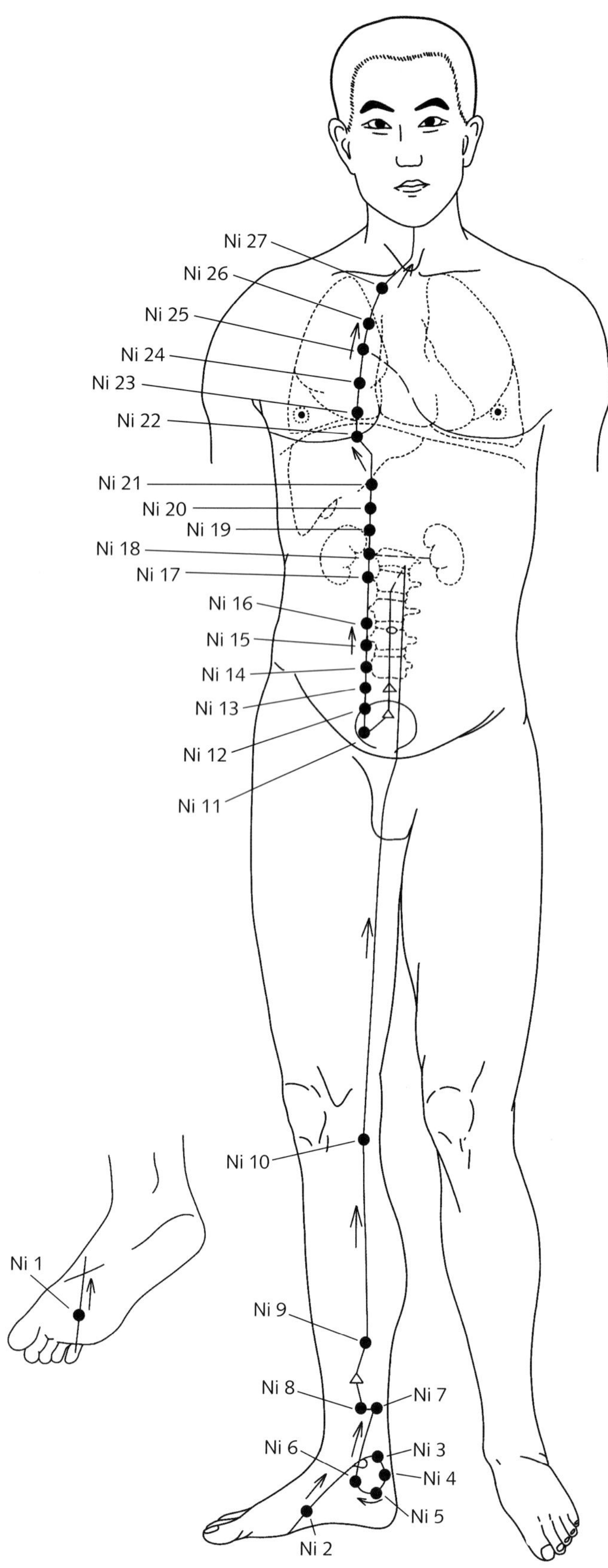

***Abb. 69**: Nieren-Meridian (Fuß Shao Yin)*

2.3.5 Du Mai und Ren Mai

Für chronische Erkrankungen oder Erkrankungen, die mehrere Organe gleichzeitig betreffen, spielen in der TCM die sogenannten acht außerordentlichen Meridiane oder auch die acht außerordentlichen Gefäße eine übergeordnete Rolle. Hier seien zwei davon kurz beschrieben: Du Mai und Ren Mai. Im Gegensatz zu den Hauptmeridianen verlaufen sie nicht rechts und links spiegelbildlich sondern einfach auf der dorsalen bzw. der ventralen Seite des Körpers.

Du Mai (Lenkergefäß)

Du Mai wird auch „Vater der Yang-Meridiane" genannt. Er ist der Kontrolleur aller Yang-Meridiane. Du Mai stärkt den Rücken und das Nieren-Yang. Somit ist Du Mai ein wichtiger Meridian bei Rückenschmerzen, die durch Mangel an Nieren-Yang entstanden sind. Du Mai nährt auch das Mark und das Gehirn. Daher wird er u.a. zur Behandlung von Kopfschmerzen, Benommenheit und Konzentrationsstörungen eingesetzt.

Du Mai beginnt äußerlich zwischen der Spitze des Steißbeins und dem Anus (▶ Abb. 70). Er verläuft entlang der Dornfortsätze der Wirbelsäule nach oben und erreicht Du 14 unterhalb des Dornfortsatzes des 7. HWK und Du 15, 0,5 Cun innerhalb der Haargrenze zwischen den Processi spinosi des 1. und 2. HWK. Nach weiteren 0,5 Cun kommt er zu Du 16 direkt unter der Protuberantia occipitale. Dann steigt er bis zu Du 20 auf dem Schädeldach, verläuft anschließend über Stirn und Nase und endet in Du 28 innerhalb der Oberlippe in der Falte von Lippe und Kiefer.

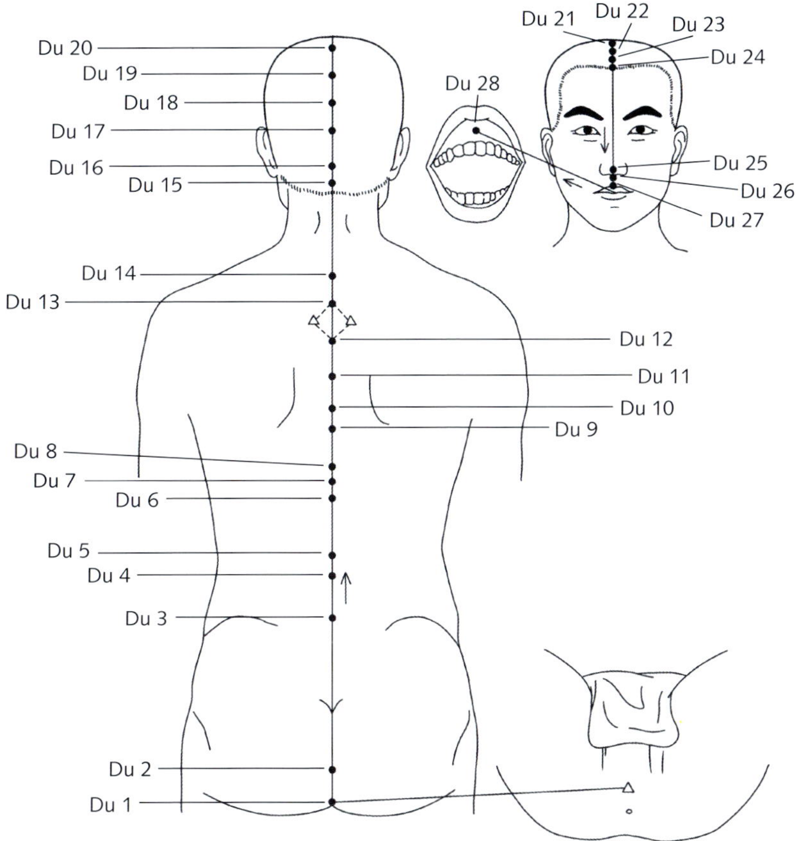

***Abb. 70**: Du Mai (Lenkergefäß)*

Ren Mai (Konzeptionsgefäß)

Ren Mai wird auch „Mutter des Yin-Meridiane" genannt. Ren Mai fungiert als nährendes Reservoir für die gesamte Yin-Energie des Körpers. Damit ist Ren Mai indirekt als der nährende Part in der Behandlung von Wirbelsäulenbeschwerden beteiligt.

Ren Mai beginnt in der Mitte des Perineums, verläuft in der Mittellinie weiter kranial und endet in Ren 24 in der Mitte des Unterkiefers, in der Vertiefung unterhalb der Unterlippe (▶ Abb. 71).

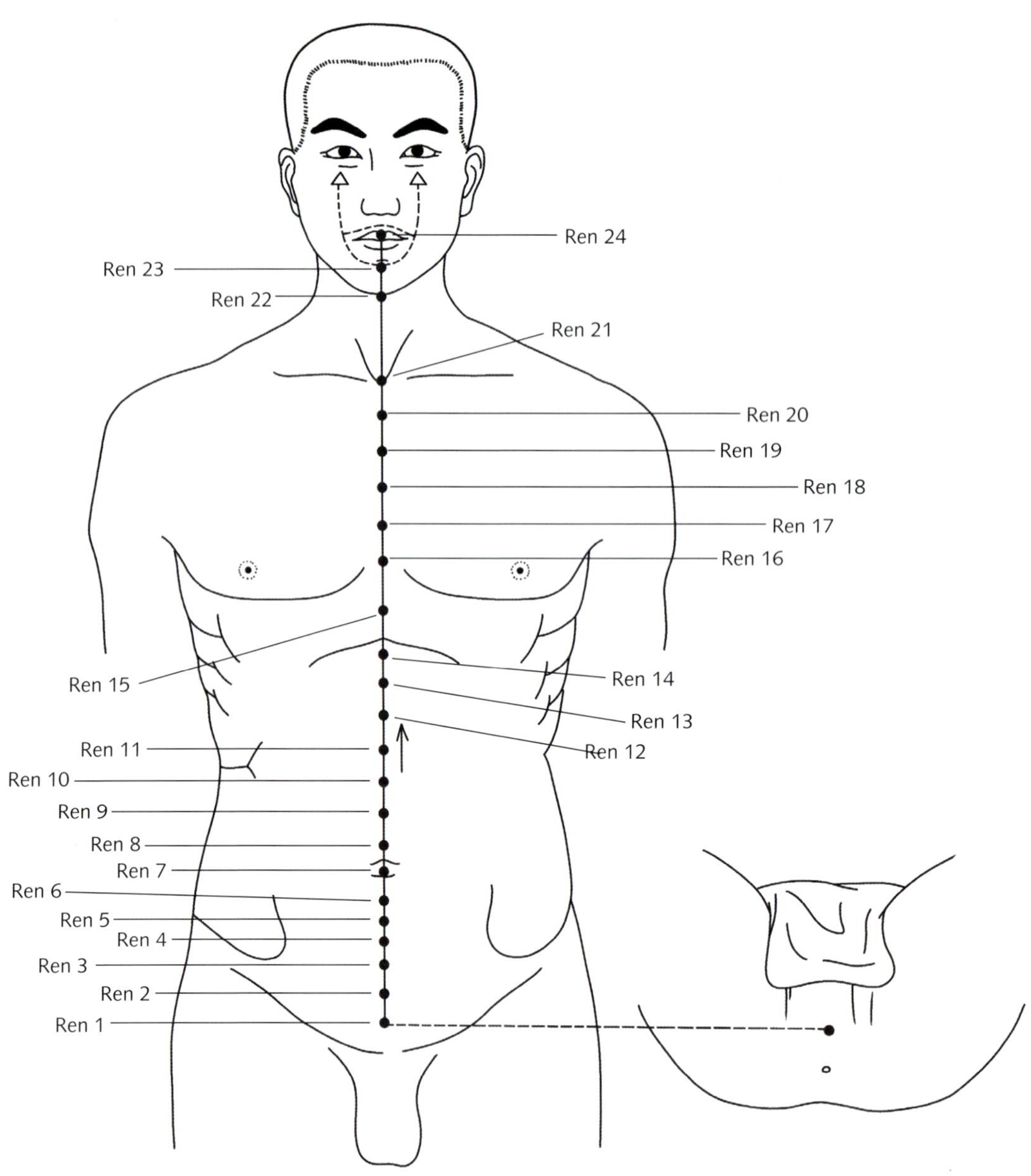

***Abb. 71**: Ren Mai (Konzeptionsgefäß)*

2.3.6 Tendinomuskuläre Meridiane

Die TMM verlaufen als Netzleitbahnen oberflächlich zwischen der Haut und den Hauptmeridianen (▶ Abb. 72). Als Yang-Meridiane ziehen sie in Richtung Kopf, als Yin-Meridiane in das Muskelfleisch des Bauches. Aber sie bleiben stehts an der Oberfläche des Körpers, wie an den Gelenken der Extremitäten, am Rumpf und am Kopf.

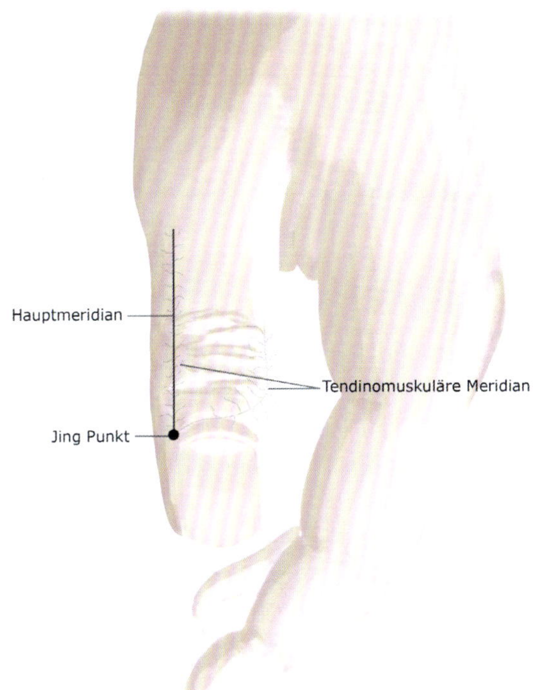

***Abb. 72**: Hauptmeridian und Tendininomuskulärer Meridian am Daumen*

Die TMM beginnen an den Jing-Brunnenpunkten, den Terminalpunkten an den Fingern und Füßen. Diese Punkte sind Pforten zum Ein- und Austreten pathogener Energien. In den TMM fließt hauptsächlich „Wei-Qi" (Abwehr-Qi) als eine Art Kriechstrom auf der Oberfläche des Körpers, um innere Organe vor dem Eindringen von pathogenen Faktoren zu schützen. Wenn pathogene Faktoren wie Wind oder Kälte von außen in die TMM eindringen, äußert sich dies durch Schmerzen in den Muskeln, Sehnen und Bändern. Die Schmerzen äußern sich hauptsächlich im Bereich der Extremitäten, des Rumpfes oder der Kopfregion. Sie betreffen selten Speicher- oder Hohlorgane.

Die Jing-Brunnenpunkte sind auch eine Pforte zum Austritt pathogener und endogener Fülle aus den Hauptmeridianen. Daher werden Jing-Punkte häufig bei Notfällen gestochen, zum Beispiel blutig den Jing-Punkt an der Spitze des Mittelfingers (Pe 9) bei Hitzeschock, Bluthochdruckkrise, Angina pectoris oder bei Apoplex.

Die TMM verlaufen parallel zu den Hauptmeridianen. Nach dem „Huangdi Neijing", Kapitel 13 im zweiten Teil „Ling Shu", treffen sich jeweils drei TMMs in einem Punkt und bilden eines der vier Vereinigungssysteme:

- Die 3 tendinomuskulären Yang-Meridiane des Fußes (Blasen-, Gallenblasen- und Magen-TMM) vereinigen sich im Bereich des Os zygomaticum am Punkt „Quanliao" (Dü 18).
- Die 3 tendinomuskulären Yin-Meridiane des Fußes (Milz-, Nieren- und Leber-TMM) vereinigen sich in der Genitalregion im Bereich der Symphyse am Punkt „Zhonggji" (Ren 3).
- Die 3 tendinomuskulären Yang-Meridiane der Hand (Dünndarm-, Dreifach-Erwärmer- und Dickdarm-TMM) vereinigen sich im Schädelbereich am Punkt „Touwei" (Ma 8).
- Die 3 tendinomuskulären Yin-Meridiane der Hand (Lungen-, Perikard- und Herz-TMM) vereinigen sich unterhalb der Achselhöhle im fünften Intercostalraum am Punkt „Yuanye" (Gbl 22).

Durch die Vereinigungspunkte kann pathogene Energie von einem TMM in einen anderen übergehen. Der betroffene Bereich zeigt sich dann schmerzhaft.

2.4 Meridianbehandlung

2.4.1 Meridianstriche und Tuina

Nach einer MOAP wird die Behandlung mit Meridianstrichen und Tuina abgerundet. Meridianstriche über den betroffenen Bereich öffnen die jeweiligen tendinomuskulären Meridiane. MOAP setzt auf der Körperebene viele biochemische Prozesse in Gang. Durch cutiviszerale Reflexe werden das lymphatische System, die Blutgefäße und das Nervensystem aktiviert. In den gestörten Ohrpunkten tritt der irritierte oder disharmonische Zustand des Körpers in geballter, konzentrierter Form auf. Die blockierte Ebene des Körpers fängt während der Behandlung sofort an sich energetisch zu regulieren. Um diesen Prozess bis zur Peripherie der betroffenen Ebene erfolgreich zu unterstützen sind nach meiner Erfahrung die anschließenden Meridianstriche und Tuina sehr effektiv.

Meridianstriche

Nach einer MOAP werden die die betroffene Körperregion durchlaufenden Meridiane mit der größeren Kugel des jeweils gegensätzlichen Metallstiftes (Ohr: Gold, Körper: Silber und umgekehrt) behandelt. Außer in der Concha gilt:

- **RAC-Positiv bei Gold an der Ohrzone** → Fülle im Körpermeridian, Meridianstriche mit Silberstift gegen die Meridianverlaufsrichtung.
- **RAC-Positiv bei Silber an der Ohrzone** → Leere im Körpermeridian, Meridianstriche mit Goldstift in Meridianverlaufsrichtung.

Bei Verwendung eines energetisch inkorrekten Stiftes macht sich ein weißer Strich auf der Haut bemerkbar (▶ Abb. 73). Beim energetisch korrekten Stift zeigt sich hingegen ein roter Strich (▶ Abb. 74 und 75).

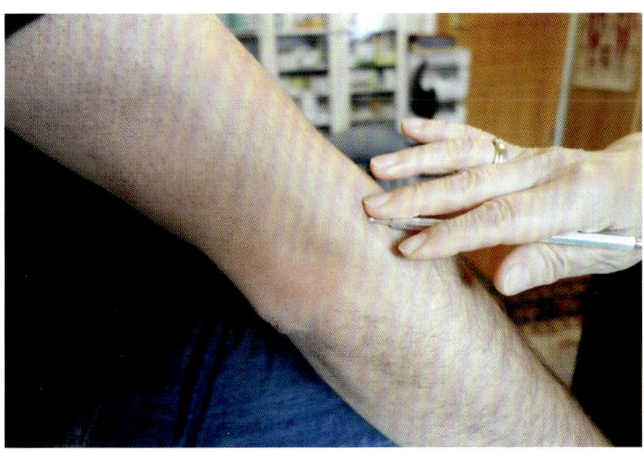

***Abb. 73**: Weiße Färbung am Arm nach Meridianstrich mit dem energetisch inkorrekten Stift*

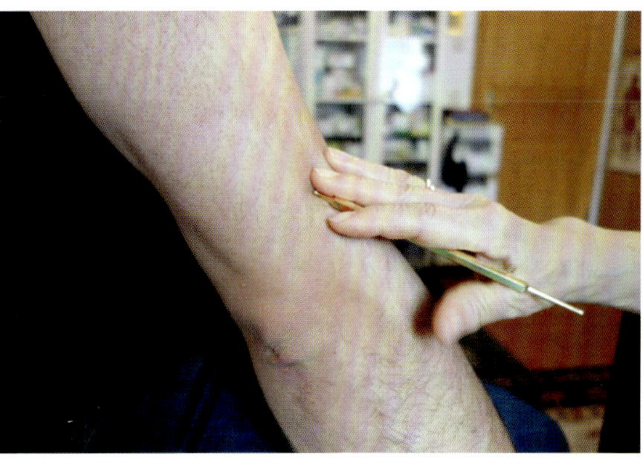

***Abb. 74**: Rote Färbung am Arm nach Meridianstrich mit dem energetisch korrekten Stift*

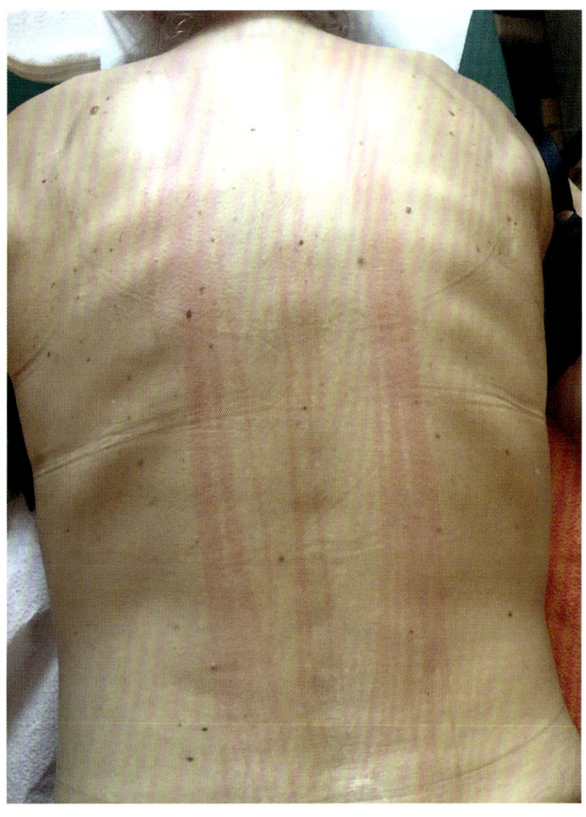

***Abb. 75**: Rote Färbung am Rücken nach Strichen auf den beiden Blasen-Meridianen mit dem energetisch korrekten Stift*

Der Behandlungseffekt stellt sich meistens nach drei bis vier Meridianstrichen ein. Diese aktivieren den Lymphfluss, stärken die Durchblutung und sind neurovegetativ regulierend. Somit werden durch Meridianstriche der Qi- und der Blutfluss harmonisiert und aktiviert. Viele Patienten empfinden eine Meridianbehandlung nach der MOAP als sehr wohltuend und berichten, dass sie nach der Behandlung angenehm müde waren und sehr tief schlafen konnten. Der Körper hat nach der Auflösung der pathogenen Faktoren, welche die Qi-Stagnation und die Schmerzen verursacht hatten, viel „Aufräumarbeit" im Bindegewebe zu leisten. Um dies zu unterstützen, sollen die Patienten nach der Behandlung größere Mengen stilles Wasser trinken.

Sehr beeindruckend sind Sekundenphänomen-artige Reaktionen nach den Meridianstrichen. Patienten mit Migräne oder Kopfschmerzen berichten oft, sie können wieder besser sehen, oder der Kopf sei klarer. Bildlich gesprochen: „Der Nebelschleier sei weg." Bei manchen Patienten blieb die verbesserte Sicht erhalten, sodass sie eine neue Brille benötigten.

Tuina

Tuina heißt „Schieben und Ziehen". Ursprünglich nannte man Tuina auch Anmo (bzw. auf Koreanisch: Anma/Jiab), was „Drücken und Streichen" bedeutet. Tuina umfasst verschiedene Massagetechniken bis hin zu Gelenkmobilisationen. Es handelt sich um Maßnahmen blockiertes Qi oder blockiertes Xue (Blut) zum Fließen zu bringen, um damit die Leitbahnen zu harmonisieren und zu aktivieren. Dies führt zu einer Linderung von Schmerzen sowie zu einer Entspannung der Muskulatur und der Gelenke. Tuina wird als Druckmassage mit dem Fingern oder mit der Handfläche meistens zur Vorbereitung einer Akupunktur praktiziert. Darüber hinaus dient es als prophylaktische Maßnahme zur allgemeinen Erhaltung der Gesundheit. Es gibt mehre Arten von Tuina. Nach den Meridianstrichen wird hauptsächlich Vibrations-Tuina auf den betroffenen Meridianen angewandt, um die Gelenke und Muskeln zu entspannen.

Für eine Vibrations-Tuina am Arm hält der Behandler das Handgelenk des zu behandelnden Arms mit zwei Händen und schüttelt den Arm drei bis vier Mal behutsam. Alternativ kann er auch mit seiner dominanten Hand am Handgelenk des Patienten behutsam schütteln und mit seiner anderen Hand die Schulter des Patienten stützen. Für eine Vibrations-Tuina am Bein hält der Behandler das Fußgelenk des zu behandelnden Beins mit zwei Händen und schüttelt das Bein drei bis vier Mal behutsam.

2.4.2 Anwendungen auf Beschwerden des Bewegungsapparats

Im Folgenden werden allgemeine Eigenschaften von MOAP, Merdianstrichen und Tuina bei Beschwerden an den oberen Extremitäten und im Bereich der Wirbelsäule und des Kopfes dargestellt.

Obere Extremitäten

Bei Beschwerden an den oberen Extremitäten wie Zervikobrachialgie, Schulter-Arm-Syndrom, Epicondylitis der Ellenbogen oder Tendovaginitis des Armgelenks sind hauptsächlich die drei Yang-Meridiane der Hand betroffen. Als gekoppelte Meridiane können auch die drei Yin-Meridiane der Hand in Mitleidenschaft gezogen werden.

Schmerzen oder Bewegungseinschränkungen, die die Außenseite der Arme betreffen, sind ein Zeichen einer Blockade des Qi-Flusses in den Yang-Meridianen der Hand. Bei einem „Fülle-Syndrom" wie starken Schmerzen, Verhärtungen oder Rötungen werden die Meridianstriche entgegen der Verlaufsrichtung der Meridiane durchgeführt. Bei einem Leere-Syndrom wie bei mäßigen oder ziehenden Schmerzen oder bei einem kalten oder lahmen Gefühl im Bereich der Meridiane wird in Richtung des Meridianverlaufs gestrichen. Bei unsicheren Fällen ist es hilfreich, den Patienten nach Probestrichen in beide Richtungen hinsichtlich seiner Empfindungen zu befragen. Meridianstriche in der richtigen Richtung werden als deutlich angenehmer empfunden.

Bei einem Leere-Syndrom wird gegebenenfalls die betroffene Körperstelle behutsam mit Drücken und Streichen (Anma) in Meridianverlaufsrichtung behandelt.

Obere Wirbelsäule und Kopf

Bei Beschwerden, die ursächlich von der oberen Wirbelsäule ausgehen wie ein HWS-BWS-Syndrom, eine Zervikobrachialgie, eine Okzipitalneuralgie oder eine Parästhesie der Arme, werden Du Mai, der Blasen-Meridian und der Dünndarm-Meridian ausgestrichen. Bei Beschwerden, die den Seitenbereich des Körpers (Shao Yang) betreffen, wie temporale Kopfschmerzen, Migräne oder Tinnitus, werden der Dreifach-Erwärmer-Meridian und der Gallenblasen-Meridian ausgestrichen.

Du Mai, der Blasen-Meridian und der Gallenblasen-Meridian verlaufen als Yang-Meridiane vom Kopf bis zum Fuß. Bei Beschwerden, die nur den oberen Bereich der Wirbelsäule betreffen und nicht auf Fehlstellungen der Statik beruhen, wird in der Regel nur der betroffene Teil der Meridiane behandelt.

Ein Beispiel für ein „Sekundenphänomen" durfte ich bei einem Bühnenlichttechniker erleben, der wegen einer starken Vertigo wochenlang arbeitsunfähig war. HNO-Untersuchungen blieben ohne Befund. Ich stellte eine Blockade seines Atlantookzipitalgelenks fest. Eine MOAP beseitigte sofort den Drehschwindel. Nach Abschluss der Behandlung mit Meridianstrichen im oberen Bereich des Blasen-Meridians, von Du Mai, des Dreifach-Erwärmer-Meridians und des Gallenblasen-Meridians trat der Drehschwindel bereits nach einmaliger Behandlung nicht mehr auf.

2.4.3 Ein Fallbeispiel

Bei einer Patientin mit Schmerzen an der Schulter, am Unterarm und an der Hand ergab sich der folgende Behandlungsablauf:

1. Anamnese: seit zwei Tagen Schmerzen an der linken Schulter, entlang des ganzen Arms bis in die Hand.
2. Befragung: als mögliche Ursache ergaben sich Kälteeinwirkung als exogener pathogener Faktor und Anspannung und Stress als innerer Faktor (Algorparästhesie = durch die Kälte verursachte Qi-Stagnation, die zu Verlangsamung des Blutflusses und zu Schmerzen geführt hat).
3. Tastbefunde: deutliche Schmerzen am Übergang von C7 zu Th 1–3 und Muskel Verhärtungen am Querfortsatz.
4. Desinfektion des linken Ohres, Eichung des Punktsuchgeräts an Lu 11, Überprüfung des Null-Punktes: negativ.
5. Punktsuche im gestörten Segment von C7-Th3: irritierter Punkt auf der Anthelix am Übergang C7/Th3.
6. Test des irritierten Punkts mit Goldstift: RAC-Befund positiv.
7. MOAP am irritierten Ohrpunkt mit kleiner Kugel des Goldstiftes (▶ Abb. 76): zunächst ansteigender starker Schmerz, dann abnehmend bis der Schmerzpegel deutlich abgefallen war.
8. Drei- bis viermaliges Ausstreichen der Muskelzone in der Scapha mit der größeren Kugel des Goldstiftes, von kaudal in Richtung Kranium (▶ Abb. 77 und 78).
9. Drei- bis viermaliges Ausstreichen gegen die Verlaufsrichtung der drei betroffenen Yang-Meridiane der Hand (3E, Dü, Di) mit der größeren Kugel des Silberstiftes (▶ Abb. 79).
10. Abschließend Vibrations-Tuina. Danach war die Patientin schmerzfrei. Wegen der Kälte als pathogenem Faktor wurden anschließend Akupunktur und Moxibustion durchgeführt. Die Patientin war nach einer einmaligen Behandlung beschwerdefrei.

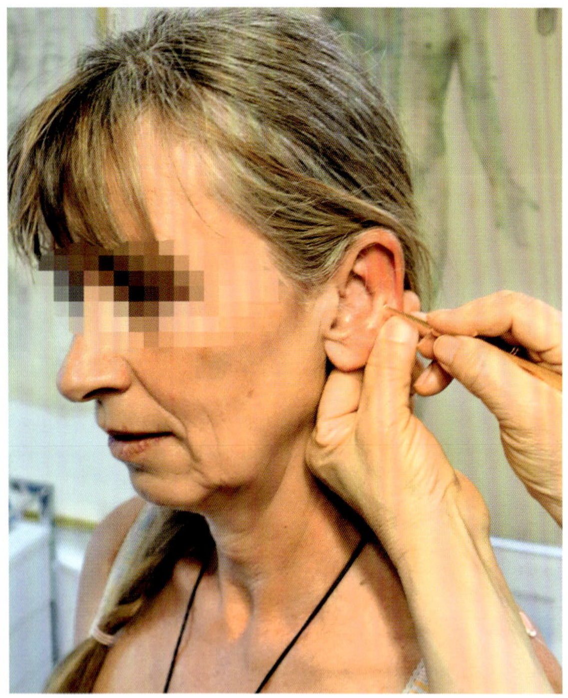

Abb. 76*: Bei Schmerzen, die sich von der Schulter in den Arm entlang ziehen: MOAP mit der kleinen Kugel des Goldstifts am BWS-Segment Th3*

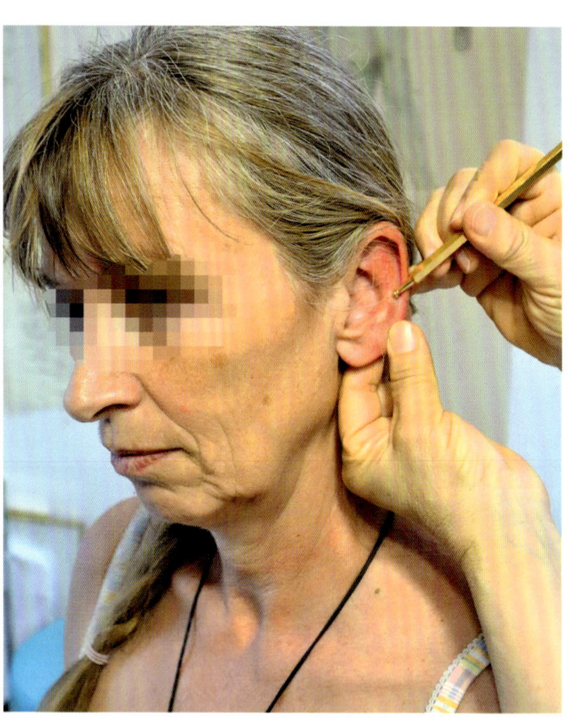

Abb. 77*: Kraniales Ausstreichen beginnend am Bereich des BWS auf der Scapha mit der runden Seite des Goldstiftes*

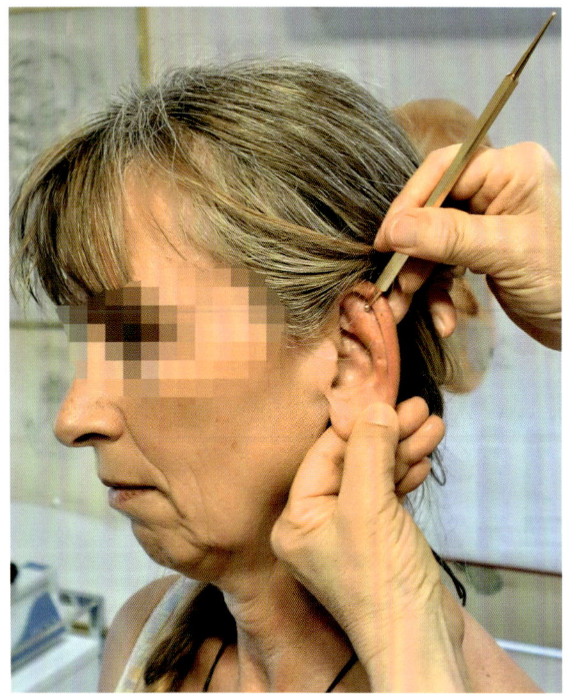

Abb. 78*: Kraniales Ausstreichen auf der Scapha mit der runden Seite des Goldstiftes endend im Bereich der Handwurzel*

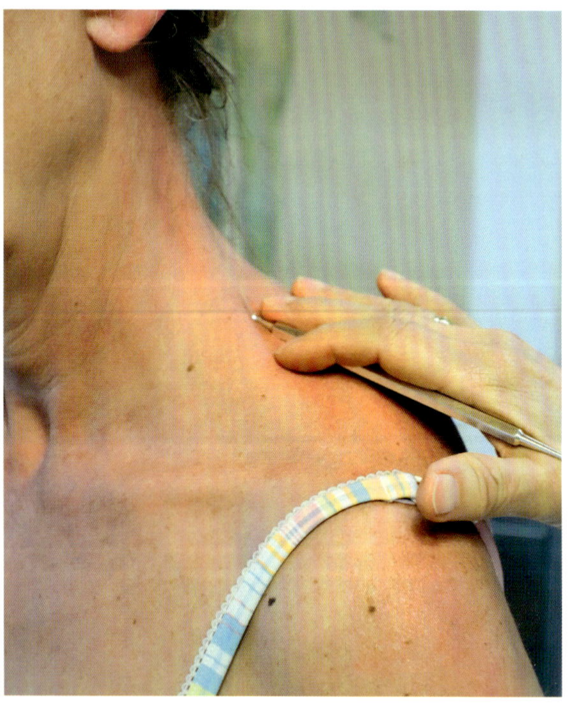

Abb. 79*: Meridianstrich auf dem 3E-Meridian mit entgegengesetztem Stift (Silber)*

3. Systemische Beckenschwingungstherapie (SBT)

Während Beschwerden der oberen und mittleren Wirbelsäule und der oberen Extremitäten mit MOAP erfolgreich behandelt werden können, benötigen wir für die untere Wirbelsäule, die Hüfte, das Becken und die unteren Extremitäten zusätzlich die Systemische Beckenschwingungstherapie (SBT). Dabei ist darauf zu achten, dass die Krankheitsursache nicht unbedingt im Bereich der Schmerzen liegt.

Um die Ursachen von Beschwerden des Bewegungsapparates richtig zu diagnostizieren, ist zunächst die Statik des Patienten zu betrachten. Balancestörungen durch Wirbelfehlstellungen oder eine Blockade des Iliosakralgelenks bedingen nicht nur Rückenschmerzen, Lumbosakralgie oder -ischialgie sondern auch viele andere Schmerzzustände und Störungen. Dazu gehören Hüft- und Kniegelenksbeschwerden, Leisten-, Sprunggelenks- oder Kopfschmerzen sowie Sensibilitätsstörungen des Fußes, Kiefergelenksblockaden, Magen-Darm-Irritationen, Unterleibsbeschwerden und andere vegetative Symptomkomplexe.

Ein Unterschied in der Beinlänge ist ein wichtiger Hinweis für die Diagnose und Therapie. Lediglich ca. 2 % der Menschen werden mit unterschiedlichen Beinlängen geboren. Selten sind diese durch ein traumatisches Ereignis bedingt. In den meisten Fällen handelt es sich um energetisch verursachte Verschiebungen der Wirbelkörper oder um einen Beckenschiefstand, der durch eine Blockade des Iliosakralgelenks (ISG) verursacht ist. Diese entstehen häufig durch eine Fehlhaltung des Körpers, Bänderlockerungen oder Muskelverspannungen.

Fehlstellungen bzw. -funktionen des Bewegungsapparates sind das Ergebnis komplexer energetischer Fehlregulierungen. Diese können sowohl die knöchernen Wirbelsäulenstrukturen als auch das umgebende Bindegewebe, die Sehnen und Bänder sowie die Muskulatur betreffen.

Das ISG spielt eine wesentliche Rolle für unsere Statik. Es verbindet die beiden Beckenhälften sowie die unteren Extremitäten mit den Strukturen des Oberkörpers. Es ist damit das statisch wichtigste Gelenk im gesamten Skelettsystem. Eine Blockade des ISG verursacht häufig in einer Kettenreaktion Beschwerden im oberen und unteren Teil der Wirbelsäule wie Skoliose, Lumbalgie, Lumboischialgie oder Leisten-, Hüft- oder Kniegelenkschmerzen.

Oft kamen Patienten mit Rückenbeschwerden zu mir, denen bereits einseitig erhöhte Schuhabsätze von ihren Orthopäden verordnet worden waren. Außer bei einer genetisch bedingten oder durch einen Unfall verursachten Beinlängendifferenz ist eine Korrektur durch unterschiedlich hohe Schuhabsätze i. d. R. ein Behandlungsfehler. Die Folgen können verheerend sein, gerade bei heranwachsenden Jugendlichen, bei denen die Wachstumsphase der Röhrenknochen noch nicht abgeschlossen ist. Sie entwickeln häufig eine Skoliose mit der Folge, dass sie ihre Schiefstellung nicht mehr selbst regulieren können. Im Gegenteil, sie verharren im falschen Wachstum und der Haltungsfehler wird „zementiert". Es ist mir oft gelungen, Skoliose von Kindern und Jugendlichen, die unterschiedliche Absätze nicht oder nicht zu lange getragen hatten, durch wenige Behandlungen mit MOAP, SBT und anschließenden Meridianstrichen zu regulieren.

3.1 Sonderstellung des Magen-Funktionskreises

Bei Haltungsfehlern, welche durch Schmerzphänomene entstandenen sind, spielen sowohl Störungen des Magen-Funktionskreises als auch der ausgleichenden Wirkungen des Magen-Meridians eine wichtige Rolle. Deshalb sollen hier kurz einige grundlegende Aspekte des Magen-Funktionskreises dargestellt werden.

Nach der TCM-Theorie bekommt der Mensch vom Himmel die Yang-Energie (kosmisches Qi: Tian Qi) und von der Erde die Yin-Energie (Nahrungs-Qi: Gu Qi). Die Yin-Energie fließt vor allem durch ventral verlaufende, die Yang-Energie hingegen überwiegend durch dorsal verlaufende Meridiane. Der einzige Yang-Meridian, der auf der vorderen Körperseite verläuft, ist der Magen-Meridian. Aus energetischer Sicht stellt der Magen-Meridian den Vermittler des Yin und Yang dar und wirkt für die ventral und die dorsal verlaufenden Meridiane ausgleichend.

Der Magen (Yang) ist mit der Milz (Yin) nach der Fünf-Elemente-Lehre dem Element Erde und funktionell unter anderem dem Muskelfleisch sowie dem Bindegewebe zugeordnet. Er ist für die Nahrungsaufnahme zuständig und bereitet die Nahrung für die weitere Verfeinerung zur Gewinnung des Nähr-Qi (Ying Qi) in der Milz vor. Das Nähr-Qi ist die Yin-Grundlage des Körpers zur Bildung des Muskelfleisches. Dieses stützt das Skelettsystem und hält es statisch aufrecht. Deshalb wurde das über ihre Meridiane gekoppelte Magen-Milz-Organpaar auch „Wurzel des Nachhimmels-Qi" bezeichnet. Im Gegensatz zum unveränderlichen Vorhimmels-Qi (Qi des Erbgutes) kann das Nachhimmels-Qi durch Nahrungsaufnahme ergänzt und genährt werden kann. Die Basis für erworbenes Qi und die Entstehung des Blutes stellen der Magen und die Milz dar.

Das ursprüngliche Modell der fünf Wandlungsphasen bestand im Gegensatz zum heute verwendeten Pentagramm (▶ Abb. 12) aus einem Kreis mit vier Elementen. Jeweils ein Element pro Himmelsrichtung und in der Mitte die Erde (▶ Abb. 80). Dies zeigt die zentrale Bedeutung des Erd-Elementes. Es wurde daher auch als „Funktionskreis der Mitte" bezeichnet.

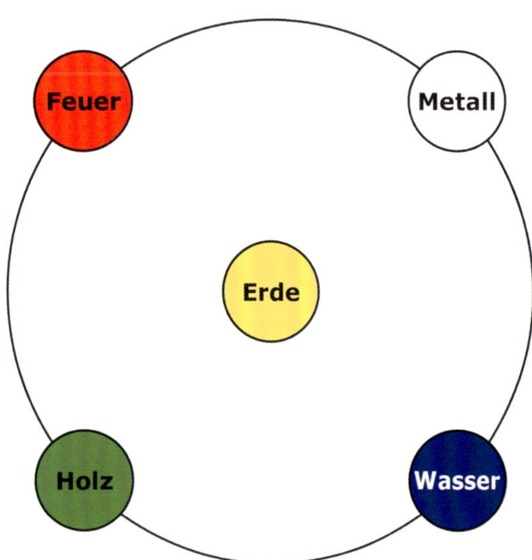

***Abb. 80**: Der antike Fünf-Elemente-Zirkel*

Viele meiner Patienten mit Rückenschmerzen klagten ebenfalls über Magenbeschwerden. Patienten mit energetischer Magen-Fülle haben häufig eine starke Lordose an der Lendenwirbelsäule. Patienten mit einer energetischen Magen-Leere neigen zur Kyphose. Der Magen kann unsere gesamte Statik beeinflussen. Ernährungsfehler, Bewegungsmangel, emotionale Disharmonien wie Grübeln, Ärger und Gefühle von Überforderungen spielen eine wesentliche Rolle für den energetischen Zustand des Magens. Diese Faktoren schwächen unser Muskelfleisch und das Bindegewebe energetisch und bringen neben dem gesamten Halteapparat auch die Statik in Dysbalance. Aus dieser Erkenntnis heraus wurde das therapeutische Konzept SBT geboren.

3.2 Aufbau des Beckengürtels

Das Becken bildet die Mitte unseres Körpers. Es spielt eine zentrale Rolle bei der Statik, Stabilität und Fortbewegung; gleichzeitig schützt es die inneren Organe. Als Beckengürtel bezeichnet man jene skelettalen Strukturen, welche unsere Wirbelsäule mit den unteren Extremitäten verbinden (▶ Abb. 81). Er besteht aus:

- **dem rechten und linken Hüftbein (Os coxae).** Dies setzt sich aus dem Darmbein (Os ilium), dem Schambein (Os pubis) und dem Sitzbein (Os ischii) zusammen.
- **dem Kreuzbein (Os sacrum)**
- **dem Steißbein (Os coccygis)**

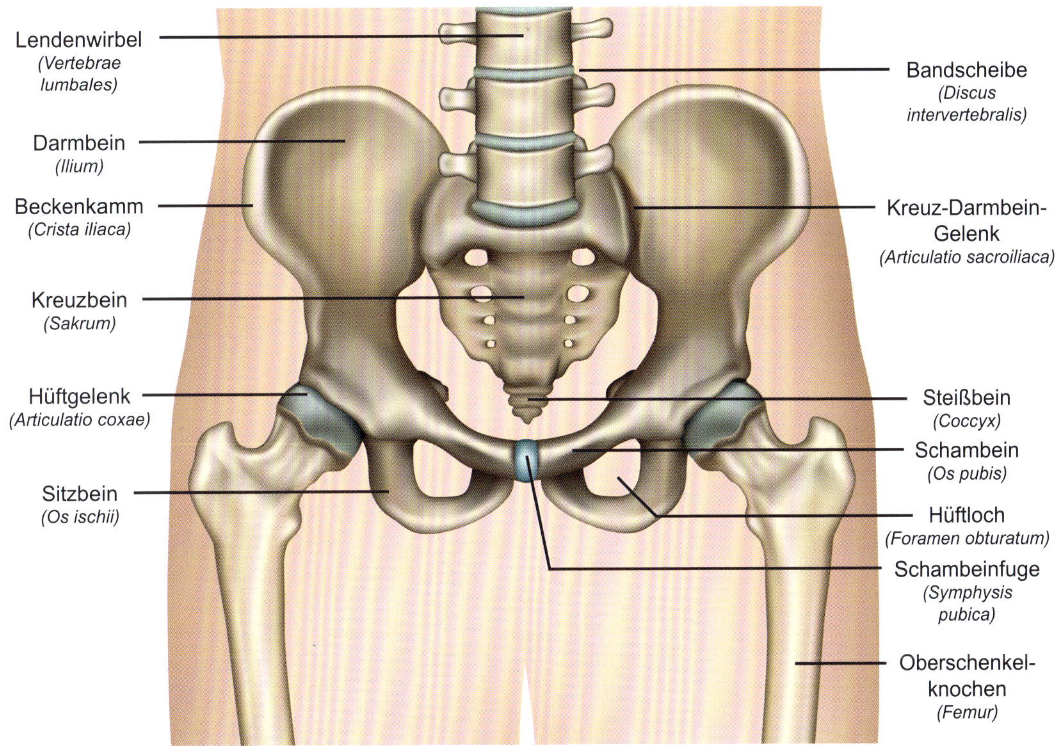

***Abb. 81**: Anatomie des Beckengürtels (Frontansicht)*

Das Kreuzbein und die beiden Hüftbeine sind durch die beiden Iliosakralgelenke (Kreuz-Darmbein-Gelenke) miteinander verbunden. Ventral werden die beiden Hüftbeine durch die Schambeinfuge (Symphysis pubica) zusammengefügt. Sie tragen die Hüftgelenkspfannen. Das weibliche Becken ist anatomisch breiter als das männliche.

An den Rändern des Os ilium befinden sich die Darmbeinkämme (Crista iliaca), die hinteren oberen Darmbeinstachel (Spina iliaca posterior superior), die hinteren unteren Darmbeinstachel (Spina iliaca posterior inferior), der vordere obere Darmbeinstachel (Spina iliaca anterior superior) und der vordere untere Darmbeinstachel (Spina iliaca anterior inferior) (▶ Abb. 82). Diese anatomischen Strukturen sind wichtige Merkmale bei der Diagnostik des Beckens.

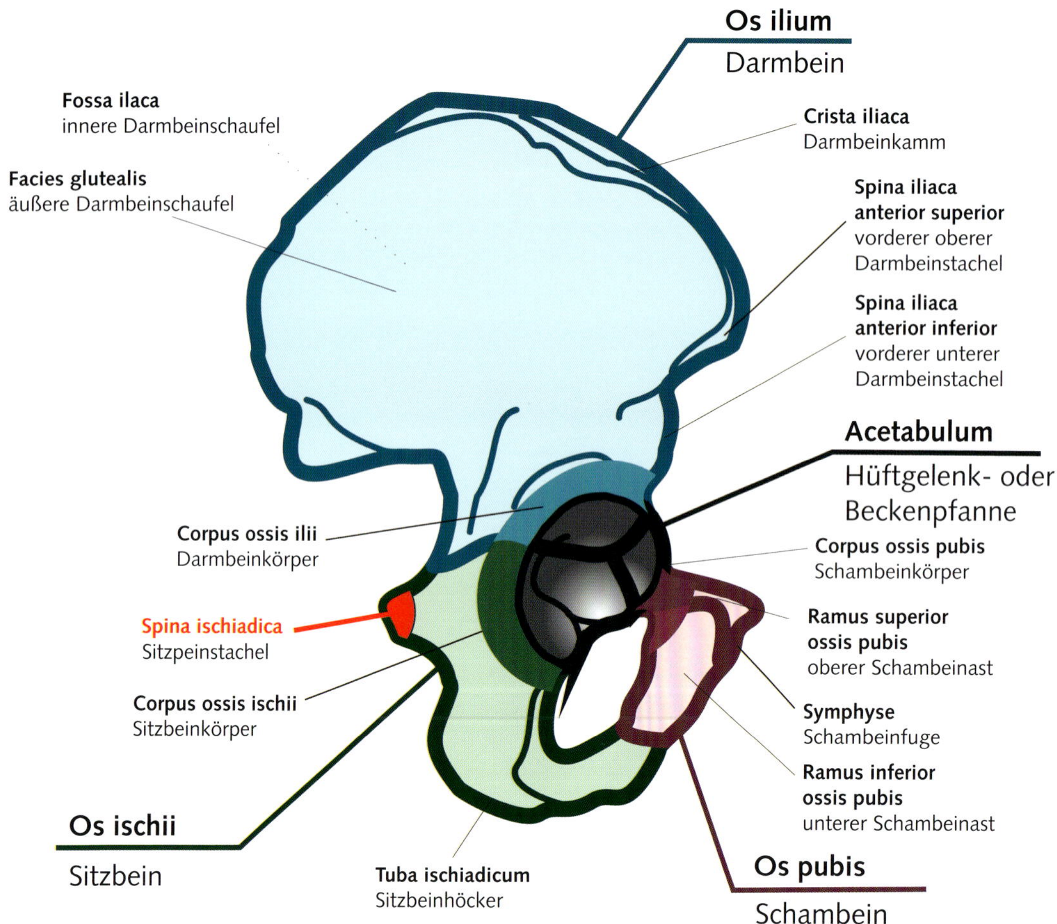

Abb. 82: *Anatomie des Beckengürtels (Seitenansicht)*

3.3 Iliosakralgelenk (ISG)

Die Stabilität des Beckengürtels wird durch eine gute flächige Verbindung des Darmbeins mit dem Kreuzbein – dem Iliosakralgelenk garantiert. Das ISG ist eine Amphiarthrose, ein federndes aber durch zahlreiche Bänder straff verbundenes Gelenk mit geringer Beweglichkeit. Zusätzlich ist das ISG innen durch den M. piriformis (birnenförmige Hüftmuskulatur) und außen durch den großen Gesäßmuskel (M. gluteus maximus) gut verspannt. Die Gelenkflächen sind rau, am Darmbein konvex und am Kreuzbein konkav.

Die Symphyse verbindet die beiden Beckenhälften mit Faserknorpeln und trägt so zur Stabilität und Mobilität des Beckengürtels bei. Ihre Beweglichkeit ist normalerweise gering. Bei einer Schwangerschaft kann durch die Gewichtszunahme eine Lockerung der Symphyse entstehen. Dies erleichtert die Entbindung. In den letzten Schwangerschaftswochen treten deshalb häufig auch LWS-Schmerzen oder eine Ischialgie auf. Ich konnte Patientinnen im letzten Trimester, die an einem pseudoradikulären Schmerzsyndrom im unteren Lendenwirbelbereich litten, schnell und erfolgreich mit SBT behandeln. Eine durch eine Schwangerschaft bedingte Lockerung der Symphyse geht meistens nach der Entbindung wieder zurück. Rückbildungsgymnastik mit Beckenbodenübungen kann dies unterstützen und ist sehr zu empfehlen.

Bei einem zu großen Bewegungsspielraum der Symphyse kann das Kreuzbein seinen stabilen Flächenkontakt verlieren und sich ventral verschieben. Damit werden die Ligamenta sacroiliacae überlastet und mit der Zeit insuffizient. Dies kann die Stabilität des ISG gefährden. Der Beckengürtel wird hypermobil, was häufig zu einer Blockade oder sogar zu einer Subluxation des ISG führen kann.

3.3.1 Wichtige Bänder, die das ISG zusammen halten

Die folgenden Bänder tragen wesentlich zur Stabilität des ISG bei (▶ Abb. 83):

- **Ligamentum iliolumbale.** Das Ligamentum iliolumbale zieht von den Querfortsätzen (Processus costales) des 5. Lendenwirbels zum Darmbeinkamm und weiter zu den Ligamenta sacroiliaca anteriora. Diese Bänder üben einen relativ hohen Druck auf den Gelenkspalt aus und verhindern auch bei starker Last ein Auseinanderdriften der Ossa ilium.
- **Ligamenta sacroiliaca anteriora.** Die Ligamenta sacroiliaca anteriora sind faserreiche Bänder, die von der ventrale Seite des 1. und des 2. Sakralwirbels zum Os ilium ziehen.
- **Ligamenta sacroiliaca posteriora.** Die Ligamenta sacroiliaca posteriora ziehen die Tuberositas iliaca zum Kreuzbein und verhindern, dass der Os sacrum in die Beckenhöhle rutscht.
- **Ligamentum sacrospinale.** Das Ligamentum sacrospinale ist ein flaches, dreieckiges Band am hinteren Teil des Beckens, zwischen dem Os sacrum und dem Os ischii.
- **Ligamentum sacrotuberale**. Das Ligamentum sacrotuberale zieht vom Os ischii zum Kreuzbein und verhindert gemeinsam mit dem Ligamentum sacrospinale, dass das Kreuzbein um die Querachse dorsal kippt.

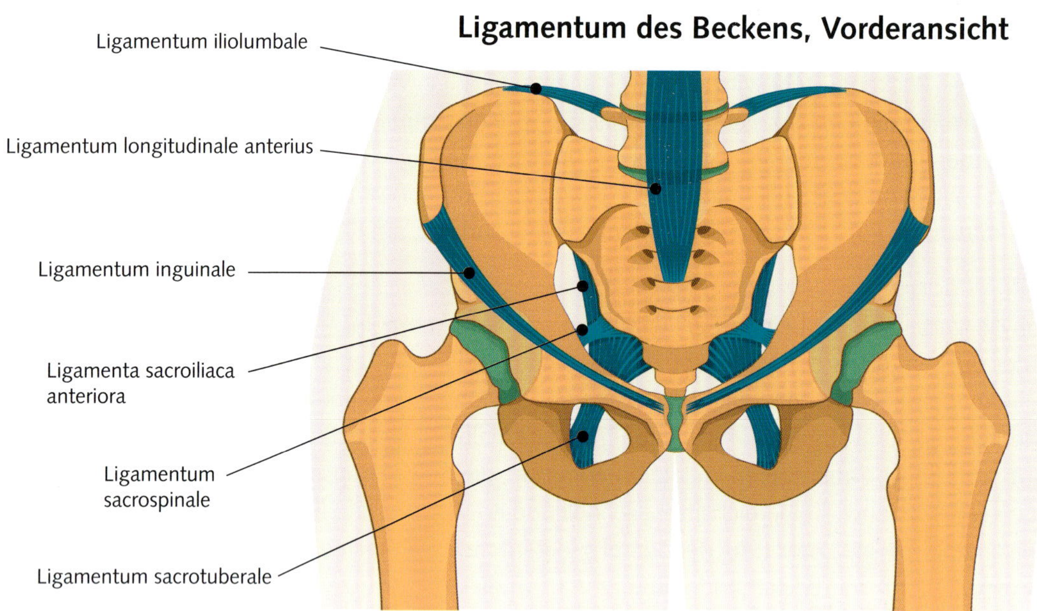

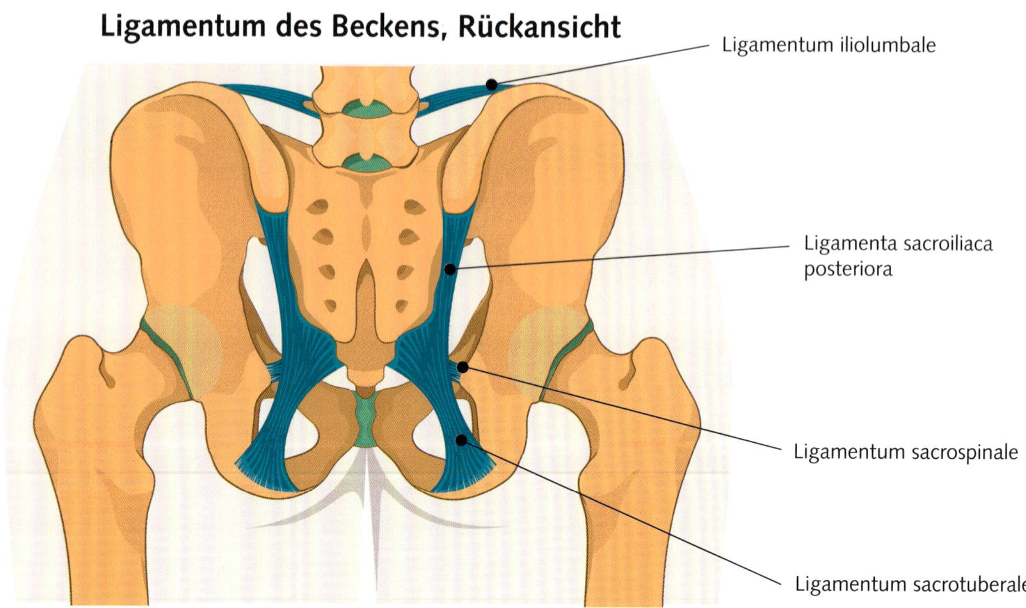

***Abb. 83**: Ligamentum des Beckens*

3.3.2 Wichtige Muskeln, die auf den Beckengürtel wirken

Alle Muskeln am Becken haben eine Verbindung mit der Bauch- oder Rückenmuskulatur. Für den Beckengürtel sind die Bauchmuskulatur, die Hüftabduktoren und die Oberschenkelmuskulatur von besonderer Bedeutung.

Bauchmuskulatur

Die Bauchmuskulatur besteht aus paarig angeordneten Skelettmuskeln, die die Bauch- und Beckenregion umschließen (▶ Abb. 84). Sie verbindet den Brustkorb mit dem Becken. Der M. iliopsoas ist als Hüft-Lenden-Muskulatur mit dem M. piriformis bei allen Bewegungen des Beckens beteiligt und beeinflusst maßgeblich die Mobilität des Hüftgelenks und des Kreuzbeins (▶ Abb. 85).

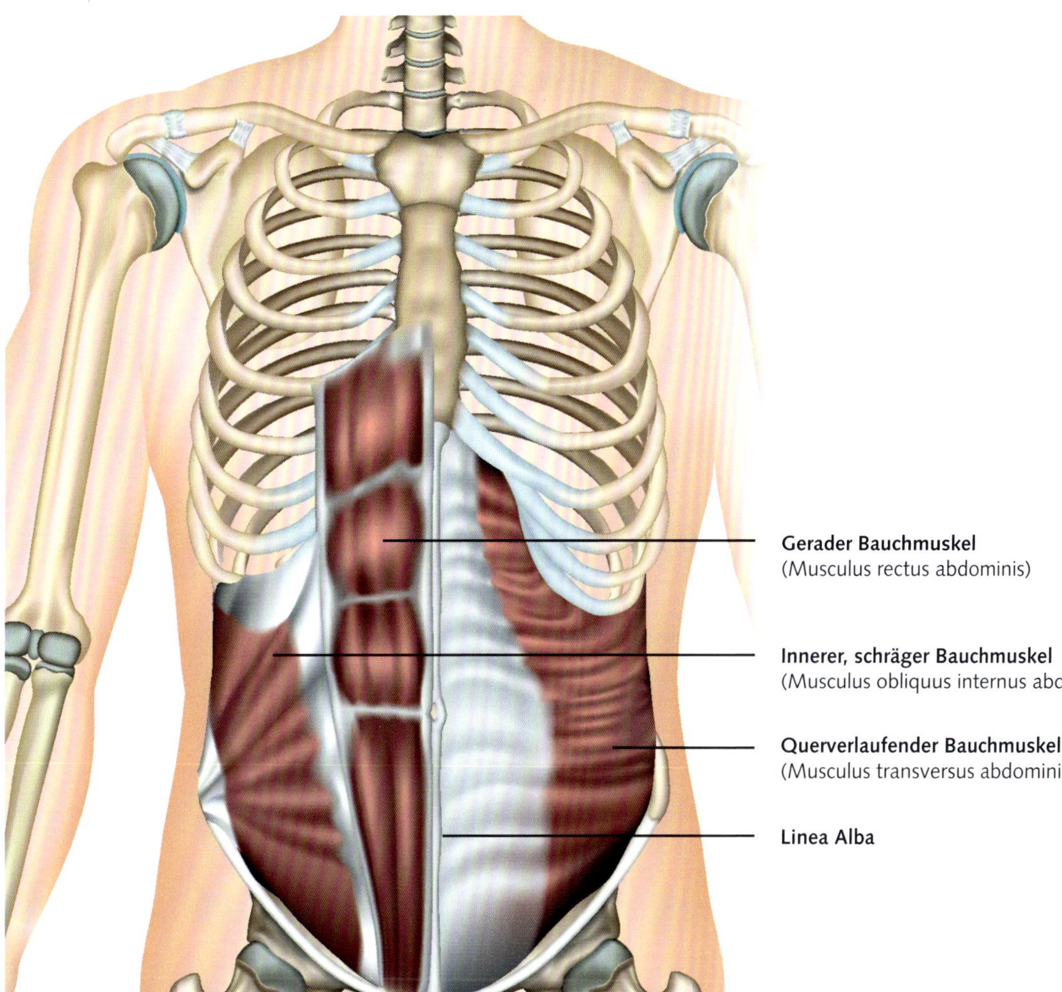

Abb. 84: *Bauchmuskulatur*

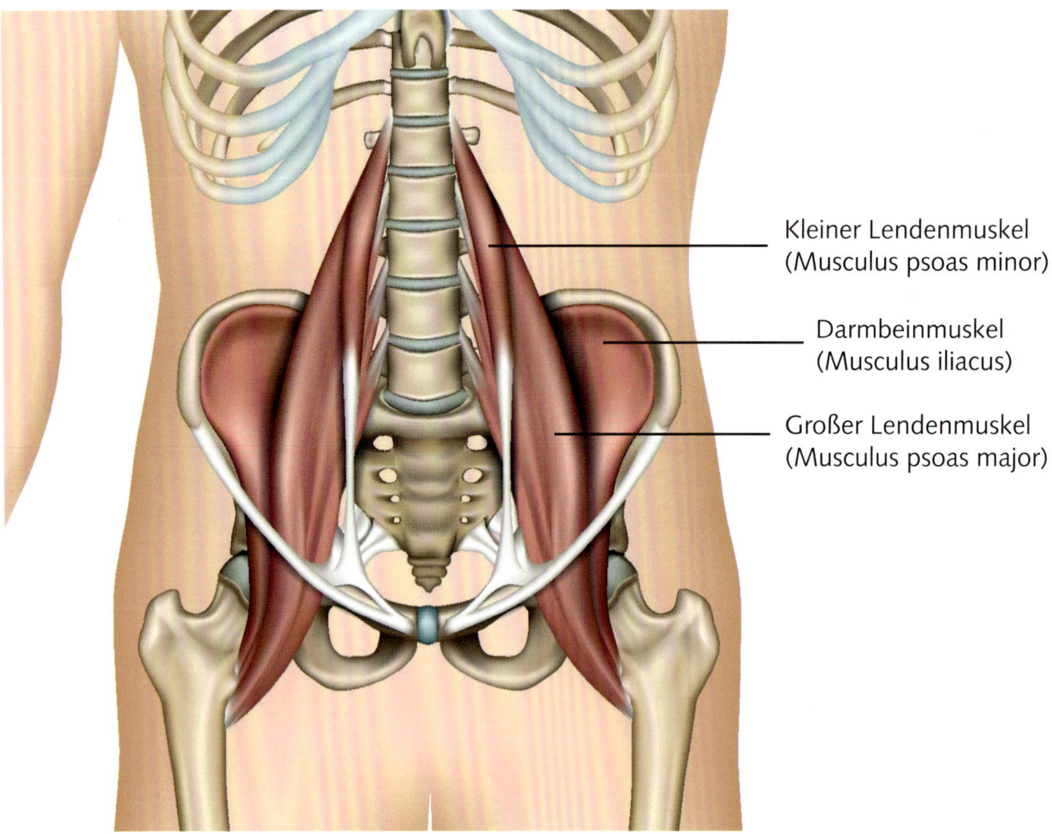

Abb. 85: *M. iliopsoas*

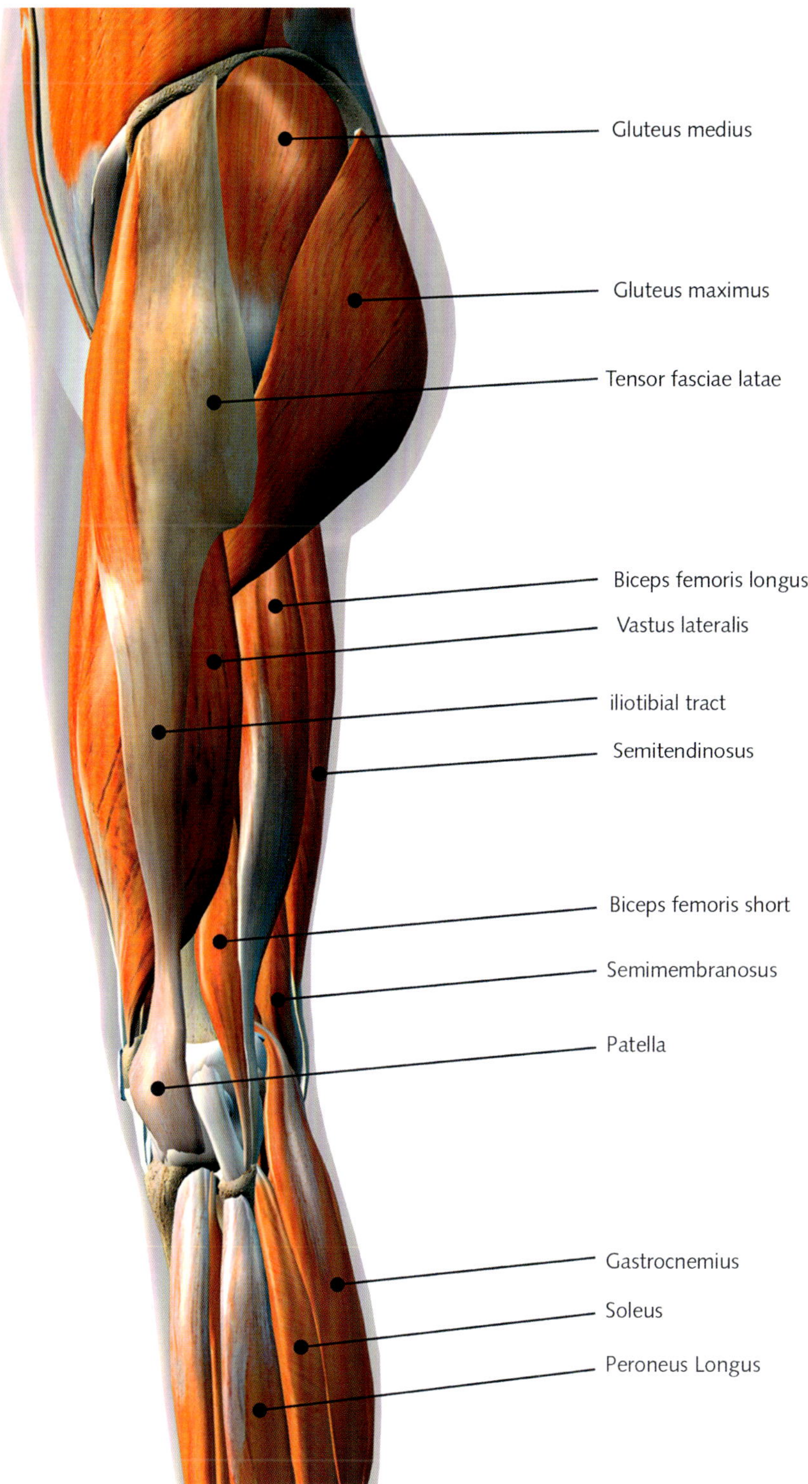

***Abb. 86**: Becken- und Oberschenkelmuskulatur*

Hüftabduktoren

Die folgenden Hüftabduktoren wirken von der Hüfte aus auf die Oberschenkel:

- **M. gluteus minimus (kleiner Gesäßmuskel), M. gluteus medius (mittlerer Gesäßmuskel) und M. gluteus maximus (großer Gesäßmuskel)**
  M. gluteus minimus und medius haben ihren Ansatz am Os Ilium (▶ Abb. 86). Sie bilden den dorsolateralen Anteil des M. gluteus maximus und grenzen am Trochanter major an. Zusammen stellen sie eine funktionelle Einheit dar und werden nach außen vom M. gluteus maximus fast verdeckt. Sie sind zuständig für die Abduktion und die Stabilisierung des Hüftgelenks, ventral für die Flexion und Innenrotation sowie dorsal für die Extension und Außenrotation. Hierdurch verhindern sie ein Absinken des Beckens an der Spielbeinseite.
- **M. piriformis (birnenförmiger Hüftmuskel)**
  Der Piriformis liegt als flaches Muskelband am oberen Ende des Hüftgelenks und ist an allen Bewegungen des Oberschenkels beteiligt (▶ Abb. 87). Wenn er sich verhärtet, wie z. B. durch zu langes Sitzen, kann er auf den darunterliegenden Ischiasnerv Druck ausüben und Schmerzen auslösen (Piriformissyndrom).

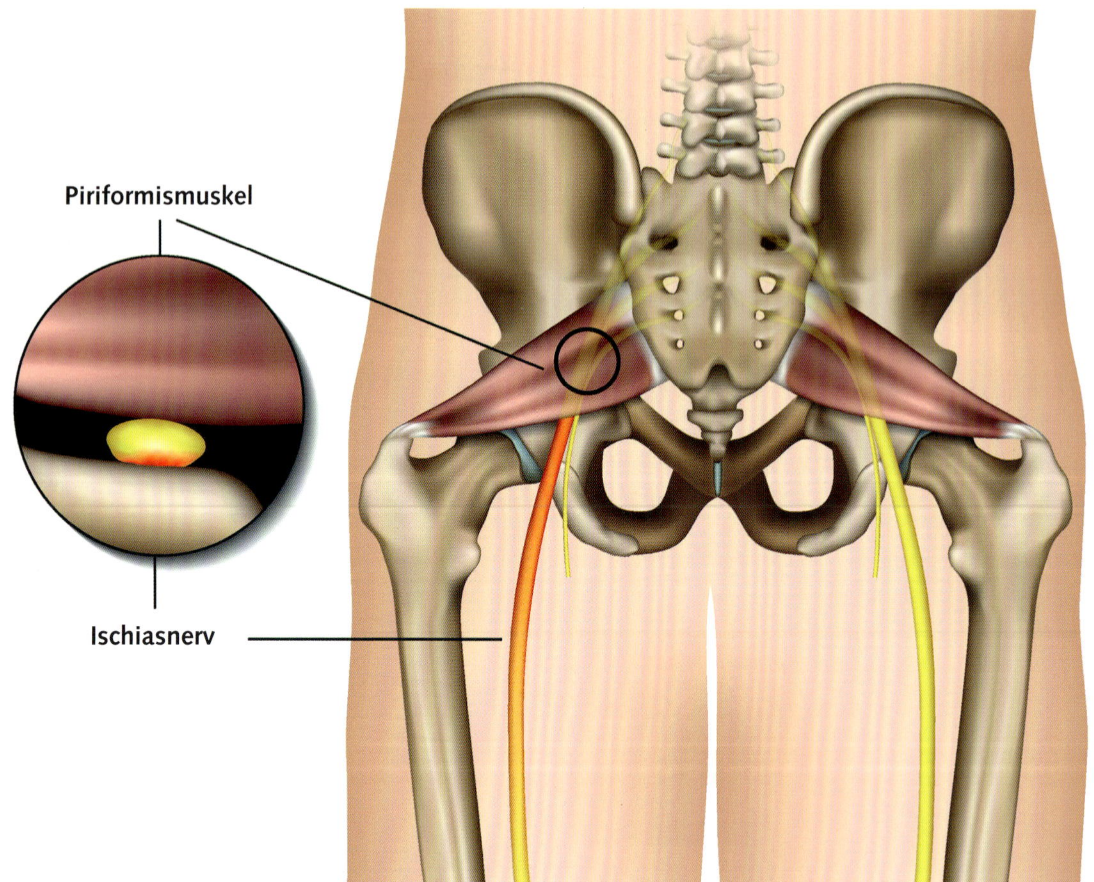

Abb. 87: *M. piriformis und N. ischiaticus*

Oberschenkelmuskulatur

Die folgende Oberschenkelmuskulatur beeinflusst die Hüft- und Kniegelenke (▶ Abb. 88):

- **M. tensor fasciae latae (Schenkelbindenspanner)**
  Der M. tensor fasciae latae unterstützt im Hüftgelenk die Flexion, Abduktion und Innenrotation des Oberschenkels.
- **M. rectus femoris (gerade Schenkelmuskulatur)**
  Der M. rectus femoris bewirkt eine Extension des Kniegelenks und eine Flexion des Hüftgelenks.
- **Ischiocrurale Muskulatur**
  Zur ischiocruralen Muskulatur gehören M. biceps femoris, M. semitendinosus und M. semimembranosus. Sie sind Oberschenkelflexoren. Die ischiocrurale Muskulatur hat ihren Ansatz am Os ischii und ist auf Höhe der Kniekehle kaudal begrenzt.

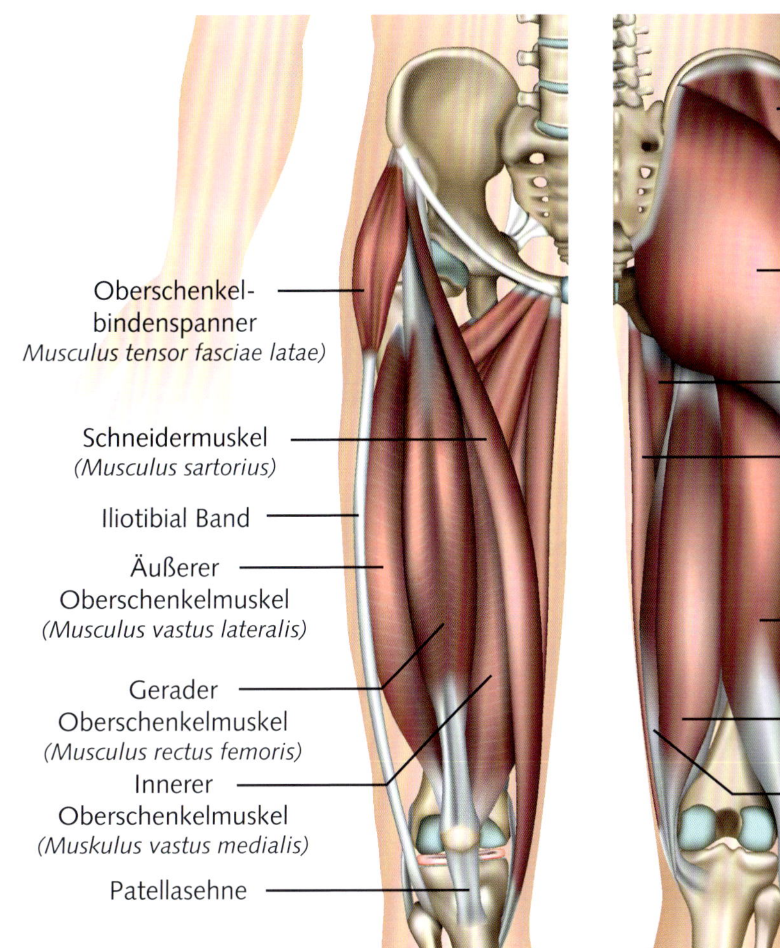

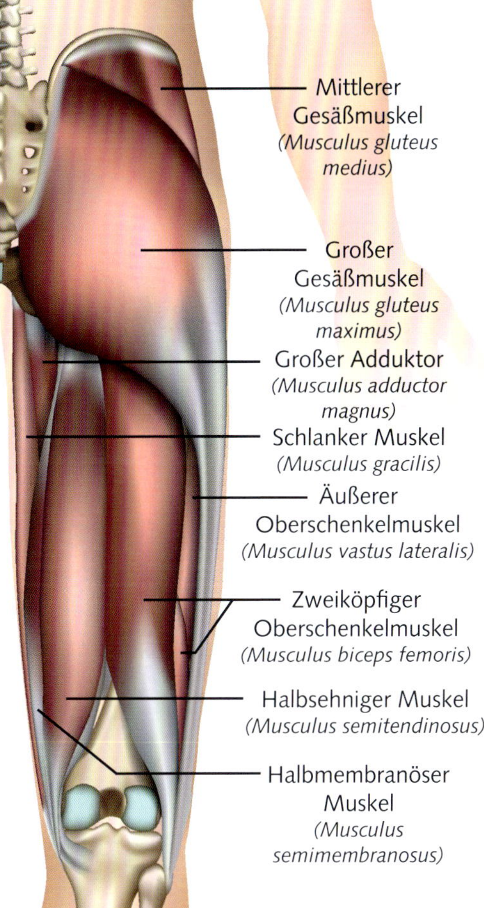

***Abb. 88**: Gesäß- und Oberschenkelmuskulatur*

3.3.3 Energetische Versorgung des Beckens

Die ventrale Seite des Beckens wird nach der TCM hauptsächlich von den Milz- und Magen-Meridianen versorgt, aber auch von den Leber- und Nieren-Meridianen. Demgegenüber erfolgt die Versorgung auf der dorsalen Seite durch die Meridiane der Blase und Gallenblase sowie durch ein außerordentliches Gefäß, dem Gürtelgefäß (Dai Mai). Bei einer Störung eines außerordentlichen Gefäßes wird ein Hauptmeridian über einen gemeinsamen Punkt, den sogenannten Schlüsselpunkt, angeregt. Bei Dai Mai ist Gbl 41 (Zu lin qi) der Schlüsselpunkt.

Das Gürtelgefäß ist der einzige Meridian mit einem horizontalen Verlauf. Es entspringt aus Gbl 26, verläuft zu Gbl 27 (Wu shu) und zu Gbl 28 (Wei dao) und umrundet den Lendenbereich oberhalb der Taille wie ein Gürtel (▶ Abb. 89). Es berührt dabei alle Leitbahnen, die dorsal und ventral verlaufen. Dai Mai dient dem Energieausgleich in der Körpermitte.

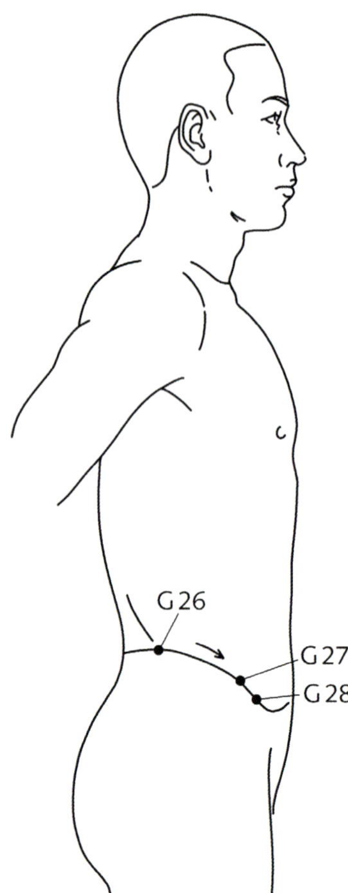

***Abb. 89**: Verlauf des Dai Mai*

Um den Fluss der ausgleichenden Energie der Mitte einwandfrei gewährleisten zu können, benötigt Dai Mai vor allem Unterstützung durch das Magen-Qi. Außerdem hängt Dai Mai vom Zustand des Gallenblasenmeridians ab, da er aus ihm entspringt. Insbesondere beim Gehen spielt das Gürtelgefäß für die Scharnierfunktion des Beckens (Achsen-Dreh-Funktion) eine wichtig Rolle. Es erlaubt den Fluss der Energie von innen nach außen.

3.4 Diagnostik einer ISG-Blockade

Eine Blockade des ISG kann diverse Symptomkomplexe in verschiedenen Bereichen des Bewegungsapparates hervorrufen. Dazu gehören Rücken- und Leistenschmerzen sowie Beinschmerzen beim Anziehen des Beines. Oft äußert sich eine Blockade des ISG auch als Kraftlosigkeit des betroffenen Beins. Dabei erinnere ich mich an eine Patientin, die seit Wochen die Kupplung ihres Autos nicht mehr treten konnte. Sie wollte deshalb einen Wagen mit Automatikgetriebe kaufen. Nach einer einmaligen SBT-Behandlung konnte sie wieder mit ihrem Schaltgetriebe fahren.

Um eine Blockade des ISG festzustellen, sollte zuerst die Statik des Patienten untersucht werden. Dazu entkleiden sich die Patientinnen am besten bis auf Slip und BH.

3.4.1 Inspektion und Palpation von Wirbelsäule und Becken

Neben der visuellen Untersuchung (Inspektion) sind Palpationen und Funktionsprüfungen von entscheidender Bedeutung für die Diagnose von Erkrankungen des Bewegungsapparates.

Inspektionen

Bei der Betrachtung der gesamten Statik ist auf Folgendes zu achten:

- **Wirbelsäulenverlauf**
  - Zu ausgeprägte Wirbelsäulenkrümmungen wie bei einem Hohlkreuz deuten auf ein hypermobiles ISG mit einem Überlastungsbecken und einer Belastung der Hüftgelenke hin. Das Sakrum ist dabei in einer eher horizontalen Stellung und damit betont konkav gewölbt.
  - Zu schwache Wirbelsäulenkrümmungen sind dagegen ein Zeichen für ein hypomobiles ISG mit Neigung zu Blockierungen und Belastungen der Bandscheiben. Das Sakrum hat hier eine eher vertikale Stellung. Man achte dabei auch auf eine kompensatorische Skoliose (▶ Abb. 90).
- **Höhendifferenz der Schultern und Schulterblättern**
  Unterschiedliche Höhen der Schultern und der Schulterblätter können ein Hinweis für eine kompensatorische Fehlreaktion sein.
- **Höhendifferenz der Beckenkämme**
  - Rückwärts rotiertes Becken (posterior-inferior-Stellung, PI-Ilium): Die Spina iliaca posterior superior (SIPS) befindet sich einseitig in einer nach hinten und unten gedrehten Stellung. Eine Rückrotation eines Os ilium mit Fixierung im ISG stellt eine der am häufigsten vorkommenden Bewegungseinschränkungen des ISG dar. Damit ist das ISG einseitig blockiert oder subluxiert. Das Bein der blockierten Seite scheint beim Stehen kürzer und ist außenrotiert. In Rückenlage wird die blockierte Seite allerdings zum längeren Bein und in Bauchlage zum kürzeren. Vergleiche dabei auch Fersen-, Knöchel- und Kniehöhen. Die Blockierungssymptome äußern sich durch Schmerzen beim Gehen, Sitzen und Anziehen des blockierten Beines und beim Liegen in Rückenlage.

- Vorwärts rotiertes Becken (anterior-superior-Stellung des Beckens, AS-Ilium): Die Spina iliaca anterior superior (SIAS) ist einseitig nach vorne rotiert – eine anterior-superior-Stellung des Beckens. Diese Stellung führt auf der blockierten Seite zu einem kürzeren Bein in Rückenlage, dagegen in Bauchlage zu einem längeren Bein. Dieser Typ kommt eher selten vor.
- Innenrotation des Hüftbeins (laterales Os ilium): Die Innenrotation bedeutet eine Abstanderweiterung zwischen der Spina iliaca posterior superior (SIPS) und dem Dornfortsatz S2. Sie kommt häufig vor, oft gemeinsam mit einem PI-Ilium.
- Außenrotation des Os ilium (mediales Ilium): Die Außenrotation bedeutet eine Abstandverminderung zwischen SIPS und dem Dornfortsatz S2.

- **Höhendifferenz der Michaelisraute**
  Die Michaelisraute ist von vier Eckpunkten begrenzt: zwischen den Dornfortsätzen des 3. und 4. Lendenwirbels, links und rechts der Spinae iliacae posterior superior, bzw. der sich über ihnen ggf. befindenden Lendengrübchen und kaudal über den letzten Steißbeinwirbel, bzw. durch das obere Ende der Gesäßfurche. Abweichungen von der Rautenform weisen auf eine Stellungsveränderung des Kreuzbeins hin (▶ Abb. 91).
- **Höhendifferenz der Gesäßfalten**
  Die Gesäßfalten sind horizontal verlaufende Rinnen unterhalb der Gesäßbacken. Eine Höhendifferenz ist ein Zeichen einer einseitigen Blockade des ISG.
- **Einseitige Beugung des Kniegelenks/Höhendifferenz des Kniegelenks**
  Diese Asymmetrien deuten auf unterschiedliche Beinlängen aufgrund einer ISG-Blockade oder einer kompensatorischen Skoliose hin (▶ Abb. 105).
- **Rückenmuskulatur im Seitenvergleich**
  Die Rückenmuskulatur sollte auf beiden Seiten gleich verlaufen (▶ Abb. 90 und 104a).
- **Bauchnabelstellung**
  Wenn der Bauchnabel sich nicht in der Mittellinie des Körpers befindet, so deutet dies auf eine Rotationsfehlstellung des Os ilium hin.

Palpationen

Palpationen werden vorgenommen:

- **an der Rückenmuskulatur**
  Die Struktur der Rückenmuskulatur sollte auf beiden Seiten gleich sein.
- **am Dorn- und Querfortsatz**
  Klopfschmerzen können auf eine Entzündungsreaktion wie bei einer Spondylitis hinweisen.

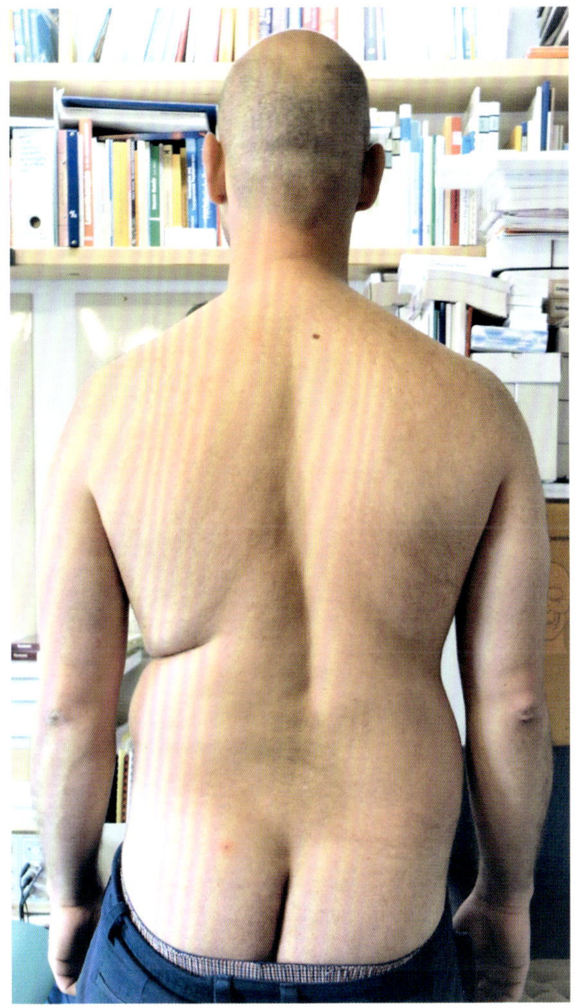

Abb. 90: Beckenschiefstand mit kompensatorischer Skoliose, ungleicher Verlauf der Rückenmuskulatur

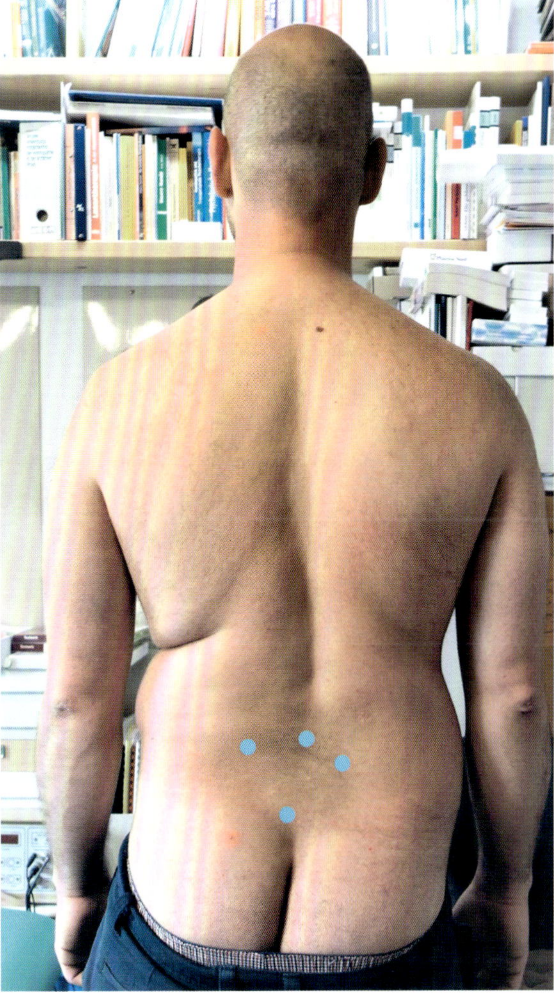

Abb. 91: Verschobene Michaelisraute

Funktionsprüfungen

Es werden sowohl aktive wie passive Beweglichkeitsprüfungen des Hüft- und Kniegelenks in den folgenden Lagen durchgeführt:

- **Rückenlage**: Flexion, Abduktion, Adduktion und Rotation
- **Seitenlage**: Abduktion und Extension
- **Bauchlage**: Innen- und Außenrotation

Alle Funktionsprüfungen sollten ohne Einschränkungen der Beweglichkeit durchführbar sein. Hyperextensionen sind bei einem blockierten oder entzündlichen ISG sehr schmerzhaft bis unmöglich.

3.4.2 Vorlaufphänomen

Es gibt mehrere Testarten, um eine ISG-Blockade festzustellen. Eine der sichersten Methoden davon ist der Flexionstest des Vorlaufphänomens. Er kann im Stehen, Sitzen und Liegen durchgeführt werden.

- **Flexionstest im Stehen**
  Der Behandler steht hinter dem Patienten. Die Füße des Patienten befinden sich in Schulterbreite. Der Behandler legt seine Daumen beidseitig auf die SIPS und die Außenseite seiner Zeige- oder Mittelfinger auf die Crista iliaca. Der Patient beugt seinen Rumpf mit gestreckten Knien vor und verweilt in der Stellung ca. eine halbe Minute. Eine Fehlstellung des ISGs wird durch den Rückenstrecker kurzzeitig ausgeglichen, aber nicht über eine Zeitspanne von einer halben Minute. Während der Rumpfbeugung wandert bei einer einseitigen ISG-Blockade der Daumen des Behandlers auf der betreffenden Seite stärker nach vorne. Pathologisch ist eine Seitendifferenz von mehr als einem halben Zentimeter (▶ Abb. 92). Beim Aufspüren einer Seitendifferenz sollte der Behandler diese notieren. Das hilft, die Seiten während der Therapie nicht zu verwechseln und auch für die Kontrolle nach der Behandlung.

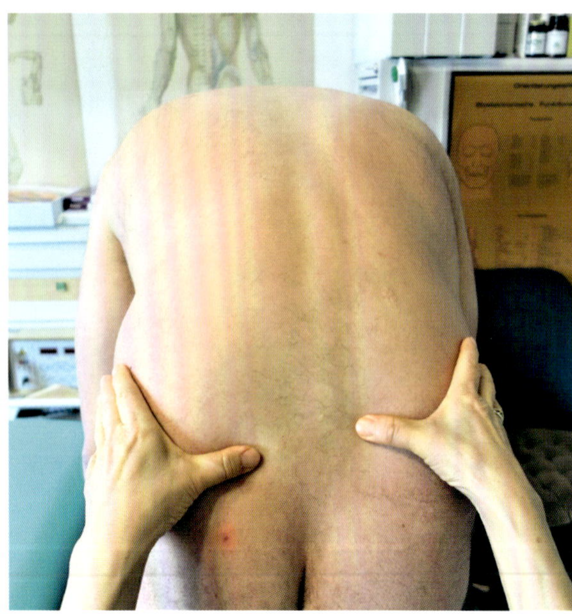

***Abb. 92**: Vorlaufphänomen im Stehen*

  Eine beidseitige ISG-Blockade kann sich durch eine eingeschränkte Beweglichkeit während der Rumpfvorbeugung äußern, z. B. bei Patienten mit HLA-B27, d. h. mit seronegativen Spondylarthritiden wie etwa M. Bechterew. Bei einem intakten ISG sollte sich der Abstand der Dornfortsätze vom LWK 1 zum SWK 1 beim Vorbeugung im Stehen um 4–6 cm vergrößern (Schober-Zeichen).

- **Flexionstest im Sitzen**
  Der Patient sitzt in diesem Fall auf einem Hocker, seine Füße berühren vollständig den Boden. Dies verhindert eine Mitwirkung der ischiocruralen Muskulatur und erlaubt einen sicheren Testbefund. Ansonsten wird der Test wie im Stehen durchgeführt.

- **Flexionstest im Liegen**
  Der Patient liegt flach auf dem Rücken. Der Behandler steht am Ende der Liege und hält mit beiden Händen die Fußgelenke des Patienten ohne Zug auszuüben. Der Patient setzt sich mit nach vorne gestreckten Armen auf (▶ Abb. 93). Dabei sollten beide Füße gleichmäßig vorwärts vorrücken. Bei einem einseitig blockierten ISG schiebt sich das betreffende Bein weiter vor.

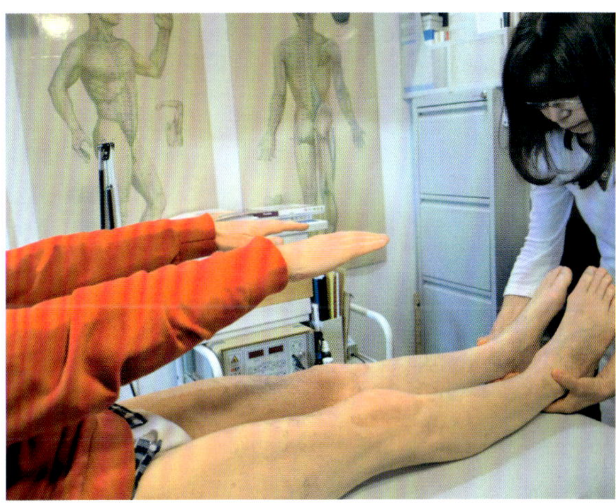

***Abb. 93**: Vorlaufphänomen beim Aufsetzen*

3.5 Therapievorgänge der SBT

Die SBT ist eine sanfte, jedoch dynamische Wirbelsäulenbehandlungsmethode, die sich auf die gesamte Wirbelsäule systemisch auswirkt. Durch das rhythmische, sanfte Schwingen der einzelnen Wirbelsäulensegmente werden diese vom Sakrum bis zum Atlantookzipitalgelenk ausbalanciert. Damit harmonisiert man nicht nur ein blockiertes ISG, sondern man korrigiert auch Wirbelfehlstellungen und löst Bewegungseinschränkungen der Muskulatur und Bänder. Die Folge ist ein sofort spürbarer, freier Qi-Fluss im Rücken mit einer Lockerung der gesamten Wirbelsäule und der mit ihr in Verbindung stehenden Gelenke, beispielsweise der Knie- oder Sprunggelenke. In der Regel tritt je nach Erkrankungsart eine unverzügliche Schmerzbefreiung mit einer verbesserten Gelenksfunktion und Mobilität oder zumindestens eine Linderung der Beschwerden ein. Die Hauptwirkstätte der SBT liegt im Bereich des Beckens, der LWS und des Sakrums.

Die SBT baut auf den von der MOAP bewirkten energetischen Initiationsimpulsen auf. Ein wesentliches Element sind sanfte, dynamisch-systemische Becken- und Wirbelsäulenschwingungen ohne Manipulation der Gelenke. Demgegenüber lösen nach meiner Erfahrung manipulative Kräfte häufig Gegenkräfte aus. Manipulative Kräfte bremsen die eigene Regulation des Körpers eher, als dass sie diese fördern. Die SBT unterscheidet sich von daher grundlegend von der Chiropraktik. Die meisten Patienten empfinden SBT als sehr angenehm und entspannend.

Die drei wichtigsten Elemente der SBT:

- MOAP-Striche von der Magenzone (87) zum Muskelentspannungspunkt (98a) mit dem Gold-, Silber- oder Edelstahlstift, je nach RAC-Befund.
- Systemische rhythmische Schwingungen der Wirbelsäule, bzw. des ISG.

- Meridianstriche mit Tuina.

Bei Bedarf folgt eine Ohr- oder Körperakupunktur, letztere ggf. mit Moxibustion. Insgesamt setzt sich SBT wie folgt aus neun Vorgängen zusammen.

3.5.1 Aufklärung des Patienten

Nachdem durch die Voruntersuchung festgestellt wurde auf welcher Seite eine ISG-Blockade vorliegt, wird der Patient über die Behandlung aufgeklärt. Er soll während der Therapie nicht willentlich mitarbeiten, sondern völlig entspannen und passiv bleiben, also die Behandlung mit sich geschehen lassen. Die SBT ist schmerzfrei und kommt ohne Gelenkmanipulationen aus. Letzteres ist wichtig zu erwähnen, da viele Patienten Ähnliches wie eine chiropraktische oder eine osteopathische HVT-Manipulation erwarten.

3.5.2 Bestimmung des Materials des Behandlungsstiftes

Der Patient legt sich in Rückenlage auf eine Behandlungsliege.

Der Behandler nimmt auf der blockierten Seite des Patienten in der Nähe des Kopfes auf einem Arbeitshocker Platz. Nach der Eichung des elektrischen Punktsuchgerätes am Punkt Lu 11 wird das zu behandelnde Ohr desinfiziert und der Null-Punkt mit dem Punktsuchgerät überprüft. Falls sich dieser irritiert zeigt, ist er zunächst auszugleichen (s. Teil I, Abschn. 2.3.1 „Null-Punkt n. Nogier/Zwerchfell (82)"). Anschließend lokalisiert der Therapeut die SBT-Signalpunkte, den Magen- und den Muskelentspannungspunkt, und markiert diese durch einen kurzen leichten Druck mit der federnden Spitze des Punktsuchgerätes (▶ Abb. 94 bis 96).

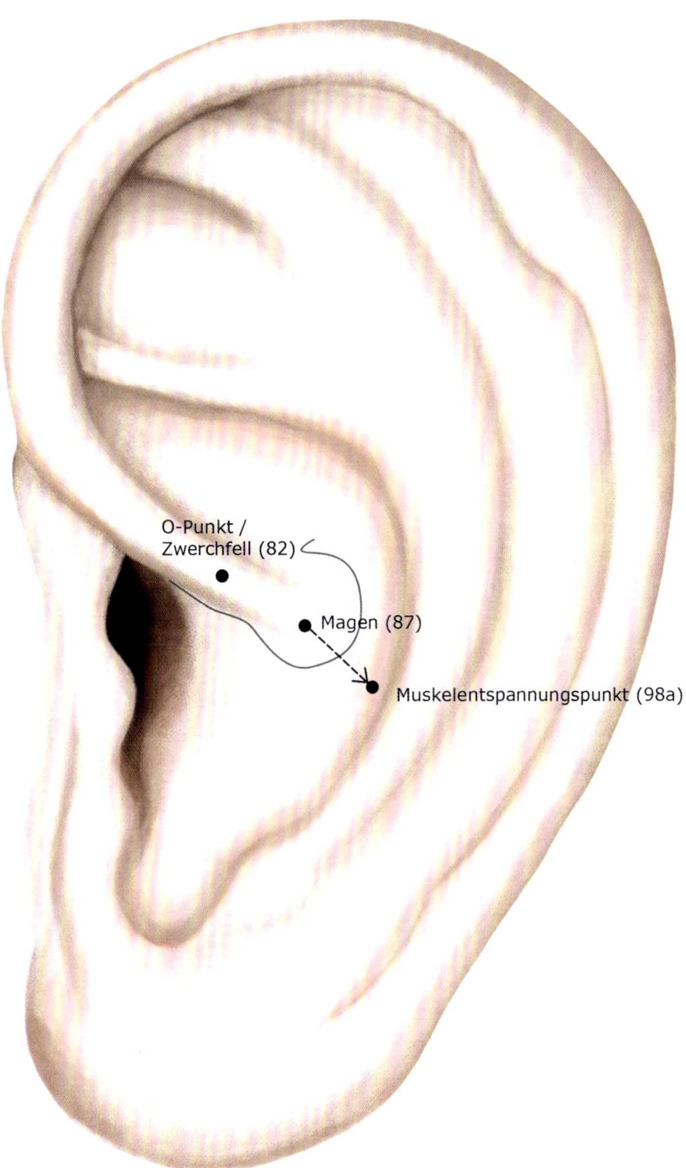

***Abb. 94**: Signalpunkte bei SBT*

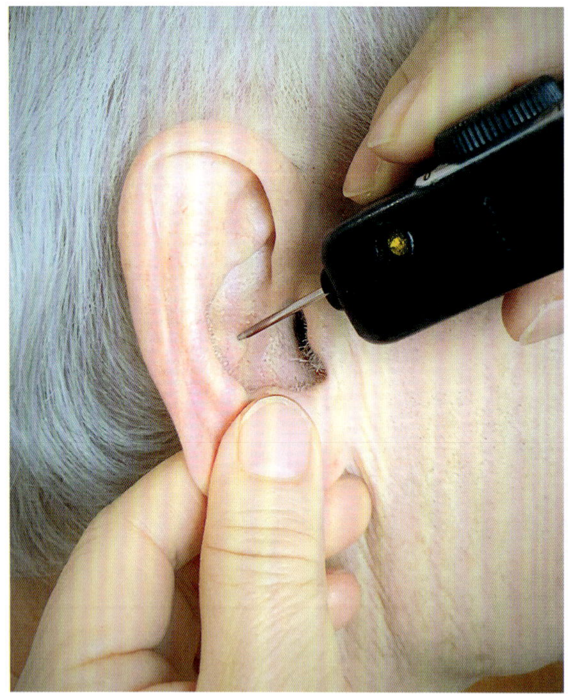

Abb. 95: *Magenpunkt (87)*

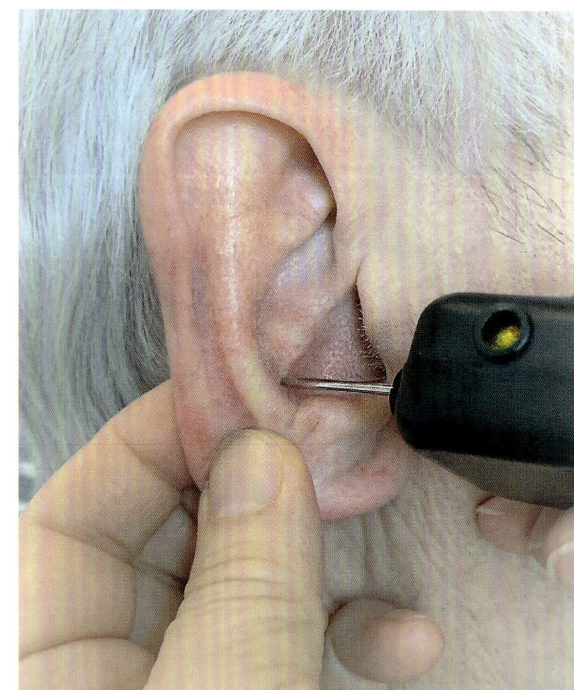

Abb. 96: *Muskelentspannungspunkt (98a)*

Am Magenpunkt wird mit Hilfe des RAC-Tests das Material des Behandlungsstiftes entsprechend des energetischen Prinzips von Leere bzw. Fülle bestimmt (s. Abschn. 2.2.1 „Vorbereitung von MOAP"). Nach meiner Erfahrung ist der Silberstift eher bei einer länger bestehenden Blockade (chronische Erkrankung) und der Goldstift bei einer kurzfristigen Blockade (akute Erkrankung) angezeigt. Neben dem RAC-Test stellt die anamnestische Befunderhebung für die Bestimmung des energetischen Zustands eine wichtige Hilfe dar. Energetische Fülle äußert sich durch stärkere Beschwerden bei Ruhe und nachts. Dies spricht für einen Goldstift. Energetische Leere äußert sich hingegen durch stärkere Beschwerden bei Bewegung und tagsüber und wäre eine Indikation für den Silberstift.

3.5.3 Ausgangsstellung

Eine Übersicht der SBT-Vorgänge ist in ▶ Abbildung 97 schematisch dargestellt. Die Behandlungsschritte bestehen aus mehreren Stufen.

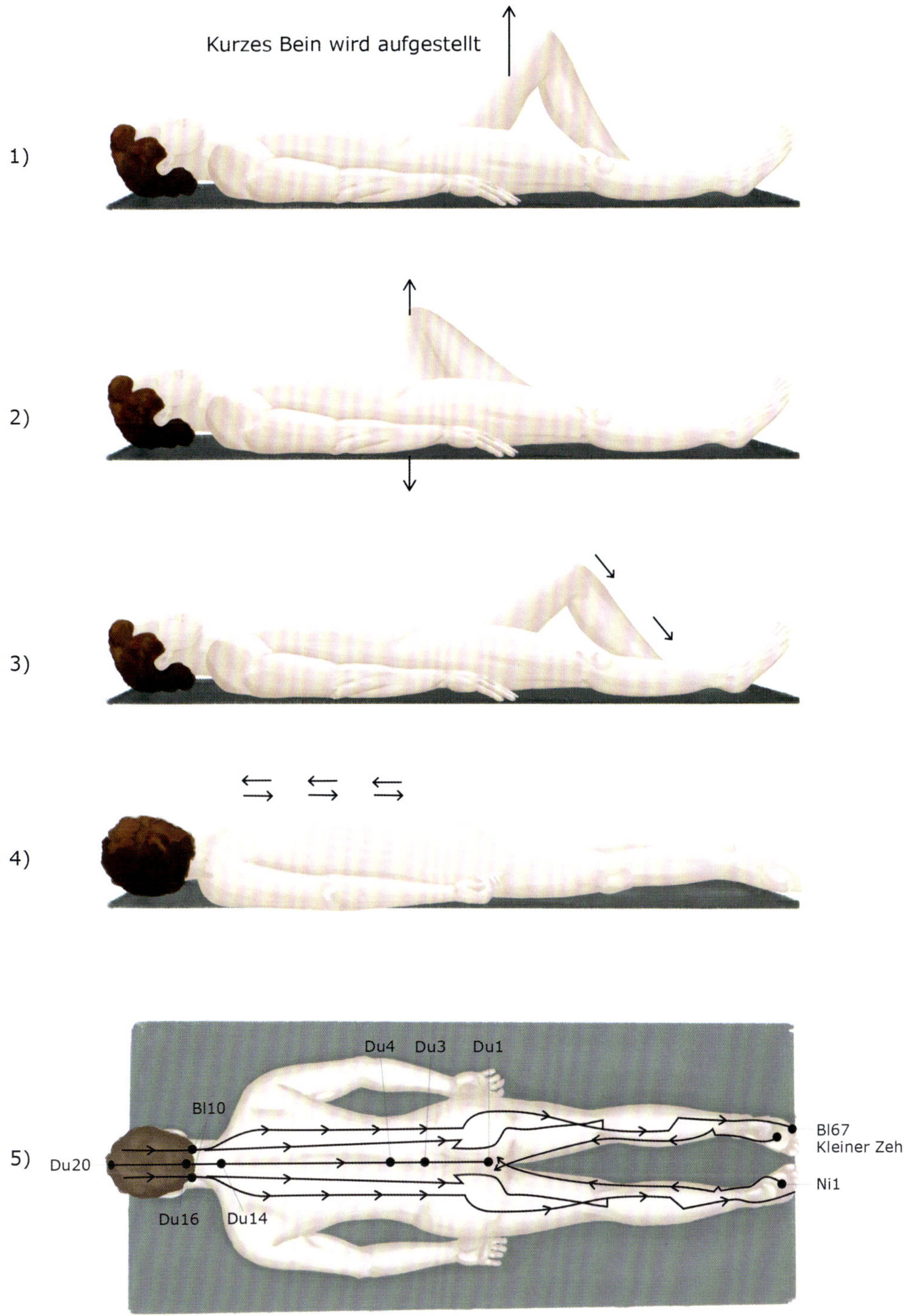

Abb. 97: *Systemische Beckenschwingungstherapie (SBT): 1) Ausgangstellung, 2) Beckenschwingen, 3) Verrücken des Beins in untere Stellung, 4) Tuina und 5) Meridianstriche*

Der Behandler stellt zu Beginn das Bein des Patienten auf der Seite des nicht blockierten ISG so auf, dass sich der Ferse in Kniehöhe befindet (► Abb. 97 Nr. 1 und Abb. 98). In den meisten Fällen (ca. 80 %) ist bei Rückenlage das Bein auf der Seite der ISG-Blockade länger als auf der nicht-blockierten Seite (s. Abschn. 3.4.1 „Höhendifferenz der Beckenkämme").

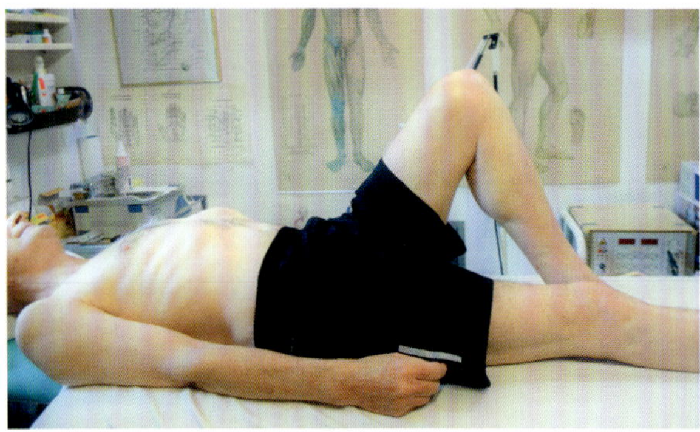

***Abb. 98**: Ausgangstellung des Beins auf der Seite des nicht-blockierten ISGs*

3.5.4 Ausstreichen des Magenpunkts

Der Behandler streicht mit dem passenden Therapiestift vom Magen- zum Muskelentspannungspunkt so lange bis das aufgestellte Bein eine Reaktion wie ein kurzes Zucken zeigt und zur Seite fällt. Dabei achtet er darauf keinen festen Druck mit dem Stift auszuüben. Möglich ist, dass der Patient während der Anwendung eine leichte Vibration am Oberschenkel spürt. Nur wenn sich der Patient während der Behandlung völlig passiv verhält und entspannt bleibt kommt es zur Muskelrelaxation. Dies ist der erste Zugang zum Lösen von Blockierungen. Dabei ist es oft hilfreich, den Patienten mit ruhiger Stimme zu animieren sich nur auf den eigenen Atem zu konzentrieren und alles loszulassen.

Optimal ist, wenn der Patient in einen meditativen Alpha-Zustand übergeht. Ich unterstütze dies mit Sätzen wie:

„Atmen Sie tief durch die Nase ein- und aus.
Bitte konzentrieren Sie sich nur auf Ihren Atem.
Sie müssen jetzt nicht mithelfen. Sie bleiben ganz passiv.
Lassen Sie sich ganz los. Stellen Sie sich vor, Sie schlafen jetzt ein. Ihr Körper wird immer schwerer.
Ihre Muskeln sind tief entspannt. Alle Ihre Muskeln entspannen sich mehr und mehr.
Sie entspannen sich immer weiter bis ihr Bein automatisch zur Seite fällt".

Damit das aufgestellte Bein nicht verkrampft oder zu schnell zur Seite fällt, sollte es nach Möglichkeit von einer dritten Person gehalten werden. Andernfalls kann der Patient seinen Oberschenkel mit der flachen Hand selbst etwas stützen. Sobald er auf dem Bein eine feine Schwingung spürt, sollte er es loslassen. Das Bein fällt dann zur Seite.

3.5.5 Das Beckenschwingen

Nachdem das aufgestellte Bein zur Seite gefallen ist, nimmt der Behandler mit einer Hand das Kniegelenk des zur Seite gefallenen Beins und legt die andere Hand auf die Beckenschaufel des gestreckten Beines (▶ Abb. 97 Nr. 2 und Abb. 99). Er schaukelt nun das Becken und das Bein acht bis zwölf Mal rhythmisch, gefühlvoll, jedoch dynamisch hin und her (Beckenschwingen). Optimal ist es, wenn der Oberkörper und der Kopf des Patienten zum Ausgleich der Bewegung sanft in Gegenrichtung zum Becken schwingen.

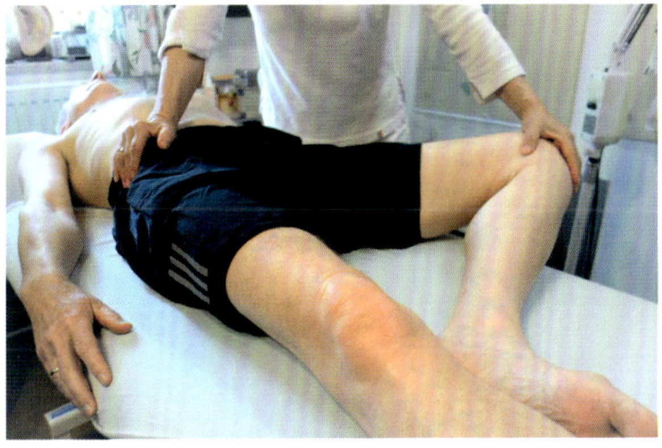

***Abb. 99**: Schaukeln des Beckens und des Beins (Aktion 1)*

Der Behandler schiebt dann das zur Seite gefallene Bein so weit wie möglich in Richtung des Kopfes des Patienten (▶ Abb. 100). Je kranialer das Bein positioniert wird, desto mehr wirkt der Schwingungseffekt auf die BWS und HWS. Danach schaukelt der Behandler erneut das Becken und das Bein acht bis zwölf Mal sanft rhythmisch, jedoch dynamisch hin und her. Wichtig: Bei der hyperextensiven Position des Beines sollte man behutsam vorgehen, damit keine Schmerzen auftreten.

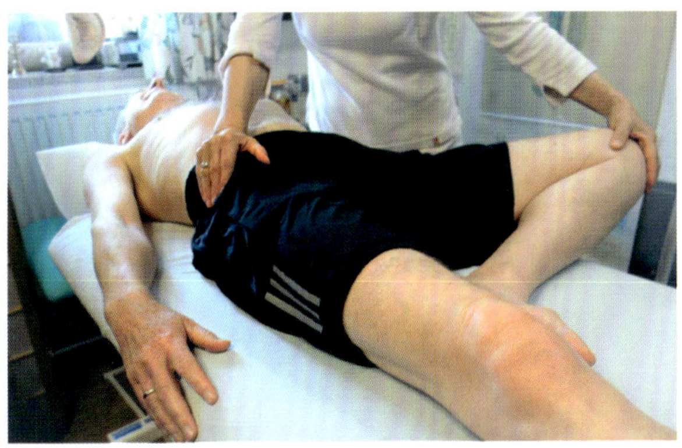

***Abb. 100**: Schaukeln des Beckens und des Beins in hyperextensiver Stellung (Aktion 2)*

Der Behandler schiebt den Fuß kaudal bis ca. zur Hälfte des gegenüberliegenden Unterschenkels (▶ Abb. 97 Nr. 3) und schaukelt das Becken und das Bein acht bis zwölf Mal sanft rhythmisch, jedoch dynamisch hin und her (▶ Abb. 101). Bei Patienten mit verkürzten Abduktoren können in dieser Stellung Muskeldehnungsschmerzen auftreten. Daher muss man stets auf die Reaktionen des Patienten achten. Bei Schmerzen an der Innenseite der Oberschenkelmuskulatur sollte das Bein etwas behutsamer geschwungen werden. Bleibt der Schmerz, so sollte der Behandler die Innenseite des Oberschenkels von der Leiste bis zum Knie drei bis vier Mal mit der flachen Hand ausstreichen (Niere-, Leber- und Milz-Meridian). Diese Meridianstriche bringen meistens eine sofortige Erleichterung. Falls sich auf der Rückseite des Beckens der Ischiasnerv bemerkbar macht, sollte der Behandler den Lendenbereich auf der Seite des aufgestellten Beins ein paarmal schaukelnd auf und ab bewegen. Dies wirkt harmonisierend auf den Dai Mai, sowie den Gallenblasen- und Blasenmeridian. Die Schmerzen lassen dann in der Regel nach, sodass die Behandlung fortgesetzt werden kann.

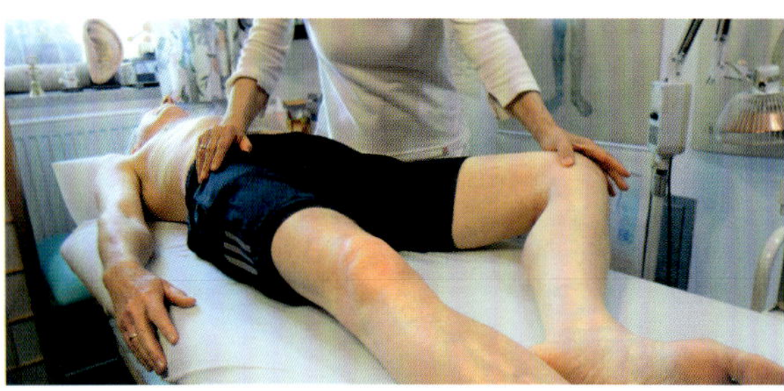

***Abb. 101**: Schaukeln des Beckens und des Beines, Ferse in Höhe der Wadenmitte des gegenüberliegenden Beines (Aktion 3)*

Der Behandler positioniert das Bein noch weiter kaudal, neben dem Sprunggelenk des gegenüber liegenden Beines (▶ Abb. 102). Er schaukelt das Becken und das Bein ebenfalls acht bis zwölf Mal sanft rhythmisch, jedoch dynamisch hin und her. Je kaudaler die Position wird, desto tiefer ist der Wirkungsbereich auf der unteren Wirbelsäule. In der vierten Position wirkt die Behandlung auf die Bereiche der LWS bis zum Sakrum.

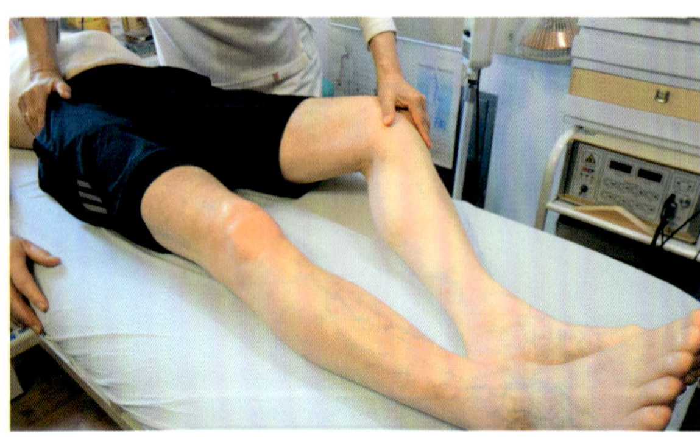

***Abb. 102**: Schaukeln des Beckens und des Beines, Ferse oberhalb des Sprunggelenks des gegenüberliegenden Beins (Aktion 4)*

3.5.6 Beinlänge nachprüfen

Die Beinlängen werden zuerst in Rückenlage nachgeprüft. Sie sollten nach dem Beckenschwingen ausgeglichen sein. Die Toleranzgrenze für die Beinlängendifferenz liegt bei 0,5–1,0 cm (▶ Abb. 103, vergleiche mit Vorlaufphänomen ▶ Abb. 93). Falls die Behandlung keinen Ausgleich der Beinlänge gebracht hat, was selten vorkommt, sollte man die Diagnose der Beckenstellung überprüfen. So kann es sich bei der Prüfung herausstellen, dass es sich nicht um ein rückwärts rotiertes Becken (PI-Ilium) sondern um ein vorwärts rotiertes Becken (AS-Ilium) handelt. In diesen Fall ist das in der Rückenlage längere Bein zu behandeln.

Nach dem Nachprüfen der Beinlänge hält der Behandler die beiden Sprunggelenke des Patienten und schüttelt sie mit beiden Händen ein paarmal locker und behutsam. Anschließend hält der Behandler beiden Handgelenke des Patienten und schüttelt sie abwechselnd rhythmisch ein paar Mal. Diese Nachbehandlung dient zur Lockerung der Gelenke und der Muskulatur.

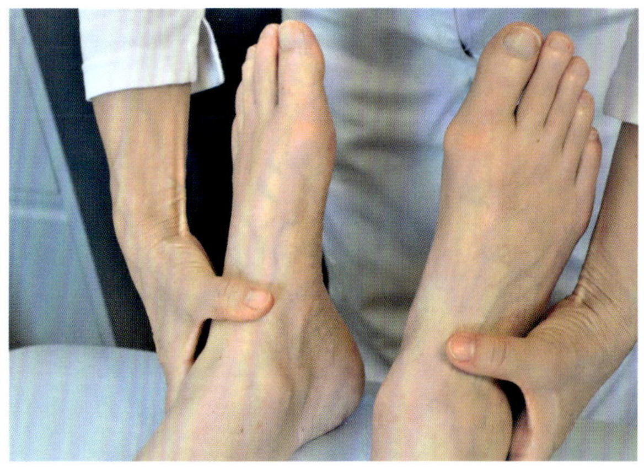

***Abb. 103**: Fußstellung nach der SBT*

Nach der Behandlung wird der Patient gebeten kurz aufzustehen und ein paar Schritte zu gehen (Cave: nicht zu schnell aufstehen, um Schwindel zu vermeiden). Dabei erkundigt sich der Behandler nach dem Befinden. Sofern keine inflammatorischen Geschehen wie ein Gelenkrheuma oder eine Entzündung des Ischiasnervs vorliegen, sollten sich die Beschwerden bereits wesentlich gebessert haben.

Anschließend geht der Patient in Bauchlage. Die Beinlängen werden erneut überprüft. Auch in dieser Lage sollten sie ausgeglichen sein.

Nochmals zur Erinnerung: Der am häufigsten vorkommende Typ einer ISG-Blockade – ein rückwärts rotiertes Becken (PI-Ilium) mit Fixierung im ISG, äußert sich in der Bauchlage durch ein scheinbar kürzeres Bein auf der blockierten Seite, also umgekehrt zur Rückenlage. Die SBT wird in Rückenlage praktiziert. Bei diesem Blockadetyp wird das kürzere Bein aufgestellt. Bei einem vorwärts rotierten Becken (AS-Ilium) verhält es sich umgekehrt. (s. Abschn. 3.4.1 „Höhendifferenz der Beckenkäme"). Hier wird das längere Bein aufgestellt.

3.5.7 Tuina und Meridianstriche

Nachdem der Beckenschiefstand ausgeglichen wurde, folgt die Meridianbehandlung mit Tuina und Meridianstrichen.

Tuina / Anma

Der Patient nimmt die Bauchlage ein (die Liege sollte deshalb mit einem Nasenschlitz ausgestattet sein). Ein rechtshändiger Behandler stellt sich auf die linke Seite des Patienten, umfasst mit seinen Händen die Handgelenke des Patienten und schüttelt sie ein paarmal locker und behutsam. Dann schüttelt er die Füße des Patienten.

Die Muskulatur an der HWS, BWS, LWS und am Becken wird wie folgt ausgeglichen. Der Behandler fordert den Patienten auf, tief einzuatmen und nach ca. zwei Sekunden auszuatmen. Dabei wird mit einer flach geöffneten Hand auf der Seite des Sakrums, auf der sich ursprünglich das kürzere Bein befand, kaudal und mit der anderen Hand auf der anderen Seite des Sakrums kranial vibrierend schiebend, ein sanfter Druck ausgeübt (▶ Abb. 97 Nr. 4). Diese Tuina wird zwei bis drei Mal durchgeführt. Jedesmal sollte der Patient ein- und ausatmen. Der Behandler übt den pressenden Druck beim Ausatmen aus und lässt beim Einatmen los. Die Kraft muss hauptsächlich vom Handballen und der Schulter ausgehen, nicht von den Fingern. Dazu sollte die Behandlungsliege in einer geeigneten Höhe eingestellt sein. Nur so kann der Behandler einen optimalen Therapieerfolg erzielen. Sie wird mit den Händen auf der LWS und der BWS wiederholt. Zum Schluss legt der Behandler beide flach geöffneten Hände auf die Übergänge von den Schultern zu den Schultergelenken und übt zwei bis drei Mal abwechselnd sanften Druck aus.

Meridianstriche

Zur Entspannung der Rückenmuskulatur werden zunächst der Du Mai, anschließend der Blasen-Meridian und dann der Nieren-Meridian drei bis vier Mal mit den flachen Händen ausgestrichen (▶ Abb. 97, Nr. 5). Zum Abschluss legt der Behandler ca. eine Minute lang eine Hand flach auf die Punkte Du 15 und Du 16.

Meridianstriche bei Skoliose von Kindern

Bei einer Skoliose von Kindern kann man durch die Korrektur einer Beckenblockade mittels SBT und anschließend mit regelmäßigen Meridianstrichen mit passendem Stift häufig erstaunliche Erfolge erzielen (▶ Abb. 104a, 104b). Mit zunehmenden Alter wird es allerdings leider immer schwerer, die Wirbelsäule zu korrigieren.

Viele Kinder mit Skoliose, die auf Verordnung des Facharzt Tag und Nacht ein Korsett trugen, konnten nach einer SBT und gezielten, fortgeführten Meridianstrichen das Korsett zunächst nachts und nach einigen Wochen vollständig ablegen. In solchen Fällen kommt es auf eine gute Mitarbeit des Kindes und der Eltern an. Die Eltern müssen täglich Meridianstriche praktizieren, die ich ihnen vorher beigebracht habe. Da ein erster Erfolg i. d. R. schnell sichtbar ist, machen die meisten Eltern mit Begeisterung mit. Die beste Zeit dafür ist vor dem Zu-Bett-Gehen und nach dem Aufwachen. Das bewirkt zwei positive Effekte. Erstens wünschen sich die meisten Kinder vor dem Schlafengehen Zuwendung von den Eltern. Zweitens ist die Nacht eine Yin-Zeit, in der alles in unserem Organismus reguliert wird und das gilt insbesondere bei Kindern. Durch die Meridianstriche am Rücken haben die Kinder zusätzlich einen besseren Schlaf. Morgens nach dem Aufwachen ist auch eine gute Zeit für die Meridiantherapie, da der Körper dann ausgeruht ist und energetische Impulse leicht aufnehmen kann.

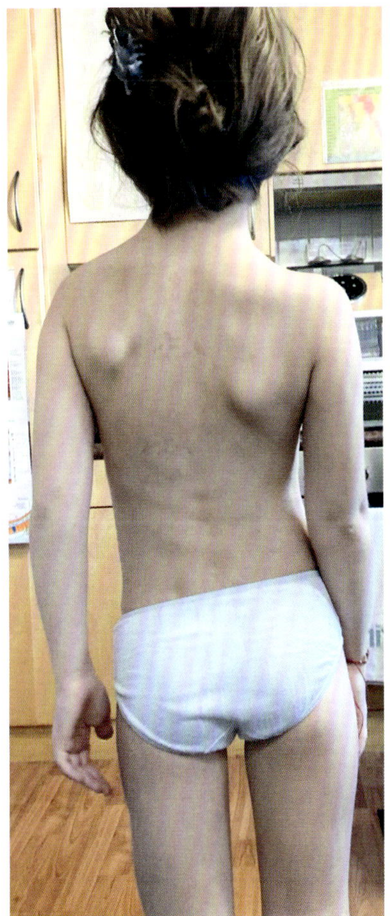

***Abb. 104a**: Skoliose einer 8-Jährigen vor der Behandlung mit ungleichem Verlauf der Rückenmuskulatur*

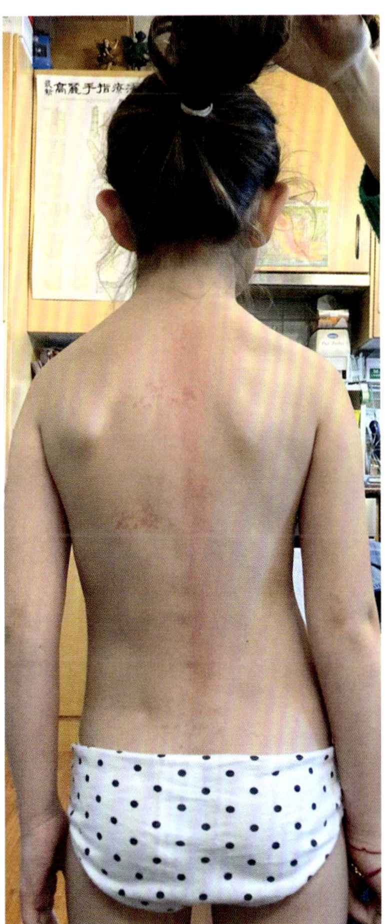

***Abb. 104b**: Nach der 2. Behandlung*

Die Skoliose wird meistens von einer Hyperlordose und einer pathologischen Kyphose begleitet (▸ Abb. 104a). Beide sind Ausdruck einer energetischen Disharmonie. Die Meridianstriche müssen mit dem passendem Stift durchgeführt werden. Der Rückenbereich mit einer Hyperlordose befindet sich im Zustand einer partiellen energetischen Leere. Der innere und der äußere Ast des Blasenmeridians werden entlang den Rückenstreckermuskeln neben der Wirbelsäule mit einem Goldstift in die kaudale Richtung gestrichen bis ein roter Farbstrich zu sehen ist (▸ Abb. 104b). Die Stelle mit einer pathologischen Kyphose befindet sich im Zustand einer partiellen energetischen Fülle. In diesem Bereich wird mit einem Silberstift auch kaudal gestrichen, bis ein roter Farbstrich zu sehen ist. Man muss also in der gleichen Behandlungssitzung mit beiden Stiften arbeiten. Die Gold- und Silberstifte können auch durch einen Gold- bzw. Silberring ersetzt werden. Wenn der Wirbelsäulenverlauf nach einigen Behandlungen harmonischer geworden ist, kann überwiegend mit dem Goldstift gearbeitet werden. Dann wird außer den Blasenmeridianen auch Du Mai ausgestrichen, um die Wirbelsäule und die Rückenmuskulatur zu stärken.

Anfänglich sollte der Behandler ca. einen Monat lang das Rückgrat jede Woche kontrollieren, um die Entwicklung der Skoliose zu beurteilen. Bei Besserung kann dann jede zweite Woche nachgeprüft werden, später alle vier Wochen. Um die normale Weiterentwicklung der Wirbelsäule zu unterstützen, sind als orale Substitution zu empfehlen: Schüsslersalze Nr 1 (Calcium fluoratum) D6, Nr. 2 (Calcium phosphoricum) D6, Nr. 7 (Magnesium phosphoricum) D6 und Nr. 11 (Silicea) D6, jeweils 6 x 1 Tbl. bei Jugendlichen. Je nach Alter ist die Dosierung anzupassen. Außerdem ist es wichtig auf den Vitamin-D-Spiegel zu achten.

3.5.8 Energetische Harmonisierung

Nachdem sich die SBT auf das Becken, die LWS und die BWS bis zur Kopfregion auswirkt, ist eine energetische Harmonisierung der gesamten Wirbelsäule inklusiv des Liquor cerebrospinalis notwendig. Dazu legt der Behandler seine linke Hand ohne Druck auf den höchsten Meridianpunkt des Kopfes Du 20 (Bai Hui) des Patienten und seine rechte Hand auf dessen Sakrum. Er stimmt sich auf den Atem des Patienten ein und verbleibt bis zum Ende der Behandlung im Einklang mit dessen Atmung. Möglicherweise kann er dabei spüren, wie Wärme und Energie seine Handflächen durchfließen. Der Behandler verweilt in dieser Position ca. eine Minute, gegebenenfalls auch etwas kürzer oder länger. Anschließend wandert die rechte Hand die Wirbelsäule hinauf und ruht jeweils ca. zehn Sekunden auf der LWS, der BWS, der HWS und dem Nacken (Bereich von Du Mai 14, Du Mai 15, Du Mai 16 und Bl 10). Schließlich legt der Behandler seine Hände flach auf die Nierenpole des Patienten und lässt sie dort für eine kurz Zeit ruhen.

3.5.9 Abschluss der Behandlung

Der Patient setzt sich langsam auf, denn ein ruckartiges Aufstehen kann Schwindel auslösen. Anschließend geht er in gerader Haltung ein paar Schritte und fühlt seinen Körper. In der Regel ist der Patient schmerzfrei. Bei länger bestehenden Beschwerden können noch muskuläre Verspannungen vorhanden sein, welche aber mit einigen Akupunktur- und/oder Moxabehandlungen lösbar sind. Sollten sich die Verspannung unerwarteterweise nicht verbessern, so ist die Diagnose zu überprüfen.

Oft reicht eine einmalige SBT aus. Die Nachkontrolle sollte nach ein bis zwei Wochen durchgeführt werden. Jedoch sind bei einer länger bestehenden Lumboischialgie oder einem Wurzelreizsyndrom im Anschluss an die SBT drei bis fünf Nachbehandlungen mit Ohr-, Hand- und Körperakupunktur zu empfehlen. Diese sollten im Abstand von jeweils drei bis sieben Tagen stattfinden. Bei Erkrankungen, die durch Kälte- oder Nässeeinwirkungen entstanden sind, können Muskelverspannungen oder Fibromyalgien weiterhin bestehen. In diesen Fällen sind weitere Akupunktursitzungen mit Moxabehandlungen erforderlich (s. Kap. 4 „Das Bi-Syndrom“).

Wenn ein Patient neben einem Beckenschiefstand auch HWS-/Nackenbeschwerden mit einem Schiefstand der Schulterblätter aufweist (▶ Abb. 105 und 106), so ist im Anschluss an die SBT mit der MOAP nachzubehandeln (▶ Abb. 107, 108a und 108b). Dies ist auch der Fall, wenn die SBT den Patienten nicht vollständig von den HWS-/Nackenbeschwerden befreit hat. Generell sollten bei länger bestehenden Beschwerden oder einem akuten Hexenschuss im Anschluss an die Behandlung Akupunktur und Moxabehandlungen durchgeführt werden.

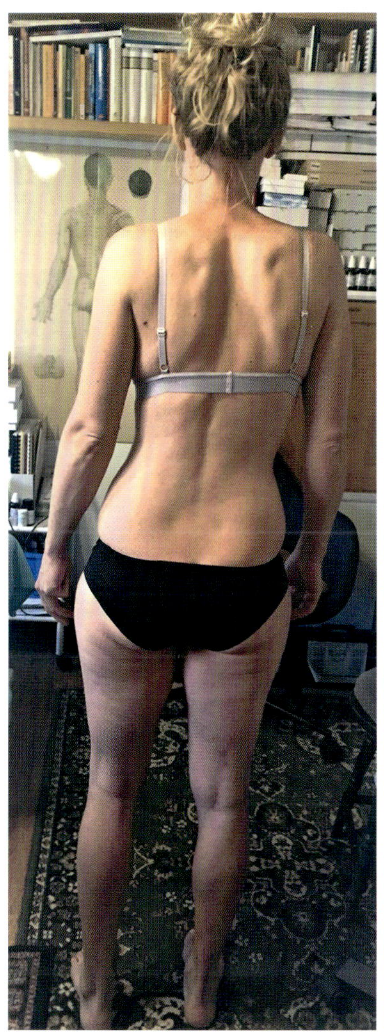

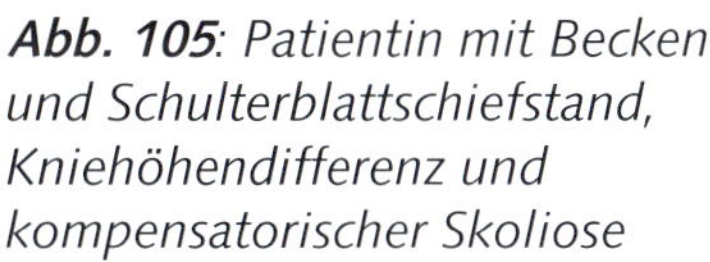

***Abb. 105**: Patientin mit Becken- und Schulterblattschiefstand, Kniehöhendifferenz und kompensatorischer Skoliose*

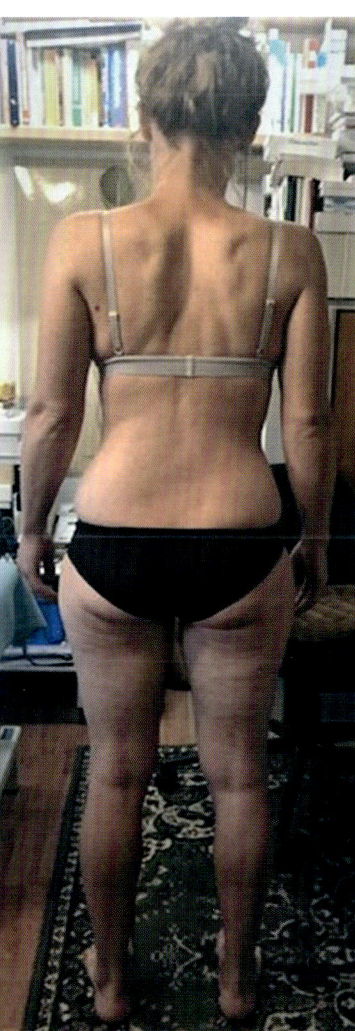

***Abb. 106**: Patientin von Abb. 105 nach SBT*

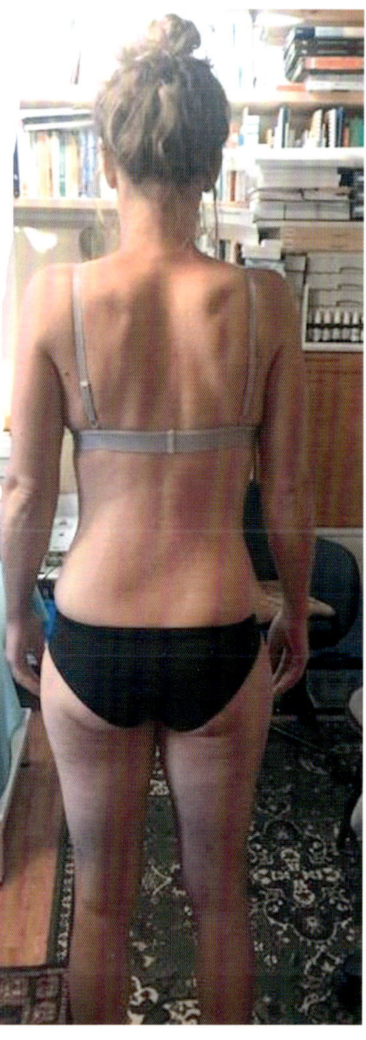

***Abb. 107**: Patientin von Abb. 105 nach zusätzlicher HWS- und Schulterbehandlung mit MOAP.*

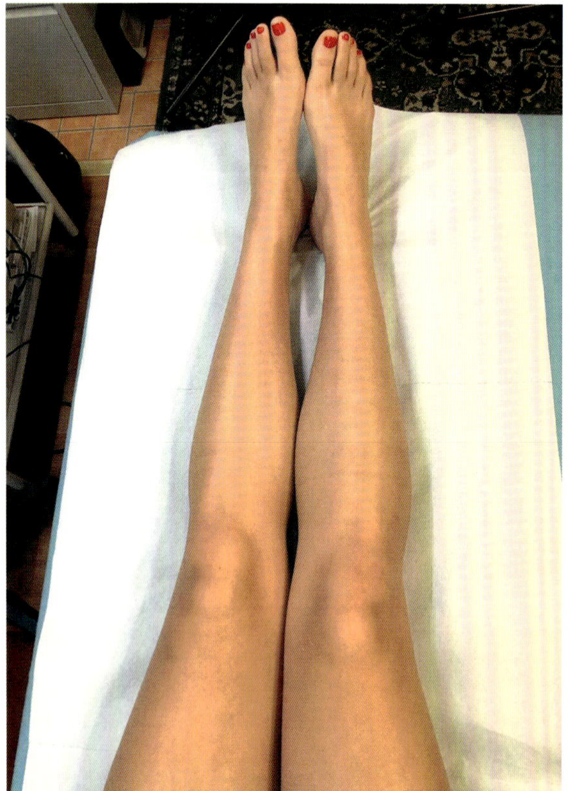

***Abb. 108a**: Patientin mit unterschiedlicher Beinlänge und Kniehöhe*

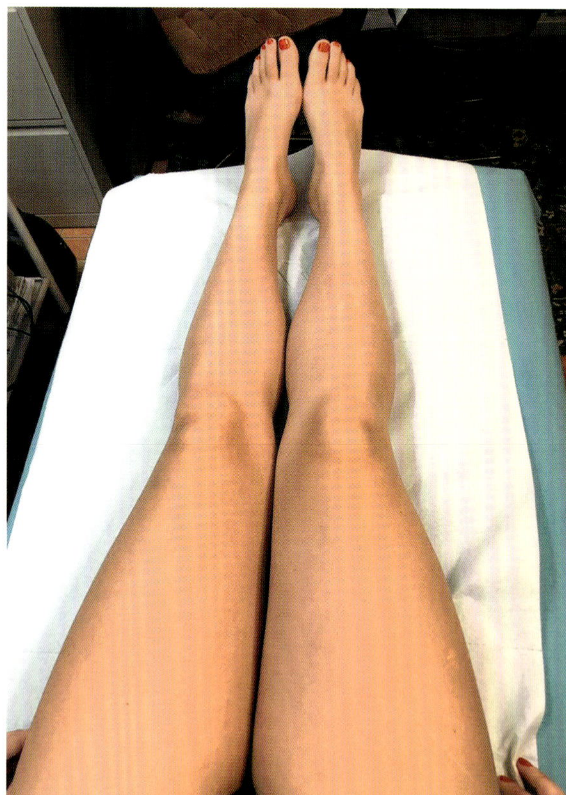

***Abb. 108b**: Patientin von nach SBT*

Nach der Behandlung von Wirbelsäulen- und Beckenblockaden, die länger bestanden hatten, können muskelkaterähnliche Schmerzen auftreten, die bis zu drei Tage andauern. Generell empfehle ich Schüsslersalz Nr. 7. (Magnesium phosphoricum) D6 zur Muskelentspannung nach einer SBT. Für drei bis sieben Tage sollten morgens, mittags und abends fünfzehn, zehn und einundzwanzig Tabletten in einer Tasse mit heißem Wasser aufgelöst eingenommen werden, evtl. ergänzt durch Magnesium citrat 300–400 mg, täglich. Bei einem Wurzelreizsyndrom oder einer Ischialgie ist eine zusätzliche Gabe von Vitamin B zu empfehlen.

Cave: Nach einer SBT sollte der Patient drei Tage lang keine wirbelsäulenbelastenden Arbeiten durchführen. Auch ist es ratsam, in der folgenden Woche die Wirbelsäule zu schonen und beispielsweise lange Autofahrten zu vermeiden (möglichst nicht länger als eineinhalb Stunden durchgehend).

3.6 Reflektorische Symptome

Eine SBT eignet sich zur Behandlung einer großen Anzahl von Wirbelsäulenbeschwerden, die mit einer ISG Blockade assoziert sind. Diese können sich reflektorisch in Erkrankungen derjenigen inneren Organe äußern, die den entsprechenden Segmenten der Wirbelsäule zugeordnet sind. Dazu ein Beispiel aus meiner Praxis: Eine Patientin mittleren Alters klagte über einen seit einiger Zeit bestehenden Brechreiz nach dem Essen ohne erkennbaren Ursache. Sie verlor Gewicht und litt unter Erschöpfung. Eine Oberbauchsonographie und Gastroskopie ergaben keine Befunde. Ich konnte sie mit einer einmaligen MOAP am Ohrpunkt des 9. BWK, SBT und Meridianstrichen von ihren Magenbeschwerden befreien.

3.6.1 Reflektorische Symptome der Segmente der Wirbelsäule

Bedingt durch den Verlauf der innervation können Blockaden in den einzelnen Wirbelsäulenbereichen eine große Anzahl von reflektorischen Symptomen in den entsprechenden Körpersegmenten bewirken (▶ Abb. 109a, 109b und 110):

HWS-Segmente:
Diffuse Kopfschmerzen, Migräne, Okzipitalneuralgie, Cerviko-Brachial-Syndrom, Augenflimmern, Ohrgeräusche, Schwindel, Morbus Menière, Zahnschmerzen ohne Befund, Karpaltunnelsyndrom, Trigeminusneuralgie, Glaukom, Epicondylitis, Schulter-Arm-Syndrom, Schilddrüsendysfunktionen und Herzsymptome.

BWS-Segmente:
Herzsymptome, Intercostalneuralgie, Mammaschmerzen, Herpes Zoster, Übelkeit, Oberbauchsyndrome und Störungen im oberen Bereich des Urogenitaltraktes.

LWS-Segmente:
Colon irritable, Colitis ulcerosa, Lumbalgie, Ischialgie, Störungen im Bereich des Nervus ilioinguinalis und im unteren Bereich des Urogenitaltraktes, Kniegelenkschmerzen.

Sakral-Segmente:
Beckenschiefstand mit Beinlängenunterschied, Hüftgelenkschmerzen, Fersenschmerzen und Urogenitalstörungen. Die Symptome sind meistens mit dem LWS-Bereich gekoppelt.

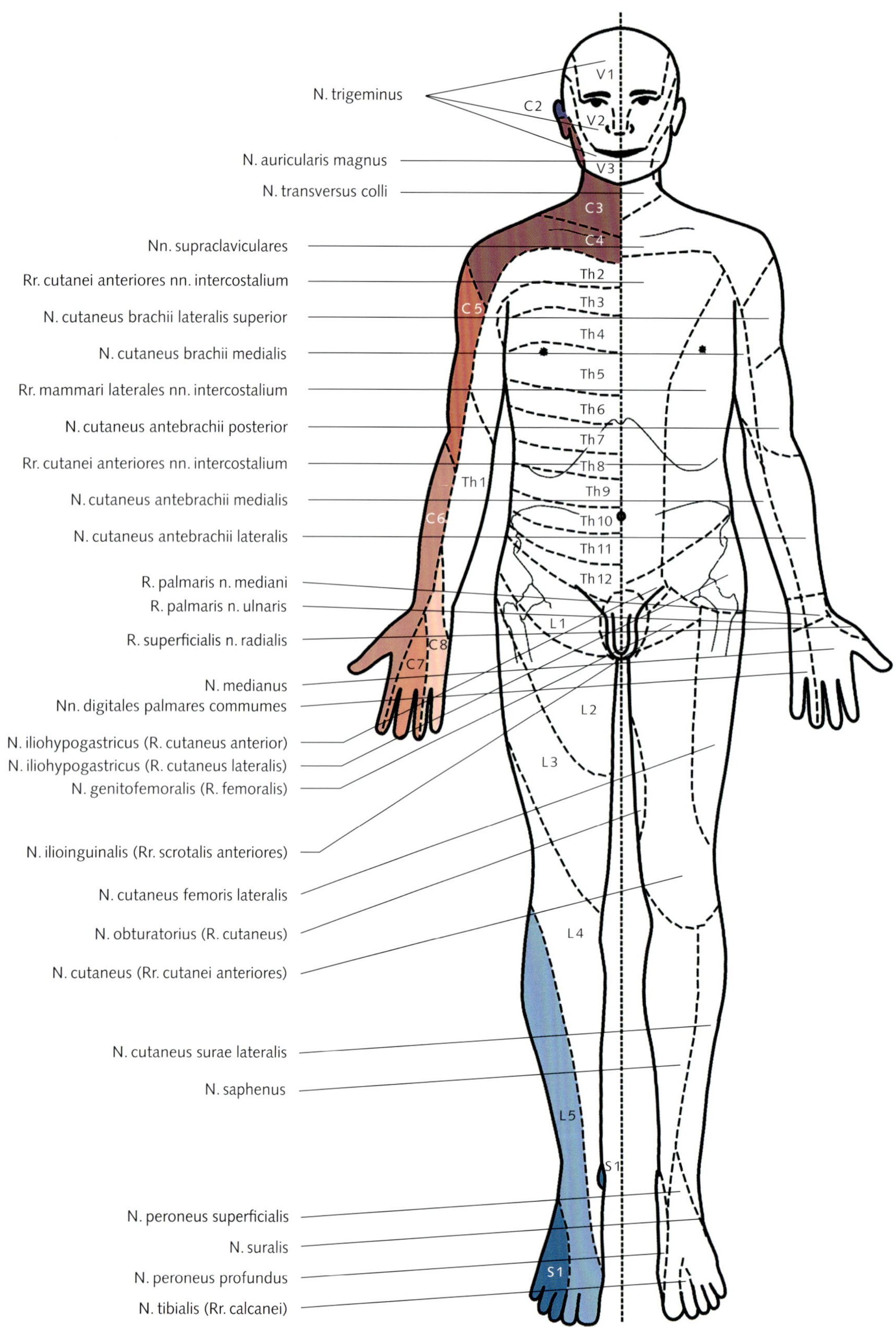

***Abb. 109a**: Innervation der einzelnen Körperregionen*

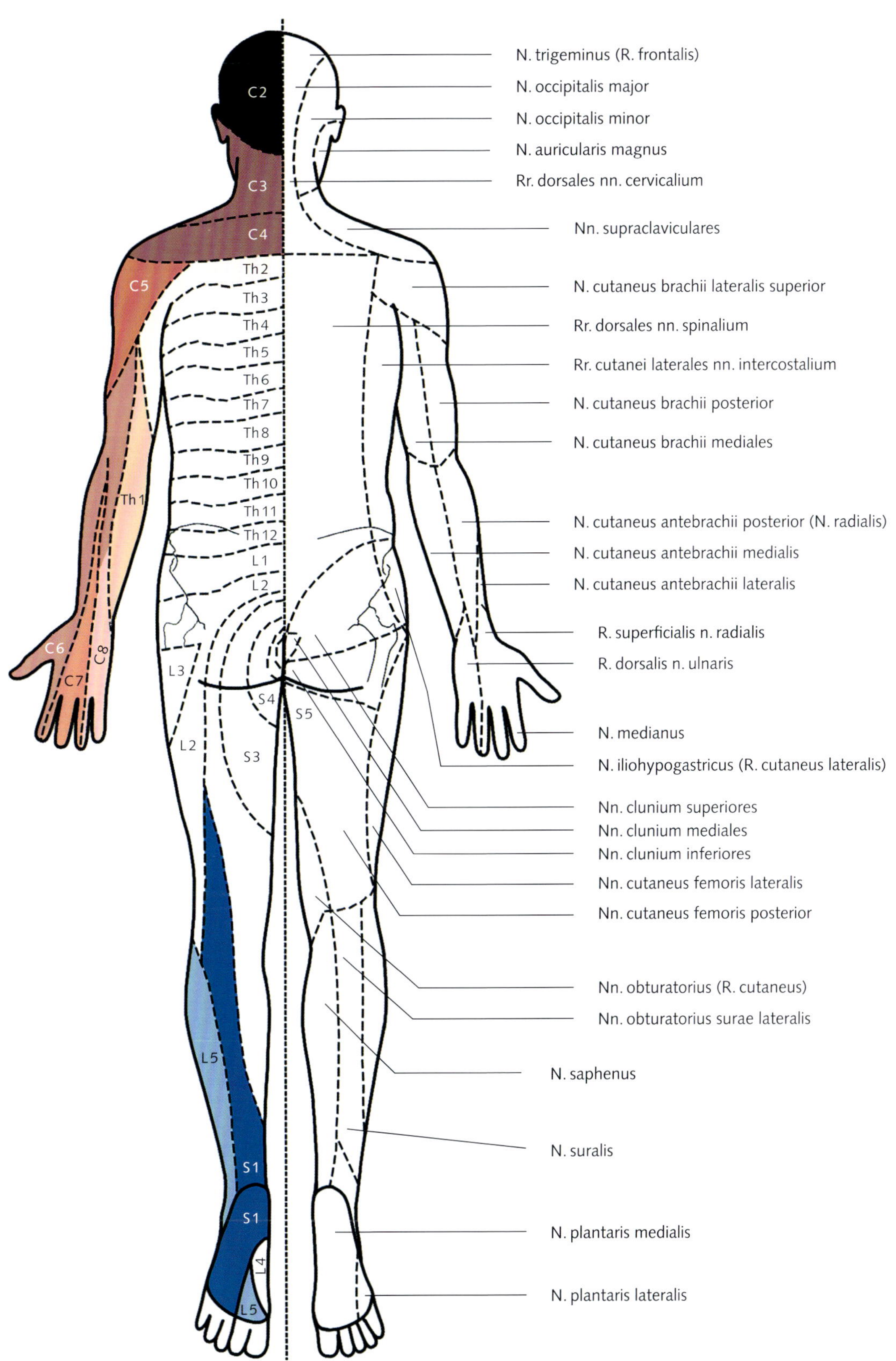

***Abb. 109b**: Innervation der einzelnen Körperregionen*

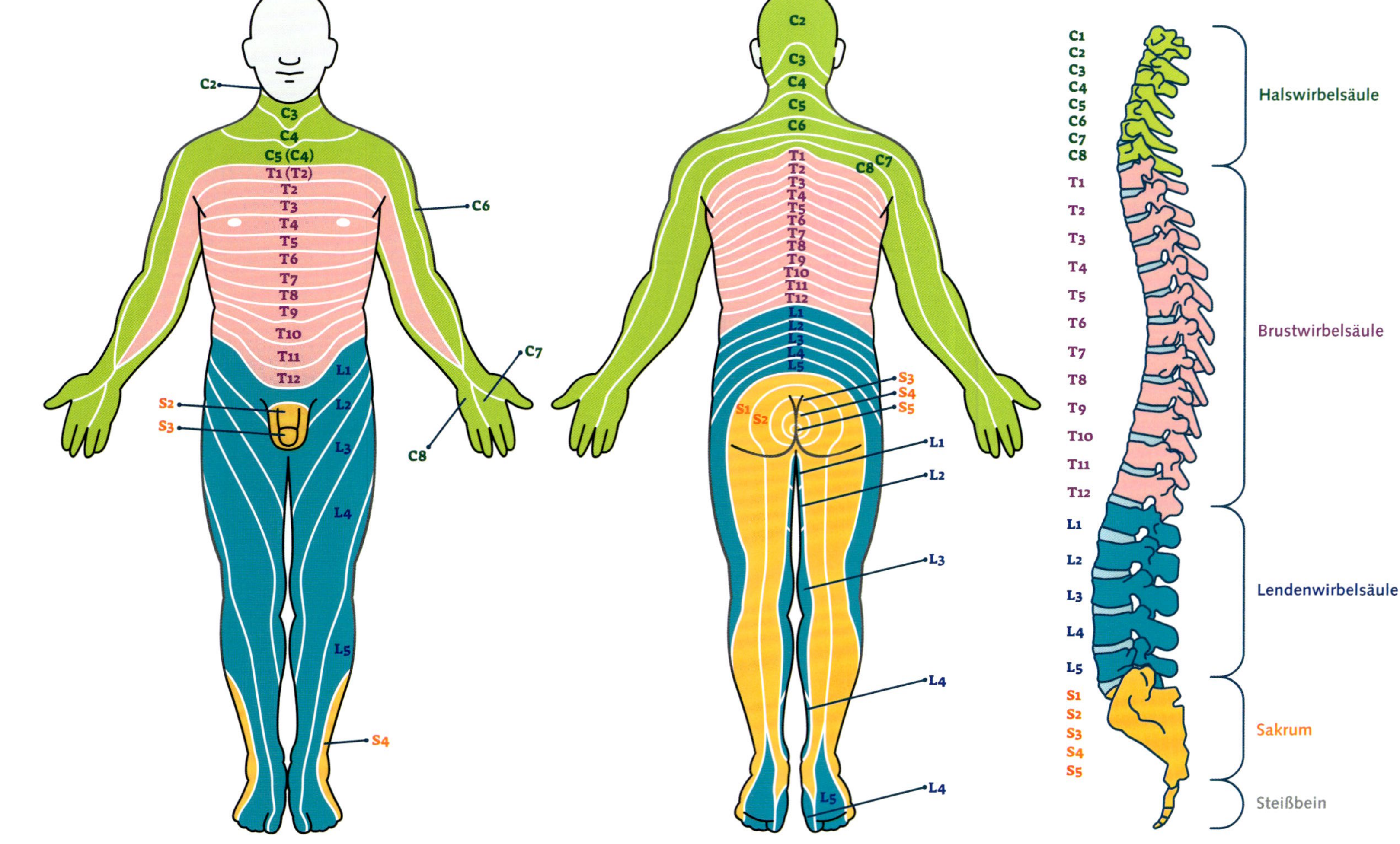

***Abb. 110**: Segmentale Zuordnung des Dermatoms zu dem einzelnen Abschnitten der Wirbelsäule*

Wurzelreizsyndrome durch Blockaden in der unteren LWS und im Sakralbereich seien hier etwas spezifischer aufgeführt:

L4: Sensibilitätsstörungen der medialen unteren Patella und abgeschwächter Babinski-Reflex.

L5: Sensibilitätsstörungen der großen und der zweiten Zehe, der medialen Fußsohle und der Vorderseite der unteren Hälfte des Unterschenkels.

S1: abgeschwächter Achillessehnenreflex und Sensibilitätsstörungen von der lateralen Seite der Rückseite des Oberschenkels über die Achillessehne, die Ferse und die äußere Fußsohle bis zu den drei äußeren Zehen.

3.6.2 Organe mit reflektorischen Symptomen

Das parasympathische- und das sympathische Nervensystem gehören zum vegetativen Nervensystem (▶ Abb. 111). Sie fungieren antagonistisch. Der Parasympathikus ist für Ruhe und Erholung, der Sympathikus für Aktion und Dynamik zuständig. Diese regulatorischen Funktionen werden von den Rückenmarksnerven gesteuert.

Zusätzlich zum Parasympathikus und Sympathikus gibt es das enterische Nervensystem (ENS), ein selbständiges Nervenzellengeflecht im Magen-Darm-Trakt. Es ist für intuitive Entscheidungen verantwortlich. Dieses sogenannte Bauchgefühl wird auch Bauchhirn genannt. Das ENS besitzt mehr Neuronen als das Rückenmark und bildet zusammen mit dem Parasympathikus und dem Sympathikus das vegetativen Nervensystem.

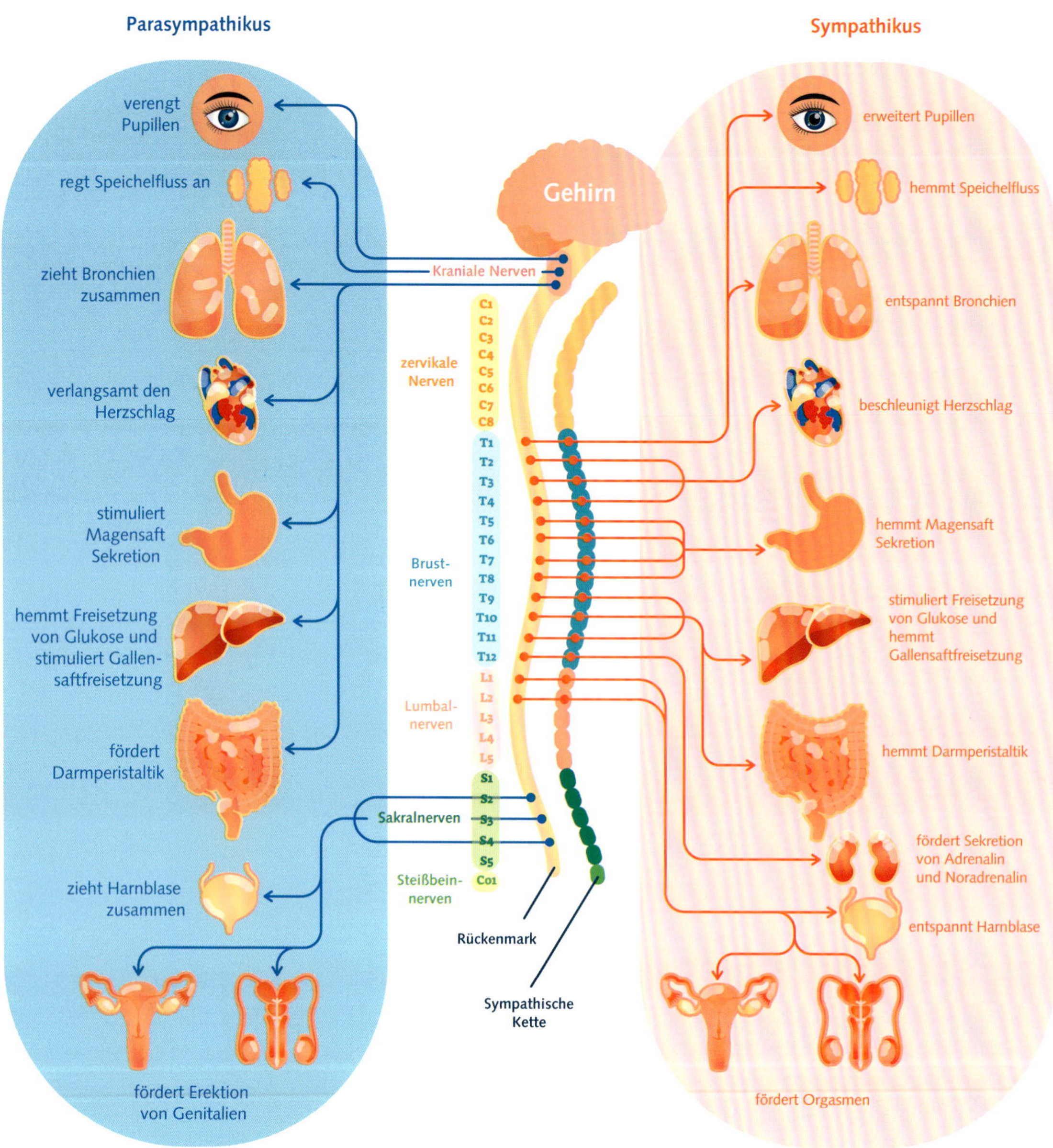

Abb. 111: *Parasympathisches- und sympathisches Nervensystem*

Im Folgenden sind die segmentalen Beziehungen der inneren Organe zu den einzelnen Bereichen der Wirbelsäule in tabellarischer Form dargestellt (▶ Tabellen 8–10).

Organ	Stärker assoziierte Bereiche	Gesamte assoziierte Bereiche
Pleura, Lunge, Bronchien, eher links	C3 – C4	C3 – C8
Pleura, Lunge, Bronchien, eher rechts	Th3–Th5	Th1–Th10
Parathyreoidea	C5 – C6	
Thyreoidea	C6 – C7	
Thymus	Th1 – Th2	
Mamma	Th5	
Nebennieren	Th11 – Th12	
Nieren	Th9 – Th12	
Ureter	L1 – L2	Th8 – L4
Uterus, Prostata, Hoden, Nebenhoden	Th10 – L3	Th10 – L3
Blase	Th12 – L3, S2	Th10 – L5, S1 – S4
Rektum	Th10 – L3	Th10 – L3, S2
Oesophagus	Th5	Th5 – Th8

***Tab. 8**: Segmentale Beziehungen paarig angelegter Organe*

Organ	Stärker assoziierte Bereiche	Gesamte assoziierte Bereiche
Duodenum	Th6 – Th10	Th5 – Th10
Ileum	Th9 – Th11	C3 – C4 Th2 – Th 12
Leber und Gallenblase	Trigeminus I C3 – C4/Th6 – Th10	Trigeminus I C3 – C4/Th5 – Th11
Colon ascendens und Appendix	Th11 – L1	C3 – C4/Th9 – L3

***Tab. 9**: Segmentale Beziehungen rechtsseitiger Organe*

Organ	Stärker assoziierte Bereiche	Gesamte assoziierte Bereich
Herz	C3 – C4 Th1 – Th6	Trigeminus – vorwiegend links C3 – Th8
Magen	C3 – C4 Th2, Th7 – Th9	C3 – C4 Th5 – Th9 vorwiegend links
Jejunum	Th8 – Th11	Th8 – Th11
Pankreas, endokr. Pankreas	C3 – C4/Th6/Th8	C3 – C4/Th6 – Th10
Milz	Th8 – Th9	C3 – C4/Th7 – Th10
Colon descendens	Th11 – L1	C3 – C4
Colon sigmoideum		Th9 – L3

***Tab. 10**: Segmentale Beziehungen linksseitiger Organe*

4. Ursachen von Wirbelsäulen- und Gelenkschmerzen nach TCM

Nach der TCM-Theorie gibt es äußere und innere Ursachen für Wirbelsäulen- und Gelenkschmerzen. Äußere Ursachen sind hauptsächlich Haltungsfehler, Bewegungsmangel und pathogene klimatische Einwirkungen. Zu den inneren Ursachen zählen Ernährungsfehler, Stoffwechselstörungen und übermäßige Emotionen wie Wut, Zorn, Stress, Schock oder Ängste. All diese Faktoren können zu Muskelverspannungen, Kontrakturen, Verklebungen der Faszien, Bänderschwäche und Wirbelfehlstellungen führen. Letztlich beruhen sie auf einer Disharmonie des Qi und des Blutes.

Die TCM basiert auf einer differenzierten Beschreibung der Krankheitsursachen. Im Folgenden wird das mit Beschwerden des Bewegungsapparats verbundene Bi-Syndrom und seine Behandlung beschrieben.

4.1 Das Bi-Syndrom

Das Bi-Syndrom ist eine Sammelbezeichnung für Schmerzzustände und Bewegungseinschränkungen am muskuloskelettalen Apparat. Dazu zählen unter anderem Gelenkdeformationen und Gelenk-, Muskel- und Wirbelsäulenschmerzen. Es wird unterschieden zwischen dem akuten und dem chronischen Bi-Syndrom.

Akutes Bi-Syndrom

Das akute Bi-Syndrom entwickelt sich meistens auf Grund einer allgemeinen Schwächung des Wei-Qi (Abwehr-Qi) und durch Einwirkung eines exogenen pathogenen Faktors wie Wind, Kälte, Hitze oder Feuchtigkeit in übermäßigem Maße. Zu den weiteren Gründen zählen Traumen, Überanstrengung und Bewegungsmangel.

Chronisches Bi-Syndrom

Ein chronisches Bi-Syndrom kann sich aus einem akutem Bi-Syndrom entwickeln. Allgemein entsteht es auf Grund einer Schwäche des Blutes (Xue) und des Yin. Nach der TCM reguliert die Leber das Blutvolumen. Die Niere ist die Mutter des Yin-Reservoirs. Dabei nährt die Leber die Sehnen, die Bänder und die Skelettmuskulatur; die Milz das weiche Muskelfleisch und die Nieren die Knochen. Insgesamt müssen wir bei chronischen Erkrankungen des Bewegungsapparates vor allem Leber, Nieren und Milz unterstützen. Beim chronischen Bi-Syndrom entstehen häufig Schleim-Nässe-Ansammlungen an den betroffenen Gelenken. Sie sind ein Ausdruck mangelnder energetischer Funktionen der Leber, der Nieren und vor allem der Milz.

4.1.1 Einzelne Bi-Syndrome

Bi-Syndrome werden entsprechend der verursachenden klimatischen Faktoren in die folgenden Kategorien eingeteilt:

- **Wind-Bi-Syndrom (Feng Bi)**
  Das durch den pathogenen Faktor Wind verursachte Bi-Syndrom ist relativ häufig. Die Symptome sind plötzliche und i. d. R. von Gelenk zu Gelenk wandernde Schmerzen. Das Wind-Bi-Syndrom betrifft typischerweise die obere Körperhälfte, da die Windenergie meistens nach oben fließt und sich schnell verändert. Beim Wind-Bi-Syndrom ist der Puls oft oberflächlich gespannt und schnell.
- **Kälte-Bi-Syndrom (Han Bi)**
  Symptome für das durch übermäßige Kälte verursachte Bi-Syndrom sind zum Teil bohrende, schneidende und starke Schmerzen an einem Gelenk, die sich meistens nachts verschlimmern. Wärme und Bewegung verringern die Schmerzen, Kälte verstärkt sie. Die starken Schmerzen kommen durch Stagnation des Blutes, da die Kälte die Leitbahnen blockiert und zu einer Verlangsamung des Blutes führt. Beim Kälte-Bi-Syndrom ist der Puls oft gespannt und tief.
- **Feuchtigkeits- und Nässe-Bi-Syndrome (Shi Bi)**
  Symptome für durch übermäßige Feuchtigkeit und Nässe verursachte Bi-Syndrome sind dumpfe und mäßig starke Schmerzen, die mit einem Schwere- und manchmal auch Taubheitsgefühl einhergehen. Das Feuchtigkeits-Bi-Syndrom und insbesondere auch das Nässe-Bi-Syndrom treten in der unteren Körperhälfte auf. Die betroffenen Gelenke können geschwollen sein. Häufig tritt der Schmerz an den Röhrenknochen auf. Eine Verschlechterung der Symptome entsteht insbesondere bei feuchter Wetterlage. Die klimatische Feuchtigkeit führt bei einem geschwächten Zheng-Qi (aufrechtes Qi) zur Verlangsamung des Qi und des Blutes. Auch Ernährungsfehler wie übermäßiger Genuss von zucker- oder fetthaltigen Nahrungsmitteln können die Entstehung von Shi Bi bewirken. Nässe-Bi wird in fortgeschrittener Form zu Nässe-Schleim und dies führt zu einer Blutstase. Bei Feuchtigkeits- und Nässe-Bi-Syndromen ist der Puls oft langsam und schlüpfrig.
- **Hitze-Bi-Syndrom (Re Bi)**
  Das Hitze-Bi-Syndrom wird durch übermäßige Hitze, eine Infektion oder endogene Faktoren wie eine Leere-Hitze (Yin-Mangel) oder eine Fülle-Hitze (durch Leber- oder Magen-Hitze) verursacht. Als Symptome zeigen sich pochende, klopfende Schmerzen, die von einer lokalen Hitze begleitet werden. Die betroffenen Gelenke sind häufig geschwollen und gerötet. Beim Hitze-Bi-Syndrom ist der Puls oft schnell, voll und schlüpfrig.

4.1.2 Kombinierte Bi-Syndrome

In der Regel kommen Bi-Syndrome in kombinierter Form vor. Bei einer andauernden Erkrankung können sich die Syndrome verwandeln. So ist es möglich, dass zu einem Wind-Bi-Syndrom Symptome eines Kälte-Bi-Syndroms hinzukommen. Ein Kälte-Bi-Syndrom kann sich zu einem Hitze-Bi-Syndrom und einem Feuchtigkeit-Bi-Syndrom entwickeln. Die Behandlung richtet sich nach den dominantesten pathogenen Faktoren. Bei akuten Bi-Syndromen bleibt die Zunge, außer evtl. ihr Belag, in einem normalen Zustand. Ihre Farbe und Form ändern sich erst, wenn der pathogene Faktor tiefer eingedrungen ist und die Blutebene (Yin-Schicht) schädigt. Es hat sich dann ein chronisches Bi-Syndrom entwickelt.

- **Knochen-Bi-Syndrom**
  Das Knochen-Bi-Syndrom entwickelt sich typischerweise aus einem akuten Bi-Syndrom. Wenn das geschwächte Wei Qi den exogenen pathogenen Faktoren nicht mehr Widerstand leisten und das Zheng Qi (aufrechtes/gesundes Qi) nicht mehr das eingedrungene Xie Qi (pathogener Faktor) nach außen befördern kann, stagnieren das Qi und das Blut mit der Zeit. Dies führt zu Obstruktionen, denn es entstehen Ansammlungen von Körperflüssigkeiten, die sich in Schleim umwandeln und sich in Gelenkschwellungen und Ödemen äußern. Die daraus resultierende Mangelernährung des Skeletts führt zur Steifigkeit der Gelenke sowie zu Gelenkdeformationen, Funktionseinschränkungen und chronisch fixierten Schmerzzuständen am Bewegungsapparat, d. h. zu Rheuma, Arthrose und Arthritis.

4.2 Therapie von Bi-Syndromen

Bei einem akuten Bi-Syndrom wirkt der äußere pathogene Faktor hauptsächlich auf die oberflächlich fließenden tendinomuskulären Meridiane (TMM) und/oder auf die Luo-Gefäße. Hier führt nach meiner Praxiserfahrung die MOAP mit Meridianstrichen und Tuina als erste Maßnahme schnell zum Erfolg. Die irritierten Ohrpunkte liegen überwiegend auf der Anthelix, der Helix, der Scapha und dem Lobulus. Eine MOAP stärkt das Wei Qi indem sie Oberflächen öffnet und hilft damit, pathogene Faktoren schneller nach außen zu befördern. Weitere Maßnahmen sind neben der Akupunktur/Moxibustion je nach Syndrom der Mikroaderlass mit dem Pflaumenblütenhämmerchen sowie trockenes oder blutiges Schröpfen und Gua Sha (Schaben).

4.2.1 Bevorzugte Körperakupunktur Regel bei Bi-Syndromen

Generell sind beim chronischen Bi-Syndrom das Xie Qi zu eliminieren und das Zheng Qi aufzubauen. Neben den Oberfläche öffnenden Maßnahmen wird am Körper akupunktiert, gegebenenfalls mit Moxibustion. Hierbei bevorzugt man in der Regel die Fernpunkte und das Sechs-Schichten-Konzept (Oben-Unten-Regel, s. „Das Sechs-Schichten Konzept" in Teil I, Abschn. 3.3.1 „Wo sind die Beschwerden?"). Die Fernpunkte sind distal gelegene antike Punkte auf den betroffenen Meridianen oder auf den nach dem Sechs-Schichten-Konzept zugeordneten Meridianen. Es ist vorteilhaft, die von den betroffenen Gelenken aus diagonal liegenden Extremitäten als Fernpunkte zusätzlich zu nadeln, also Fingergelenke bei betroffenen Zehengelenken, Handgelenk bei einem betroffenen Knöchel, Ellenbogen bei einem betroffenen Knie oder die Schulter bei einer betroffener Hüfte und umgekehrt.

- **Oben-Unten-Regel** (Kontra- bzw. homolaterale Fernpunkte)

Di 5 (Handgelenk)	↔	Ma 41 (Fußgelenk)
Di 11 (Ellenbogen)	↔	Ma 35 (Knie)
Di 10 (Radius)	↔	Ma 36 (Tibia)
3E 6 (Ulna)	↔	Gb 39 (Fibula)
Di 4 (Hand)	↔	Le 3 (Mittelfuß)
Di 15 (Schulter)	↔	Ma 36 (Tibia)
Ex 16 (Schulterinneres, Jian Nei Ling)	↔	Mi 9 (Fibulainneres)
Dü 11(Schultergürtel)	↔	Bl 54 (Becken)/Bl 40 (Kniekehle)
3E 14 (Schulter)	↔	Gb 30 (Hüfte)/Gb 34 (Fibula)

- **Regionen bezogene Fernpunkte**

Zehen	Di 4
Hüfte	Gb 41, Bl 62
Sakrum	Bl 40, Bl 58
Unterer Rücken	Bl 40, Bl 60
Handgelenk	Ma 36, Mi 5, Gb 40
Ellbogen	Di 4, 3E 5, Di 1
Schulter	3E 5, Di 4, Lu 7, 3E 1, Di 1, Ma 38, Bl 58
Nacken	Gb 39, Dü 4, 3E 5, 3E 8, Bl 60, Lu 7, Ma 40, Ni 4

- **Wichtige lokale Punkte**

Zehen	Extrapunkte 19 „Bafeng" (Die Acht Winde), Mi 3
Knöchel	Mi 5, Gb 40, Ma 41, Bl 60
Knie	Ex 23 „Xiyan" (Knieaugen), Gb 34, Ma 36, Mi 9, Mi 10, Le7, Le 8, Ni 10, Bl 40
Hüfte	Gb 30, Gb 29
Sakrum	Bl 32, Ex 11 „Shiqi Zhuixia" (17. Wirbelkörper), Bl 27, Bl 28
Untere Rücken	Bl 23, Bl 24, Bl 25, Ex 11
Finger	3E 3, Extrapunkte 14 „Baxie" (Die Acht Schrägläufigkeiten)
Handgelenk	3E 4, Di 5, Dü 4, Dü 5, Pe 7
Ellbogen	Di 11, Dü 8, 3E 10
Schulter	Di 15, 3E 14, Ex 16 „Jianneiling" (Schulterpunkt)
Nacken	Gb 20, Bl 10

- **Ah-Shi-Punkte**
  Schmerzhafte Punkte, die nicht auf dem jeweiligen Meridian aber in der Nähe des erkrankten Bereichs liegen, nadelt man mit. Die Ah-Shi Punkte können durch Fingerdruck ertastet und durch den Patienten bestätigt oder mit der Nadel mit der „Very-Point-Technik" gefunden werden.

4.2.2 Pathogenen zugeordnete Akupunkturpunkte

Die Behandlung der einzelnen Bi-Syndrome hängt von den spezifischen pathogenen Faktoren wie folgt ab:

- **Wind-Bi-Syndrom**
  Die Ziele der Therapie sind den Wind zu zerstreuen, die Oberflächen zu öffnen, um Leitbahnen durchgängig zu machen, und das Blut zu nähren. Bei einem akutem Wind-Bi-Syndrom und bei einem kombinierten Wind-Hitze-Bi-Syndrom wird sedierend genadelt. Demgegenüber ist bei einem Wind-Kälte-Bi-Syndrom eine Moxa-Behandlung angezeigt. Die folgenden Punkte sind zu akupunktieren: Gb 20, Du 14, Bl 12, 3E 5, Di 4, Gb 34 und Le 3. Zusätzlich sind Bl 17 und Bl 18 neutral zu nadeln, um das Blut zu nähren.
- **Kälte-Bi-Syndrom**
  Die Ziele der Therapie sind die Kälte zu eliminieren und die Leitbahnen durchgängig zu machen. Es wird tonisierend genadelt. Eine zusätzliche Moxa-Behandlung ist hier sehr wirkungsvoll. Die folgenden Punkte sind zu akupunktieren:
  Du 14, Bl 23, Du 4, Ma 36 und Ren 6.

- **Feuchtigkeits- und Nässe-Bi-Syndrome**
  Die Ziele der Therapie sind die Feuchtigkeit bzw. die Nässe zu eliminieren, die Leitbahnen durchgängig machen und das Milz-Qi zu stärken.
  Im akuten Fall sind Mi 9, Gb 34 und Ma 36 sedierend und Mi 6 und Bl 20 tonisierend zu nadeln. Im chronischen Fall werden alle fünf genannten Punkte neutral genadelt.
- **Hitze-Bi-Syndrom**
  Die Ziele der Therapie sind die Hitze zu kühlen, die Leitbahnen durchgängig zu machen und das Blut zu bewegen. Im akuten Fall wird sedierend, im chronischen Fall neutral genadelt. Eine Moxa-Behandlung ist kontraindiziert.
  Die folgenden Punkte werden akupunktiert: Du 14, Di 4, Di 11, 3E 5, Mi 10 und Ma 43.

Beim Knochen-Bi-Syndrom ist es wichtig, neben den genannten Behandlungen, Maßnahmen zur Stärkung der inneren Organe wie Leber, Niere und Milz zu ergreifen, um das Zheng Qi zu fördern. Dazu gehören die Kräuter- und Mikronährstofftherapie, die Säure-Basen-Haushalt-Regulation über basische Ernährung sowie das Trinken nach der Organuhr (s. Teil I, ▶ Abb. 14). Die Patienten sollten ermuntert werden, sich mehr zu bewegen, mehr zu Fuß zu gehen oder Körperertüchtigungen wie Qigong, Yoga oder Pilates zu praktizieren.

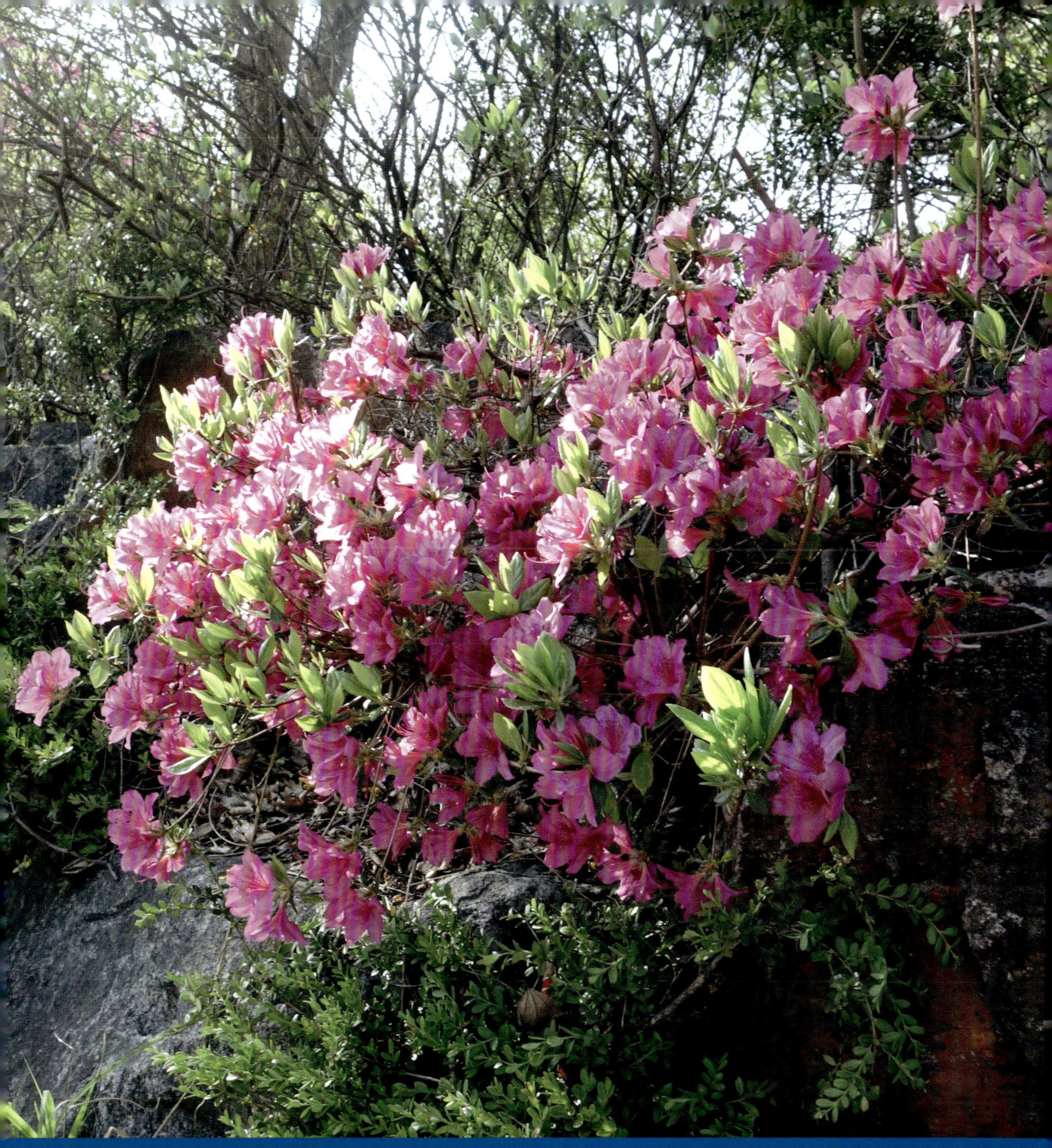

III. Behandlung einzelner Krankheitsbilder

Dieser Teil des Buches beschreibt in alphabetischer Reihenfolge die Behandlung häufig vorkommender Krankheitsbilder. Je nach Krankheitstyp werden entweder nur Ohr- und Körperakupunktur oder, und dies ist insbesondere bei Beschwerden des Bewegungsapparats der Fall, Mikro-Ohrakupressur (MOAP), Meridianbehandlungen, Ohrakupunktur und Körperakupunktur angewendet. In der Regel wird eine Serie von sechs Behandlungen durchgeführt. Möglich ist, dass sich nach der ersten bis dritten Sitzung entweder eine Beschwerdefreiheit oder eine Erstverschlimmerung einstellt. Letzteres tritt eher bei chronischen Erkrankungen auf. Ein zunächst verändertes Symptombild kann bei einer chronischen Erkrankung als eine positive Reaktion des Körpers bewerten werden. Allerdings sollte sich nach drei bis vier Anwendungen eine wesentliche Besserung zeigen. Ist dies nicht der Fall, so ist es ratsam, das Therapiekonzept zu überdenken. Nach dem Abklingen der Symptome folgen zwei bis drei Behandlungen zur Stabilisierung des Zustandes. Bei schweren chronischen Erkrankungen können aber auch zehn bis zwölf Sitzungen notwendig sein. Im Falle akuter Beschwerden wird bis zur Besserung der Symptome zwei Mal, danach ein Mal pro Woche, subchronische und chronische Geschehen meist einmal pro Woche behandelt.

Die folgenden Kapitel beginnen mit Kommentaren zu den Krankheitsbildern und gegebenenfalls mit einer Beschreibung der Vorbehandlung. Es folgt eine Auflistung typischer Punkte für die Ohrakupunktur. Diese sollen als Beispiel und Gedankenstütze dienen und nicht als eine fest vorgegebene Punktkombination verstanden werden. Es gilt auch: Nur irritiert reagierende Ohrpunkte sind zu therapieren! Und diese variieren je nach den spezifischen Bedingungen der Erkrankung. Dementsprechend sind nicht alle Ohrpunkte aufgeführt, die bei der Erkrankung irritiert sein können. In den folgenden Abschnitten werden passende Körperakupunkturpunkte und gegebenenfalls weitere therapeutische Maßnahmen beschrieben.

1. Asthma bronchiale

Asthma bronchiale ist weltweit eine der häufigsten chronischen Erkrankungen. Es äußert sich durch Husten und Atemnotanfälle aufgrund bronchialer Verengung. Ursachen können allergische Reaktionen oder Atemwegsinfektionen sein.

Ohrakupunktur

Die folgenden Punkte können behandlungsbedürftig sein (▶ Abb. 112):

- Polster (29)
- Hustenstillender Punkt (31a)
- Vegetativum I (51)
- R-Punkt
- Shen Men (55). In Richtung Vegetativum I (51) stechen
- Irritierte Punkte auf der energetischen Behandlungslinie vom Null-Punkt über den Plexus bronchopulmonales zur Vegetativen Rinne. Oft sind dies Lunge (101), Parotis (30) oder Asthma (31).
- Dyspnoe (60)
- Lunge (101)
- Bronchien (102)

Bei Pneumonie und COPD (Chronic Obstructive Pulmonary Disease) kommen die folgenden Punkte hinzu:

- Graue Substanz (34)
- Thymus
- Interferon
- ACTH / Nebenniere (13)
- Valium
- Allergie (78). Vorzugsweise auf der Innenseite der Helixkrempe, sonst auf der Ohrspitze, gegebenenfalls mit dem Punktsuchgerät überprüfen. Bei Fülle-Befund tritt oft Blut aus.
- Omega-Hauptpunkt
- Point Jerome
- Angst I
- Herz

Körperakupunktur

Die folgenden Punkte können behandlungsbedürftig sein: Di 4, Lu 1, Lu 7, Ma 10, Ma 40, Ren 17, Ni 27, Ni 3, Bl 13, Bl 15, Bl 42, Bl 43 und Du 14.

Weitere Maßnahmen

Bei Asthma oder Bronchitis im Sinne von Schleim-Fülle mit heftigen Hustenanfällen wird empfohlen, auf Bl 13, Bl 15, Bl 42 und Bl 43 blutig zu schröpfen, um eine Befreiung vom üppigen Schleim zu erreichen.

Bei einem allergisch bedingten Asthma bronchiale sollte auf Überempfindlichkeiten gegenüber Hausstaub, Milben, Baum- und Gräserpollen sowie anderen Noxen, z. B. Schimmelpilzen, untersucht werden (Prick-Test, Bioresonanz etc.). Bei positiver Reaktion kann ich als eine Behandlungsmöglichkeit die Asan-Methode empfehlen: Mit dem ISF-Kit nach Apotheker Werner Lau können das Eigenblut oder/und der Eigenurin modifiziert und oral eingenommen werden. Diese nicht-invasive Therapie ist besonders bei Kleinkindern von Vorteil.

Hausstaub- und Milbenbelastungen können mit Milbenschutzbezügen für Matratzen, Kissen und Decken verringert werden. Die Kosten hierfür sind nach einem positiven Prick-Test von der gesetzlichen Krankenkasse erstattungsfähig.

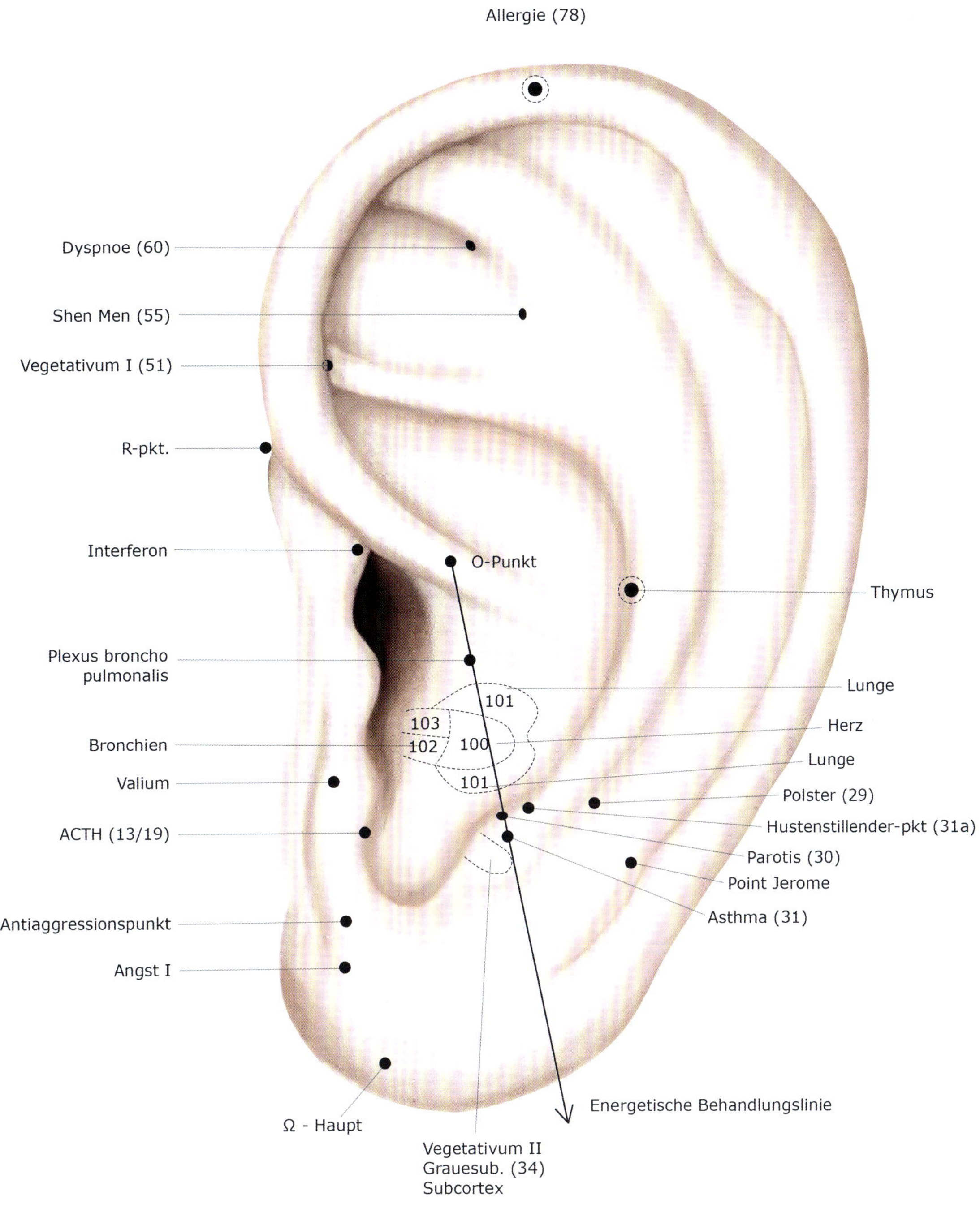

***Abb. 112**: Ohrpunkte bei Asthma bronchiale*

2. Augenerkrankungen

Ohrakupunktur

Bei der Behandlung von Augenerkrankungen mit der Ohrakupunktur wird zwischen entzündlichen, nicht entzündlichen und degenerativen Erkrankungen unterschieden.

Punkte der Ohrakupunktur für Augenerkrankungen sind in ▶ Abbildung 113 dargestellt. Bei allen Augenerkrankungen sollte man den Augenpunkt (8) vorzugsweise mit einer Goldnadel stechen. Andernfalls wird ca. 20 Sekunden mit einem Goldstift MOAP angewandt und anschließend mit einer Edelstahlnadel punktiert.

Entzündliche Augenerkrankungen

Zu den entzündlichen Augenerkrankungen zählen Konjunktivitis und Keratitis. Die folgenden Punkte können behandlungsbedürftig sein:

- Auge (8)
- Analgesiepunkt (12)
- Graue Substanz (34)
- Sonne (35)
- Leber (97)
- Milz (98)
- Shen Men (55)
- Thymus
- Antiaggressionspunkt
- Allergie (78) bei allergischer Konjunktivitis

Nicht-entzündliche Augenerkrankungen

Zu den nicht-entzündlichen Augenerkrankungen werden Beschwerden gezählt wie müde oder trockene Augen, Druckgefühl am Auge und Sehstörungen bei Migräne. Die folgenden Punkte können behandlungsbedürftig sein:

- Irritierte Punkte auf der energetischen Behandlungslinie vom Null-Punkt über ein HWS-Segment (meist C5/C6/C7 Bereich) zur Vegetativen Rinne. Das HWS-Segment wird hierbei mit einbezogen, weil nicht-entzündliche Augenerkrankungen häufig mit Nackenverspannungen im Zusammenhang stehen, verursacht z. B. durch Schreibtischarbeit.
- Auge I (24a) + Auge II (24b)
- Sensorielle Linie nach Nogier: Polster (29), Sonne (35) und Stirn (33)
- Dach (36)
- Leber (97)

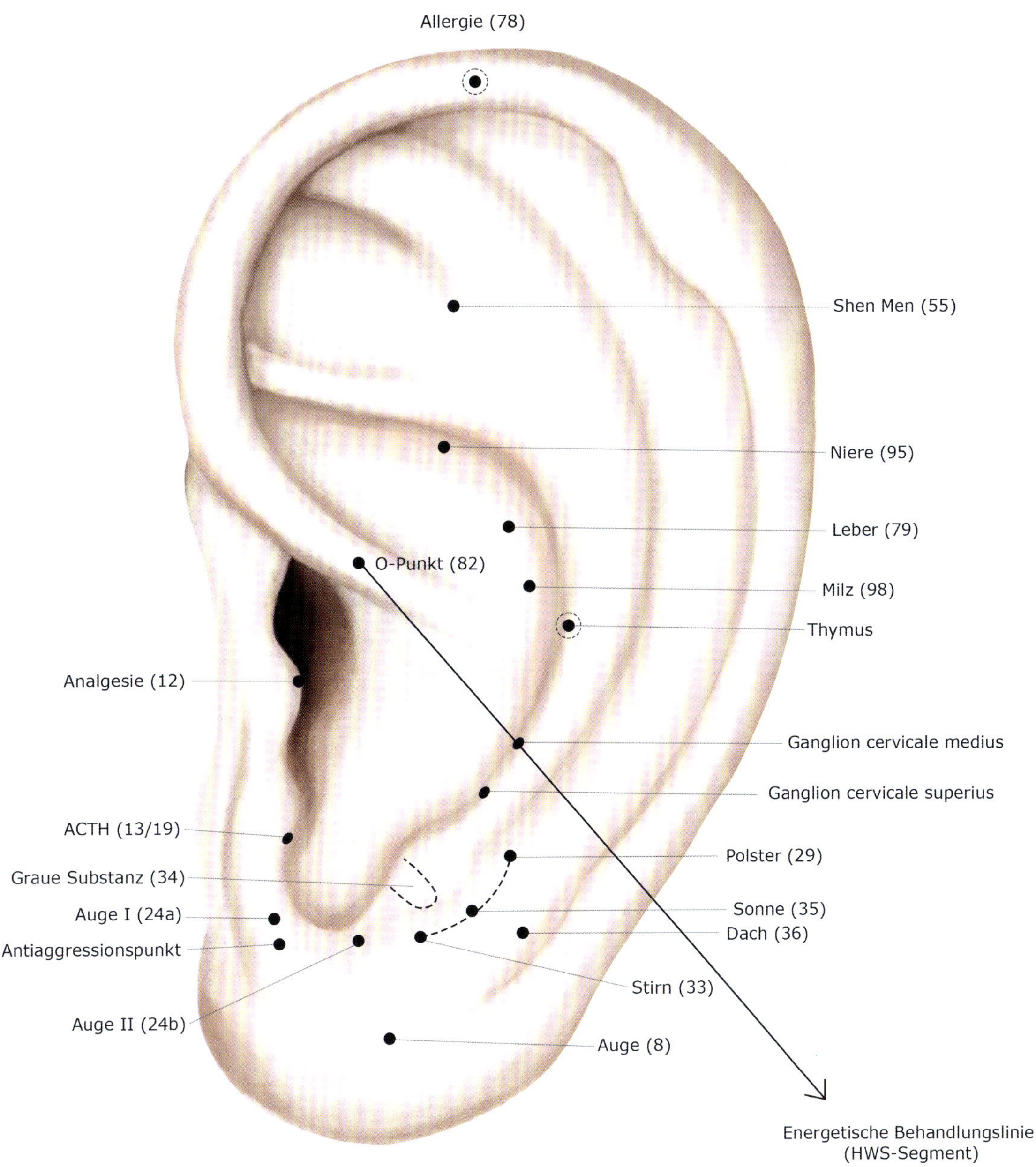

***Abb. 113**: Ohrpunkte bei Augenerkrankungen*

Degenerative Augenerkrankungen

Zu den degenerativen Augenerkrankungen zählen Makuladegeneration, Optikus Atrophie und Katarakt. Im Gegensatz zur trockenen Makuladegeneration lässt sich die feuchte Variante in der Regel nicht erfolgreich therapieren.

Die folgenden Punkte können behandlungsbedürftig sein:

- Auge (8)
- ACTH/Nebenniere (13)
- Sonne (35)
- Auge I (24a) + Auge II (24b)
- Leber (97)
- Milz (98)
- Niere (95)

Körperakupunktur

Die folgenden Punkte können bei Augenerkrankungen behandlungsbedürftig sein: Yin Tang (Ex 1), Tai Yang (Ex 2), Bl 1, Bl 2, Ma 2, Yi Ming (Ex 4), Gbl 20, Gbl 37, Le 1, Ma 35, inneres Knieauge (Ex 23) und Dü 6.

3. BWS-Syndrom

BWS-Syndrom wird hier als Oberbegriff für muskuläre Verspannungen und Schmerzen im Bereich der Brustwirbelsäule wie auch für Schmerzen im Schulter-Nackenbereich und zwischen den Schulterblättern verwendet. Die häufigste Ursache sind Haltungsschäden, wie eine gekrümmte Körperhaltung durch Schreibtischarbeit oder eine Blockierung der Wirbelkörper durch Muskelverspannungen und Bänderschwäche. Eine neuromuskuläre Entspannung kann durch Gabe von Magnesium phosphoricum D6 (Schüßler-Salz Nr. 7) unterstützt werden, welches in heißem Wasser aufgelöst getrunken wird („Heiße 7", mit Plastiklöffel umrühren).

Nach der körperlichen Untersuchung werden im BWS-Segment (Th1-Th12) des Ohres die irritierten Punkte aufgesucht. Das Aufsuchen dieser Stellen dient zunächst zur Diagnose der Hauptursache für die Beschwerden. Liegen die gestörten Punkte im Bereich von der Scapha bis zum Beginn der Helixkrempe, so ist von einem Problem der Bänder oder der Muskulatur als Hauptursache auszugehen, was am häufigsten der Fall ist. Liegen sie im Bereich der Anthelixkuppe in Richtung der Concha, so deutet dies je nach Lage auf den Querfortsatz, die Wirbelkörper oder den Dornfortsatz hin. Irritationen an der abfallenden Anthelixwand sind mit Problemen der Bandscheiben verbunden. An der Anthelixwand liegen, kurz vor dem Übergang zur Concha, die Punkte der paravertebralen Ganglien und die nervalen Steuerungspunkte der endokrinen Drüsen, deren Störung sich auch in Herz- oder Magenbeschwerden äußern kann (▶ Abb. 7. Querschnitt der Ohrmuschel, ▶ Abb. 109 Segmentale Zuordnung und ▶ Abb. 111 Parasympathisches und Sympathisches Nervensystem).

Ich kann mich an eine ältere Patientin erinnern, die alles, was sie aß, erbrechen musste ohne an einer Bulimie zu leiden. Der Gastroenterologe konnte keine organische Ursache festgestellen und diagnostizierte eine psychosomatische Erkrankung. Nachdem ich das Ganglion stellatum mit MOAP behandelt hatte, war ihre Übelkeit schlagartig verschwunden.

Die Behandlung beginnt mit einer MOAP des empfindlichsten Punktes im BWS-Segment. Dazu verwendet man den mit der RAC-Pulstestung bestimmten Stift. Für die Entspannung der Muskulatur und der Bänder wird dann beginnend vom irritierten Bereich der Scapha mit der runden Kugelseite des Stiftes kranial ausgestrichen. Es folgen Meridianstriche am Oberkörper mit der runden Seite des gegensätzlichen Stiftes, in der Regel entlang des Blasen- und Gallenblasenmeridians sowie des Du Mais. Anschließend sollte das Punktsuchgerät neu geeicht werden, um weitere irritierte Ohrpunkte zu finden.

Ohrakupunktur

Die folgenden Punkte können behandlungsbedürftig sein (▶ Abb. 114):

- Muskelentspannungspunkt (98a)
- Shen Men (55)
- Leber (97)
- Plexus cardiacus
- Antiaggressionspunkt
- Polster (29), evtl. Dauernadel
- Point de Jerome (29b), evtl. Dauernadel
- Vegetatives Herz (100)
- Angstpunkt I
- Verzweigungspunkt (83)/Angstpunkt II
- Der am schmerzhaftesten reagierende Punkt im BWS-Segment (Th1-Th12), evtl. mit Dauernadel.

Körperakupunktur

Es können Fern- und Lokalpunkte zu behandeln sein, Letztere mit Moxibustion.

Fernpunkte: Dü 3 u. 6, Bl 57 u. 60, Gbl 20 u. 34 und 3E 6.

Lokalpunkte mit Moxibustion:

- Bl 11–22 und Bl 41–50. Schmerzhafte Punkte aufsuchen (A Shi-Punkte)
- Bei chronischen Beschwerden Huatuo-Punkte (Ex 12). Sie liegen 0,5–1 Cun neben den jeweiligen Dornfortsätzen der BWS. Dies gilt auch bei der HWS und der LWS.

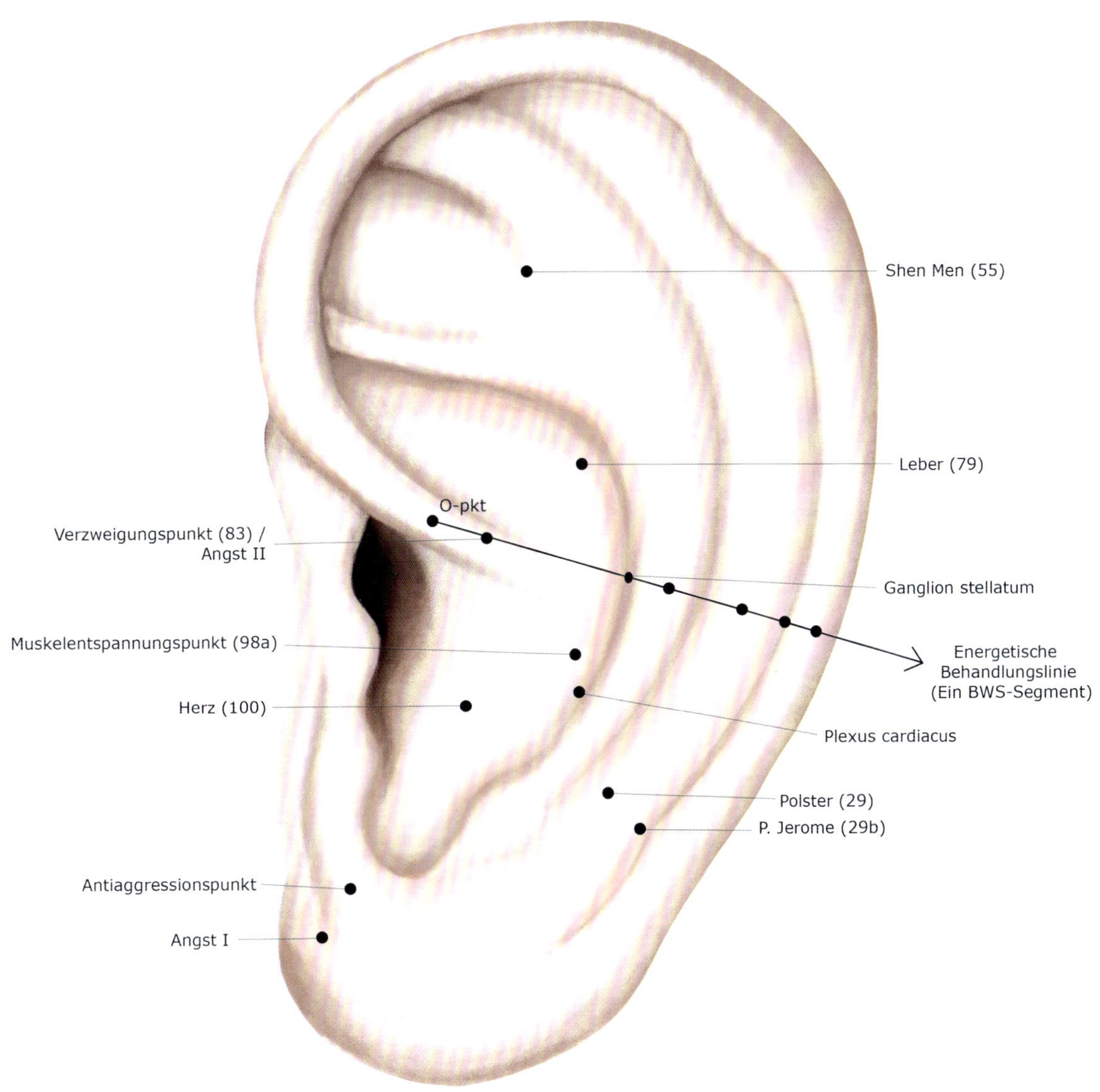

***Abb. 114**: Ohrpunkte beim BWS-Syndrom*

4. Chronische Obstipation

Es gibt eine Fülle- und eine Leere-Obstipation. Die Fülle-Obstipation zeichnet sich eher durch einen trockenen, harten und knolligen Stuhl mit einem spastischen und schmerzhaften Stuhlgang aus. Die Leere-Obstipation ist eine atonische Obstipation, häufig mit geringen Mengen bleistiftförmigen Stuhls, der auch breiig sein kann. Die Entleerung fällt schwer.

Bei einer Obstipation ist in der Regel Colon (91) irritiert. Er wird bei Leere-Obstipation mit dem Goldstift und bei Fülle-Obstipation mit dem Silberstift in Richtung Anus (81) ausgestrichen. Dies kann manchmal eine sofortige Darmmotilität auslösen. Die Stiftauswahl sollte am besten mit RAC überprüft werden.

Ohrakupunktur

Die folgenden Punkte können behandlungsbedürftig sein (▶ Abb. 115):

- Colon (91)
- Plexus hypogastricus
- Vegetativum I (51)
- Anus (81)
- Dünndarm (89)
- Blase (92)
- Niere (95)
- Gallenblase/Pankreas (96)
- Leber (97)
- Milz (98)
- Muskelentspannungspunkt (98a)
- Irritierte Punkte auf der energetischen Behandlungslinie vom Null-Punkt (Plexus solaris) durch Colon und Plexus hypogastricus bis zur Vegetativen Rinne. Weitere Punkte können auf einer Linie liegen, die die energetische Behandlungslinie in der Vegetativen Rinne unter 30° schneidet (▶ Abb. 115).
- Lunge (101). Insbesondere bei atonischer Obstipation sollte man die Lungenareale im Ohr nachkontrollieren. Aufgrund der Kopplung der Lunge mit dem Darm kann ein schwaches Lungen-Qi die Darmmotilität schwächen. Nachdem das Lungen- und Dickdarm-Qi mit Aufnehmen und Loslassen zu tun haben, wirkt sich ein aktiviertes Lungen-Qi positiv auf den Dickdarm aus.

Körperakupunktur

Die Hauptpunkte sind Di 4, Di 10, Lu 9, Ma 25, Dü 3 und Bl 25. Bei spastischer Obstipation zusätzlich: 3E 6, Gbl 34, Le 2, Le 3, Ni 16 und Ni 18. Bei atonischer Obstipation zusätzlich: Pe 6, Ma 36, Ni 7 und Ren 10.

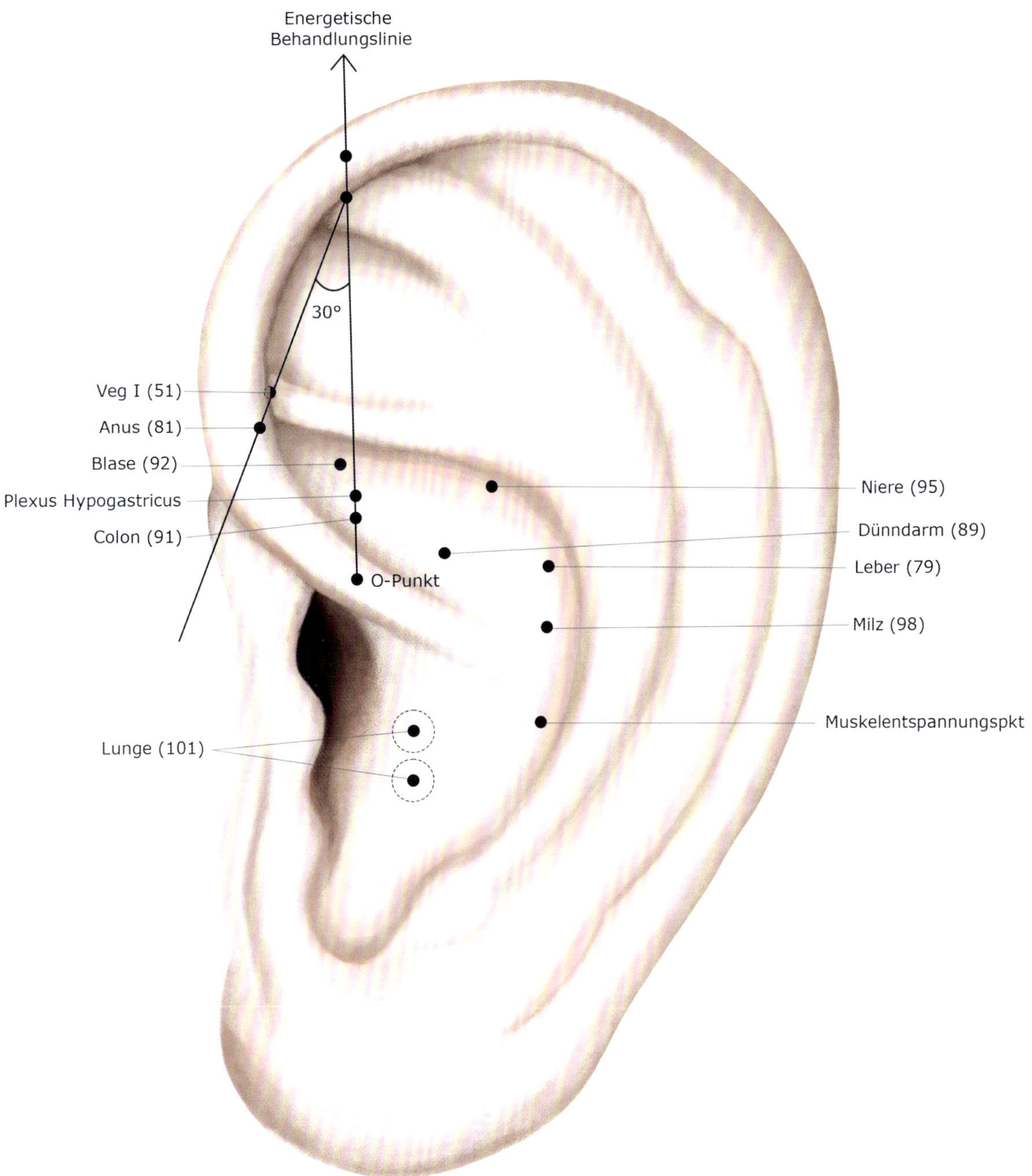

***Abb. 115**: Ohrpunkte bei chronischer Obstipation*

Weitere Maßnahmen

Eine chronische Obstipation hat meistens mit den Ernährungsgewohnheiten zu tun. Unregelmäßigkeit der Nahrungsaufnahme, häufiger Genuss von Fastfood und eine mangelhafte Trinkmenge können zu einer chronischen Obstipation führen. Für eine erfolgreiche Behandlung bedarf es deshalb einer individuellen Ernährungsberatung.

Optimale Abstände zwischen den Nahrungsaufnahmen sind tagsüber ca. 4–5 Stunden. Jede Mahlzeit sollte viel Gemüse oder Obst mit einem hohen Zelluloseanteil enthalten. Der Richtwert für die tägliche Trinkmenge liegt bei ca. 30 ml pro kg Körpergewicht (im Sommer bis zu 40 ml). Es ist ratsam abends keine großen Flüssigkeitsmengen mehr aufzunehmen. Die beste Trinkzeit ist nach der TCM-Organuhr von 15–19 Uhr, in der die Blase und die Nieren ihre maximale Entfaltungszeit haben.

Körperliche Bewegung führt zu einer Anregung der Darmmotilität. Dieser Faktor ist heute besonders wichtig, da wir viele Tätigkeiten im Sitzen ausführen. Zur Steigerung der Darmmotilität (z. B. bei atonischer Obstipation) kann eine Selbstbauchmassage beitragen. Sie beginnt indem man mit flachen Händen im Uhrzeigesinn kreisförmig um den Bauchnabel (Ma 25) streicht. Es folgen in Richtung Colon ascendens, transversum und descendens größer werdende, kreisförmige, rhythmische Bewegungen im Einklang mit langsamen Atemzügen. Die Selbstbauchmassage wird von den Patienten gerne angenommen. Sie wirkt entspannend und regt gleichzeitig die Darmmotilität an, sollte aber nicht mit vollem Magen nach dem Essen praktiziert werden.

5. Chronisch rezidivierende Gastritis

Neben Helicobacter-Infektionen sind Ernährungsfehler und Stress die Hauptursachen für eine Gastritis. Ein erhöhter Cortisolspiegel regt auch die Magensäureproduktion an. In der Folge können sich chronisch rezidivierende Ulcera ventriculi et duodeni entwickeln. Die Anamnese sollte deshalb insbesondere das psychosoziale Umfeld des Patienten, seine Reaktionsmuster auf Stress und sein Essverhalten erfassen.

Ohrakupunktur

Die folgenden Punkte können behandlungsbedürftig sein (▸ Abb. 116):

- Verzweigungspunkt/Angst II (83)
- Magen (87)
- Milz (98)
- Leber (97)
- Duodenum (88)
- Polster (29)
- P. Jerome (29b)
- Antidepressionspunkt
- Paravertebrale sympathische Ganglienkette (betrifft meistens Ggl. stellatum)
- Irritierte Punkte auf der energetischen Behandlungslinie vom Null-Punkt durch die Zone des Solarplexus bis zur Vegetativen Rinne.
- Antiaggressionspunkt
- Angst I
- Vegetativum I (51)
- R-Punkt
- Omega I
- Omega II
- Shen Men (55)

Körperakupunktur

Die folgenden Punkte können behandlungsbedürftig sein: Ren 6, Ren 12, Ren 13 (alle Ren-Punkte mit Moxa), Ma 36, Pe 6, Ma 21, Ma 25, Le 13 und Bl 21.

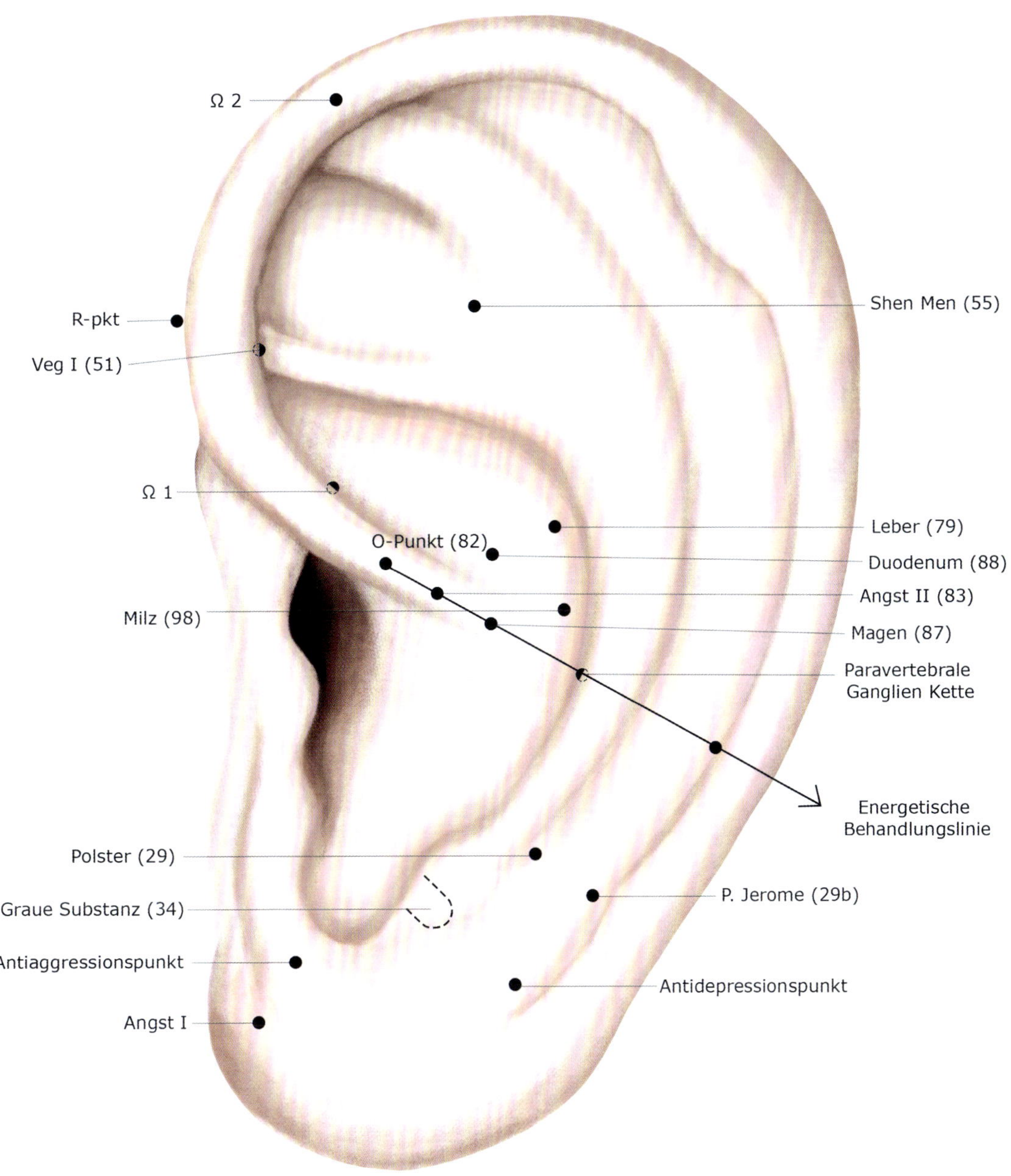

***Abb. 116**: Ohrpunkte bei chronisch rezidivierender Gastritis*

6. Colitis ulcerosa und Morbus Crohn

Die beiden Formen chronischer Darmentzündungen gehören zu den Autoimmunerkrankungen, die auch schon in jungen Jahren und in Schüben auftreten können. Nach der TCM-Theorie weist Colitis ulcerosa häufig ein Kälte-Muster und Morbus Crohn ein Hitze-Muster auf.

Colitis ulcerosa ist eine chronische Entzündung der Schleimhaut an den Dickdarmwänden, bei der blutige und schleimigen Durchfälle mehrmals am Tag (20- bis 30-mal) in Schüben auftreten. In einer akuten Phase ähnelt Colitis ulcerosa einer Magen-Darm-Grippe mit Brechreiz und krampfhaften Durchfällen, häufig begleitet von Fieberattacken und Gelenkschmerzen. Als Spätfolge kann Colitis ulcerosa sich zu einem Darmkrebs entwickeln.

Morbus Crohn tritt meist im Ileozökalbereich auf, d.h. im letzten Abschnitt des Dünndarms und im ersten des Dickdarms. Durch Eiterungen bilden sich häufig Geschwüre und chronische Entzündungen, in deren Folge es zur Stenosierung des Darmlumens mit Fistelbildungen und der Entwicklung eines Ileus kommen kann.

Als Krankheitsursachen gelten neben der genetischen Veranlagung psychische Belastungen, Ernährungsgewohnheiten und vorangegangene Infektionen. Für eine erfolgreiche Therapie ist es deshalb wichtig die verschiedenen Risikofaktoren von Beginn an mit zu berücksichtigen.

Ohrakupunktur

Die folgenden Punkte können behandlungsbedürftig sein (▶ Abb. 117):

- Null-Punkt
- Magen (87)
- Shen Men (55), evtl. Dauernadel
- Vegetativum I (51)
- R-Punkt
- Omega-II, -I und -Hauptpunkt
- Frustrationspunkt
- Colon (89)
- Dünndarm (91)
- Leber (79)
- Milz (98)
- Interferon
- Lunge (101)
- ACTH / Nebenniere (13), evtl. Dauernadel
- Vegetativum II/Graue Substanz (34), evtl. Dauernadel
- Polster (29), evtl. Dauernadel
- Antiaggressionspunkt
- Antidepressionspunkt
- Angst I

Körperakupunktur

Die folgenden Punkte können behandlungsbedürftig sein: Di 11, Pe 6, Ren 6 und 12 (beide mit Moxa), Ma 21 und 25 (beide mit Moxa), Ma 36, Mi 9, Mi 4, Ni 7 und Le 3.

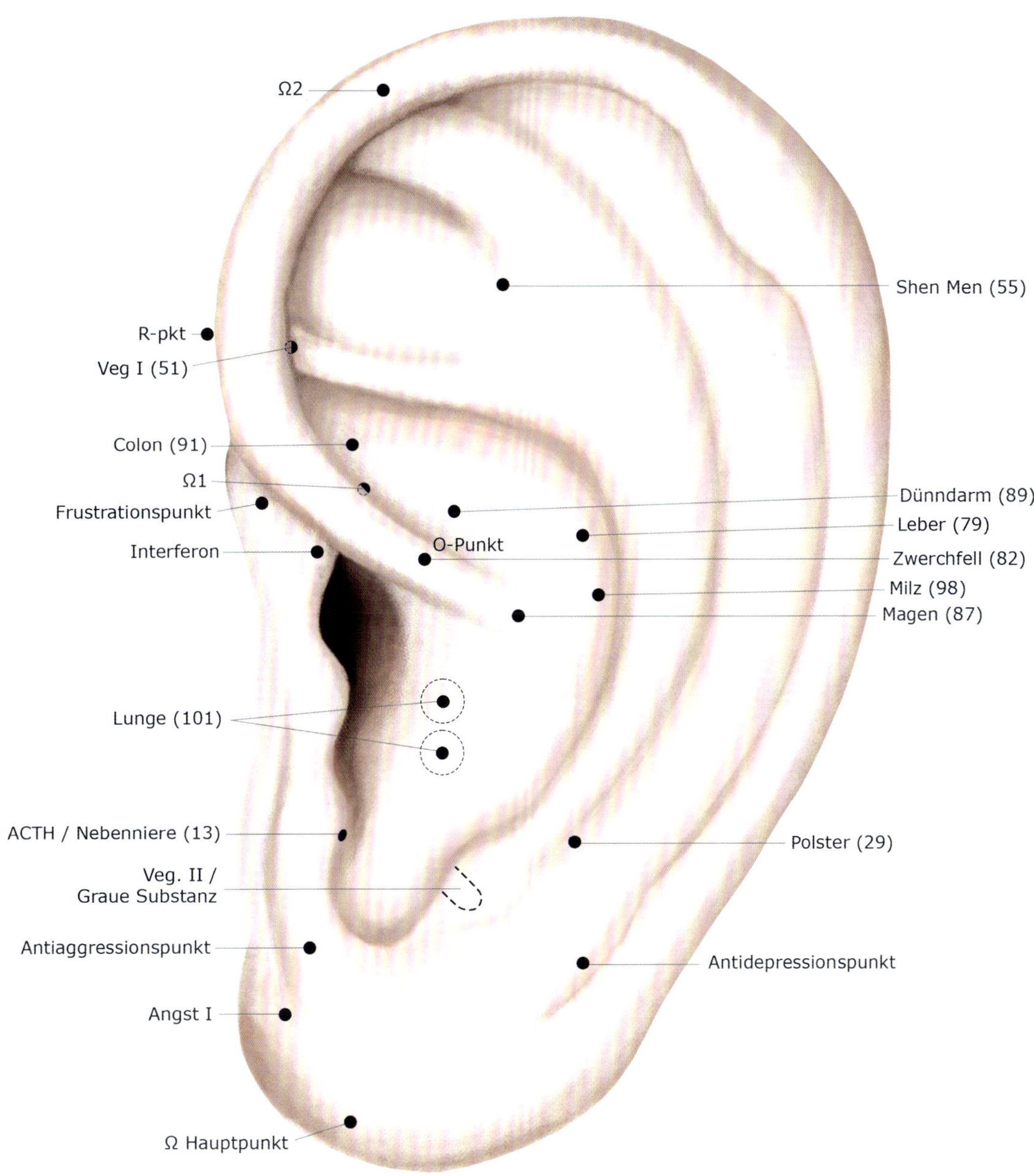

***Abb. 117**: Ohrpunkte bei Colitis ulcerosa und Morbus Crohn*

Weitere Maßnahmen

Die mit chronischen Darmerkrankungen verbundenen häufigen Durchfälle führen oft zur Auszehrung und einem Mangel an Nährstoffen. Dem kann mit einer Kräutertherapie nach der Syndromdiagnostik und einer Substitutionstherapie mit Eisen und diversen Mineralstoffen entgegengewirkt werden (evtl. parenteral applizieren).

Für die einzelnen Risikofaktoren chronischer Darmerkrankungen bieten sich die folgenden Maßnahmen an:

- Psyche: Magen und Darm sind mit dem größten Nerv des Parasympathikus, dem Nervus vagus innerviert. Unser vegetatives Nervensystem steuert unsere Magen-Darm-Funktion automatisch. Durch emotionale Anspannungen und Dauerstress wird dieser Regelprozess jedoch gestört. Zwischen dem Darm und dem Gehirn bestehen enge funktionelle Interaktionen. Der Darm wird aus diesem Grund auch als unser zweites Gehirn bezeichnet. Häufig erkranken besonders ehrgeizige oder penible Menschen, die alles genau planen, und sehr an Sicherheit orientierte Personen an chronischen Darmentzündungen. Deshalb kann eine individuelle Psychotherapie sehr hilfreich sein.
- Ernährung: Unregelmäßige Nahrungsaufnahme, einseitiges Essen (Fastfood) oder eine unphysiologische Ernährungskultur (zu wenig, zu viel, zu häufig, zu hastig, zu scharf, zu fett und zu süß) können die Flora und das Immunsystem des Darms stark beeinflussen. Wie bei allen gastroenteralen Erkrankungen ist hier eine Ernährungsberatung besonders wichtig.
- Vorangegangene und nicht vollständig geheilte virale oder bakterielle Infekte wie grippale Infekte oder eine entsprechende Bronchitis können ebenfalls zu einer chronischen Darmerkrankung führen. In solchen Fällen sollte die Behandlung durch eine Ausleitungstherapie mit Nosoden begleitet werden.

In meiner Praxis habe ich mit Ohr- und Körperakupunktur, Moxibustion und Berücksichtigung der oben aufgeführten Faktoren gute Erfahrungen gemacht. Viele Patienten, die mehrmals operativ vorbehandelt waren, sind allmählich vom Cortison weggekommen und bildeten häufig keine Rezidive mehr aus.

7. Dysmenorrhoe

Eine Dysmenorrhoe drückt sich durch Schmerzen aus, die meistens kurz vor oder während der Regel einsetzen und zwei bis drei Tage andauern können. Die Akupunkturbehandlung ist am effektivsten, wenn sie ca. eine Woche vor dem Eisprung beginnt und zweimal wöchentlich erfolgt. Nach Besserung der Beschwerden sollte eine Zeit lang prophylaktisch ein- bis zweimal vor dem Eisprung akupunktiert werden. Je nach den Prämenstruationssymptomen kann man die Häufigkeit der Akupunktursitzungen und die Akupunkturpunkte variieren.

Ohrakupunktur

Die folgenden Punkte können behandlungsbedürftig sein (▶ Abb. 118):

- Uterus (58)
- Uterus nach Nogier
- Shen Men (55)
- Vegetativum I (51)
- ACTH/Nebenniere (13)
- Ovarien (23)
- Endokrinum (22)
- Vegetativum II/Graue Substanz (34)
- Thalamus (26a)
- Plexus hypogastricus
- Niere (95)
- Leber (97)
- Milz (98)
- Antiaggressionspunkt
- Frustrationspunkt

Körperakupunktur

Die folgenden Punkte können behandlungsbedürftig sein: Ren 6, Ren 4 (mit Moxa), Ma 28 (mit Moxa), Mi 6, Mi 4, Le 3, Ni 3, Ni 13, Ni 14 (mit Moxa) und Ni 15.

Weitere Maßnahmen

Bei starken Krämpfen ist es hilfreich täglich 300–400 mg Magnesium einzunehmen, sowie Magnesium phosphoricum D6 in heißem Wasser aufgelöst zu trinken und den Unterleib zu wärmen.

Nach der TCM-Theorie wird das Menstruationsblut vom Leber-Funktionskreis reguliert. Deshalb sollte die Patientin zwei bis drei Tage vor ihrem Menstruationsbeginn täglich den Saft einer halbe Zitrone pur zu sich nehmen, denn der saure Geschmack tonisiert ihre Leber.

Außer einer familiären Disposition können auch Myome oder eine Endometriose Dysmenorrhoe verursachen. Hierzu sollte eine Abklärung durch einen Gynäkologen erfolgen.

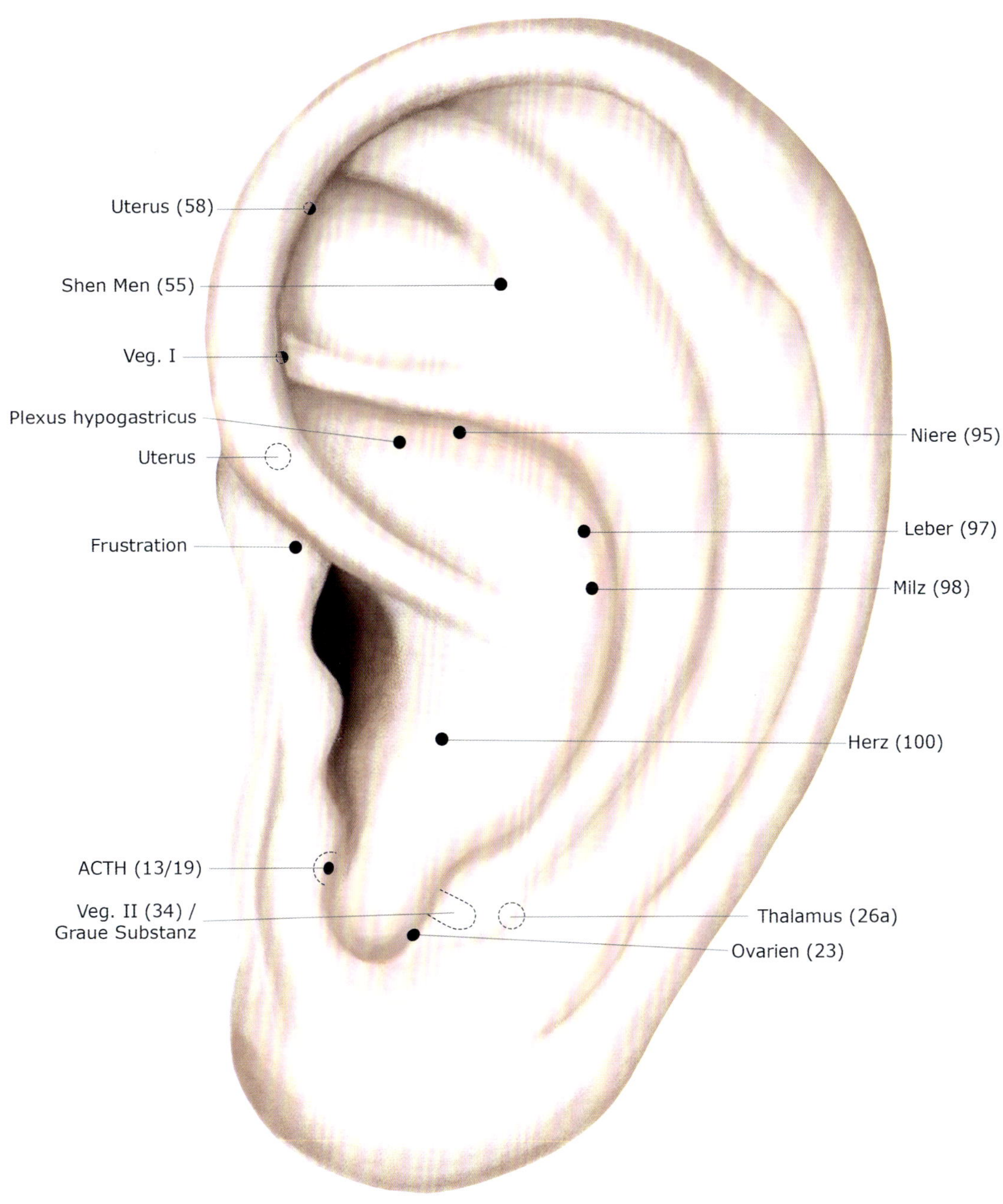

***Abb. 118**: Ohrpunkte bei Dysmenorrhoe*

8. Epicondylitis

Bei der Erkrankung wird zwischen Epicondylitis radialis humeri (Tennisarm) und Epicondylitis ulnaris humeri (Golferarm) unterschieden. Die Krankheitsursache ist meistens eine durch Über- oder Fehlbelastung des Ellbogens entstandene Insertionstendopathie. Eine Epicondylitis hat ohne eine adäquate Schonung des Armes einen langwierigen Krankheitsverlauf.

Bei einer Epicondylitis sollte zunächst geklärt werden, ob es eine Blockade in der HWS gibt. Diese ist ggf. zuerst zu behandeln.

Wie bei allen Beschwerden des Bewegungsapparats werden MOAP und Meridianstriche vor der Ohrakupunktur angewendet. Dazu sucht man irritierte Punkte auf der energetischen Behandlungslinie vom Null-Punkt zum Ellbogen (66) auf. Meistens reagiert der Ellbogenpunkt am schmerzhaftesten. Es kann sich auch die Ohrrückseite vom Ellbogenpunkt gereizt zeigen. Der schmerzhafteste Punkt wird mit MOAP und Meridianstrichen behandelt. Die Meridianstriche werden mit dem zur MOAP gegensätzlichen Stift bei Leere-Befund in Meridianverlaufsrichtung und bei Fülle-Befund gegen die Meridianverlaufsrichtung gestrichen (s. Teil II, Abschn. 2.4 „Meridianbehandlung").

Ohrakupunktur

Die folgenden Punkte können behandlungsbedürftig sein (▶ Abb. 119):

- Ellbogen (66), evtl. Dauernadel evtl. Ellbogengelenk auf der Ohrrückseite
- HWS (37), evtl. Dauernadel
- Shen Men (55)
- Leber (97)
- Dickdarm (91)
- Dünndarm (89)
- ACTH / Nebenniere (13)
- 3E-Zone (104)

Körperakupunktur

Die folgenden Punkte können behandlungsbedürftig sein: Di 4, Di 10, Di 11, Di 12, 3E 5, 3E 10, Gbl 34, He 3, He 7 und Dü 8.

Weitere Maßnahmen

Zur Unterstützung des Heilungsprozesses sollten basische Mineralien substituiert werden. Häufig steckt eine Gewebsazidose hinter hartnäckigen Beschwerden des Bewegungsapparats. (s. s. S. 248 „Ausgleich des Säure-Basen-Haushalts").

Bei chronischen-entzündlichen Reizzuständen kann eine Injektionsakupunktur mit einer Mischung von je einer Ampulle Pasconeural 1–2 %, Traumeel und Zeel hilfreich sein.

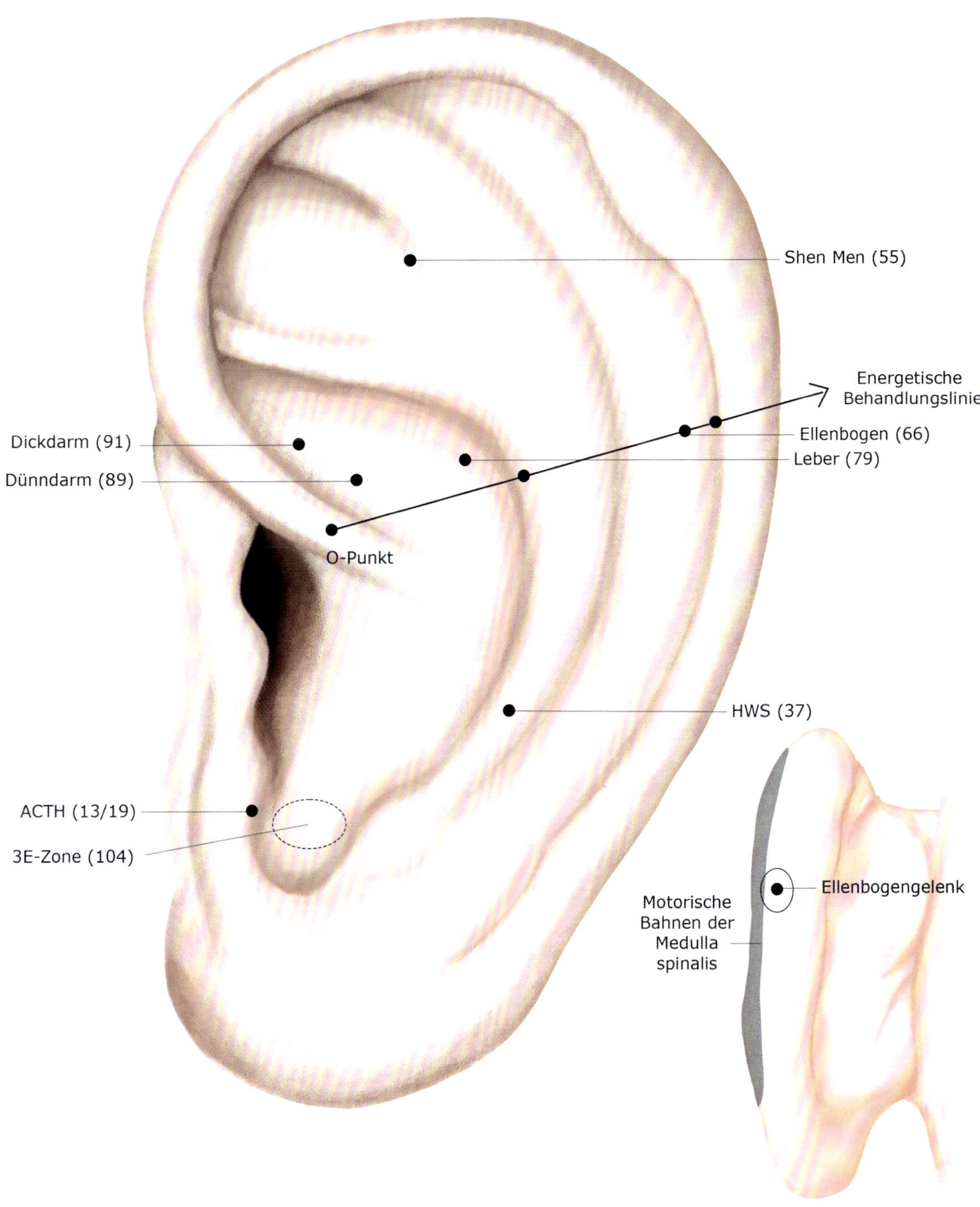

***Abb. 119**: Ohrpunkte bei Epicondylitis*

9. Fazialisparese

Die Fazialisparese ist eine Lähmung des Nervus facialis (7. Hirnnerv). Meistens ist die an der Mimik beteiligte Muskulatur, also die Muskulatur des Unterkiefers, der Wangen, des Hinterkopfes, des Jochbogens und der Augen, betroffen. Eine Ausnahme stellt dabei die Kaumuskulatur dar.

Die Erkrankung hat viele Ursachen. Sie kann durch ein Trauma, nach einer zahnärztlichen Behandlung, eine Entzündung (z. B. Otitis media), Borreliose, einen Schlaganfall oder eine Tumorerkrankung entstehen. Bei einer Verursachung durch Borreliose oder einer anderen bakteriellen Entzündung sollten diese Bedingungen mitbehandelt werden.

Eine Fazialisparese ist in der Regel nach einer vier- bis sechsmaligen Behandlung (zweimal wöchentlich), beschwerdefrei. Die Besserung der Symptome tritt häufig bereits nach der ersten Behandlung ein.

Ohrakupunktur

Zu Beginn der Therapie kann eine Dauernadel am Ohr günstig sein.

Die folgenden Punkte können behandlungsbedürftig sein (▶ Abb. 120):

- Punkte in der Region des sympathischen Grenzstrangs, insbesondere Ganglion cervicale superius, Ganglion cervicale medius oder Ganglion stellatum
- Die sensorielle Linie: Polster (29), Sonne (35) und Stirn (33)
- Sensorieller Punkt
- Hirnstamm (25)
- Unterkiefer (6), evtl. Dauernadel
- Oberkiefer (5), evtl. Dauernadel
- Leber (97)

Körperakupunktur

Nach meiner Erfahrung ist bei einer Fazialisparese eine zusätzliche Körperakupunktur mit langen Nadeln im betroffenen Bereich des Magenmeridians, wo der betroffene Fazialisnerv verläuft, sehr wirkungsvoll. Die effektivste Nadeltechnik dazu ist die Quetsch-/Schiebetechnik mit einer Nadel von 5–8 cm Länge. Bei dieser Technik hebt man das betroffene Gewebe mit Daumen und Zeigefinger der passiven Hand etwas an und fädelt die Nadel mit der Arbeitshand unter der Haut (Subcutis) des Patienten durch. Es werden dabei mehrere Akupunkturpunkte gleichzeitig stimuliert. Diese Technik sollte geübt sein. Sie ist sehr wirkungsvoll und führt bei einer Qi-Blockade zu einer schnellen Muskelentspannung. Ich verwende diesen Technik häufig bei starken Schmerzen der Extremitäten und beim kosmetischen Facelifting.

Die folgenden Punkte können behandlungsbedürftig sein: Di 4, Di 20, Ma 40, Ma 3 oder Ma 4 in Richtung Ma 6 mit Schiebetechnik, Ex 7 (0,5 Cun lateral von Ren 24 unterhalb der Lippe), 3E 17 und Dü 18.

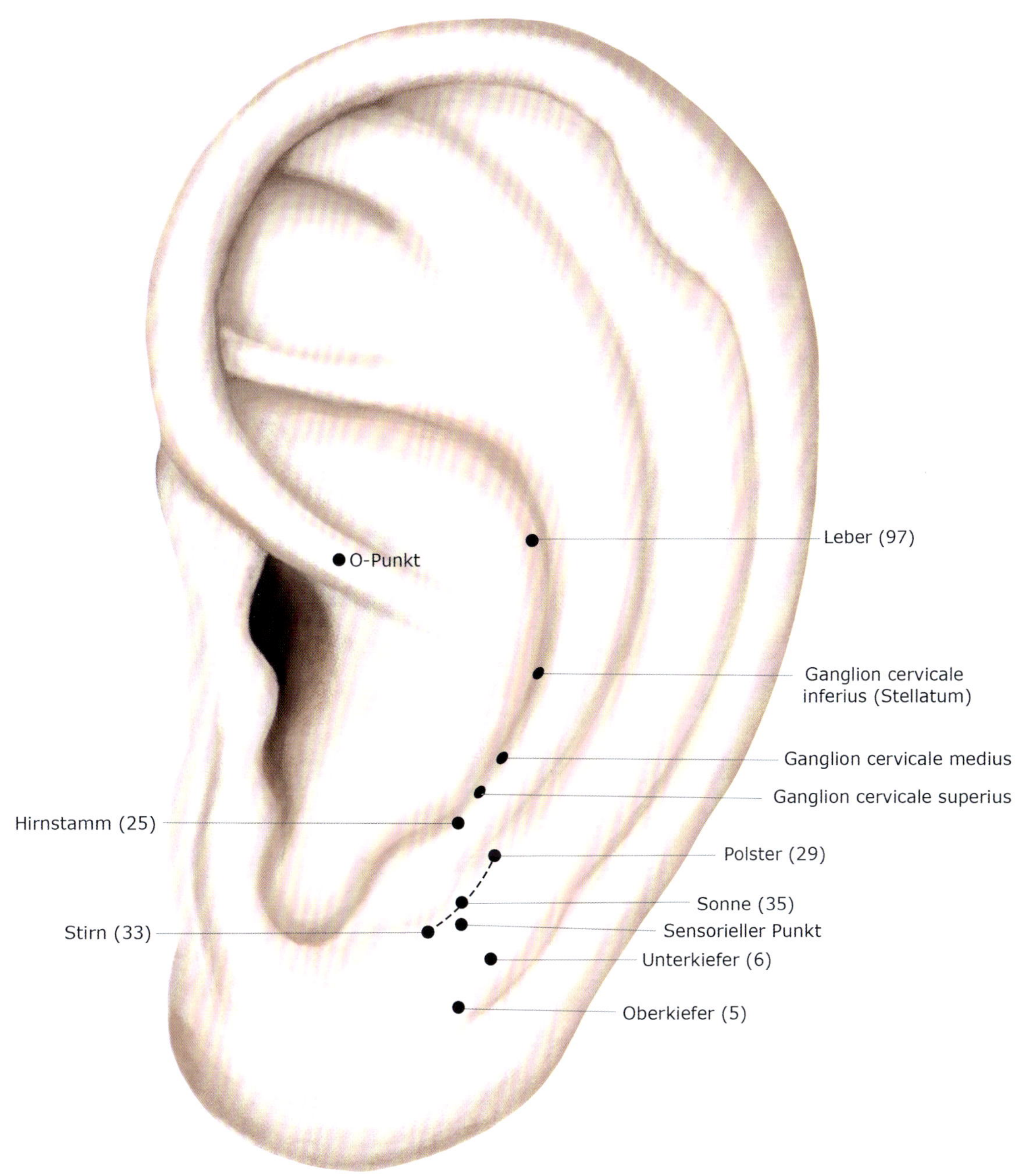

***Abb. 120**: Ohrpunkte bei Fazialisparese*

10. Geburtsförderung

Eine Verspätung der Entbindung um mehr als zwei Wochen bedeutet ein erhöhtes Risiko für das Kind und die Mutter. Die Geburtseinleitung mit Akupunktur kommt ohne eine hormonelle Behandlung aus und wird auch als Vorbereitung zur Unterstützung einer harmonischen und problemarmen Entbindung eingesetzt. Sie ist allerdings nicht geeignet bei Komplikationen wie Eklampsie oder drohenden Blutungen.

Ohrakupunktur

Die folgenden Punkte können bei der Geburtseinleitung beteiligt sein (▶ Abb. 121):

- Shen Men (55)
- Uterus (58)
- Uterus nach Nogier
- Blase (92)
- Vegetativum I (51)
- Plexus urogenitalis/-hypogastricus
- Graue Substanz/Veg. II (34)
- Ovarien (23)
- Endokrine Zone (22)
- Angst I
- Thalamus (26)
- P. Jerome (26b)
- Muskelentspannungspunkt (98a)
- Irritierte Punkte auf der energetischen Behandlungslinie vom Null-Punkt zur Leber (79).

Körperakupunktur

Bei Überschreitung des Geburtstermins sollte die schwangere Frau zur Akupunktur eine Linksseitenlage einnehmen oder sitzen. Es ist wichtig, die folgenden Punkte zur Geburtseinleitung stark sedierend zu akupunktieren: Di 4, Mi 6, Le 3, Bl 67 und Le 11, bei Erschöpfung zusätzlich Ma 36 und Pe 6, bei Dysurie zusätzlich Mi 9.

Eine Geburtsvorbereitung beginnt vier Wochen vor dem Entbindungstermin. Die folgenden Punkte werden ein bis zwei Mal wöchentlich akupunktiert: Du 20, Ma 36, Mi 6 und Gbl 34, ab der 38. SSW zusätzlich Bl 67, gegen Ängste und Unruhe zusätzlich Ren 20, He 7, Pe 6 und Bl 15.

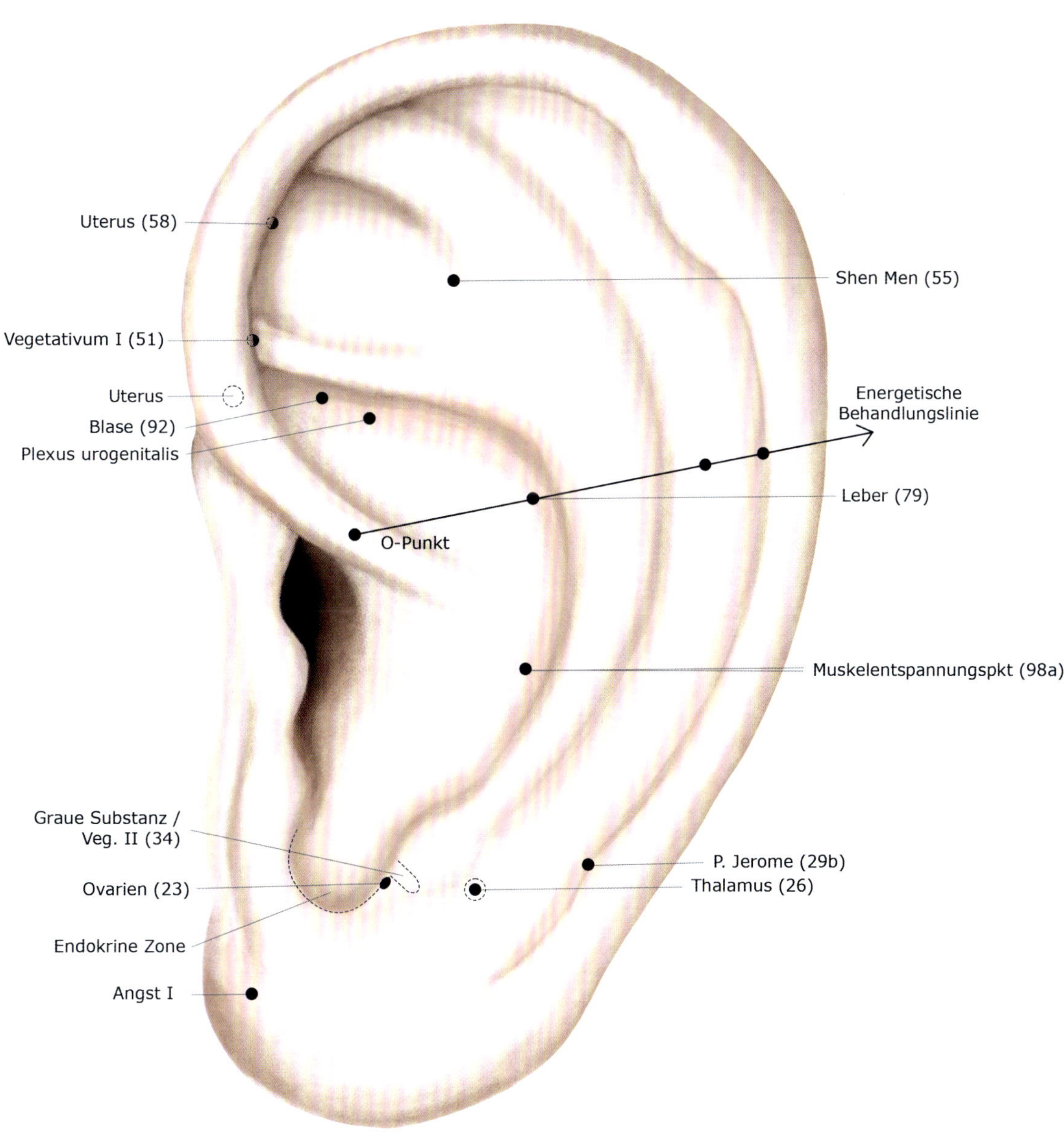

***Abb. 121**: Ohrpunkte zur Geburtsförderung*

Moxibustion zur Korrektur der Beckenlage

In der Regel wendet sich der Fötus bis zur 28. Woche (Beginn des 3. Trimenons) in die Schädellage. Ist dies nicht der Fall, kann man eine Lageänderung durch Moxibustion unterstützen. Die Behandlung beginnt frühestens in der 33. und spätestens in der 35. SSW. Nach einer ersten Sitzung kann die Schwangere die Moxibustion zu Hause mit Hilfe von Angehörigen durchführen.

Die Schwangere geht am besten in die Knie-Ellenbogen-Lage. Die beiden Punkte Bl 67 werden mit der „Vogelpickmethode" behandelt. Dazu wird die Moxazigarre so nah wie möglich an den Punkt gehalten. Wird die Hitze zu stark, geht man kurz auf einen größeren Abstand und fährt mit der Moxibustion weiter fort, insgesamt 15 bis 20 Minuten. Es sollte ein bis zwei Mal täglich behandelt werden. Man wendet die Moxibustion so lange an bis sich das Kind gedreht hat. Jedoch sollte nach einer vierzehntägigen Behandlung eine dreitägige Pause eingelegt werden. Danach wieder vier Tage Behandlung. Der Fötus dreht sich dann meistens gegen Ende der 34. Woche. Spätestens gegen Ende der 36. Woche sollte man mit der Behandlung aufhören.

Wenn sich der Fötus während der Behandlung nicht rührt, kann die Moxibustion mit einem der alternativen Punkte Ni 1, Lu 11 und Ren 20 durchgeführt werden.

Cave: Bei vorzeitigen Wehen keine Moxibustion!

11. Gonalgie

Knieschmerzen können äußere und innere Ursachen haben. Zu den äußeren Ursachen zählen Über- oder Fehlbelastungen des Kniegelenks sowie der Kniebänder, Chondropathien und Unfallfolgen (z. B. Gelenksdistorsionen).

Die inneren Ursachen für eine Gonalgie sind vielfältig. Es können Wachstumsschmerzen bei schnell wachsenden Jugendlichen, Infektionen, stoffwechselbedingte rheumatische Arthritiden oder chronische Arthrosen sein. Dahinter verbergen sich häufig reaktive Arthritiden, die durch nicht ausgeheilte Virus- oder Streptokokken Infektionen verursacht wurden. Die Gonalgie ist auch häufig ein reflektorisches Symptom für eine ISG-Blockade. Bei älteren Menschen sind Knieschmerzen oft durch eine allgemeine Gelenkschwäche oder durch strukturelle Veränderungen aufgrund eines Bewegungsmangels bedingt.

Insgesamt sind eine sorgfältige Anamnese und körperliche Untersuchung bei einer Gonalgie differentialdiagnostisch besonders wichtig. Bei Beschwerden des unteren Bewegungsapparates ist es unerlässlich, die gesamte Statik zu inspizieren und die Gelenksfunktionen zu überprüfen. Sind die Kniegelenksbeschwerden durch eine ISG-Blockade bedingt, so muss diese zuerst korrigiert werden (s. Teil II, Abschn. 3.5 „Therapievorgänge der SBT“).

Ohrakupunktur

Die folgenden Punkte können behandlungsbedürftig sein (▶ Abb. 122):

- Irritierte Punkte auf den energetischen Behandlungslinien vom Null-Punkt in Richtung L4/L5/Sakrum und in Richtung Niere (95)
- Kniebänder (49b), evtl. Dauernadel
- Kniegelenk (49a), evtl. Dauernadel
- Shen Men (55)
- LWS (40)
- Niere (95)
- Irritierte Punkte auf den motorischen Bahnen der Medulla spinalis auf der Rückseite der Helix.

Körperakupunktur

Punkte auf dem Meridian, der durch den betroffenen Bereich des Knies verläuft. Das können der Magen-, Milz-, Gallenblasen-, Blasen-, Nieren- oder Lebermeridian sein. Dazu kommen Punkte auf dem gekoppelten Meridian oder auf dem nach der Oben-Unten-Regel zugeordneten Meridian.

Lokalpunkte: Ma 35 (laterales „Knieauge"), Ma 36, Ma 40, Ex 23 (mediales „Knieauge"), Mi 9, Gbl 33, Gbl 34, Bl 40, Ni 10 und Le 8.

Bei akuten Beschwerden beginnt man die Körperakupunktur je nach Lokalisation der Schmerzen mit den folgenden diagonalen Fernpunkten:

- vordere Außenseite des Knies: Ma 41, Di 11 und Di 10
- mediale Seite des Knies: Mi 5, Lu 5, Le 3, Pe 3, Ni 3 und He 3
- Kniekehle: Bl 62, Dü 8 und Lu 5
- Außenseite des Knies: Gbl 40 und 3E 10

Bei Knieschmerzen aufgrund einer ISG-Blockade kommen die folgenden Punkte in Betracht: Blasenmeridian 23-27, 52, 31, 32 und 36.

Moxibustion bei chronischer Kniegelenksarthrose

In der TCM werden chronische Knieschmerzen mit einem allgemeinen Nieren-Qi-Mangel in Zusammenhang gebracht. Zur Unterstützung des Nieren-Qi werden die Ah-Shi-Punkte um das Kniegelenk herum sowie Bl 23, Bl 52 und Ni 7 gemoxt.

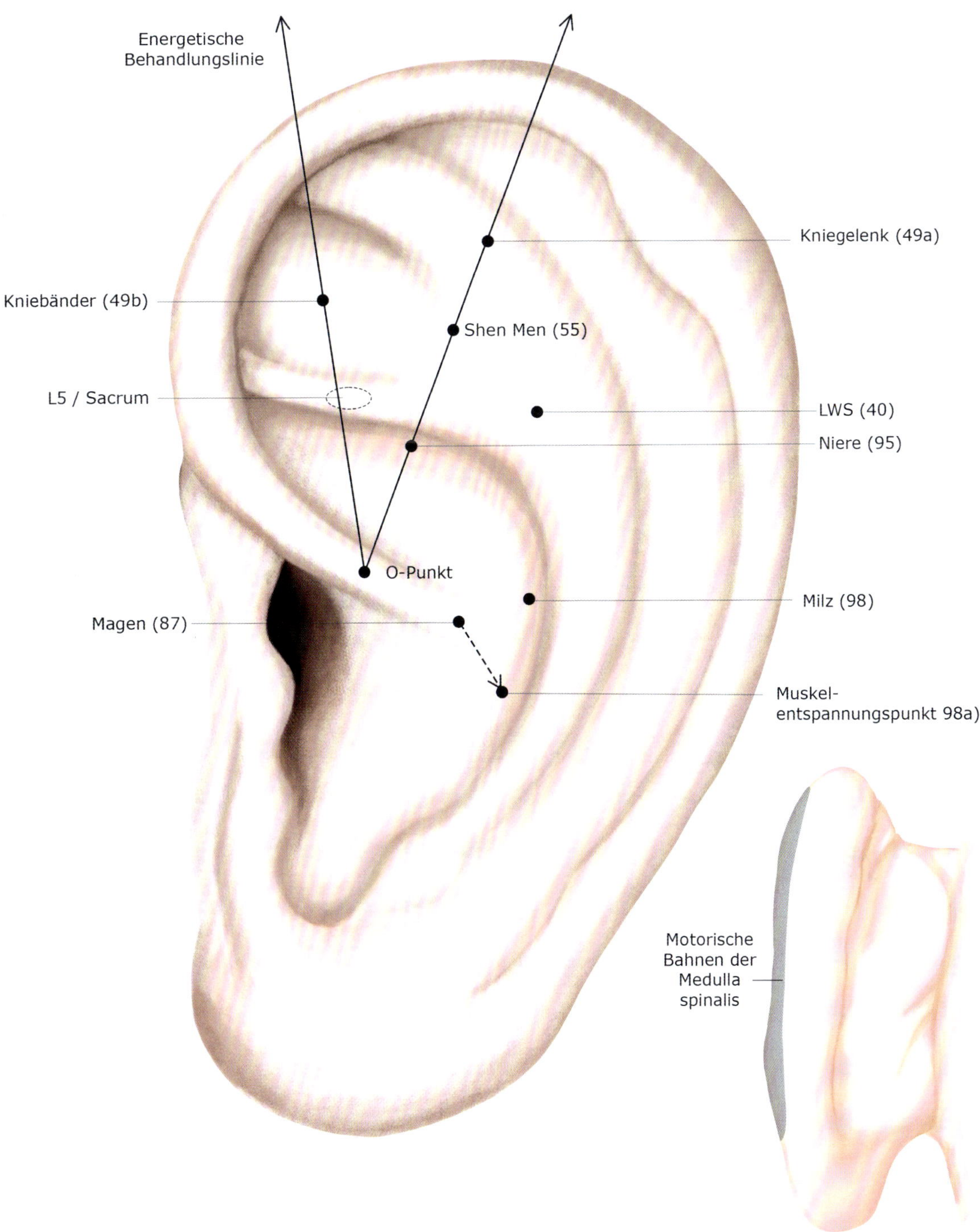

***Abb. 122**: Ohrpunkte bei Gonalgie*

12. Hauterkrankungen

Es gibt allergische, hormonelle und stoffwechselbedingte Dermatose. Obwohl viele Hautleiden sehr unangenehm sein können, ist es wesentlich schlimmer, wenn die Erkrankung nicht nach außen tritt. Reagiert sich eine Neurodermitis nicht über die Haut ab, so ist es möglich, dass sie sich nach innen zur Lunge wendet und ein Asthma ausbildet. Die Krankheit wechselt ihr Reaktionsfeld, solange die Ursache nicht behandelt wird. Das kann z. B. auch eine Nahrungsmittelunverträglichkeit sein. Bei einer Neurodermitis im Kindesalter aber auch bei einer Akne, die durch eine überschießende Hormonproduktion während der Pubertät entstanden ist, sollte deshalb auf Essgewohnheiten und Darmprobleme geachtet werden. Manchmal lassen sich die Leiden zwar nicht heilen, aber sehr oft lindern.

Ohrakupunktur

Die folgenden Punkte können behandlungsbedürftig sein (▶ Abb. 123):

- Urticariazone (71)
- Shen Men (55)
- Leber (79)
- Milz (98)
- Graue Substanz (34)
- Polster (29)
- Ovarien (23), Uterus bei Frauen mit perioraler Akne
- Endokrine Zone (22)
- Antiaggressionspunkt
- 3E-Zone (104)
- ACTH/Nebenniere (13) /Antihypertoniepunkt (19)
- Lunge (101)
- Dünndarm (89)
- Dickdarm (91)
- Omega I
- Omega II
- Allergie (78). Die Irritation zeigt sich oft auf der Innenseite der Helixkrempe. Bei allergisch bedingten Hautproblemen evtl. blutig stechen.

Körperakupunktur

Die folgenden Punkte können behandlungsbedürftig sein: Lu 5, Di 11, 4, Mi 6, Mi 10, Ma 36, 3E 10, Bl 40 und Du 14.

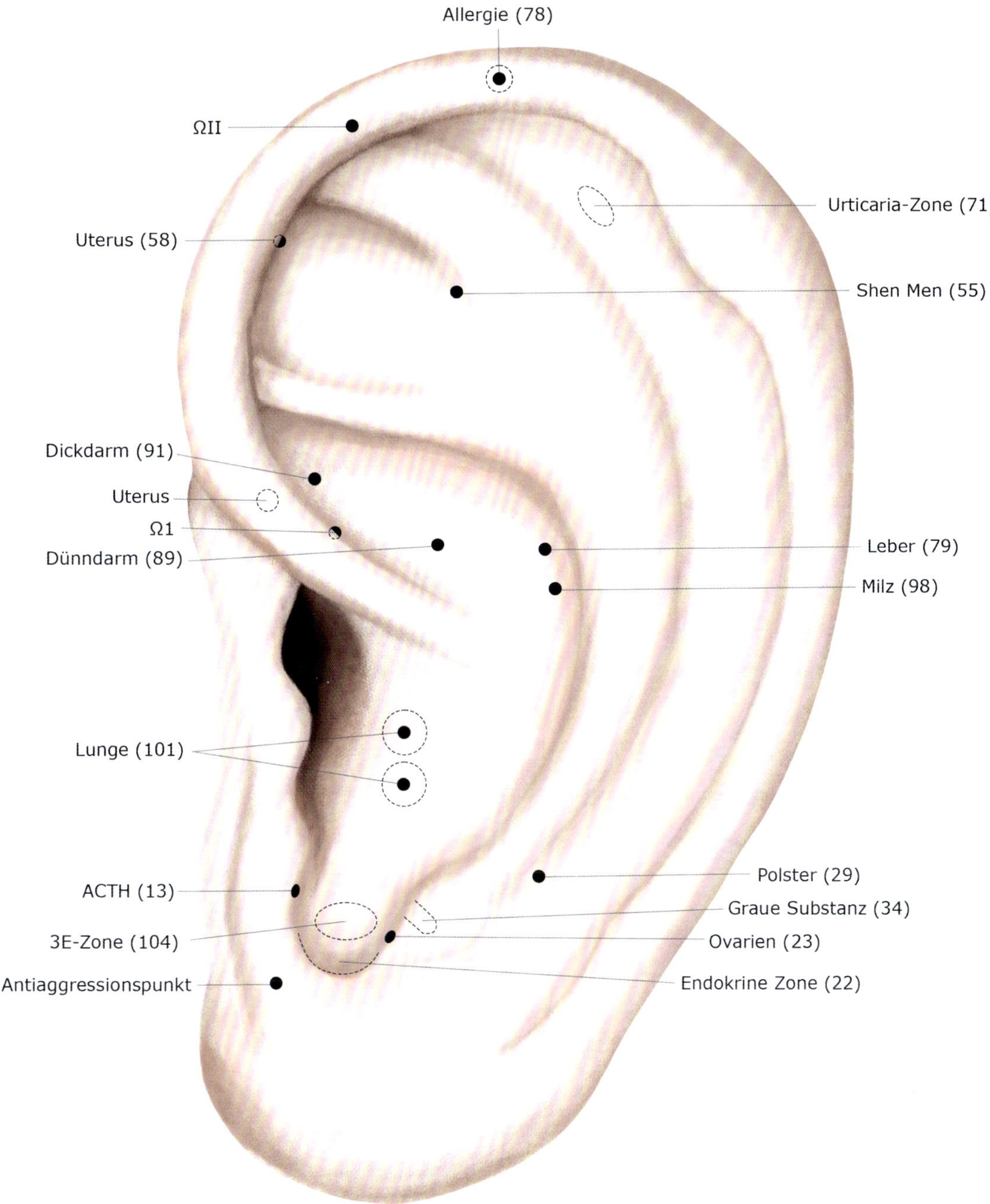

Abb. 123: *Ohrpunkte bei Hauterkrankungen*

Weitere Maßnahmen

Hauterkrankungen sind nach der TCM-Theorie in erster Linie dem Lunge-Dickdarm-Funktionskreis zugeordnet. Demnach sind Hauterkrankungen ein Ausdruck einer Disharmonie in den Ausscheidungsorganen, zum Beispiel in der Lunge, die ätherische Stoffe, oder im Dickdarm, der feste Schlacken ausscheidet. Zur Unterstützung der Ausscheidung über die Haut ist ein halbstündiges Bad (38° C) mit Badesalz aus dem Toten Meer ein bis zwei Mal wöchentlich zu empfehlen.

Bei allergisch bedingten Hauterkrankungen wie Neurodermitis bei Kleinkindern empfehle ich eine Symbioselenkung des Darmes mit Probiotika und eine modifizierte Eigenharntherapie (s. s. S. 214 „1. Asthma bronchiale"). Die Neurodermitis ist oft eine Ersatzreaktion des Darmes, kann aber auch genetisch bedingt sein. Kinder, die per Kaiserschnitt auf die Welt gebracht oder nicht mit der Muttermilch sondern von Beginn an mit einem Kuhmilchprodukt gestillt wurden, haben ein erhöhtes Risiko für das Auftreten einer Neurodermitis. Der überforderte Darm versucht dann über die Haut die für ihn nicht verdaubaren Stoffe nach außen zu bringen. Zur Entlastung des Immunsystems sollte bei Kleinkindern mit Neurodermitis ein halbes Jahr auf Weizen und Kuhmilchprodukte verzichtet werden. Nach Besserung kann man diese Lebensmittel in die Kost allmählich wieder einführen.

13. HWS-Syndrom

HWS-Syndrome haben vielfältige Ursachen wie Bandscheibenvorfälle oder Wirbelfehlstellungen. Als Erstes ist durch die Anamnese festzustellen, wie und wann die Beschwerden angefangen haben (s.Teil I, Abschn. 3.1 „Befragung – Interrogatio: Die vier W-Fragen"). Mögliche Auslöser sind Unfälle, das Eindringen von Wind-Kälte (z. B. durch Zugluft) sowie chronische, allmählich entstandene Muskelverspannungen durch Haltungsfehler oder Stress. Häufig entwickeln sich daraus Blut- und Qi-Stagnationen, die wiederum ein Bi-Syndrom verursachen können. Bei einem wiederholten akuten HWS-Syndrom ist die häufigste Ursache ein Eindringen von Wind-Kälte. Daher sollte hier auf ein geschwächtes Wei-Qi geachtet werden. Auch die Schmerzmodalität nach dem Schlaf sollte man erfragen. Wenn nach dem Aufwachen die Schmerzen schlimmer sind als tagsüber, kann z. B. einfach nur das Kissen zu hoch oder zu hart sein.

Beim HWS-Syndrom ist wie beim BWS-Syndrom nach den körperlichen Untersuchungen der HWS und des Nackens als Erstes der empfindlichste Punkt im betroffenen HWS-Segment des Ohres zu finden. Hierzu testet man auf der Anthelix die Wirbelsäulenzone und in der Scapha die paravertebralen Muskel- und Bänderzonen. Bei pelzigen Fingern (mögliches Wurzelreizsyndrom) sollte auch auf dem Anthelixrand in Richtung Concha (Discizone) nachgesehen werden.

Der schmerzhafteste Ohrpunkt ist ein Hinweis auf die Hauptursache der Beschwerden. Er sollte mit dem durch eine RAC-Testung (s. Teil I, Abschn. 4.4 „Pulstestung mit RAC") bestimmten Stift per MOAP behandelt werden. In der Regel sind die Schmerzen danach schlagartig besser und der Nacken ist wieder beweglicher. Anschließende Meridianstriche in der betroffenen Regionen (meistens 3E-, Dü-, Bl-Meridian und Du Mai) mit dem gegensätzlichen Stift und eine Vibrations-Tuina lösen i. d. R. die muskulären Verspannungen auf. Eine nachfolgende Ohr- und Körperakupunktur mit Moxibustion vervollständigen die Behandlung.

Sollte in einem akuten Fall ein Punkt trotz einer MOAP und Meridianbehandlung weiterhin irritiert sein, so ist es empfehlenswert, eine Dauernadel in den Punkt zu setzen. Bei Fülle eine Gold- und bei Leere eine Silber- oder Edelstahlnadel.

Für chronische Beschwerden sind in der Regel vier bis sechs Behandlungen notwendig. Hier sollten auch eventuelle Haltungsschäden mit berücksichtigt werden.

Ohrakupunktur

Die folgenden Punkte können behandlungsbedürftig sein (▶ Abb. 124):

- Ganglion cervicale superius
- Polster (29), evtl. Dauernadel
- P. Jerome (29b), evtl. Dauernadel
- Hals (41)
- Muskelentspannungspunkt (98a)
- Leber (97)
- Gallenblase (96) re.
- Blase (92)
- Dünndarm (88)
- Shen Men (55)
- der schmerzhafteste der irritierten Punkte im HWS-Segment, evtl. Dauernadel.

Körperakupunktur

Die folgenden Punkte können behandlungsbedürftig sein:

- Fernpunkte: Dü 3 (bei Schmerzen bei Ante- und Retroflexion evtl. mit Bl 62), 3E 5 (bei seitlichen und einseitigen Schmerzen), Gbl 39 (bei beidseitigen Schmerzen), Gbl 34, Le 3, Di 4, Lu 7 und Ma 36.
- Lokalpunkte: Gbl 20 (wichtiger Windpunkt), Du 14, Du 16 (bei medialen Nackenschmerzen, Windpunkt), Gbl 21 (bei in die Schulter ausstrahlenden Schmerzen), schmerzhafte Druckpunkte (Ah-Shi-Punkte) und Hua-Tuo-Punkte der HWS (mit Moxibustion).

Ausgleich des Säure-Basen-Haushalts

Bei chronischen HWS-Beschwerden, wie auch bei allen chronischen Muskelverspannungen, ist oft ein Ausgleich des Säure-Basen-Haushalts notwendig. Der richtige pH-Wert des Gewebes lässt sich mit Urinproben ermitteln. Dazu wird direkt nach dem Aufstehen bis zum Ins-Bett-Gehen vier oder fünf Mal am Tag der pH-Wert des Urins bestimmt. Dieser liegt normalerweise nach dem Aufstehen leicht im sauren Bereich (5-6), steigt nach dem Essen bis zum neutralen oder leicht basischen (7-8) und sinkt abends wieder in den leicht sauren Bereich ab. Bei einer Störung der Säure-Basen-Balance bleibt der pH-Wert relativ konstant und erreicht tagsüber nicht den neutralen oder basischen Bereich. Falsche Ernährung wie übermäßiger Konsum von Fleisch, Zucker, Weißmehlprodukten und Genussmitteln wie Kaffee, schwarzer Tee und Alkohol aber auch Stress übersäuern den Organismus und können zu einer Qi-Stagnation im Leber-Funktionskreis führen. Nachdem die Leber unter anderem die Skelettmuskeln, Sehnen, Bänder und Faszien kontrolliert, führt die Leber-Qi-Stagnation zu Muskelverspannungen und Verklebungen der Faszien. Im sauren Milieu stauen sich im interstitiellen Raum zu viele Stoffwechselabbauprodukte, sodass das Gewebe nicht mehr gut mit Sauerstoff und Nährstoffen versorgt wird. Im Übersäuerungsfall empfehle ich vor allem basische Ernährungsweisen und die Gabe von basischen Mineralien (z. B. durch „Basentabs" oder „Basica") und das Schüßler-Salz Nr. 7 (Magnesium phosphoricum) D6, um die Lösung neuromuskulärer Verspannungen zu unterstützen. Nicht zu vergessen ist die Empfehlung, viel Wasser zu trinken und sich mehr zu bewegen.

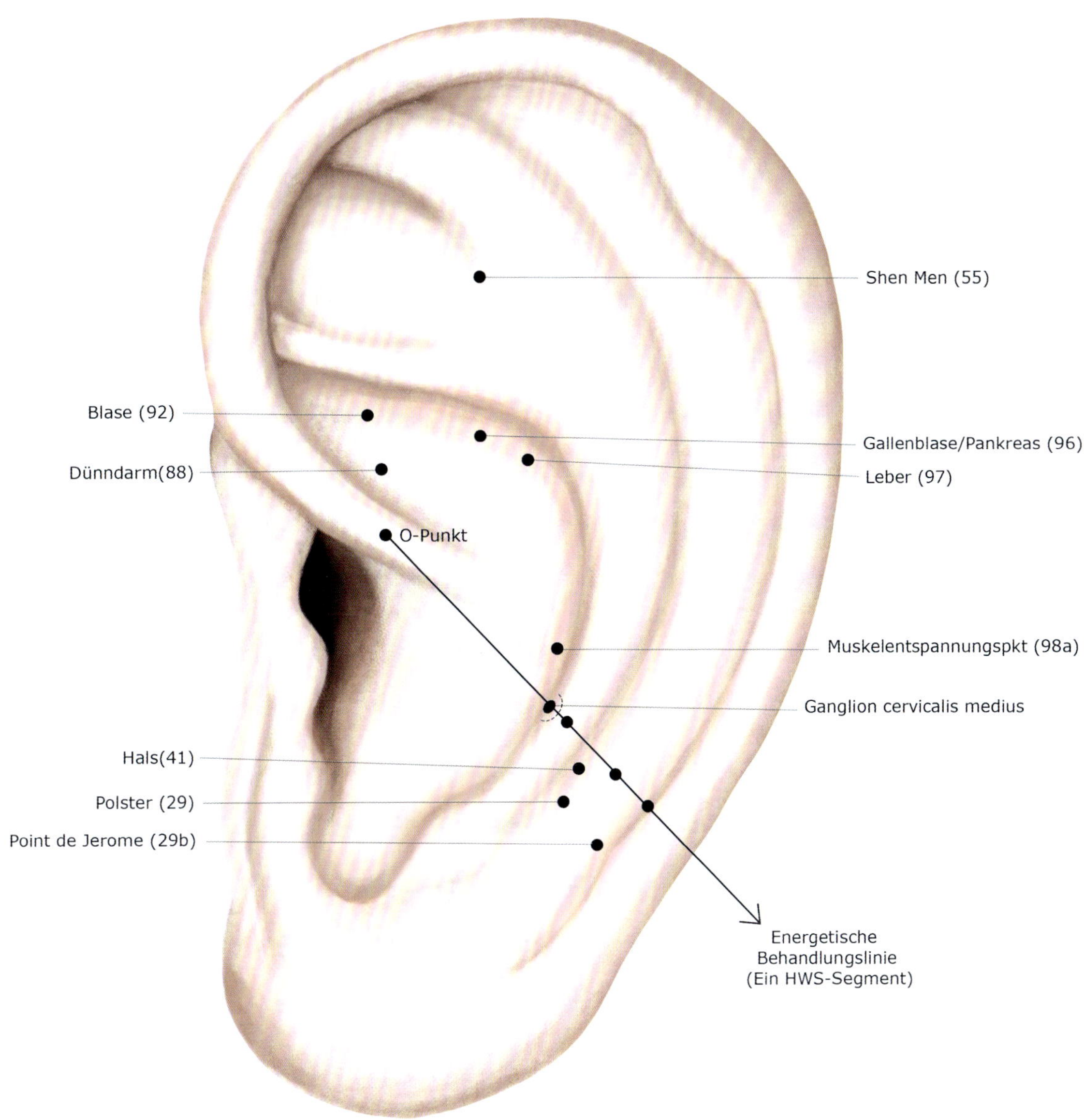

***Abb. 124**: Ohrpunkte beim HWS-Syndrom*

14. Hypertonie

Die Ursachen für eine Hypertonie sind u. a. zu viel, zu häufiges und zu fett- und zuckerreiches Essen, vor allem mit zu viel kurzkettigen Kohlenhydraten (Monosaccharide) wie Weißmehlprodukten. Zu den weiteren Ursachen zählen mangelnde Bewegung, Rauchen, zu viel Alkohol und Stress.

Eine Yin- und Yang-Disharmonie zwischen den Leber- und Nieren-Funktionskreisen sowie eine Schleim-Nässe-Retention in der Milz und im Magen können mit der Zeit zu einer Verlangsamung des Blutes mit Disharmonie des Qis führen. Daraus entstehen Plaque, Arteriosklerose und letztlich auch Hypertonie.

Die Leber wird nach der Lehre der Fünf-Wandlungsphasen vom Nieren-Yin ernährt. Eine nicht ausreichende Versorgung mit Nieren-Yin führt zu einem Leber-Yang-Fülle-Syndrom. Dies bewirkt Herz-Feuer. Ein übermäßig starkes Yang der Leber kann wiederum das Nieren-Yin zusätzlich schädigen. Es entsteht schließlich ein „Leber-Feuer". Dieses bewirkt Hypertonie und kann zu „Leber-Wind" im Körperinneren führen – eine Ursache von Herzinfarkt oder Schlaganfall.

Erschöpfung oder ein ungenügendes Nahrungs-Qi können zu einem allgemeinen Qi- und Blut-Mangel führen, mit der Folge von Herzschwächung und Hypertonie. Dies wiederum kann Herzrhythmusstörungen oder Angina pectoris nach sich ziehen.

Nach der TCM-Theorie ist das Herz die Residenz des Geistes (Shen). Das Herz wird in der TCM als ein übergeordnetes Organ für mentale und spirituelle Energie angesehen. Bei einer Schwäche des Herz-Blutes und -Qis zeigen sich deshalb häufig psychische Störungen wie Depressionen, Nervosität, Vergesslichkeit, Denkblockaden, Apathien, Freud- und Schlaflosigkeiten sowie mitunter psychotische Symptomatiken. Daher ist es bei einer Hypertonie wie auch bei anderen Herzkreislauferkrankungen besonders wichtig, nicht nur EKG, Blutfett- und Blutdruckwerte, sondern auch das Ernährungsverhalten und das psychosoziale Umfeld mit zu berücksichtigen.

Ohrakupunktur

Die folgenden Punkte können behandlungsbedürftig sein (▶ Abb. 125):

- Blutdrucksenkender Punkt (59)
- Renin/Angiotensin
- Shen Men (55)
- Vegetativum I (51)
- Niere (95)
- Leber (79)
- Magen (87)
- Herz (100)
- Plexus cardiacus
- Ganglion cervicale medius
- ACTH / Nebenniere (13)/Antihypertoniepunkt (19)
- Polster (29)
- Graue Substanz/Subcortex/Veg. II (34)
- P. Jerome (29b)
- Sonne (35)
- Antiaggressionspunkt
- Bei Herz- und Leber-Feuer kann Allergie (78) blutig gestochen werden.

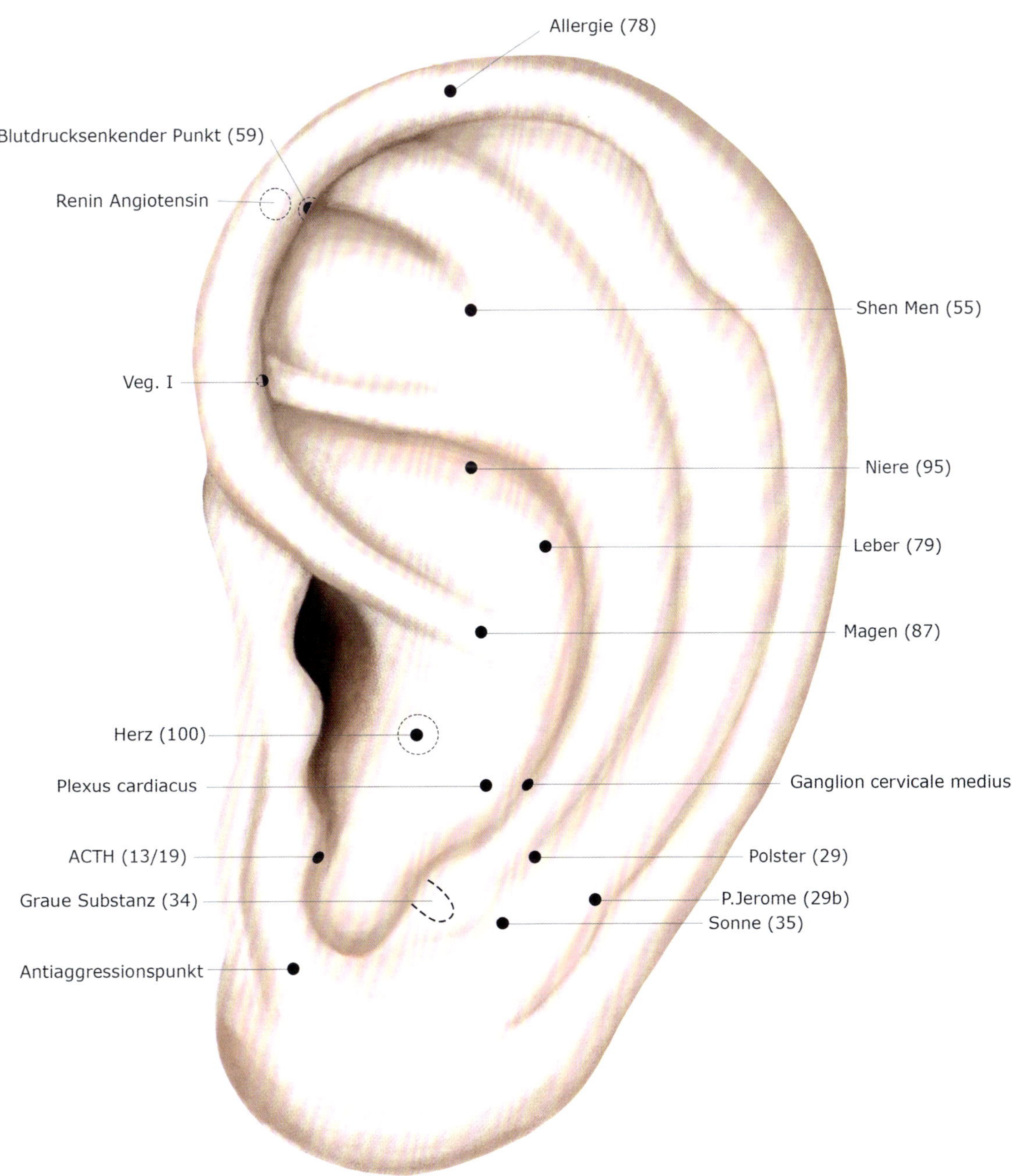

***Abb. 125**: Ohrpunkte bei Hypertonie*

Körperakupunktur und Syndromdifferenzierung

Die Akupunkturbehandlung der Hypertonie differenziert sich nach energetischen Syndromen wie folgt:

Aufsteigendes Leber-Yang und -Feuer und aufkommender Leber-Wind. Die Hypertonie äußert sich in starken Kopfschmerzen mit heftigem Schwindel, innerer Erregung mit Reizbarkeit, Nackenschmerzen, gerötetem Gesicht, roten Augen und trockenem Mund. Der Puls ist saitenförmig, gespannt, voll und schnell. Die Zunge ist rot mit weißem oder gelbem Belag.

Die folgenden Punkte können behandlungsbedürftig sein: Du 20 (evtl. blutig stechen), Ga 20, Di 11, Ma 36, Ma 9, Le 2, Le 3, Ga 34 und Ex 2 (Tai Yang). Alle Punkte sind sedierend zu akupunktieren.

Leber- und Nieren-Yin-Mangel mit aufsteigendem Leber-Yang. Die Hypertonie äußert sich in Schwindel, verschwommenem Sehen, Ohrensausen, Kopfschmerzen, Palpitation, Schlafstörung, roten Wangen sowie heißen Handflächen und Fußsohlen. Der Puls ist dünn oder unregelmäßig und schnell. Die Zunge ist rot mit weißem oder gelbem Zungenbelag.

Die folgenden Punkte können behandlungsbedürftig sein: Bl 18, Bl 23, Ni 3 und 3E 17.

Schleim-Nässe-Retention. Die Hypertonie äußert sich in Schwindel, Übelkeit, Brechreiz, Völlegefühl in Brust und Oberbauch, Palpitationen sowie einem tauben und schweren Gefühl in den Extremitäten. Der Puls ist saitenförmig und schlüpfrig. Die Zunge ist blass mit einem weißlichen, dicken, klebrigen Belag.

Die folgenden Punkte können behandlungsbedürftig sein: Pe 6, Pe 7, Ren 12, Ma 36, Ma 40, Bl 20, Mi 9 und Du 20.

Qi- und Blut-Mangel. Die Hypertonie äußert sich in Kurzatmigkeit, leichtem Schwindel, spontanen Schweißausbrüchen, Palpitationen, Schlafstörungen, Antriebslosigkeit, Taubheit in den Armen, Kraftlosigkeit in den Beinen und bei Yang-Mangel in Polyurie. Der Puls ist schwach, dünn und tief. Die Zunge ist blass mit einem dünnen, weißlichen Belag.

Die folgenden Punkte können behandlungsbedürftig sein: Ren 6, Ren 4, Ma 36, Di 11, Mi 6, Pe 6, He 7, Bl 17 und Bi 20 (mit Moxa).

15. Kiefergelenksblockade

Eine Kiefergelenksblockade (craniomandibuläre Dysfunktion, CMD) entsteht in der Regel durch eine Dysfunktion des Kiefergelenks und des Kausystems. Die häufigsten Ursachen sind fehlerhafte Bisskontakte nach einer zahnärztlichen Behandlung und Verspannungen des Musculus masseter, die durch Stress und nächtliches Zähneknirschen entstehen können. Eine CMD wird oft nicht sofort erkannt, da die Symptome vielfältig sind wie Kopfschmerzen, Migräne, Gesichtsneuralgie und Hals-/Nackenverspannungen. Eine CMD kann zu einer Kiefergelenksarthrose führen.

Zur Abklärung von CMD lässt der Behandler den Patienten seinen Mund halb öffnen mit locker nach unten hängendem Unterkiefer. Der Behandler legt seine Mittelfinger auf die beiden Grübchen zwischen Ober- und Unterkiefergelenk. Der Patient öffnet den Mund langsam weiter, so weit wie ohne Schmerzen möglich. Dabei achtet der Behandler darauf, ob sich die Kiefergelenke symmetrisch oder einseitig früher öffnen. Eine asymmetrische Öffnung kann auch ein knackendes Geräusch erzeugen und schmerzhaft sein. Ein starker Schmerz deutet häufig auf eine Entzündung hin.

Eine CMD sollte mittels MOAP, Meridianstrichen und Fingerakupressur wie folgt vortherapiert werden. Reagiert der Punkt Unterkiefer (6) irritiert, so wird er per MOAP mit dem passenden Stift behandelt bis der Schmerzpegel nachlässt. Der Patient lässt dabei den Kiefer ganz locker. Anschließend wird der Punkt mit der runden Seite des Stiftes in kranialer Richtung in die Scapha ausgestrichen. Danach streicht man die Magen- und Gallenblasen-Meridiane im Gesichtsbereich mit dem umgekehrten Stift (mit Silber, falls Gold am Ohr verwendet wurde) aus. Abschließend öffnet der Patient den Mund ein wenig. Der Behandler akupressiert mit seinen Mittelfingern das Grenzgebiet zwischen den Ober- und Unterkiefergelenken ca. eine Minute lang mit kreisenden Bewegungen. Danach wird die Mobilität des Kiefergelenks nochmals geprüft. Oft ist die Blockade nach der Behandlung bereits gelöst. Je länger die Blockade jedoch bestand, desto länger bleiben die Muskelverspannungen. Daher sind eine anschließende Ohr- und Körperakupunktur hilfreich.

Ohrakupunktur

Die folgenden Punkte können behandlungsbedürftig sein (▶ Abb. 126):

- Omega-Hauptpunkt
- Unterkiefer (6), evtl. Dauernadel
- Oberkiefer (5)
- Sonne (35)
- Antiaggressionspunkt
- Graue Substanz (34)
- P. Jerome (29b), evtl. Dauernadel
- Hirnstamm (25)
- Muskelentspannungspunkt (98a)
- Ganglion stellatum
- Magen (87)
- Niere (95)
- Vegetativum I (51)
- Shen Men (55)

Körperakupunktur

Die folgenden Punkte können behandlungsbedürftig sein: 3E 2, Gbl 3, Gbl 7, Di 4, Ma 5, Ma 6, Ma 7 und Ma 44.

Orale Medikation

Bei länger bestehenden Blockaden sollte die Behandlung durch Gabe von Magnesium citrat (300–400 mg/Tag) und Magnesium phosphoricum D 6 ergänzt werden.

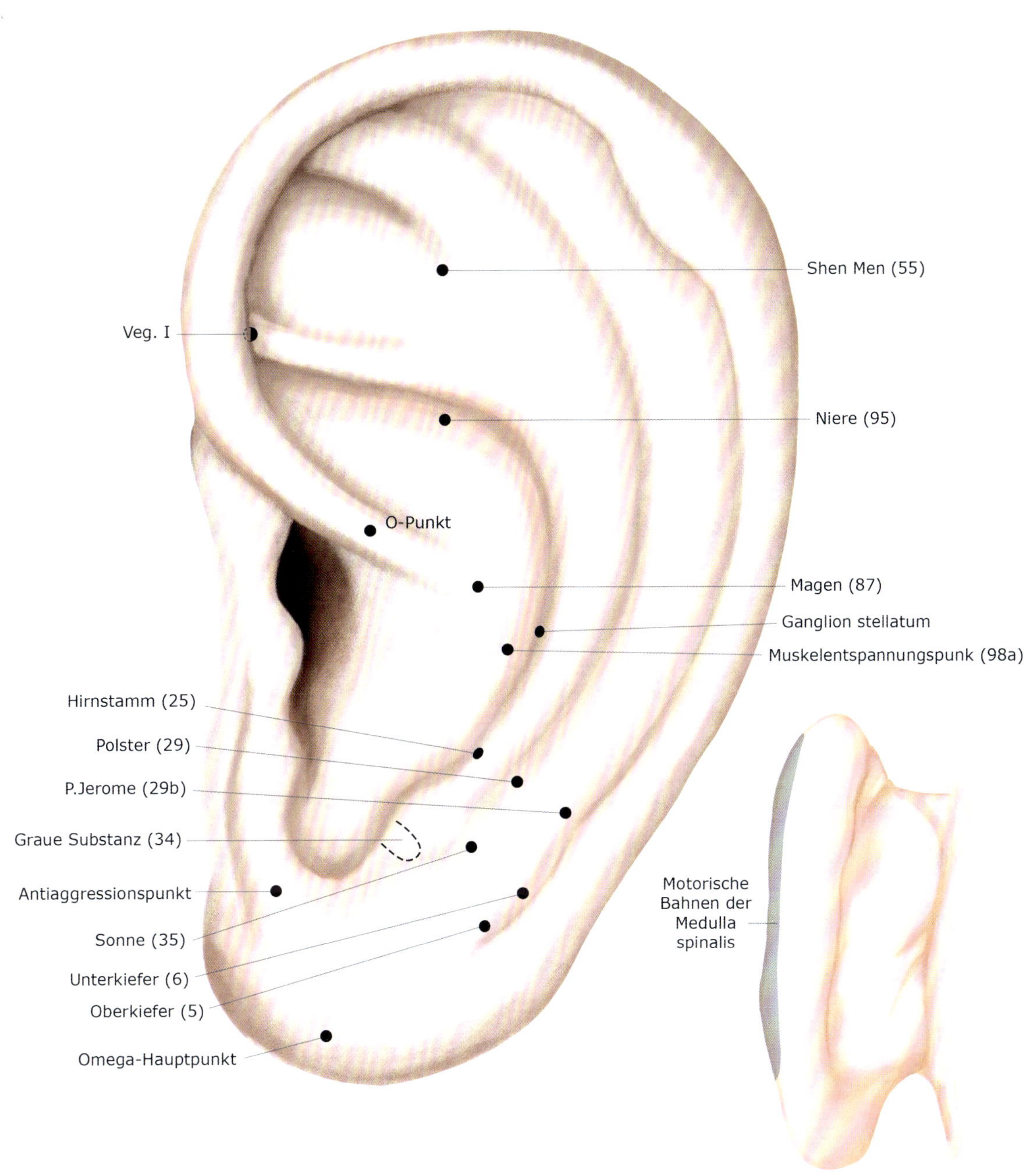

***Abb. 126**: Ohrpunkte bei Kiefergelenksblockade (Cranio mandibuläre Dysfunktion)*

16. Klimakterische Beschwerden

Bedingt durch die Reduktion der Hormonproduktion im Hypothalamus und in der Hypophyse kann es in den Wechseljahren zu klimakterischen Beschwerden kommen. Dazu gehören Hitzewallungen mit Schwitzattacken, Stimmungsschwankungen mit häufiger Reizbarkeit, trockene Schleimhäute, Schlafstörungen und Libidoverlust.

Nach der TCM-Theorie sind klimakterische Beschwerden auf eine abnehmende Nieren-Essenz (Jing) zurückzuführen, die einen Leber- und Nieren-Yin-Mangel nach sich zieht.

Im Vorhimmels-Qi ist die ursprüngliche sexuelle Essenz Tian-Kui bereits vorhanden. Durch das erworbene Qi reift Tian-Kui und wird im Herz-Blut gespeichert. Bei Frauen wird Tian-Kui mit Hilfe des Uterusgefäßes (Bao Mai) zum Uterus transportiert. Mit ca. 14 Jahren tritt Tian-Kui zum ersten Mal als Menstruation in Erscheinung.

Unsere Essenz wird in der Niere gespeichert und je nach Bedarf allen Organen zur Verfügung gestellt. Die Essenz verändert sich nach der TCM-Theorie bei der Frau alle sieben und beim Mann alle acht Jahre. Mit zunehmenden Alter werden die Nieren-Essenz und das Nieren-Qi sowohl bei der Frau als auch beim Mann geschwächt. Nur ist dies bei Frauen durch das Ausbleiben der Regelblutung offenbarer. Wir können diesen Übergang angenehmer machen, indem wir die klimakterischen Beschwerden lindern und dazu beitragen, ihn vom Herzen anzuerkennen. Mit der Ohrakupunktur sind wir in der Lage, je nach Beschwerden die hormonanregenden Punkte zu stimulieren, um guten Schlaf zu unterstützen und Stimmungsschwankungen zu vermeiden oder zu mindestens abzumildern.

Ohrakupunktur

Die folgenden Punkte können behandlungsbedürftig sein (▶ Abb. 127):

- Gestagen
- Uterus (58)
- Shen Men (55)
- Vegetativum I (51)
- Uterus (nach Nogier)
- Niere (95)
- Plexus urogenitalis
- Omega I
- Leber (79)
- Muskelentspannungspunkt (98a)
- Herz (100)
- Valium
- Epiphyse
- 3E-Zone (104)
- Ovarien (23)
- Antiaggressionspunkt
- TSH-Punkt
- Graue Substanz/Vegetativum II (34)
- P. Jerome (29b)
- Antidepressionspunkt
- Freude/Kummer

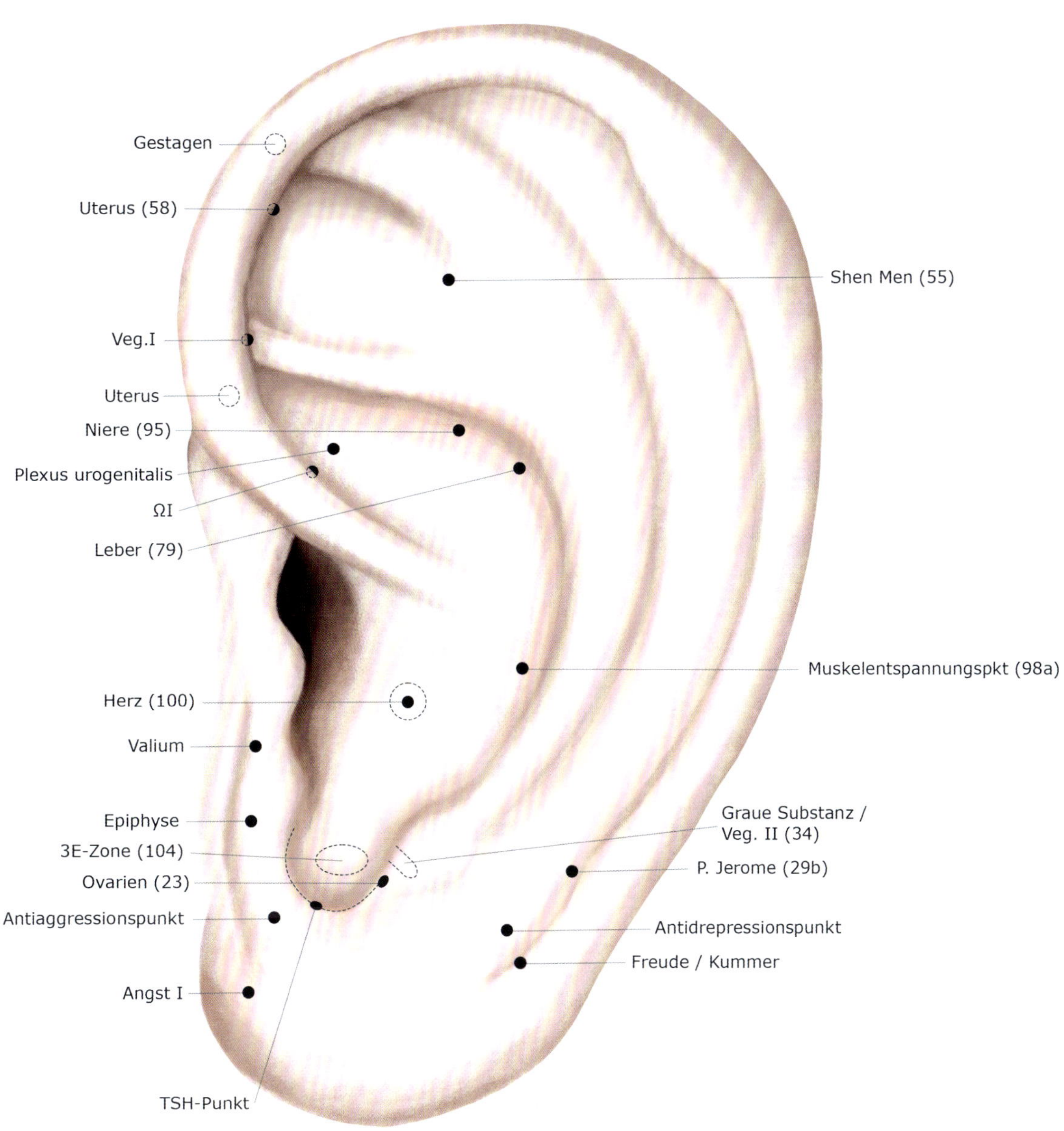

***Abb. 127**: Ohrpunkte bei klimakterischen Beschwerden*

Körperakupunktur

Die Körperakupunktur differenziert sich nach Yin- und Yang-Mangelzuständen:

Leber- und Nieren-Yin-Mangel. Der Yin-Mangel äußert sich durch Hitzewallungen im Gesicht und im Oberkörper, Stimmungsschwankungen, Unruhe und trockene Schleimhaut. Die folgenden Punkte können behandlungsbedürftig sein: Le 3, Ni 6, Ren 4, Bl 23 und Bl 18.

Nieren- und Milz-Yang-Mangel. Der Yang-Mangel äußert sich durch Kälte der Extremitäten, Libidoverlust, Schlafstörung, Obstipation, Schmerzen in den Lenden, Kraftlosigkeit und Ödeme. Die folgenden Punkte können behandlungsbedürftig sein: Ni 3 (mit Moxa), Bl 23 (mit Moxa), Mi 6, Mi 9 und Ma 36.

Weitere Maßnahmen

Phytoöstrogene sind sekundäre Pflanzenstoffe zu denen Isoflavone, Lignane, Coumestane und Triterpene gehören. Sie unterstützen den Hormonhaushalt bei klimakterischen Beschwerden und haben im Vergleich zum künstlichen Östrogen keine nachteiligen Nebenwirkungen. Einen besonders hohen Gehalt an Isoflavonen weisen Sojabohnen und Rotklee auf. Die Fermentierung von Sojabohnen zu Sojabohnenpaste (Miso) erhöht die Bioverfügbarkeit. In Ländern wie Korea und Japan gehörten Miso und Tofu schon immer auf den täglichen Speiseplan. Möglicherweise sind klimakterische Beschwerden in Ostasien deshalb weniger ein Thema als in europäischen Ländern.

Der Wurzelstock der Traubensilberkerze (Cimicifuga racemosa) hat einen hohen Gehalt an Triterpenen. Außerdem enthalten Leinsamen, Kürbiskerne, Brokkoli und Erdbeeren hohe Gehalte an Lignanen.

Eine zusätzliche Unterstützung kann durch die Gabe von Progesteron D4 als Homöopathikum erreicht werden.

17. Kopfschmerzen

Kopfschmerzen haben viele Ursachen. Neben raumfordernden intrakraniellen Prozessen sind unter anderem Halswirbelfehlstellungen, Erkältungskrankheiten, Sinusitiden, Flüssigkeitsmangel sowie Hyper- und Hypotonie mögliche Ursachen. Weiterhin gibt es Migräne mit oder ohne Aura, häufig prämenstruell oder aufgrund von Wetterfühligkeit oder Kreislaufstörungen.

Bei chronischen Beschwerden sollten zuerst raumfordernde Prozesse ausgeschlossen werden. Dann ist auf Halswirbelfehlstellungen zu untersuchen. Selbst eine geringfügige Verschiebung eines Halswirbels kann mit der Zeit zu einer Minderversorgung eines kranialen Gebietes und damit zu Kopfschmerzen, Nackenschmerzen, Schwindel, Sehstörungen oder einem Schulter-Arm-Syndrom führen.

Liegt eine Halswirbelfehlstellung vor, so werden irritierte Ohrpunkte in den Reflexzonen von C1–C7 und der Kopfregion aufgesucht. Zeigen sich hier keine Irritationen, so sucht man auf der energetischen Behandlungslinie vom Null-Punkt über C1–C7 und der Kopfregionen zur vegetativen Rinne nach auffälligen Punkten. Häufig zeigt sich dabei das Ganglion stellatum gereizt. Wie bei allen Beschwerden des Bewegungsapparats wird der am meisten irritierte Punkt mit MOAP und Meridianstrichen vorbehandelt.

Ohrakupunktur

Die folgenden Punkte können behandlungsbedürftig sein (▶ Abb. 128):

- Hirnstamm (25)
- Vertigo (29a)
- Polster (29), evtl. Dauernadel
- P. Jerome (29b)
- Vegetativum II/Graue Substanz (34)
- Antiaggressionspunkt
- Angst I
- Sonne (35), evtl. Dauernadel
- Dach (36), evtl. Dauernadel
- Stirn (33), evtl. Dauernadel
- Antidepressionspunkt
- Leber (97)
- Shen Men (55)
- Allergie (78)
- Wetterfühligkeitspunkt
- Uterus (58)
- Ovarien (23)
- irritierte Punkte auf der energetischen Behandlungslinie vom Null-Punkt in Richtung Ganglion stellatum

Körperakupunktur

Die möglicherweise zu behandelnden Punkte setzen sich zusammen aus Punkten, die auf den Meridianen liegen, die durch den betroffenen Bereich verlaufen oder sich in deren Nähe befinden. Außerdem aus Punkten, die den exo- und endogenen Ursachen der Kopfschmerzen zugeordnet sind.

Den betroffenen Bereichen zugeordnete Punkte:

- **Yang-Ming-Kopfschmerzen**. Durch den vom Kopfschmerz betroffenen Stirn- und Gesichtsbereich verlaufen der Magen- und der Dickdarm-Meridian. Behandlungsbedürftig können sein: Di 4, Ma 44, Ma 8, Yin Tang (Ex 1), Bl 2 und Du 23.
- **Shao-Yang-Kopfschmerzen**. Durch den betroffenen temporalen Bereich verlaufen der Dreifach-Erwärmer- und der Gallenblasen-Meridian. Behandlungsbedürftig können sein: 3E 5, 3E 22, Ma 8, Gbl 41, Gbl 7, Gbl 8, Gbl 20 und Tai Yang (Ex 2).
- **Tai-Yang-Kopfschmerzen**. Durch den okzipitalen Bereich verlaufen der Blasen- und der Dünndarm-Meridian. Behandlungsbedürftig können sein: Dü 3, Bl 62, Gbl 20 und Du 19.
- **Jue-Yin-Kopfschmerzen.** Durch den Scheitelbereich verlaufen der Leber- und der Perikard-Meridian. Behandlungsbedürftig können sein: Du 20, Die vier weisen Götter (Ex 6), Ni 1, Bl 67 und 3E 3.

Den pathogenen Faktoren zugeordnete Punkte:

- Wind: Di 4, 3E 5, Gbl 3, Gbl 20, Du 16 und Tai Yang (Ex 2)
- Hitze: Le 2, Di 11 und Ma 44
- Feuchtigkeit: Ma 8, Ma 40 und Ren 12
- Hormonell: Ren 3, Le 3 und Mi 6

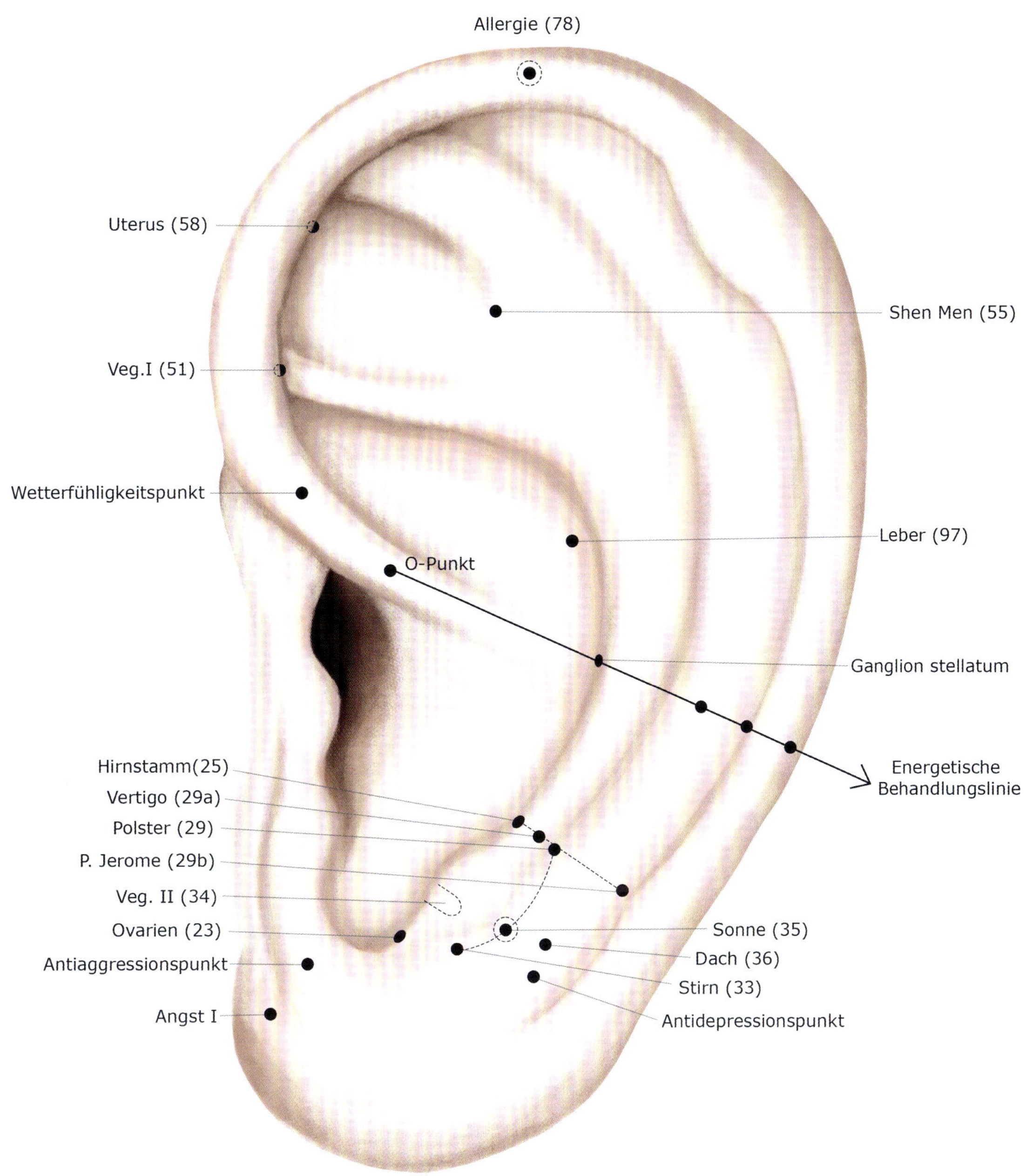

***Abb. 128**: Ohrpunkte bei Kopfschmerzen*

18. Lumbalsyndrom

Rückenschmerzen betreffen häufig den unteren Bereich der Wirbelsäule (Lumbalregion) und sind oft durch eine Fehlhaltung des Körpers verursacht. Diese führt zu einer falschen Beanspruchung der Muskeln, Bänder und Gelenke, woraus sich Bandscheibenvorfälle oder Spinalkanalstenosen ergeben können. Es gibt im Prinzip drei verschiedene Formen des Lumbalsyndroms:

- Lumboischialgie. Radikuläre Schmerzen meistens im Bereich L2–S1. Sie entstehen häufig durch eine ISG-Blockade oder durch Bandscheibenvorwölbung bzw. -vorfall. Als Begleitsymptom können die Schmerzen in den Ischiasnerv ausstrahlen. (▶ Abb. 110 und 111 für eine genauere Beschreibung der Innervation.)
- Lumbago (Hexenschuss). Schmerzen der Gelenkkapseln oder Lendenmuskeln, meist verursacht durch Kälte, Wind und Feuchtigkeit. Bei einem plötzlich auftretenden Lumbago können die Patienten kaum liegen und haben starke Schmerzen mit Bewegungseinschränkungen.
- Lumbalgie. LWS-Schmerzen durch Nieren-Qi-Mangel. Der Schmerz ist nicht heftig, eher ein taubes Gefühl im Lendenbereich. Die Beschwerden verschlimmern sich bei Bewegung und bessern sich bei Ruhe. Eine Lumbalgie betrifft meistens chronisch geschwächte Patienten.

Bei jedem Lumbalsyndrom sollte als erstes die Statik kontrolliert und bei Bedarf behandelt werden. Das Becken ist unsere statische Mitte. Es balanciert das gesamte Skelettsystem und verbindet den unteren mit dem oberen Körper. ISG-Blockaden oder Wirbelfehlstellungen verursachen häufig Rücken-, Hüft- und Kreuzbeinbeschwerden.

Bei einer ISG-Blockade ist als erstes die Systemische Beckenschwingungstherapie (SBT) anzuwenden. Nach der ISG-Korrektur mit SBT ist es zu empfehlen drei Tage lang keine einseitigen Tätigkeiten durchzuführen, nichts Schweres zu heben oder zu tragen und nicht mehr als anderthalb Stunden ununterbrochen sitzende Tätigkeiten auszuüben (Autofahren oder Schreibtischarbeit).

Ohrakupunktur

Die folgenden Punkte können behandlungsbedürftig sein (▶ Abb. 129):

- Magen (87)
- Muskelentspannungspunkt (98a)
- Shen Men (55)
- Hüfte (57), evtl. Dauernadel
- Becken (56), evtl. Dauernadel
- LWS (40), evtl. Dauernadel
- Niere (95)
- Antidepressionpunkt
- Freude/Kummer
- Leber (97)
- P. Jerome (29b)
- Antiaggressionspunkt
- ACTH/Antihypertoniepunkt (19)
- Irritierte Punkte auf der energetischen Behandlungslinie vom Null-Punkt über die ISG oder über die LWS/Sakrum-Zone bis zur Helix (evtl. Dauernadel am schmerzhaftesten Punkt).

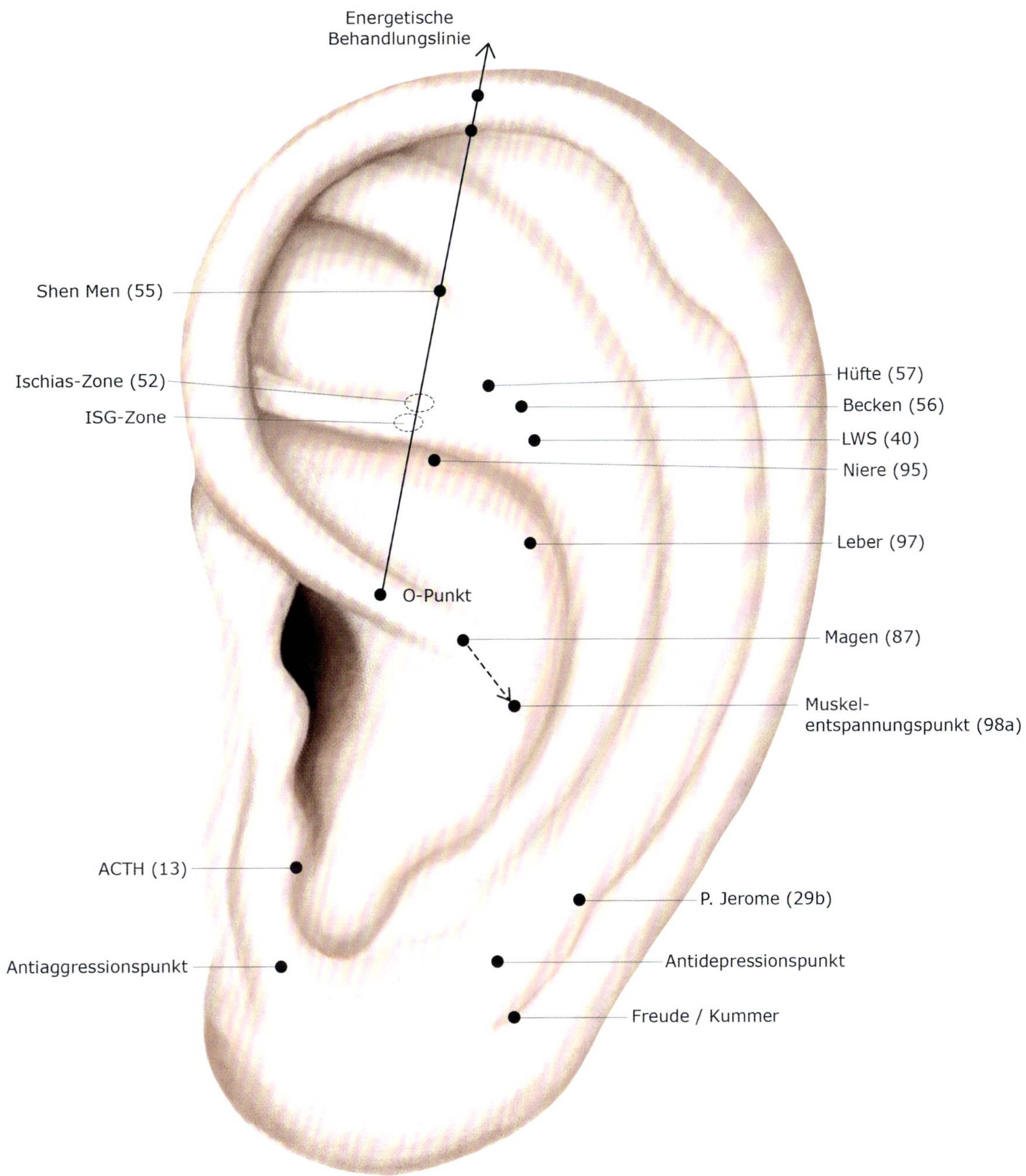

***Abb. 129**: Ohrpunkte beim Lumbalsyndrom. Der gestrichelte Pfeil von Magen (87) zu Muskelentspannungspunkt (98a) bezeichnet das Ausstreichen als Teil der SBT.*

Körperakupunktur

Die Basispunkte Bl 23, Bl 25, Du 3 und Du 4 werden mit Moxibustion behandelt. Die möglicherweise mit Körperakupunktur zu behandelnden Punkte differenzieren sich nach der Ursache:

- Kälte und Wind: Bl 40, Bl 60 und Gbl 34
- Feuchtigkeit: Du 6 und Bl 20
- Nieren-Qi-Mangel: Bl 23, Bl 52, Du 4, Ni 3 (alle mit Moxibustion) und Bl 40
- Schmerzhafte Verspannungen der Muskulatur mit Reizbarkeit: Du 8 und Bl 18
- Lumbosakralgie: Bl 27, Bl 28, Bl 29, Bl 30, Gbl 30 (bei lateraler Ischialgie) und Ex 20 (Huan Zhong, in der Mitte von Steißbein und Femur)

Weitere Maßnahmen

Zur Unterstützung neuromuskulärer Entspannung sollten Magnesium Citrat 300–400 mg täglich genommen, sowie das Schüßlersalz Nr. 7 (Magnesium phos.) D6 morgens 15, mittags 10 und abends 21 Tabletten in einem halben Glas heißen Wassers aufgelöst und langsam getrunken werden. Bei radikulären Beschwerden wie Ischialgie ist ein Vitamin-B-Komplex-Präparat hilfreich.

19. Nephrotisches Syndrom

Nephrotisches Syndrom ist eine Sammelbegriff für Nierenfunktionsstörungen. Symptome dafür sind Proteinurie (>3,5 g/d), Hypoproteinämie (<60 g/l), Hyperlipoproteinämie und periphere Ödeme, die charakteristischerweise im Gesicht oder auf den Augenlidern auftreten. Oft sind Harnstoff und Kreatinin im Serum erhöht und die glomeruläre Filtrationsrate (GFR) erniedrigt. Häufige Ursachen sind Entzündungen der Nierenkörperchen (Glomerulonephritis) oder eine Nierenbeckenentzündung (Pyelonephritis). Ein nephrotisches Syndrom kann auch als Begleiterscheinung einer Nierenzyste und von Nierenkrebs, Diabetes mellitus und Immunerkrankungen auftreten.

Eine Nephrose im Kindesalter ist durch Proteinurie (Proteinauscheidung >1 g/m^2 Körperoberfläche pro Tag) und Hypoalbuminämie (Albumin im Serum <2,5 g/dl) definiert. Es gibt auch das Krankheitsbild Schrumpfnieren im Kindesalter, bei dem die Nieren nicht mehr wachsen sondern schrumpfen. In solchen Fällen wird von der Schulmedizin meistens eine Nephrektomie angeraten, was ich persönlich als letzten Ausweg sehe. In meiner Praxis konnte ich immer wieder Schrumpfnieren und auch manches nephrotische Syndrom mit TCM, Ohr- und Körperakupunktur (bei einem Kind mit Laserakupunktur) und Nosodentherapie erfolgreich behandeln (s. Teil I, Abschn. 6.1.3 „Chronische Belastung durch Infekte, Umweltgifte und Medikamente“).

Eine chronische Niereninsuffizienz beeinflusst den gesamten Organismus und kann mit der Zeit zu einer Urämie führen. Ziel der Therapie ist es, die Entwicklung der Krankheit so lange wie möglich zu verzögern, um die Dialyse zu vermeiden. Dabei ist es wichtig, die Ursache und die Grundkrankheit zu behandeln und eventuell Toxinbelastungen von Bakterien und Viren mit Nosoden auszuleiten. Oft hat auch eine zu häufige Einnahme von Schmerzmitteln die Nieren überfordert.

Die Nieren speichern nach der TCM-Theorie die Essenz und versorgen die anderen Organe mit Essenz. Ein Mangel an Nieren-Qi bewirkt deshalb einen Qi-Mangel in den anderen Organen, insbesondere in Lunge und Milz. Die Lunge reguliert die oberen, die Milz die mittleren und die Niere die unteren Wasserwege. Ein erstes Zeichen für einen Qi-Mangel in diesen Organen sind Wassereinlagerungen. Zu den Symptomen gehören neben Ödemen in den Beinen, den Augenlidern und im Gesicht auch schnelle Atemnot, spontanes Schwitzen, Müdigkeit und Antriebs- und Appetitlosigkeit.

Ohrakupunktur

Die folgenden Punkte können behandlungsbedürftig sein (▶ Abb. 130):

- Nierenparenchymzone (nach Nogier)
- Shen Men (55)
- Vegetativum I (51)
- Blase (92)
- Ureter (94)
- Omega I
- Plexus urogenitalis
- Niere (95), evtl. Dauernadel
- Interferon, evtl. Dauernadel
- Leber (97)
- ACTH/Nebenniere (13)/Antihypertoniepunkt (19), evtl. Dauernadel
- Thymus
- Magen (87)
- Milz (98)
- Muskelentspannungspunkt (98a)
- Lunge (101)
- Herz (100)
- Veg. II/Graue Substanz/Subcortex (34)
- Antidepression
- Angst I

Körperakupunktur

Die folgenden Punkte können behandlungsbedürftig sein: Ni 3, Ni 6, Ni 7, Bl 23, Du 4, Ren 5, Ren 10, Ren 11 (alle Punkte mit Moxibustion), Bl 61, Lu 7, Mi 6, Mi 9 und Ma 36.

Die Behandlung wird bei einem akuten Stadium bis zur Besserung zwei bis drei Mal wöchentlich durchgeführt, danach oder bei einem chronischen Stadium einmal wöchentlich, insgesamt zehn bis zwölf Mal. Je nach Symptomentwicklung folgt nach einer sechs- bis achtwöchigen Pause wieder eine Behandlungsserie.

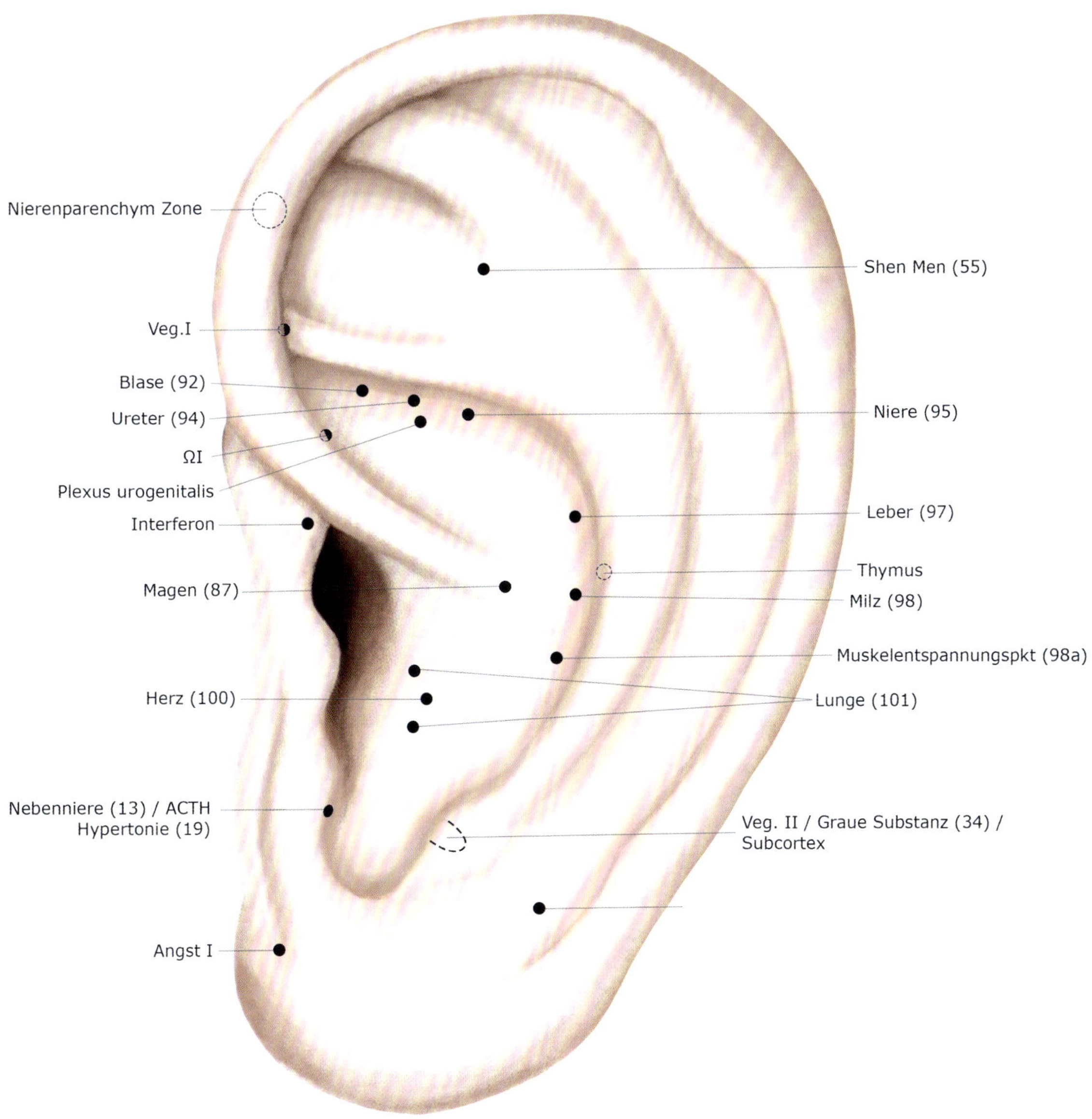

***Abb. 130**: Ohrpunkte beim nephrotischen Syndrom*

20. Parästhesien der Extremitäten

Eine Parästhesie ist eine Sensibilitätsstörung, hauptsächlich in den Extremitäten. Sie wird als ein Taubheitsgefühl, wie ein Ameisenlaufen oder ein brennendes Gefühl beschrieben. Die meiste Parästhesien sind Begleitsymptome einer Nervenschädigung. Dabei kann es sich um ein temporäres Engpasssyndrom handeln, z. B. durch ein Hämatom, eine Vernarbung oder einen Bandscheibenprolaps. Eine Parästhesie kann auch kurzfristig aufgrund eines Sauerstoff- oder Glukosemangels entstehen. Ebenso ruft Polyneuropathie (Spätstadium von Diabetes mellitus) häufig Parästhesien hervor. Für eine erfolgreiche Behandlung ist es wichtig, die verursachende Grundkrankheit zu erkennen und zu behandeln.

Bei einer Parästhesie der Hand sollte zuerst die HWS auf Wirbelfehlstellungen untersucht werden. Eine MOAP der irritierten Punkte in der HWS-Region auf der Anthelix kann zu einem schnellen Therapieerfolg führen. Bei einer Parästhesie des Beines oder Fußes sollte man zuerst ISG-Blockaden oder Fehlstellungen in der LWS bzw. im Sakrum suchen und ggf. behandeln.

Ohrakupunktur

Die folgenden Punkte können behandlungsbedürftig sein (▶ Abb. 131):

- Finger (62)
- Fersenbein (47)
- Shen Men (55)
- Vegetativum I (51)
- Paravertebrale sympathische Ganglienkette
- P. Jerome (29b)
- Graue Substanz (34)
- Thalamus (26a)
- Bei Parästhesien der Hand: irritierte Punkte auf der energetischen Behandlungslinie vom Null-Punkt durch das betroffene HWS-Segment.
- Bei Parästhesien des Fußes nach Bedarf zuerst ISG-Blockade korrigieren. Irritierte Punkte auf der energetischen Behandlungslinie vom Null-Punkt in Richtung LWS-Segment.

Körperakupunktur

Die folgenden Punkte können behandlungsbedürftig sein: Di 4, Di 11, Di 15, Di 3, 3E 3, 3E 5, Gbl 34, Gbl 30, Gbl 31, Gbl 39, Ma 40, Bl 60, Ex 15 (Shi Xuan. Die zehn Drainagen; in der Mitte der Fingerspitze) und Ex 19 (Ba Feng. Die acht Winde; zwischen den Zehen).

Weitere Maßnahmen

Bei einer fortgeschrittenen Parästhesie ist ein Beklopfen mit einem Pflaumenblütenhämmerchen an der betroffenen Stelle zu empfehlen. Außerdem wirkt eine Substitutionstherapie mit Vitamin-B-Komplex und Hypericum D4 als Homöopathikum häufig positiv auf das irritierte Nervensystem.

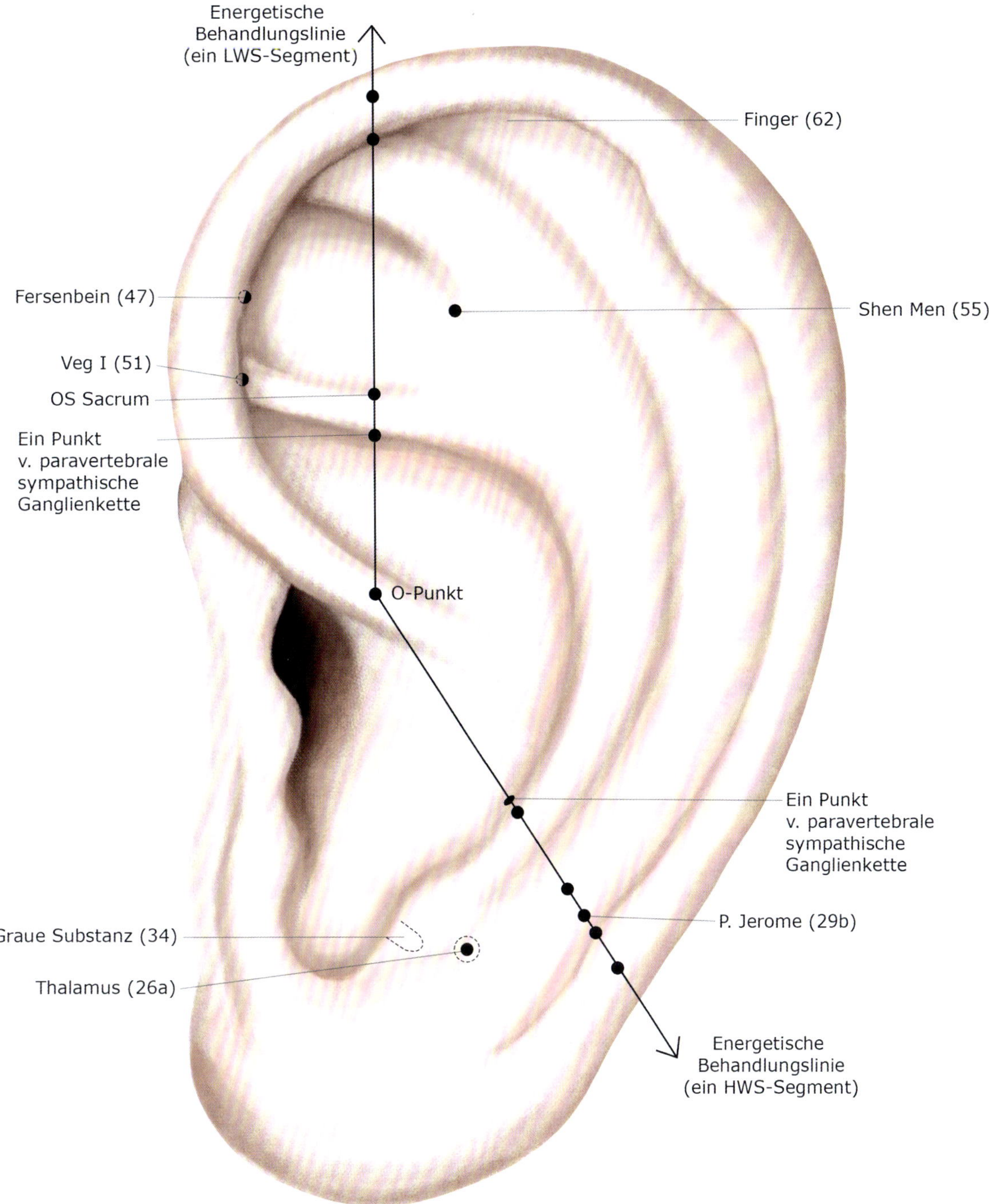

***Abb. 131**: Ohrpunkte bei Parästhesien der Extremitäten*

21. Peripherer vestibulärer Schwindel

Der periphere vestibuläre Schwindel ist ein Symptom einer Störung des Gleichgewichtsnervs oder -organs im Innenohr. Ursache dafür kann eine Verschiebung des Otoliths vom vorderen Teil des Gleichgewichtsorgans in die Bogengänge sein. Diese entsteht wiederum häufig durch eine Entzündung des Gleichgewichtsnervs aufgrund einer Borreliose, sonstiger bakterieller Infektionen oder einer Infektion mit Herpesviren. Auch eine Subluxation des Kiefergelenks durch eine Zahnbehandlung kann zu einer Entzündung des Gleichgewichtsnervs führen. Der Schwindel wird auch oft durch chronische Nackenverspannungen verursacht, die eine Folge einer Blockierung des Atlas (C1) oder des Axis (C2) sind. Nachdem es vielfältige Ursachen für den peripheren vestibulären Schwindel und andere Schwindelarten gibt, sollte vor einer Behandlung eine fachärztliche Diagnose eingeholt werden. Bei einem durch eine Atlas-Axis-Blockade bedingten Schwindel erreiche ich meistens eine Beschwerdefreiheit mit einer einmaligen MOAP-Behandlung.

Wenn ich durch die Anamnese und die Untersuchung eine schmerzhafte Region an der HWS festgestellt habe, suche ich zuerst den irritiert reagierenden Punkt im HWS-Bereich des Ohrs auf. Sollte kein irritierter Punkt auf der Anthelix zu finden sein, so sucht man auf den drei energetischen Behandlungslinien vom Null-Punkt über Hirnstamm, über Atlantookzipitalgelenk und über Ganglion cervicale superius bis zur Vegetativen Rinne (▶ Abb. 132). Der gefundene Punkt wird per MOAP mit dem passenden Stift behandelt und anschließend mit der runden Seite des Stiftes entlang der Muskelzone drei bis vier Mal ausgestrichen. Es folgen drei bis vier Meridianstriche mit dem energetisch gegenteiligen Stift (runde Seite) auf der betroffenen Seite der Blasen-, Gallenblasen-, Dreifach-Erwärmer- und Du Mai-Meridiane. Es genügt die Meridiane nur am Oberkörper auszustreichen. Anschließend erfolgen Meridianstriche auf der nicht betroffenen Seite, um einen energetischen Ausgleich zu erlangen. Sonst fühlen sich die Patienten nur einseitig befreit. Mit einer Vibrations-Tuina wird die Vorbehandlung abgeschlossen. Häufig ist der Schwindel danach bereits verschwunden.

Ohrakupunktur

Die folgenden Punkte können behandlungsbedürftig sein (▶ Abb. 132):

- Hirnstamm (25)
- Atlantookzipitalgelenk, evtl. Dauernadel
- Ganglion cervicale superius
- Vertigo (29a), evtl. Dauernadel
- Polster (29), evtl. Dauernadel
- Point de Jerome (29b)
- Innenohr (9)
- Auge (8)

Bei chronischen Fällen wird an den Punkten Vertigo (29a), Polster (29) oder Atlantookzipitalgelenk eine Dauernadel gesetzt.

Körperakupunktur

Die folgenden Punkte können behandlungsbedürftig sein: Du 20, Gbl 20, Bl 10 und Du 15 (nur senkrecht und maximal 0,5 Cun tief).

Nosodentherapie

Bei einem durch eine Entzündung verursachten Schwindel ist es zu empfehlen, begleitend eine Nosodentherapie mit der verursachenden Noxe (Bakterien, Viren, Pilze etc.) durchzuführen.

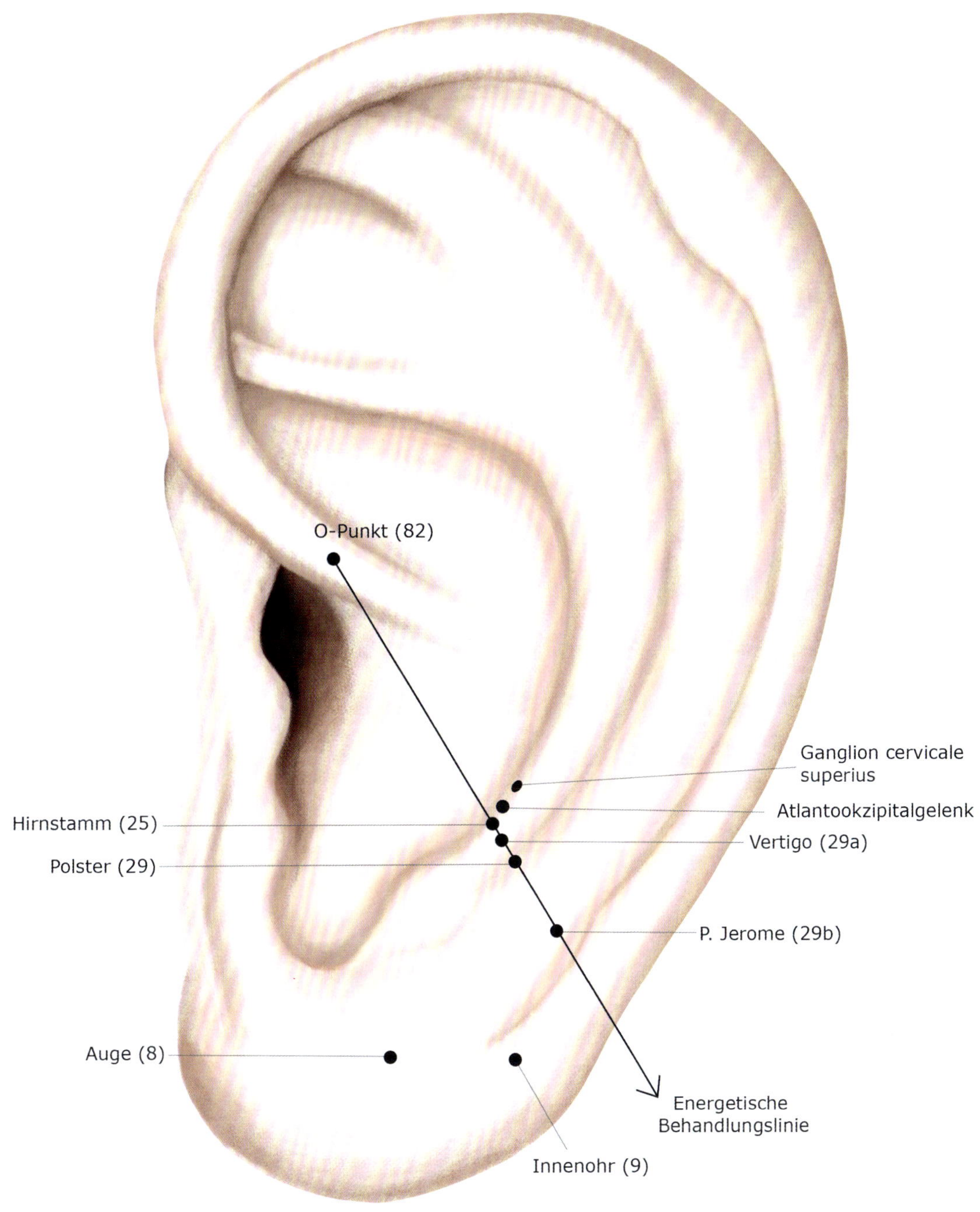

***Abb. 132**: Ohrpunkte bei peripherem vestibulären Schwindel*

22. Pollinosis

Die Pollinosis ist eine Allergie gegen Blütenstaub und Pollen von Gräsern, Getreide und frühblühenden Bäumen. Sie tritt häufig in Form einer Rhinitis allergica oder allergischer Konjunktivitis auf. Ihre Häufigkeit ist in den letzten Jahrzehnten sprunghaft gestiegen. Eine Hauptursache sind Umweltbelastungen. Die allergischen Reaktionen können aber auch genetisch bedingt sein. Mittels Ohr- und Körperakupunktur sind die Symptome einer Pollinosis i. d. R. deutlich linderbar.

Ohrakupunktur

Die Ohrakupunktur eignet sich zur Behandlung eines akuten Anfalls. Sie kann aber auch zur Prophylaxe eingesetzt werden.

Akuter Anfall. Die folgenden Punkte können behandlungsbedürftig sein (▶ Abb. 133):

- Interferon, evtl. Dauernadel
- Thymus, evtl. Dauernadel
- Innere Nase (16), evtl. Dauernadel
- ACTH/Nebenniere (13), evtl. Dauernadel
- Stirn (33), evtl. Dauernadel
- Niesen
- Shen Men (55)
- Ganglion cervicale medius
- Ganglion cervikale superius
- Auge (8)
- Allergie (78) mit Mikroaderlass, evtl. Dauernadel

Die Dauernadeln sind bevorzugt auf der Seite der dominanten Hand des Patienten zu setzen, nicht mehr als drei Dauernadeln pro Ohr.

Prophylaktisch. Die folgenden Punkte können behandlungsbedürftig sein (▶ Abb. 133):

- Allergie (78) ohne Mikroaderlass
- Shen Men (55)
- Vegetativum I (51) oder II (34)
- Stirn (33)
- Polster (29)
- Colon (91)
- Milz (98)
- Pharynx/Larynx (15)
- Plexus bronchopulmonalis
- Lunge (101)
- Asthma/Dyspnoe (31)

Körperakupunktur

Die folgenden Punkte können behandlungsbedürftig sein: Yin Tang (Ex 1), Bl 1, Bl 2, Bi Tong (Ex 3), Di 20, Di 4, Di 11 und Lu 7.

Modifizierte Eigenbluttherapie

In Kombination mit einer Allergie auf Hausstaub, Milben o. ä. kann sich eine Pollinosis zu Asthma entwickeln. Um dies zu verhindern und generell die Hypersensibilität des Immunsystems zu regulieren, wird neben der Akupunktur eine modifizierte Eigenbluttherapie per oral nach der Asan-Methode empfohlen (s. S. 214 „Weitere Maßnahmen").

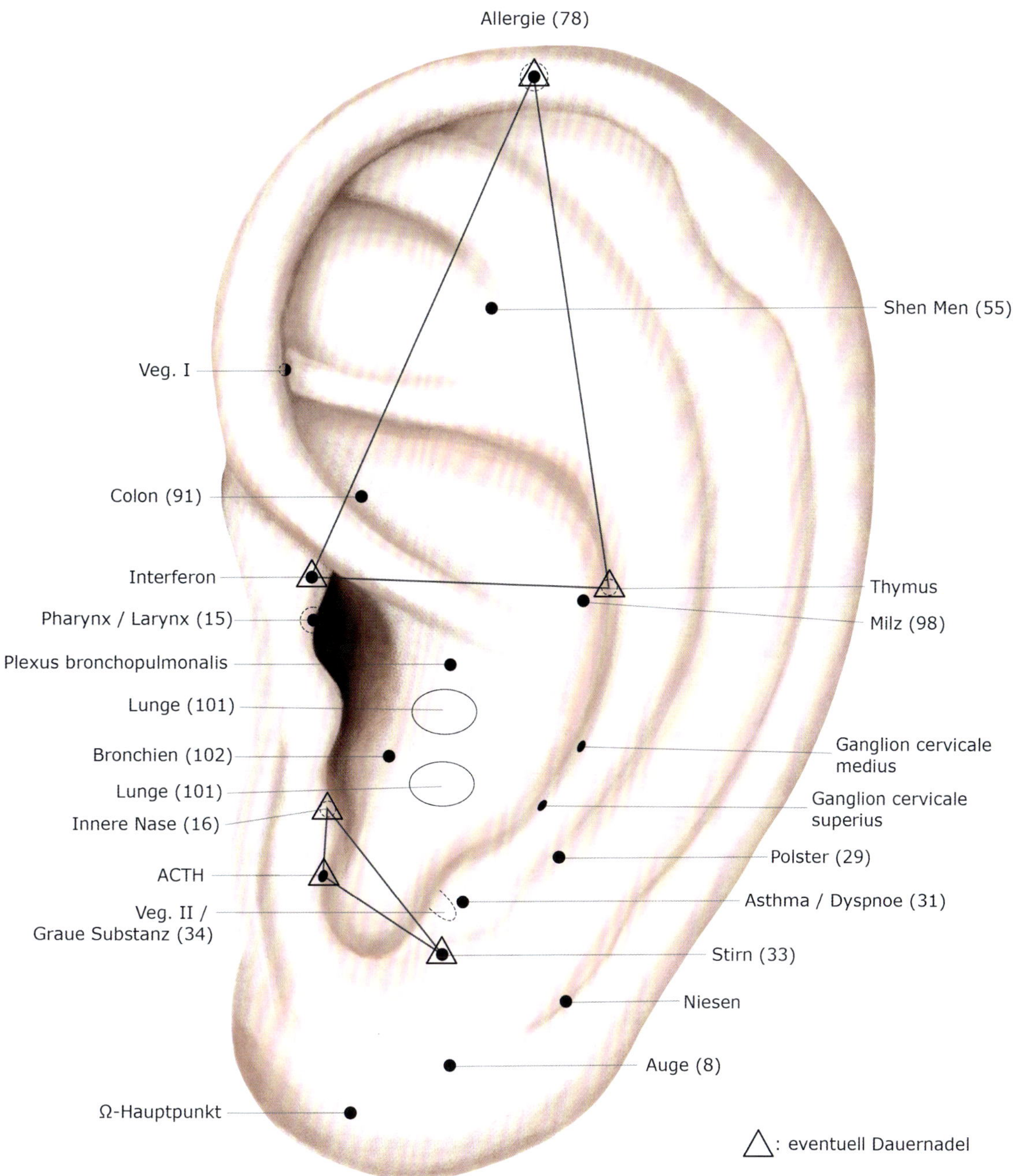

***Abb. 133**: Ohrpunkte bei Pollinosis. Dauernadeln sind entweder an den Punkten des oberen Dreiecks, oder an den Punkten des unteren Dreiecks empfohlen*

23. Schlafstörungen

Hierzu gehören Einschlaf- und Durchschlafstörungen sowie die totale Schlaflosigkeit (Insomnie). Der Nachtzeit wird in der TCM-Theorie Yin zugeordnet. Während die Yang-Organe tagsüber aktiv sind, sind es in der Nacht die Yin-Organe. Die Yin-Organe stellen Nähr-Qi aus des gewonnenen Nährstoffen her und versorgen damit alle Organe. Außerdem regulieren sie das Endokrinium und das Immunsystem. Nachts werden vermehrt Zellschäden repariert und Toxine ausgeleitet. Aus diesen Gründen ist guter Schlaf enorm wichtig für die Gesundheit.

Um die endogene Arbeit in der Yin-Zeit nicht zu stören, sollte die letzte Nahrungsaufnahme bis 19 Uhr in der Winterzeit und bis spätestens 20 Uhr in der Sommerzeit beendet sein. Empfehlenswert ist es auch, vor Mitternacht ins Bett zu gehen, um körperlich und seelisch zur Ruhe zu kommen. Nach der chinesischen Organuhr (s. „Die Organuhr" in Teil I, Abschn. 3.1 „,Wo sind die Beschwerden") sind die Zeiten von 23–1 Uhr der Gallenblase und von 1 Uhr bis 3 Uhr der Leber zugeordnet. Die Leber und die Gallenblase stellen in dieser Zeit das Blutvolumen für den neuen Tag bereit. Um mit dem Blut den gesamten Organismus zu erreichen, muss sich unser Bewegungsapparat in Ruhe befinden. Unsere Skelettmuskulatur befindet in der REM-Phase (Rapid-Eye-Movement-Phase) im Zustand der Entspannung.

Die Leber ist nach Auffassung der TCM für Emotionen wie Wut, Zorn, Erregung oder Aggression zuständig, außerdem für den Antrieb und die Dynamik im täglichen Leben. Eine Disharmonie des Leber-Funktionskreises kann deshalb zu Schlafstörungen führen. Umgekehrt behindern Schlafstörungen die Verarbeitung und Verankerung des tagsüber Erlebten während der REM-Phase, welche 1–1,5 Stunden nach dem Einschlafen beginnt. Die Leber beherbergt nach der TCM „Hun, die Wanderseele". Diese wandert in der Leber-Zeit (1–3 Uhr) aus uns heraus und kehrt dann wieder zurück. Nach westlichem Verständnis ist dies die Traumphase. Langfristig können wir ohne Schlaf nicht überleben – weder psychisch noch körperlich.

Schlafstörungen haben viele Ursachen. Dazu gehören psychische Faktoren wie Aufregung, Grübeln, Stress oder Angstzustände, endokrine Ursachen wie eine Schilddrüsendysfunktion oder ein Melatoninmangel und ein übermäßiger Genuss von Aufputschmitteln wie Drogen, Alkohol und Schmerzmitteln. Auch Schichtdienst und häufige Flugreisen können den Schlafrhythmus durcheinander bringen. Für eine erfolgreiche Therapie bei Schlafstörung ist es besonders wichtig die individuellen Ursachen zu berücksichtigen.

Ohrakupunktur

Bei Schlafstörungen wirken Dauernadeln besonders effektiv. Nach meiner Erfahrung schliefen die meisten Patienten bereits nach einer einmaligen Behandlung wieder besser. Die folgenden Punkte können behandlungsbedürftig sein (▶ Abb. 134):

- Valium, evtl. Dauernadel
- Epiphyse, evtl. Dauernadel
- Angst I/Sorge, evtl. Dauernadel
- Shen Men (55)
- Vegetativum I (51)
- Frustrationspunkt
- Wetterfühligkeit
- Herz (100)
- Schlafpunkt
- Vegetativum II/Subcortex/Graue Substanz (34)
- Antiaggressionspunkt
- Polster (29)
- Antidepression
- Freude/Kummer
- P. Jerome (29b), evtl. Dauernadel, Retro-Jerome (Ohrrückseite bei Durchschlafstörung)

Körperakupunktur

Die folgenden Punkte können behandlungsbedürftig sein: Du 20, He 7, Pe 6, Ni 6, Ni 3, Bl 62, Mi 6, Ma 36, Le 2, Le 3, Ren 12 und Ex 5 (An Mian. Ruhiger Schlaf).

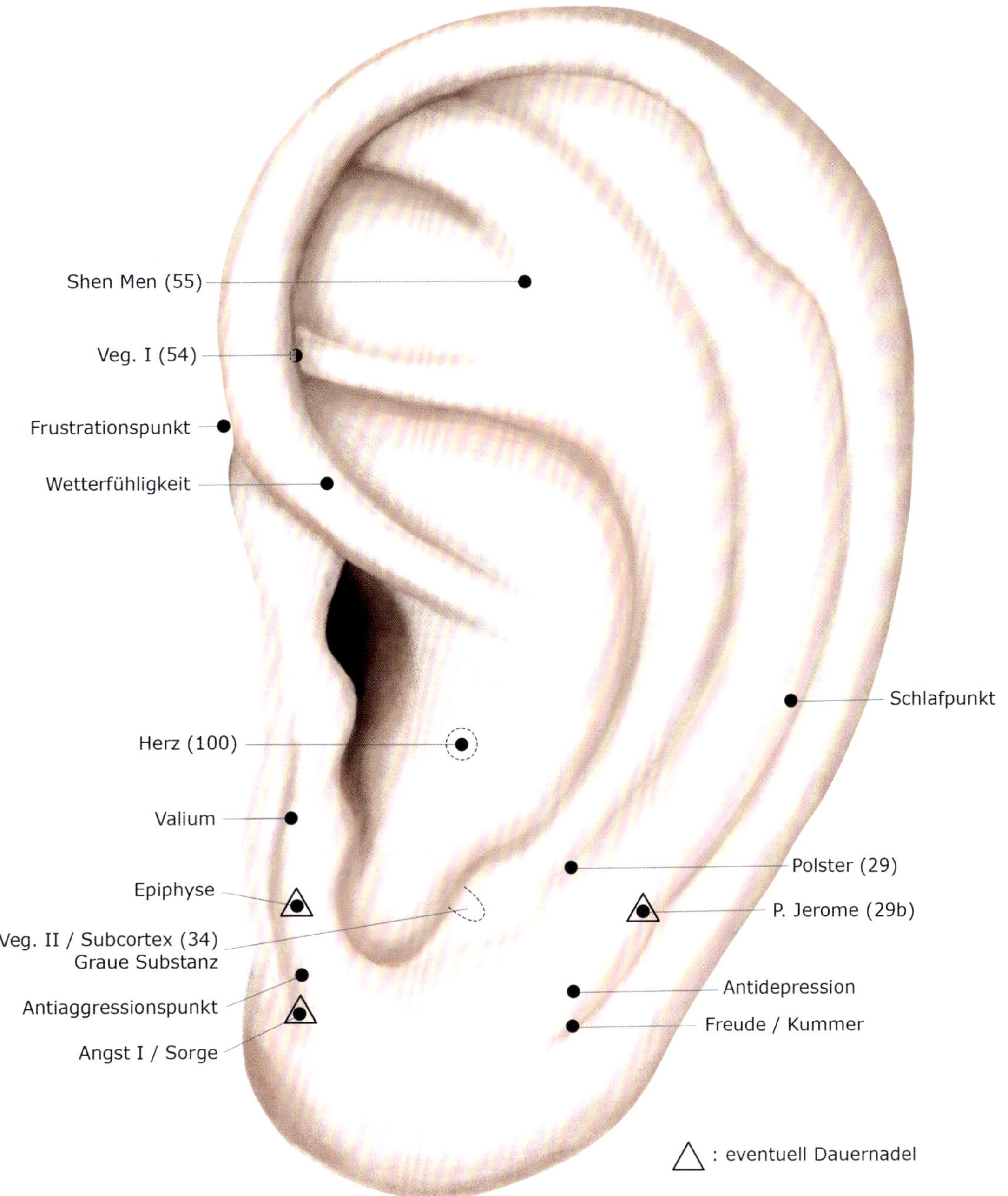

***Abb. 134**: Ohrpunkte bei Schlafstörungen*

24. Schulter-Arm-Syndrom

Das Schulter-Arm-Syndrom äußert sich als schmerzhafte und starke Bewegungseinschränkung des Schultergelenks. Das chronische Schulter-Arm-Syndrom wird auch Periarthritis humeroscapularis oder Frozen Shoulder genannt.

Zum Schulter-Arm-Syndrom gehört auch die sogenannte Kalkschulter (Tendinosis/Tendinitis calcarea). Die Kalkschulter entwickelt sich allmählich und führt zu besonders starken Bewegungseinschränkungen. Als Ursachen gelten Einlagerungen von Kalziumsalzen in der Supraspinatussehne in Folge einer Minderdurchblutung der Rotatorenmanschette. Diese kann sich aus Mikroverletzungen der Sehne oder aus Stoffwechselstörungen entwickeln. Ich habe viele Kalkschultern behandelt; die Erkrankung betrifft mehr Frauen als Männer. Die Diagnose beruht auf bildgebenden Verfahren. Manchem Patient wurde dringend eine Operation angeraten. Jedoch waren bei den meisten Fällen die Kalkablagerungen im Schultergelenk nach einer Serie von 6-8, maximal 10 Behandlungen mit MOAP und Ohr-/Körperakupunktur nachweislich verschwunden und die Patienten von ihren Beschwerden befreit. In der Regel stellte sich schon nach der ersten Behandlung eine größere Beweglichkeit und eine Schmerzlinderung ein. Diese Erfolge zeigen, dass MOAP die lokale Mikrozirkulation schnell aktivieren sowie die Stoffwechselvorgänge im extrazellulären Raum beschleunigen und damit zur Resorption des Kalkdepots führen kann.

Alle Arten von Beschwerden, welche die Muskulatur, Gelenke und Sehnen betreffen, werden in der TCM Bi-Syndrome genannt. Die Schmerzen entstehen durch einen verlangsamten Fluss des Qis und des Blutes. Ursache dafür können sowohl innere wie äußere Faktoren sein.

Die innere Ursachen liegen meistens an der HWS oder BWS im Bereich C6-Th8. Eine Wirbelfehlstellung, Discusprotrusion oder Discusprolaps bewirken dann pseudoradikuläre Reizsymptome. Die Beschwerden können aber auch durch Überlastung der betroffenen Gelenke, Sehnen und Bänder und einer damit verbundenen Unterversorgung mit Qi und Blut verursacht sein. Je länger eine solche Unterversorgung dauert, desto mehr übersäuert sich die beteiligte Muskulatur bis eine Stagnation des Qis und des Bluts entsteht. Die Gelenke werden dann zunehmend steifer und unbeweglicher.

Die äußeren Ursachen der Beschwerden sind meistens Wind- und Kälte-Einwirkungen auf die beteiligten Leitbahnen. Auch Unfallfolgen zählen dazu.

Nach der Anamnese gibt die körperliche Untersuchung Auskunft, welche Region der Wirbelsäule (i. d. R. HWS oder BWS) betroffen ist. Der irritierte Punkt im entsprechenden Ohrsegment wird mit dem Punktsuchgerät aufgesucht. Befindet sich der Punkt auf der Kuppe der Anthelix, so ist davon auszugehen, dass die Ursache am Wirbelkörper liegt. Befindet er sich ca. 1 mm unterhalb des Anthelixrandes in Richtung Concha, so deutet dies auf ein Problem am Dornfortsatz hin. Liegt er ca. 2 mm unterhalb des Anthelixrandes, so spricht dies für ein Problem der Disci. Ein irritierter Punkt in der Scapha entspricht einem Problem der Muskeln und Bänder oder einer Blockade der 1. Rippe.

In jedem Fall wird der schmerzhafteste Punkt mit MOAP mit dem passenden Stift nach den RAC-Pulstestung behandelt. Es folgen Meridianstriche der betroffenen Meridiane. Dies sind die Meridiane von der Lunge und vom Dickdarm bei einer ventralen Störung (Schmerzen beim Heben der Arme vorne), vom Dreifach-Erwärmer und von der Gallenblase bei einer temporalen Störung (Schmerzen beim seitlichen Heben der Arme) und vom Dünndarm und von der Blase bei einer dorsalen Störung (Schmerzen beim Heben der Arme nach hinten). In der Regel sind nach der MOAP Vorbehandlung die Schmerzen und Bewegungseinschränkungen deutlich besser.

Anschließend werden auf der energetischen Behandlungslinie im entsprechenden Segment weitere irritierte Ohrpunkte aufgesucht und akupunktiert. Bei sehr schmerzhaften chronischen Beschwerden wird empfohlen, zwei oder drei Dauernadeln zu applizieren. Die Behandlungsintervalle hängen dabei von der Intensität und dem Entzündungsgrad der Krankheit ab. Im Allgemeinen finden die ersten vier Behandlungen zweimal wöchentlich statt. Anschließend folgen noch zwei Behandlungen einmal wöchentlich. Nach dieser Serie sollte sich das Krankheitsbild wesentlich gebessert haben. Wenn noch Restbeschwerden vorhanden sind, ist es ratsam, je nach Zustand noch zwei bis vier Mal zu behandeln.

Ohrakupunktur

Die folgenden Punkte können behandlungsbedürftig sein (▶ Abb. 135):

- Ganglion stellatum
- 1. Rippe
- Schulter (65), evtl. Dauernadel
- Schultergelenk (64), evtl. Dauernadel
- ACTH/Nebenniere (13)
- Polster (29)
- P. Jerome (29b)
- Thalamus (26a)
- 3 E-Zone (104)
- Niere (95)
- Leber (97)
- Shen Men (55)

Körperakupunktur

Die Fernpunkte differenzieren sich nach der Art der Erkrankung:

- Ventrale Störung (Schmerzen beim Heben der Arme vorne): Di 4, Lu 7 und Ma 38
- Temporale Störung (Schmerzen beim seitlichen Heben der Arme): 3E 5 und Gbl 41
- Dorsale Störung (Schmerzen beim Heben der Arme nach hinten): Dü 3 und Bl 60

Die folgenden lokalen Punkte können behandlungsbedürftig sein: Bl 11, Bl 10, Gbl 39, Gbl 20, Di 15 mit Moxibustion, 3E 14 mit Moxibustion, Ex 16 (Jian Nei Ling-Schulterpunkt) mit Moxibustion und Ex 17 (Luo Zhen-Nackenstarre).

Weitere Maßnahmen

Solange akute Entzündungen vorliegen, sollte die Schulter geschont und der Säure-Basen-Haushalt kontrolliert werden. Falls nötig sind basische Mineralien zu substituieren. Der Patient sollte ausreichend stilles Wasser trinken (ca. 30 ml pro kg Gewicht). Bei radikulären Reizsymptomen wie pelzigen Fingerspitzen empfehle ich die Gabe eines Vitamin-B-Komplexes und Hypericum D4.

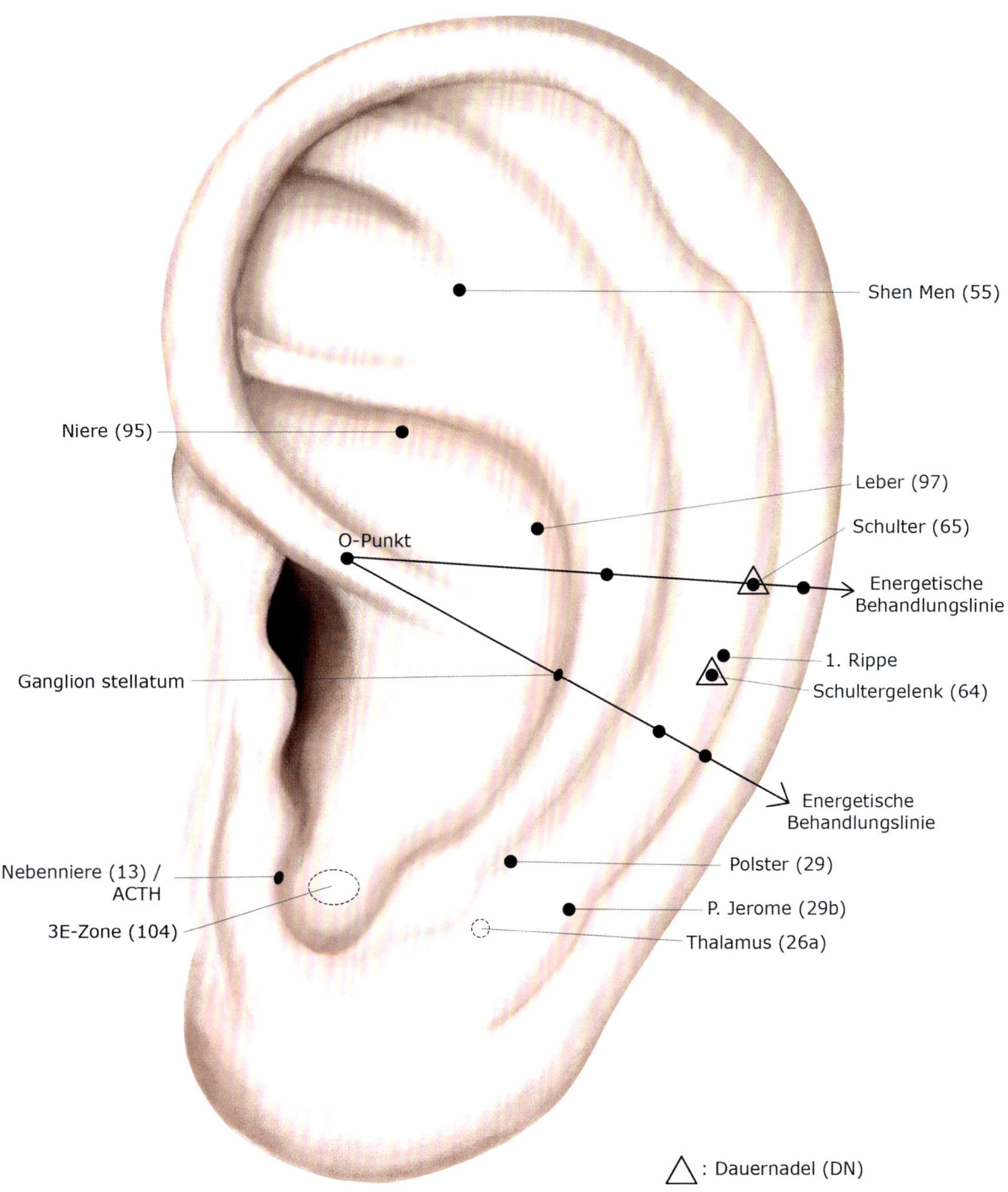

***Abb. 135**: Ohrpunkte beim Schulter-Arm-Syndrom*

25. Suchttherapie – Esssucht (Adipositas)

Ein BMI von 25–30 wird als Übergewicht und >30 als Adipositas eingestuft. Die Adipositas ist ein weit verbreitetes Phänomen in unserer Zeit und gehört zu den chronischen Zivilisationskrankheiten von der mindestens 20 % der Erwachsenen in Deutschland betroffen sind. Übergewicht ist nicht nur ein ästhetisches Problem sondern begünstigt Krankheiten wie Diabetes, Fettleber, Arteriosklerose und Bluthochdruck, woraus sich lebensbedrohliche Zustände entwickeln können.

Adipositas wird häufig durch zu viel fett- und zuckerhaltiges Essen und zu wenig Bewegung verursacht. Die meisten industriell gefertigten Nahrungsmittel beinhalten zu viel Zucker, oft versteckt in Form von Fruchtzucker. Der überschüssige Zucker wird im Körper in Fett umgewandelt und in verschiedenen Organen und Geweben gespeichert. Außerdem führt übermäßiger Zuckerkonsum zu einer Insulinresistenz, die wiederum die Regulation des Sättigungshormons Leptin stören kann. So entsteht ein ständiges Hungergefühl. Eine zu hohe Ausschüttung des Stresshormons Cortisol begünstigt ebenfalls Adipositas. Adipositas kann auch mit einer Schilddrüsenunterfunktion im Zusammenhang stehen.

Zuckerkonsum löst im Gehirn eine süchtig machende Wirkung aus, ähnlich wie Kokain. Zudem begünstigt er Demenzerkrankungen. Dies liegt möglicherweise am intensiven Zusammenspiel von Hirn und Darm, der Darm-Hirn-Achse. Fettleibigen Menschen fehlt häufig eine optimale Darmflora aufgrund einer zu geringen Aufnahme von Ballaststoffen. Zucker und Weißmehl enthalten wenig Ballaststoffe aber viele einfache Kohlenhydrate, die schnell in die Blutbahn übergehen und die Insulinproduktion in den Langerhans-Inseln überfordern können. Mehr Ballaststoffe enthalten hingegen Vollkornmehl und frisches Gemüse, das möglichst selbst zubereitet werden sollte. Die industriell gefertigten Lebensmittel enthalten häufig chemische leberbelastende Zusatzstoffe.

Es ist wichtig, zwischen den Mahlzeiten mindestens 4–5 Stunden Abstand zu halten, um unseren Verdauungsorganen genügend Zeit für ihre Arbeit zu lassen. Ein weiterer wesentlicher Faktor ist ausreichendes Kauen. Je nach Konsistenz des Nahrungsmittels sollte vor dem Schlucken 20- bis 30-mal gekaut werden, denn die Verdauung beginnt bereits im Mund. Damit wird auch ein schnelleres Sättigungsgefühl erzeugt.

Esssucht kann auch eine Ersatzbefriedigung sein, zum Beispiel zur Kompensation von Langeweile oder fehlenden sozialen Kontakten. Für eine erfolgversprechende Therapie sollten deshalb auch psychosoziale Aspekte im Rahmen der Anamnese berücksichtigt werden. Dies gilt bei allen Suchtkrankheiten wie Alkohol-, Nikotin- oder Drogensucht.

Einige Patienten haben in ihrer Kindheit überwiegend Fastfood oder industriell gefertigtes Essen zu sich genommen und sich so an Geschmacksverstärker und chemische Zusatzstoffe gewöhnt. In derartigen Fällen ist es empfehlenswert, einen Naturkostkochkurs zu belegen. Wichtig ist, dass die Patienten selbst motiviert sind, ihre Adipositas zu verlieren. Alte Gewohnheiten zu ändern braucht viel Motivation, Mut und einen starken Willen.

Ohrakupunktur

Zumindest bei der ersten Ohrakupunktur wird in der Suchttherapie im Allgemeinen die zur Händigkeit kontralaterale Seite bevorzugt. Bei der 2. Sitzung kann man eventuell die Seite wechseln.

Die folgenden Punkte können behandlungsbedürftig sein (▶ Abb. 136):

- Omega II
- Omega I
- Shen Men (55)
- Vegetativum I (51)
- Niere (95)
- Leber (97)
- Schlund (84)
- Magen (87)
- Milz (98)
- Vegetativum II/Graue Substanz (34)
- Thalamus (26a)
- Angst/Sorge
- Antidepressionspunkt
- Freude/Kummer
- Omega-Hauptpunkt

Bei Esssucht aufgrund von Frustrationen können Dauernadeln gesetzt werden auf:

- Frustrationspunkt
- Esslustpunkt
- Antidepressionspunkt.

Bei Esssucht durch Begierde zu viel zu essen können Dauernadeln gesetzt werden auf:

- Omega I
- Antiaggressionspunkt
- Begierdepunkt (29c).

Die Dauernadeln sind in der Regel für 7 bis maximal 14 Tage zu tragen. Manchmal fallen sie allerdings auch früher von selbst heraus. Dauernadeln sollten täglich dreimal stimuliert werden, am besten vor dem Essen. Bei der zweiten Sitzung mit Dauernadeln kann man die Seite wechseln. Danach verwendet man wieder die erste Seite. Die Behandlungsintervalle richten sich nach dem Bedarf. Die Patienten sollten 6-8 Wochen begleitet werden.

Körperakupunktur

Die folgenden Punkte können behandlungsbedürftig sein: Ren 12, Ma 25, Ma 36, Mi 13 und Le 3.

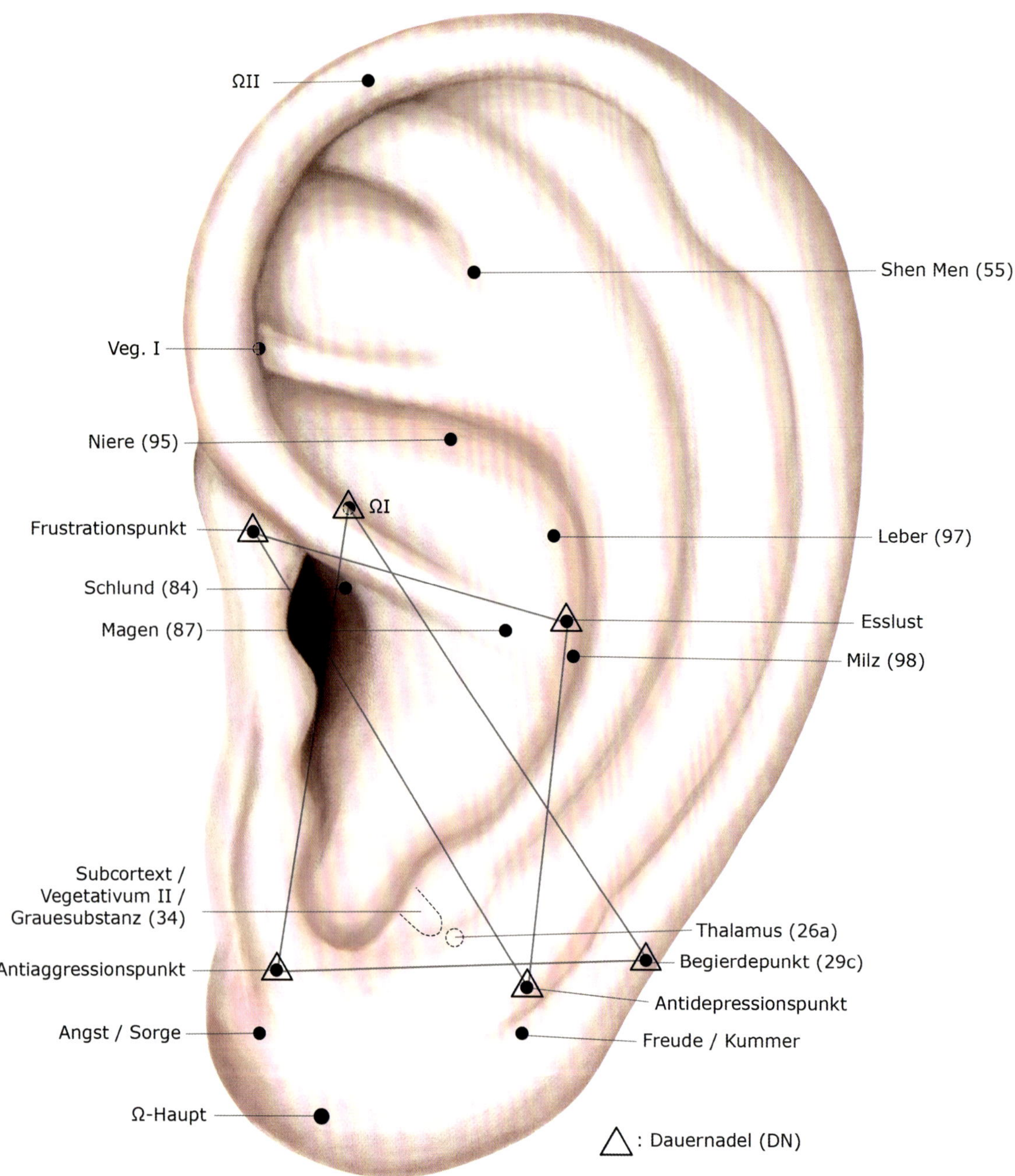

***Abb. 136**: Ohrpunkte bei Esssucht. Dauernadeln können gesetzt werden auf die drei Eckpunkte eines der beiden Dreiecke.*

Fünf-Elemente-Tee

Es ist wichtig, täglich ca. 30 ml pro kg Körpergewicht zu trinken, um die Stoffwechselvorgänge des extrazellulären Raums zu beschleunigen. Am besten sind stilles Wasser oder ungesüßter Kräutertee. Oft hörte ich von meinen Patienten, dass sie nur Tees trinken, wenn sie ernsthaft krank sind, weil die meisten Tees ihnen nicht schmecken. Daraufhin habe ich schon vor mehr als 30 Jahren eine schmackhafte Teemischung, den Fünf-Elemente-Tee, aus europäischen Pflanzen zusammengestellt.

Der Fünf-Elemente-Tee ist ein Harmonisierungstee nach der TCM-Lehre. Thermik, Geschmack und Wirkungsweise entsprechen den fünf Organen Lunge, Herz, Milz, Leber und Niere. Insbesondere befriedet der Tee das Element Erde (Milz/Magen), unterstützt den Verdauungsprozess und gleicht das Verlangen nach Süßem auf natürliche Weise aus. Mir war es wichtig, dass jede Apotheke den Tee mit inländischen Kräutern, Früchten, Blättern und Wurzeln herstellen kann, natürlich nur in biologischer Qualität. Der Tee wird von der Klösterl-Apotheke in München unter dem Namen „Kräuter-Haus-Tee" und von der Franziskus-Apotheke in Neufahrn unter dem Namen „Fünf-Elemente-Tee" angeboten.

Immer wieder bestätigen mir Patienten, dass sie und ihre Bekannte den Fünf-Elemente-Tee regelmäßig trinken und wie gut er ihnen schmeckt. Ihr Süßigkeitsverlangen habe sich vermindert und es käme mit der Zeit zu einer Gewichtsabnahme. Bei einer Reihe von Frauen ging sogar die Zellulitis zurück.

Zur Zubereitung sollte ein gehäufter Esslöffel mit ¾-1 Liter kochendem Wasser überbrüht werden. Um das volle Wirkungsspektrum der Mischung auszunützen, sollte der Tee mindestens 30 min. und länger ziehen. Nur so können sich alle Wirkstoffe in vollem Umfang entfalten. Am besten ist es, die Teemischung in einem Teebeutel gefüllt zusammen mit heißem Wasser in einer Thermoskanne zu belassen. Alle Altersgruppen können den Tee ohne zeitliche Begrenzung bis 19 Uhr (Ende der Nierenzeit) trinken. Es werden drei bis vier Tassen pro Tag empfohlen. Bei Kleinkindern aber nicht mehr als ½ Liter pro Tag.

Hier die Rezeptur von „Fünf Elemente Tee":

• Fruc. Foeniculi cont.	30,0
• Fruc. Anisi cont.	30,0
• Fruc. Carvi cont.	30,0
• Rad. Liquirtiae cont.	30,0
• Fol. Urticae	40,0
• Herb. Equiseti	40,0
• Fol. Melissae	40,0
M.f. Spec.	240,00

26. Suchttherapie – Nikotinsucht

Nikotin ist ein weitverbreitetes Gift in unserer Gesellschaft. Rauchen erhöht das Lungenkrebsrisiko. 90 % aller Lungenkrebsfälle sind dem Rauchen zuzuschreiben.

Wie bei allen Suchttherapien ist auch bei der Nikotinsucht der Wille des Patienten ein entscheidender Faktor für den Erfolg. Daher ist es wichtig vor Beginn der Therapie zu klären, ob der Patient aus eigenen Beweggründen zur Behandlung gekommen ist oder auf Wunsch des Partners oder eines Familienmitgliedes. Manche Patienten sagen, sie möchten nur weniger rauchen. In diesem Fall gibt es eine hohe Rückfallgefahr. Ich habe vielen dieser Patienten nach dem Erstgespräch mitgeteilt, sie sollten erst wiederkommen, wenn sie wirklich fest entschlossen sind mit dem Rauchen aufzuhören. Normalerweise sind die Patienten für meine klaren Worte dankbar. Die Meisten kamen dann mit einem festen Willen wieder zurück und wurden in der Regel nach einer ein- bis dreimaligen Behandlung zum zufriedenen Nichtraucher.

Durch die Ohrakupunktur werden Entzugserscheinungen wie Nervosität, Unruhe und Konzentrationsschwierigkeiten gemildert. Da diese nach drei bis vier Tagen wieder stärker werden können, ist es ratsam, jeden 3. Tag eine Konsultation anzubieten, insgesamt drei Termine. Vor der ersten Behandlung hat der Patient eine 24-Stunden-Nikotinkarenz einzuhalten und alle Gegenstände in der Wohnung, die nach Rauch riechen, zu entfernen oder zu waschen. Bei der Behandlung sollte keine Kleidung getragen werden, die noch nach Tabak riecht.

Ohrakupunktur

Die folgenden Punkte können behandlungsbedürftig sein (▶ Abb. 137):

- Omega II
- Shen Men (55)
- Vegetativum I (51)
- Niere (95)
- Antiraucherpunkt
- Omega I
- Leber (97)
- Plexus bronchopulmonales
- Lunge (101)
- Bronchien (102)
- Polster (29)
- Angst/Sorge
- Antidepressionspunkt
- Freude/Kummer
- Vegetativum II/Graue Substanz (34)
- Thalamus (26)
- Haupt-Omega

Kombination I von Dauernadeln:

- Frustrationspunkt
- Antiaggressionspunkt
- P. Jerome (29b)

Kombination II von Dauernadeln:

- Schlund (84)
- Nikotinpunkt
- Begierdepunkt (29c)

Körperakupunktur

Die folgenden Punkte können behandlungsbedürftig sein: Du 20, Di 4, Lu 7, He 7 und Pe 6.

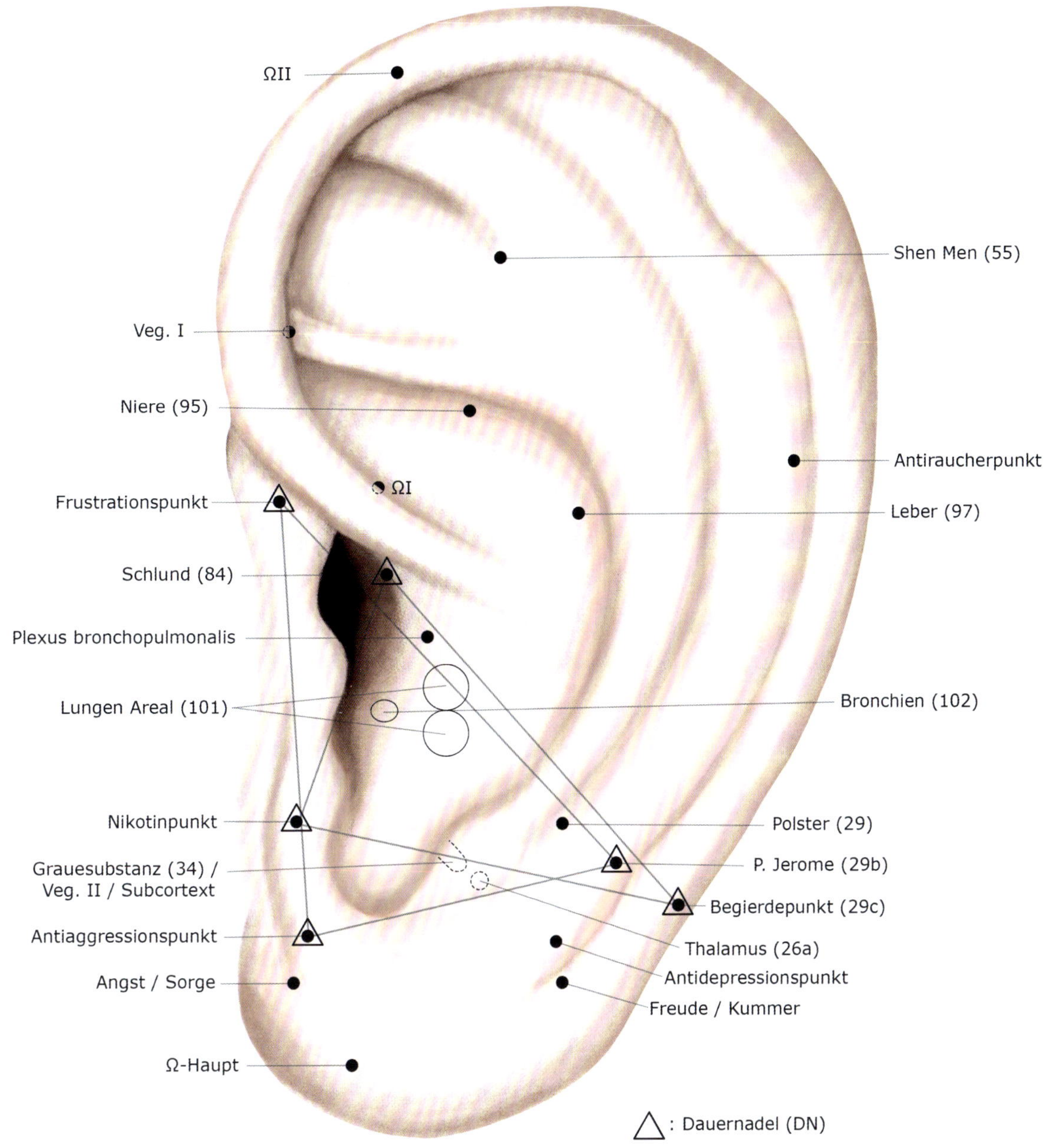

***Abb. 137**: Ohrpunkte bei Nikotinsucht. Dauernnadeln können gesetzt werden auf die drei Eckpunkte eines der beiden Dreiecke.*

Weitere Maßnahmen

Dem Patienten wird empfohlen in den ersten vier Wochen nach der Behandlung keinen Kontakt mit einer Gruppe zu haben, in der viel geraucht wird, und auf Alkohol und stark gewürzte Speisen zu verzichten. Bei Kreislaufstörungen als Folge der Abstinenz helfen Waldspaziergänge, Wassertreten nach Kneipp und das Trinken von Wasser in größeren Mengen. Zur Unterstützung der Nikotinentgiftung über die Bronchien und den Magen-Darm-Trakt können Lobelia inflata D4-D12 (indianische Tabakpflanze) und Tabacum D200 gegeben werden, die sich auch bei Übelkeit und Schwindel positiv auswirken.

Manche Patienten, insbesondere Frauen, nehmen nach der Entwöhnung zu. Das kann auch mit einer vermehrten Nahrungsaufnahme als Ersatzbefriedigung zu tun haben. Um dieser Gefahr vorzubeugen sollten mundgerecht Äpfel, Karotten, Paprika, Stangensellerie oder andere Lieblingsgemüsesorten kleingeschnittenen bereitgestellt werden, statt sich von Süßigkeiten verführen zu lassen. Empfehlenswert ist es auch viel Wasser und den „Fünf-Elemente-Tee" zu trinken.

27. Tinnitus

Tinnitus ist ein verbreitetes Phänomen in unserer Gesellschaft und ein relativ schwer behandelbares Krankheitsbild. Das hängt u. a. damit zusammen, dass wir unseren Stress nicht rechtzeitig abbauen und die Warnsignale unseres Körpers missachten. Somit fängt das Ohr an uns etwas lauter „zuzuflüstern". Irgendwann müssen wir dann damit beginnen zuzuhören. Ein Tinnitus ist also der Hinweis unseres Gehirns, dass wir uns mehr Aufmerksamkeit schenken, in die Stille gehen und uns sammeln sollen, damit unsere geschwächte Essenz wieder hergestellt werden kann.

Die TCM ordnet die Ohren dem Nieren-Funktionskreis zu. Nach der Fünf-Wandlungsphasen-Theorie sind die Nieren als Wasser-Element im Makrokosmos (Natur) der Winterzeit, der Stille und der Kälte zugeordnet. Im Mikrokosmos (menschlicher Organismus) sind sie dem Gehirn, dem Rückenmark und den Knochen zugeordnet. Darüber hinaus speichern die Nieren unsere Essenz, die aus angeborenen und erworbenen Anteilen besteht. Sie beherbergt auch unseren Willen und unsere Ängste. Eine Störung des Nieren-Qi zeigt möglicherweise, dass wir unseren Willen und unsere (Zukunfts-)Ängste harmonisch abwägen sollten.

Wenn unsere Essenz aus irgendeinem Grund erschöpft oder ausgelaugt ist, reagiert das dazugehörige Sinnesorgan – das Ohr. Die Ohren melden sich entweder durch eine erhöhte Geräuschwahrnehmung oder durch Taubheit. Zuvor können Symptome wie LWS-Schwäche, Knieschwäche, Schlafstörungen, innere Unruhe, Konzentrationsstörungen, chronische Müdigkeit oder Blutdruckschwankungen vorangegangen sein. Häufige Ursachen dafür sind lang andauernde Stresssituationen, Schock oder eine mangelhafte, bzw. unregelmäßige Ernährung. All diese Faktoren können zu Qi-Mangel und Blutstase mit einer entsprechenden disharmonischen Versorgung des Gehirns führen. Nachdem der Hörnerv ein Teil eines Hirnnervs ist, melden sich die Gehörorgane als „Warnsignal". Man sagt auch, dass nach einem dreimaligen Hörsturz ein Hirnschlag folgen kann. Der Ohrinfarkt ist somit evtl. ein Warnzeichen für eine cerebrale Disharmonie.

Tinnitus hat viele Facetten. Das Ohrgeräusch tritt in Form von Sausen, Pfeifen, Brummen oder Klingen auf. Es kann konstant gleichmäßig, anfallsartig oder pulssynchron, d. h. der Herzfrequenz angepasst, sein. Klinische Ursachen für Tinnitus sind Durchblutungsstörungen, Knalltraumata, Stress, innere Ohrerkrankungen wie Otitis media, Hörsturz, Otosklerose oder neurologische Erkrankungen (z. B. Akustikusneurinom).

Bei einem akuten Tinnitus habe ich mit MOAP häufig positive Erfahrungen gemacht. Manchmal brachte bereits eine einmalige Behandlung am Punkt Innenohr (9) eine Verbesserung. Ein Tinnitus, der bereits mehr als ein halbes Jahr besteht, hat geringere Chancen auf Heilung. Bei einem durch ein Knalltrauma verursachten Tinnitus bleibt meistens eine verminderte Hörfähigkeit zurück. Ein Tinnitus mit hohem/lautem Ton bildet sich schneller zurück, als einer mit leisem/tiefem Ton. Aber grundsätzlich ist nach einer Therapie immer eine Erleichterung zu beobachten, sei es auch nur der bessere Umgang mit der Erkrankung.

Die meisten Tinnituspatienten, die zu mir in die Praxis kamen, hatten bereits schulmedizinische Therapien wie Kortisongaben, Infusionen zur Förderung der Durchblutung oder Unterdruckkammerbehandlungen hinter sich gebracht, ohne die gewünschte Besserung erzielt zu haben. Bei einem länger bestehenden Tinnitus ist die Erfolgschance abhängig von der Grundkrankheit. Deshalb müssen zuerst die möglichen Hintergründe herausgefunden werden.

Auch eine Fehlstellung des oberen HWK kann Tinnitus verursachen, weshalb die HWS stets zu palpieren ist. Bei einer Wirbelstellungsanomalie sind irritierte Punkte in den entsprechenden Arealen des Ohres (Atlantookzipitalgelenk sowie C1–C3) aufzusuchen und nach der RAC-Pulstestung mit dem entsprechenden Stift per MOAP zu behandeln. Bei einem akuten Fall ist MOAP auch auf Innenohr (9) anzuwenden.

Dem Patienten sollten Aspekte seines Lebensstils, die einen negativen Einfluss auf seine Gesundheit haben, bewusst gemacht werden, um ihn bei einer Entscheidung für eine gesündere Lebensführung zu unterstützen.

Ohrakupunktur

Die folgenden Punkte können behandlungsbedürftig sein (▶ Abb. 138):

- Innenohr (9), evtl. Dauernadel
- Sensorielle Linie: Polster (29), Stirn (33), Sonne (35)
- Shen Men (55)
- Niere (95)
- Leber (97)
- Frustrationspunkt
- Ohr (20)
- ACTH
- Veg. II, Grauesubstanz/Subcortex (34), evtl. Dauernadel
- Antiaggressionspunkt
- Thalamus (26a)
- P. Jerome (29b), evtl. Dauernadel
- Energetische Behandlungslinie von Null-Punkt über die Ganglion cervicale superius ziehen und dabei empfindlich reagierenden Punkte aufsuchen.

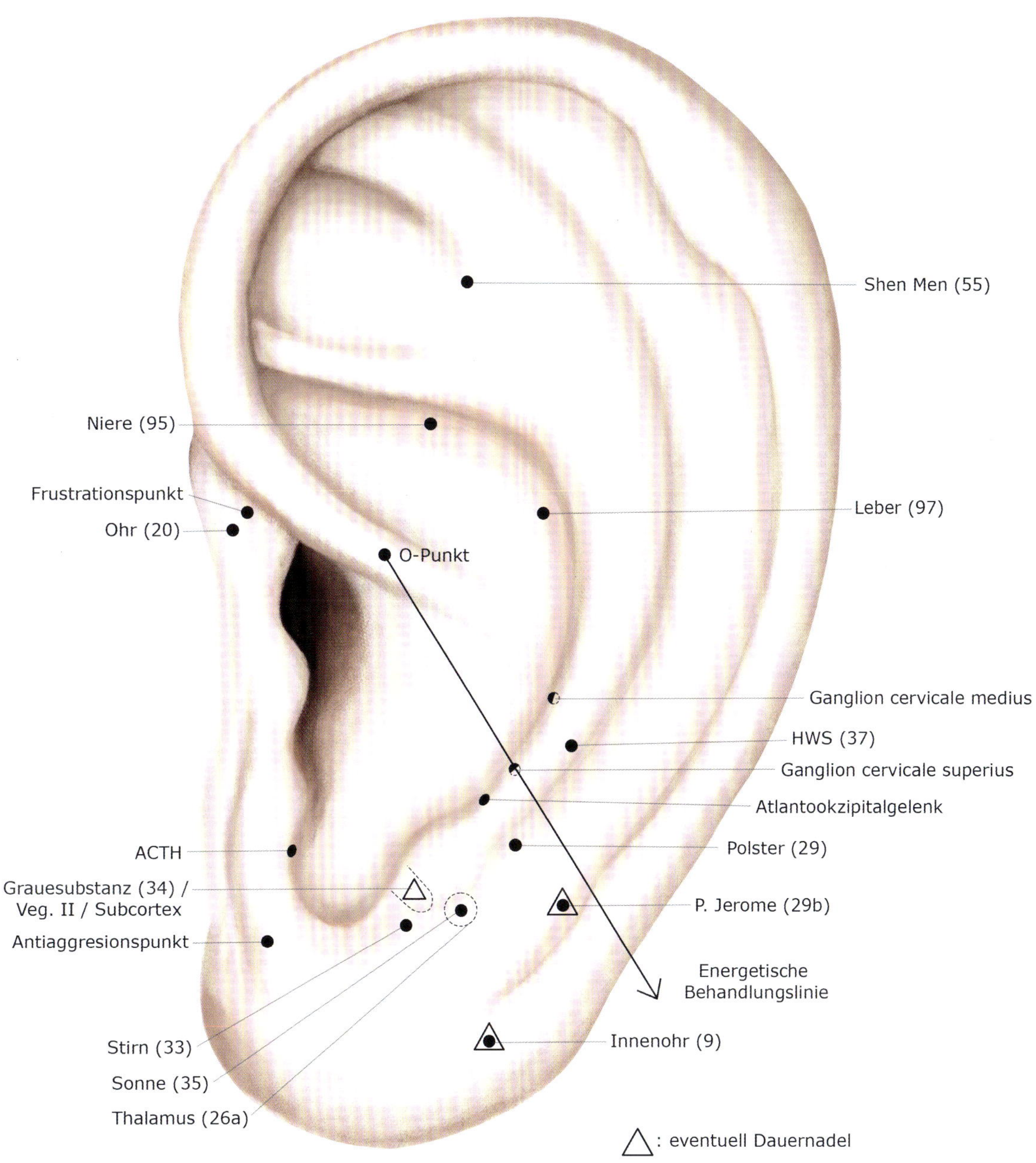

***Abb. 138**: Ohrpunkte bei Tinnitus*

Körperakupunktur

Sowohl die Symptome als auch die Behandlungsansätze differenzieren sich nach dem Typ des Tinnitus.

Fülle-Tinnitus. Dieser Tinnitustyp ist gekennzeichnet durch Feuer und Schleim in den gekoppelten Leber- und Gallenblasen-Funktionskreisen. Die Symptome sind Schwindel, arterielle Hypertonie, Gereiztheit und Schlaflosigkeit. Allgemein ein plethorischer Typ. Der Tinnitus ist oft laut mit einem hohen Ton. Die folgenden Punkte können behandlungsbedürftig sein:

- Fernpunkte Du 20, Le 2, Ga 42, Ma 40, 3E 3, Pe 6 und Di 4
- Lokalpunkte 3E 21, Dü 19, Gbl 2 und 3E 17
- Wenn der Tinnitus durch Wind oder Zugluft verursacht ist 3E 5 (anstatt 3E 3), Gbl 20 und Ren 4
- Bei plötzlichem Hörsturz 3E 16.

Leere-Tinnitus. Dieser Typ ist durch einen Mangel des Nieren-Yin gekennzeichnet, der zu einem Aufsteigen des Yang führt. Symptome sind Schwindel, Flimmern vor den Augen, Schwäche der Beine, empfindliche Nierengegend und empfindlicher LWS-Bereich. Der Tinnitus ist eher leise und häufig mit Schwerhörigkeit kombiniert.
Die folgenden Punkte können behandlungsbedürftig sein:

- Fernpunkte Le 3, Gbl 43, Ni 3, Bl 23 und Gbl 2
- Lokalpunkte 3E 21, Dü 19, Gbl 2 und 3E 17
- Bei Nackenverspannung zusätzlich Gbl 20 und Lu 7.

Bei gestörter Durchblutung ist eine Injektionsakupunktur mit durchblutungfördernden Mitteln angeraten. Jeweils 1 Ampulle Mucokehl D5, Ginkgo biloba Hevert Inj. und Pasconeural Injektopas 1–2 % zusammen in einer 5 ml Spritze aufziehen und mischen und auf Dü 19, 3E 21, Ga 2 und 3E 17 aufgeteilt intracutan bis subcutan injizieren. Es sollte vorher aspiriert werden, um sicher zu gehen, dass nicht ein Gefäß getroffen wird.

Orale Medikation

Generell ist hochdosiertes Ginkgo biloba zu empfehlen. Die weitere Medikation richtet sich nach den Ursachen des Tinnitus und den gegebenenfalls begleitenden Hörstörungen.

- Chronische, latente Durchblutungsstörungen: Mucokehl D5
- Durchblutungsstörungen mit Neigung zur Hypertonie: Arnica D6
- Durchblutungsstörungen infolge Gefäßspasmen: Secale cornutum D4
- Schwankende Durchblutung mit Hörstörungen: China D3
- Tubenkatarrh mit Hörstörungen: Bromum D6

28. Trigeminusneuralgie

Die Trigeminusneuralgie ist ein schwer behandelbarer Reizungszustand des fünften Hirnnervs. Die sehr heftigen Schmerzen treten häufig blitzartig auf und haben einen brennenden und stechenden Charakter. Sie können durch Kauen, Sprechen, Schlucken, Lachen, Berührung oder Zugluft sekundenschnell ausgelöst werden.

Der Trigeminusnerv (Drillingsnerv) teilt sich am Ganglion Gasseri, das an der Spitze des Felsenbeins liegt, in drei Äste. Der erste Ast, Nervus opthalmicus, führt über Stirn und Stirnhöhle zum Auge. Der zweite, Nervus maxillaris, verbindet das Gehirn mit Wange, Oberkiefer und den Zähnen. Der dritte, Nervus mandibularis, innerviert die Unterkieferregion. Je nachdem welcher Nervenast betroffen ist, tritt der Schmerz in unterschiedlichen Regionen auf. Am häufigsten im Ober- oder Unterkiefer, in der Nase, in den Wangen, im Kinn und im Schlund.

Die klassische Trigeminusneuralgie tritt überwiegend bei Frauen auf. Sie ist eine Reizung oder Schädigung der Nervenscheide des Nervus trigeminus in Folge eines Unfalls oder durch den Ausdehnungsdruck eines benachbarten Blutgefäßes, z. B. bei einer Arteriosklerose. Dieser Neuralgietyp kann aber auch aufgrund einer Entzündung des Nervus trigeminus oder eines Virusinfekts entstanden sein.

Möglich ist das Auftreten einer sekundären Trigeminusneuralgie als Nebensymptom eines benignen Nerventumors wie eines Akustikusneurinoms, einer Metastase eines malignen Tumors oder einer Multiplen Sklerose.

Die meisten herkömmlichen Schmerzmittel sind bei einer Neuralgie, also auch bei einer Trigeminusneuralgie, wirkungslos. Stattdessen verordnet man oft Antiepileptika. Wirken auch diese nicht, wird häufig eine Operation durchgeführt, z. B. eine Ganglion-Gasseri-Thermokoagulation oder eine mikrovaskuläre Dekompression. Die Operation führt nur bei 15–20 % der Patienten zur Schmerzfreiheit. Es können Komplikationen wie eine Gesichtslähmung auftreten oder Dauerschmerzen zurückbleiben.

Der Therapieerfolg einer MOAP, Ohr- und Körperakupunktur hängt von der Grundkrankheit ab. Bei einer klassischen Trigeminusneuralgie zeigen sich meistens gute Ergebnisse. Bei einer chronischen Trigeminusneuralgie kann der Behandlungsverlauf zäh sein und verlangt vom Behandler und dem Patienten viel Geduld. Nach Erfolg bietet sich eine prophylaktische Intervallbehandlung an, um Rückfälle zu vermeiden. Wind und Kälte wirken nach der TCM-Theorie sehr negativ auf eine Trigeminusneuralgie und provozieren Rückfälle. Daher sollte der betroffene Bereich warm gehalten werden. Auch im Sommer ist ein Schutz mit einem Seidenschal zu empfehlen.

Zu Beginn der Therapie werden Wange (11), Oberkiefer (5) oder Unterkiefer (6) mit MOAP behandelt.

Ohrakupunktur

Die folgenden Punkte können behandlungsbedürftig sein (▶ Abb. 139):

- Shen Men (55)
- Niere (95)
- Galle/Pankreas (96)
- Leber (97)
- Ganglion cervicale medius
- Ganglion cervicale superius
- Polster (29)
- P. Jerome (29b), evtl. Dauernadel
- ACTH
- Vegetativum II/Subcortex/Graue Substanz (34)
- Sonne (35)
- Stirn (33)
- Antiaggressionspunkt
- Zunge (4)
- Gaumen (2)
- Antidepressionspunkt
- Auge (8)
- Analgesiepunkt, evtl. Dauernadel
- irritierte Punkte auf der energetischen Behandlungslinie vom Null-Punkt in Richtung des betroffenen HWS-Segments
- Trigeminuszone (am empfindlichsten Punkt evtl. mit Dauernadel)

Körperakupunktur

Die folgenden Punkte können behandlungsbedürftig sein: Di 4, 3E 5, Ma 44, Le 2, Le 3, Gbl 20, Du 26, Dü 18, Di 20, Ma 2, Ma 3, Ma 4, Ma 6 zu 7 mit Quetsch-/Schiebetechnik, Ex 2 (Tai Yang. Die Sonne), Ren 24 und Ex 7 (Jia Cheng Jiang, neben dem Punkt, der die Flüssigkeiten aufnimmt).

Orale Medikation

Empfohlen ist die Gabe von Magnesium, 300–400 mg pro Tag und Magnesium phosphoricum D6 (mindestens 3x 10 Tbl. jeweils in ¼ L. heißem Wasser aufgelöst).

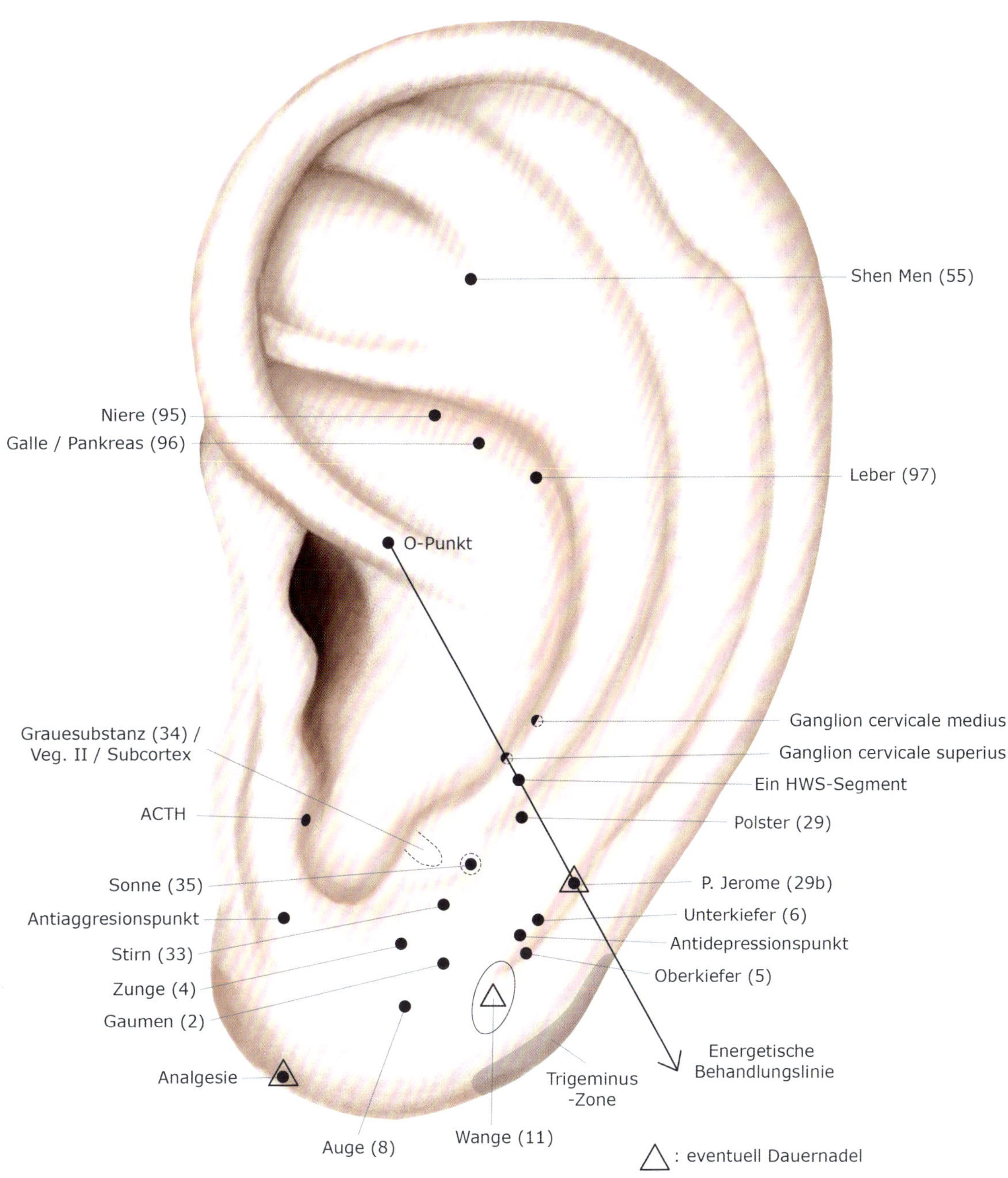

***Abb. 139**: Ohrpunkte bei Trigeminusneuralgie*

29. Zosterneuralgie

Die Zosterneuralgie wird durch den Varicella-Zoster-Virus verursacht, der zu den Herpesviren gehört. Windpocken im Kindesalter hinterlassen oft inaktive Varicellaviren. Bei einem geschwächten Immunsystem können die Viren im Alter wieder aktiv werden und eine Gürtelrose (Herpes Zoster) verursachen. Die ersten Effloreszenzen treten häufig am Rippenbogen auf, sie können aber auch an Hals, Schulter, Rücken, Gesicht und den Geschlechtsorganen erscheinen. Der Inhalt der Bläschen ist hoch ansteckend. Eine Gürtelrose ist mit starken, stechenden und brennenden Schmerzen verbunden, welche meist mit der Bläschenbildung oder schon zwei bis drei Tage vorher beginnen. Die Nervenentzündung (Zosterneuralgie) bleibt bei ca. 10 % der Patienten nach Abheilung der Bläschen bestehen. Eine solche Post-Zoster-Neuralgie tritt insbesondere im Alter von mehr als 60 Jahren auf. Je länger die Post-Zoster-Neuralgie dauert, desto schwieriger und langwieriger kann die Genesung werden. In der Schulmedizin setzt man meistens eine antivirale Chemotherapie ein.

Bei Herpes Zoster betragen die Akupunkturbehandlungsintervalle für die ersten drei bis vier Sitzungen zwei bis drei Tage, danach 2x wöchentlich. Nach Besserung der Symptome wird 1x wöchentlich akupunktiert, es sind insgesamt ca. 12 Sitzungen nötig. Im Falle einer Post-Zoster-Neuralgie variiert die Behandlung je nach Beschwerden, meistens ca. 10–12 Sitzungen, 2x wöchentlich.

Vor der Akupunkturbehandlung wird der am empfindlichsten irritierte Ohrpunkt im sensiblen Anteil der Medulla spinalis des betroffenen Segments (bei Gürtelrose häufig das BWS-Segment) mit MOAP behandelt. Eventuell setzt man anschließend eine Dauernadel.

Ohrakupunktur

Die folgenden Punkte können behandlungsbedürftig sein (▶ Abb. 140):

- Allergie (78)
- Urticariazone
- Shen Men (55)
- Niere (95)
- Leber (97)
- Magen (87)
- Lungenareal (101)
- Interferon
- Thymus
- ACTH
- Vegetativum II/Graue Substanz (34)/Subcortex
- Sonne (35)
- Thalmus (26a), evtl. Dauernadel
- Antiaggressionspunkt
- Omega-Hauptpunkt
- Analgesiepunkt, evtl. Dauernadel
- Energetische Behandlungslinie v. Null-Punkt zu BWS-Segment ziehen und dabei empfindliche Punkte aufsuchen

Körperakupunktur

Die folgenden Punkte können behandlungsbedürftig sein: 3E 6, Di 11, Gbl 34, Mi 6, Mi 10, Le 5, Du 14 und lokale Ah-Shi-Punkte.

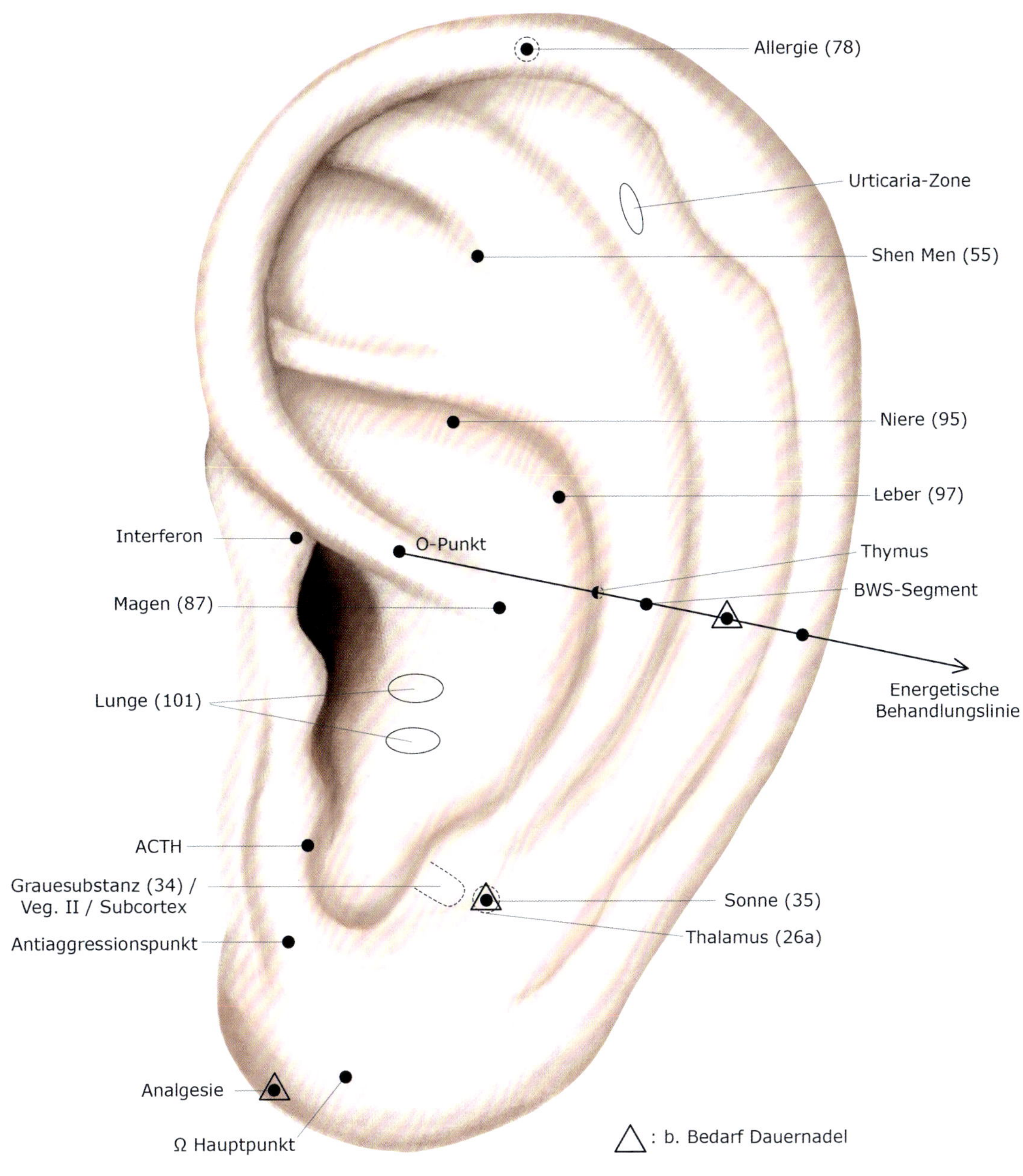

***Abb. 140**: Ohrpunkte bei Zosterneuralgie*

Weitere Maßnahmen

Abwechselnde Behandlung des betroffenen Bereichs mit

- Beklopfen mit dem Pflaumenblütenhämmerchen bis eine petechienartige Mikroblutung entsteht
- Procainquaddeln als perkutane Infiltrationstherapie.

In der Naturheilkunde ist es das Wichtigste, die primären Ursachen zu berücksichtigen und das Immunsystem zu unterstützen. Deshalb sind eine Nosodentherapie mit Herpes-Zoster-Viren, eine Ausleitungstherapie über die Lymphe, Nieren und Leber und evtl. eine Mikroimmuntherapie (Fa. Labo life) zu empfehlen.

30. Zystitis

Die Zystitis, auch Blasenentzündung, Blasenkatarrh oder Harnwegsentzündung genannt, wird meistens durch Bakterien (häufig E. coli-Bakterien oder Staphylokokken) verursacht. Zystitis betrifft Frauen häufiger als Männer, denn Frauen haben eine kürzere Harnröhre und damit ist der Weg für bakterielle Infektionen kürzer. Eine Zystitis kann auch durch eine Schleimhautreizung in Folge eines Blasenkatheters oder einer Blasenspiegelung entstehen. Bei Diabetikern bietet der zuckerreiche Urin einen guten Nährboden für Bakterien.

Die Symptome sind ein brennender, stechender Schmerz beim Wasserlassen und ein häufiger Harndrang. Es kommt auch zu krampfartigen Unterleibschmerzen. Eine leichte Blasenentzündung kommt mit viel Trinken, Wärmeauflagen auf die Blase und Bettruhe relativ schnell wieder in Ordnung. Schwieriger und langwieriger wird es, wenn sich eine chronische Blasenentzündung entwickelt hat. Hier ist es wichtig darauf zu achten, dass die Entzündung nicht durch den Harnleiter in die Nieren aufsteigt. Sobald eine Mikro- oder Makrohämaturie festgestellt wird, sollte man einen Facharzt konsultieren.

Relativ wenig ist bekannt über die interstitielle Zystitis, eine abakterielle Blasenentzündung. Diese hängt mit einer geschwächten, gereizten oder veränderten Schleimhaut an der Innenwand der Blase zusammen. Normalerweise ist die Schleimhaut ein robuster Schutz der Blasenwand, aber unser Harn kann je nach Stoffwechsel sehr aggressiv sein. Die Blasenschleimhaut kann sich durch wiederholte Reizung und vermutlich auch durch eine Immunschwäche verändern. Die interstitielle Zystitis wird als Autoimmunerkrankung eingestuft.

Ohrakupunktur

Die folgenden Punkte können behandlungsbedürftig sein (▶ Abb. 141):

- Shen Men (55)
- Harnröhre (80)
- Blase (92)
- Plexus urogenitalis
- Ureter (94)
- Niere (95)
- Interferon
- Thymus
- Milz (98)
- Vegetativum II/Graue Substanz (34)

Körperakupunktur

Die folgenden Punkte können behandlungsbedürftig sein: Ren 3, Ni 13 (beide mit Moxibustion), Ni 7, Bl 25, Bl 28, Bl 39, Le 8 und Mi 6.

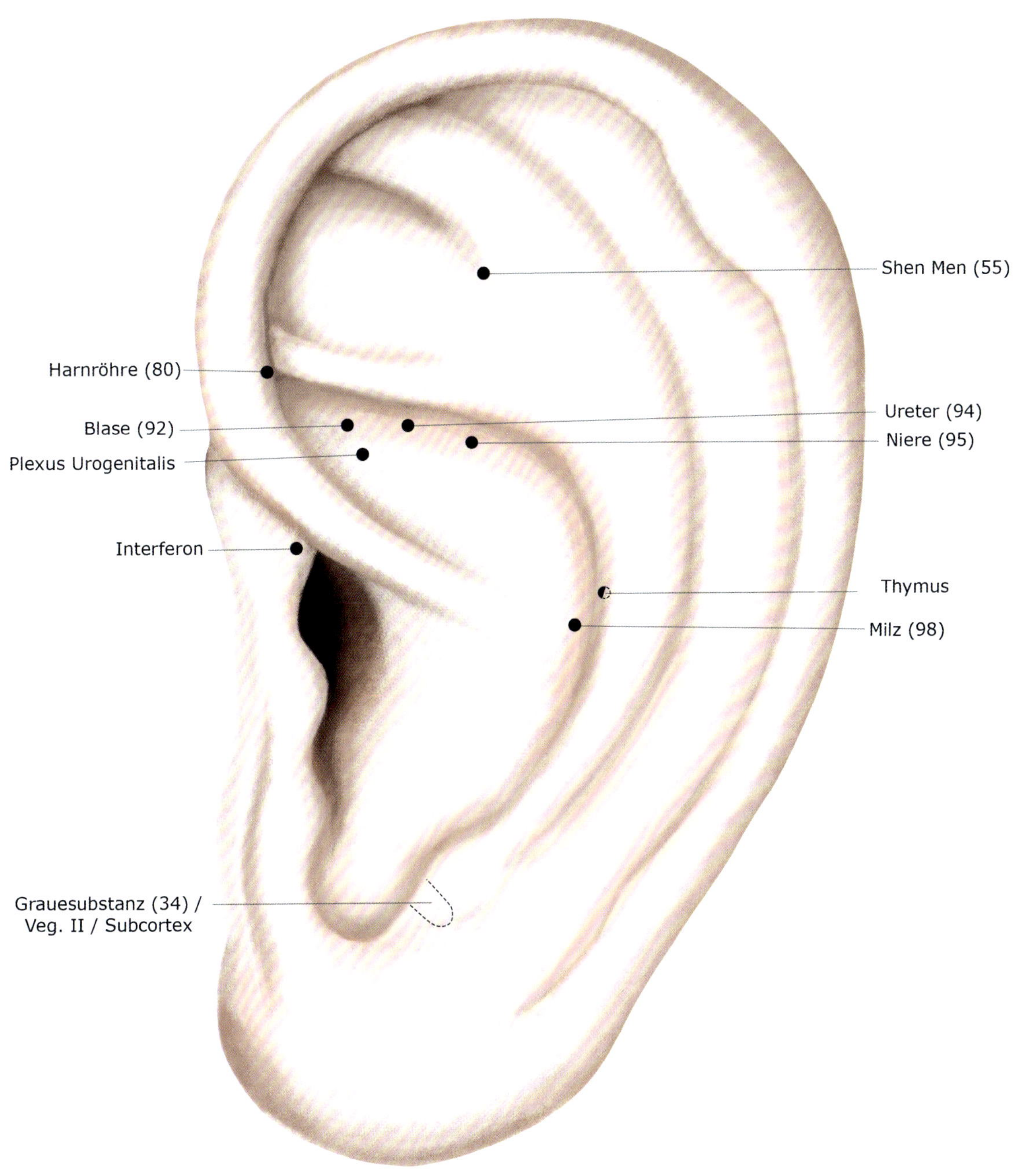

***Abb. 141**: Ohrpunkte bei Zystitis*

Moxa-Dampfbehandlung

In der TCM-Theorie wird die Zystitis als eine Kälte-Nässe-Erkrankung angesehen. Der Klimaaspekt Kälte ist dem Funktionskreis der Nieren zugeordnet. Eine Disharmonie durch Kälteeinwirkung kann das Nieren-Qi schädigen. Daher ist Wärme bei Blasenentzündung als ein wesentlicher Behandlungsaspekt zu sehen. Wichtig sind auch innere und äußere Ruhe. Sehr zu empfehlen ist die Behandlung mit Moxadämpfen. Die Patienten können dies selbst praktizieren: zwei bis drei gehäufte Esslöffel Moxakraut (es reicht die grobe Form, die in Geschäften für Akupunkturbedarf bezogen werden kann) werden in einer breiten Schüssel, die in eine Toilette hineinpasst, mit kochendem Wasser übergossen. Man setzt sich ohne Toilettenbrille über die Schüssel und lässt die Moxadämpfe über den Bereich der Harnröhre und der Blase streichen. Wichtig zu beachten ist, dass man sich mit den heißen Dämpfen nicht verbrennt. Sobald sich das Wasser abgekühlt hat, ist die Behandlung beendet. Die Moxadämpfe sind wohltuend und wirkungsvoll. Die Krämpfe lassen meistens sofort nach. Zusätzlich hat das Moxakraut eine antibakterielle Wirkung. Die Behandlung sollte täglich bis zur Besserung durchgeführt werden.

Die Moxa-Dampfbehandlung ist auch bei gynäkologischen Erkrankungen, wie z. B. bei einer Ovarialzyste oder bei Unterleibskrämpfen zu empfehlen.

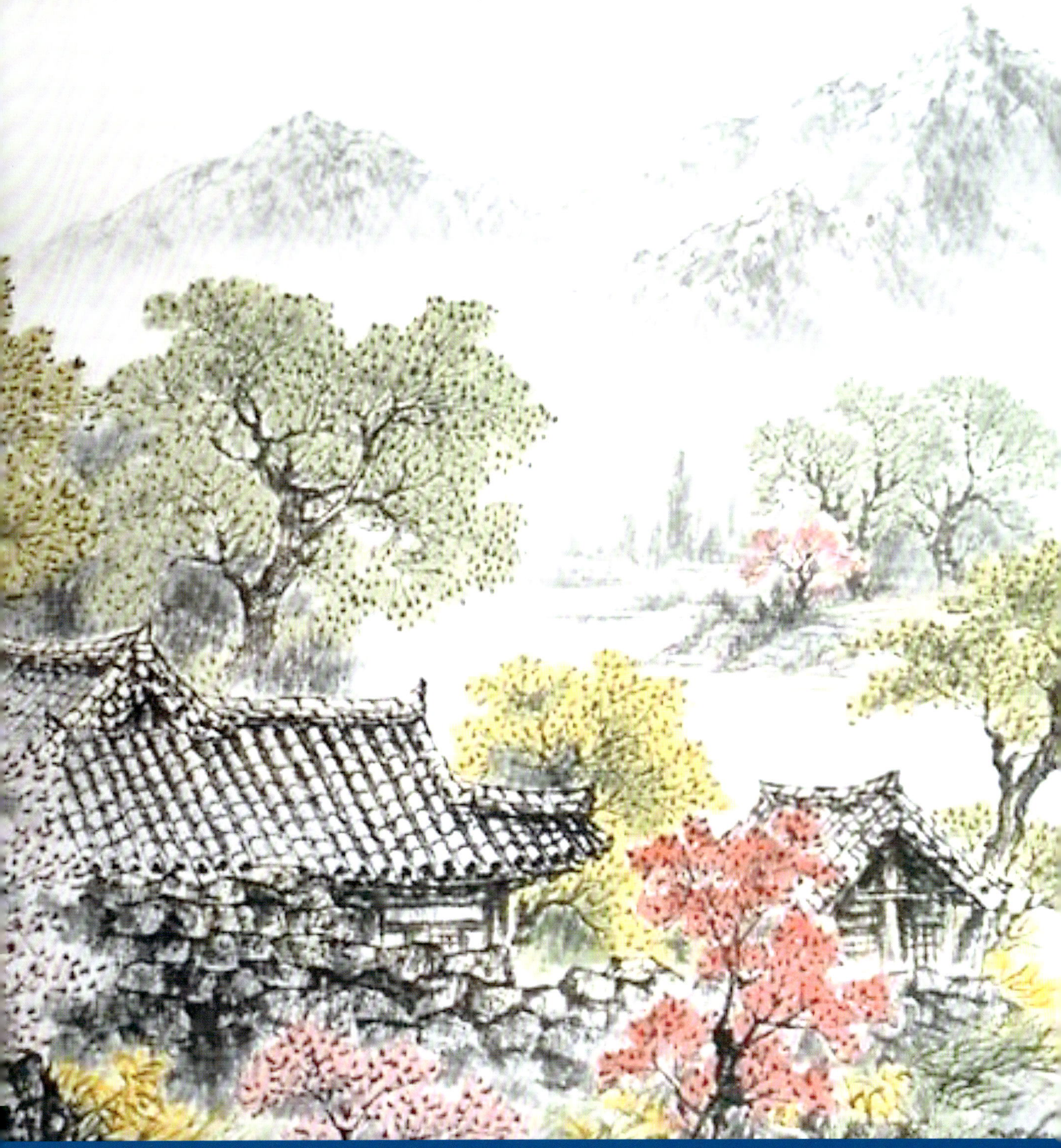

IV. Grundlagen der Traditionellen Chinesischen Medizin

Dieser vierte Teil des Buches beschränkt sich auf die Grundbegriffe der TCM und eine Einführung in ihre diagnostischen Methoden. Er soll Lesern, die nicht mit der TCM vertraut sind, einen Einblick in die Bedeutung der in den vorherigen Kapiteln erwähnten Begriffe geben. Für ein tiefergehendes Studium der TCM sei auf die weiterführende Fachliteratur verwiesen.

1. Geschichte der Akupunktur und Akupressur

Der Begriff „Akupunktur“ ist eine Wortschöpfung französischer Jesuiten. Es setzt sich aus „acus“ (Nadel) und „punctura“ (Stich) zusammen. In China wird das Wort „Zhen Jiu“ verwendet, was mit „Stechen und Brennen“ übersetzt werden kann, also Akupunktur und Moxibustion (Brennbehandlung mit Beifußkraut). „Jiu“ bedeutet eigentlich „der am Feuer hockende Mensch“.

Aufgrund archäologischer Funde werden erste Anfänge der Akupunktur in Form der „Spitzensteintherapie“ bereits um 5.000 v. Chr. im Neolithikum vermutet. Möglicherweise verwendete man spitze Steinabschläge zunächst als chirurgische Instrumente zum Öffnen von Abszessen, mit der Zeit dann auch als Blutungsnadeln. Erste Formen der Akupressur stammen ebenfalls aus dieser Zeit. Man wusste bereits, dass durch Massieren bestimmter Körperzonen Krankheiten geheilt und Schmerzen gelindert werden können. Dabei fand man verschiedene, besonders empfindliche und zugleich heilend wirkende Punkte, welche man heute als Akupunkturpunkte verwendet. In der Bürgerkriegszeit (403–221 v. Chr.) kam es zu einem Aufschwung der Metallverarbeitung. In diese Zeit fällt der Anfang der Akupunktur mit Metallnadeln. Die Moxatherapie ist vermutlich älter als die Behandlung mit Nadeln.

Die *Innere Heilkunde des gelben Kaisers* (Huangdi Neijing) ist einer der ältesten Medizinklassiker der Menschheit. Er wurde in der Han-Zeit (206 v. Chr.–220 n. Chr.) von verschiedenen Autoren zusammengestellt. Im Huangdi Neijing wird angegeben, dass die Spitzensteintherapie aus dem Süden des Gelben Flusses (Yangtze Kiang) stammt. Der Ursprung der chinesischen Kultur hat seinen Sitz ebenfalls in diesem Gebiet. Im Gegensatz dazu kommt die Moxibustion aus dem Norden Chinas. Die Menschen dieser Region litten durch die kalten Wetterverhältnisse mehr an Muskelversteifungen, Gelenkblockaden und rheumatischen Beschwerden als die restliche Bevölkerung Chinas. Moxabehandlungen brachten für solche Erkrankungen ausgezeichnete Ergebnisse.

Der Huangdi Neijing begründet die Traditionelle Chinesische Medizin. Er besteht aus zwei Bänden und ist in Form von Zwiegesprächen zwischen Huangdi und Chipo geschrieben. Huangdi, der legendäre „Gelbe Kaiser“ (um 2600 v. Chr.), war einer der ersten Urkaiser Chinas. Es soll auch der Erfinder des Mondkalenders gewesen sein. Chipo war der Minister und Leibarzt des Gelben Kaisers.

Im ersten Band des Huangdi Neijing (Ling Shu) werden die Wirkung der Akupunktur, die Lage der Akupunkturpunkte, die Moxibustion und die Lehre von den Meridianen beschrieben. Der zweite Band (Su Wen) widmet sich der Physiologie, den äußeren und inneren krankmachenden Faktoren, der Lehre von Yin und Yang sowie der Fünf-Elemente-Lehre. Ferner findet sich darin das I Ging, das Buch der Wandlungen.

Das goldene Zeitalter der Akupunktur war während der Zeit der Sung-Dynastie (960–1280 n. Chr.). Zum ersten Mal wurden Leichen seziert sowie Akupunkturpunkte und Meridiane auf Bronzestatuen als Übungsobjekte aufgezeichnet. Eine der ersten Akupunkturstatuen aus Bronze wurde während des Boxeraufstandes von den Japanern beschlagnahmt und befindet sich bis zum heutigen Tag im japanischen Nationalmuseum. Aus der Zeit der Sung-, Yuan- und Ming-Dynastien stammen viele Überlieferungen berühmter Akupunkteure.

In der Mandschu-Periode (1644–1911 n. Chr.) kam es zu einer Stagnation der Akupunktur. Manche Akupunkteure wollten die ursprünglich überlieferten Akupunkturregeln mit allen möglichen Zaubertricks als geheimnisvolle Praktiken verschleiern, sodass das reine Wissen um die Akupunktur in großen Teilen verloren ging. Eine Weiterentwicklung wurde dadurch aufgehalten.

Der erste Kontakt des Westens mit der Akupunktur entstand durch Missionare und Kaufleute insbesondere holländischer und portugiesischer Handelsniederlassungen. Sie brachten die Akupunktur in ihre Heimatländer. Es gab jedoch Schwierigkeiten durch falsche Interpretationen, vor allem aufgrund unterschiedlicher Denkweisen der europäischen und chinesischen Medizin. Vielmehr entwickelte sich zunächst ein Austausch von Wissen auf anderen Gebieten, beispielsweise über naturwissenschaftliches Denken der westlichen Zivilisation und die Porzellanmanufaktur, Malerei, Musik, Architektur und Gartengestaltung der chinesischen Kultur. Daraufhin fand die Akupunktur einen zweiten Zugang nach Europa, insbesondere nach Frankreich. In Deutschland befasste man sich erst nach dem 2. Weltkrieg mit ihr.

In China öffnete man sich erst nach der Führungszeit von Mao Tse Tung (1949–1966) und dem sich anschließenden Bürgerkrieg (bis 1968) für weitere Entwicklungen der Akupunktur. Dazu gehörten neurologische und analgetische Theorien zur Erklärung der Nadelstichwirkungen. Diese kamen zum Teil aus Korea und Japan. Die Theorien bezogen sich dabei auf die Head`schen Zonen, bioelektrische Phänomene und körpereigene, morphiumähnliche Hormonausschüttungen durch Akupunktur u. a.

Insbesondere die Analgesie erweckte das Interesse westlicher Mediziner an der Akupunktur. Wissenschaftliche Untersuchungen von *Ronald Melzack* (Psychologe) und *Patrik D. Wall* (Neurowissenschaftler) führten 1965 zur „Gate-Control-Theory" (GCT) vom Wirkungsmechanismus der Akupunktur und manueller Therapien. Demnach wird die Weitergabe neuronaler Informationen durch einen nozizeptiven Reiz (Schmerzreiz) im Rückenmark durch ein neurophysiologisches „Tor" kontrolliert. Dabei spielen drei Faktoren eine wesentliche Rolle: spezielle Rezeptoren für die Wahrnehmung des Schmerzsignals, emotionale Faktoren sowie die Dicke und Schnelligkeit der leitenden Nervenfaser. Eine Erweiterung der GCT betrifft die Freisetzung von Endorphinen und Enkephalinen als Schmerzantwort des Körpers.

2. Die Grundbegriffe

2.1 Dao (Tao)

Der Basislehre der TCM, die „Fünf-Elemente-Lehre", ist aus der philosophischen Weltanschauung der Daoisten entstanden. Sie betrachteten die Natur als nach außen gekehrter Mensch und den Menschen als nach innen gekehrte Natur. Somit ist die TCM eine philosophische Medizin.

Der legendäre Philosoph Laozi (6. Jahrhundert v. Chr.) ist Gründer der Daoismus. Sein Werk wurde durch den Han-Kaiser Jing (157–141 v. Chr.) als Dao de jing (Tao te king) schriftlich erfasst. Dieser Text stellt das Hauptwerk des Daoismus dar. Laozi wurde sehr verehrt. Seine Lehre hat bis zum heutigen Tag einen geltender Einfluss in gesamten asiatischen Kulturkreis.

Die daoistische Lehre entstammt der Betrachtung der Natur sowie der irdischen und kosmischen Abläufe. Dao ist das Nicht-in-Erscheinung-getretene-Sein, das hinter allen Dingen steht. Die Leere des Kreises soll dies symbolisieren (▶ Abb. 142). So wird ein Krug durch seine Leere zum wasserfassenden Gefäß und ein Haus durch die Leere seiner Räume bewohnbar. Das Dao-Symbol steht für die Leere und gleichzeitig für das Ganze und ist auch mit der menschlichen Pupille zu vergleichen. Die Pupille ist ein Loch, die nur durch die sie begrenzende Iris als solche in Erscheinung tritt.

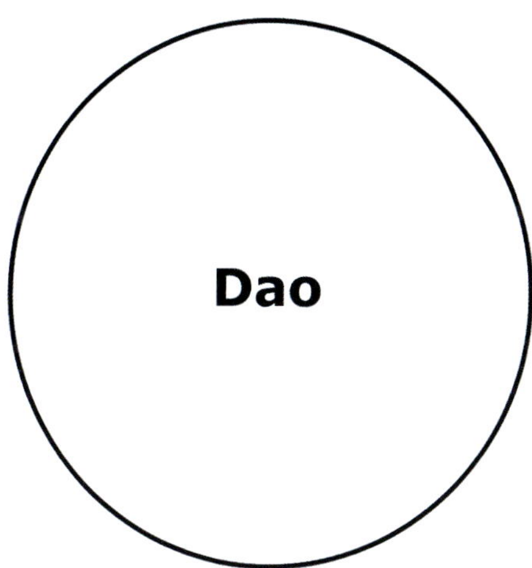

Abb. 142: *Das Dao-Symbol*

Der Daoismus lehrt sich mit den Regeln der Natur vertraut zu machen und die Vorgänge auf der Erde und im Menschen im kosmischen Zusammenhang zu sehen.

Das Bestreben des Daoismus ist sich harmonisch in die natürliche Systematik einzugliedern. Denn der Mensch ist auch ein Teil der Natur und des Kosmos. Je besser es der Mensch versteht, sich in die Gesetzmäßigkeiten der Natur einzufügen, umso mehr wird er seine Gesundheit bewahren. Alle körperlichen Vorgänge entsprechen den Gesetzen der Natur. Die Akupunkturlehre basiert auf diesem daoistischen Gedankengut. Sie hilft aus der Balance geratene Zustände und Vorgänge des Körpers wieder in die Mitte zu rücken und im besten Fall eine körperlich-seelisch-geistige Harmonie herzustellen. Somit ist die Akupunktur eine ganzheitliche Ordnungstherapie.

In der Mitte zu sein bedeutet nach dem daoistischen Gedankengut, seinem Wesen gemäß zu leben, d. h. sich individuell und subjektiv im Gleichgewicht zu befinden, bzw. sich ins Gleichgewicht zurück zu balancieren.

Dao ist ein Weg in Raum und Zeit und zugleich die Quelle allen Seins, aus welcher Qi (Lebensenergie, Vitalität) fließt und die alle Wesen und Dinge durchdringt. Laozi sagt dazu:

„Das Dao erzeugt die Einheit, die Einheit erzeugt die Zweiheit und die Zweiheit erzeugt sämtliche Wesen, die wir kennen (Dao/Yin-Yang). Dao des Himmels ist die Fülle verringern, um den Mangel zu ergänzen".

Und weiterhin:

„Das Yin/Yang ist das Dao von Himmel und Erde. Und die Richtschnur der zehntausend Wesen; Vater und Mutter von Veränderung und Umgestaltung, Wurzel und Anfang von Entstehung und Vernichtung, die Aula der sich manifestierenden konstellierenden Kraft".

Im Huangdi Neijing heißt es: „Diejenigen, die gegen die Grundregeln des Universums verstoßen, reißen sich die eigenen Wurzeln aus und zerstören ihr wahres Selbst".

2.2 Yin und Yang

Das Universum ist eine Schwingung der beiden Aktivitäten Yin und Yang und deren gegenseitiger Abwechslung. Aus der harmonischen Verschmelzung von Yin und Yang entsteht Qi, welches das Leben bewirkt. In der Yin-Yang-Monade (▶ Abb. 10) stellt der Kreis das Dao dar. Die innewohnenden polaren Kräfte Yin und Yang greifen wechselnd fließend ineinander. Der helle Punkt auf der Yin-Hälfte symbolisiert das Verwandlungspotenzial ins Yang und der dunkle Punkt auf der Yang-Hälfte das Verwandlungspotenzial ins Yin. „Yin bringt Yang hervor, Yang setzt Yin in Bewegung".

Die aus der Einheit des Dao hervorgegangene Zweiheit von Yin und Yang ist der Ursprung aller Wesen und Dinge. Diese beiden Energien erzeugen in ihrem Wechselspiel die Differenziertheit all unseres Seins. Trotz ständiger Bewegung innerhalb der Sphäre der Unendlichkeit – durch den Kreis versinnbildlicht – herrscht Ausgewogenheit und Harmonie.

Nach der TCM-Lehre wird diese Theorie direkt auf den Menschen übertragen. Der Mensch steht zwischen Himmel und Erde (Himmel – Mensch – Erde). Vom Himmel bekommt er Yang-Energie, von der Erde Yin-Energie. Man stelle sich einen Menschen vor, breitbeinig fest auf der Erde stehend, mit ausgestreckten Armen nach oben zum Himmel (▶ Abb. 9). Nach diesem Bild sind auch die Meridianverläufe angelegt. Die Yang-Hand-Meridiane fließen von der Fingerspitze zu Kopf und Gesicht, Yang-Fuß-Meridiane fließen vom Kopf zum Rücken und enden am Fuß. Die Yin-Fuß-Meridiane beginnen am Fuß, fließen entlang der Innenseite des Beins und enden im Brustbereich. Die Yin-Hand-Meridiane fließen vom vorderen Brustbereich durch die Innenseite des Armes bis zur Fingerspitze. Daher entspricht beim menschlichen Körper der Rücken dem Yang, der Bauch dem Yin. Man denke dabei an einen auf einem Acker arbeitenden Menschen, der nach unten gebückt am meisten auf seinem Rücken von der Sonne beschienen wird.

Die Lebensenergie ist Yang (Qi), das Blut ist Yin (Xue). Xue nährt das Qi. Qi regiert das Xue. Mit anderen Worten Yin bringt Yang hervor, Yang setzt Yin in Bewegung.

2.3 Hauptaspekte von Yin und Yang

Yin= struktiv, statisch
Yang= aktiv, expansiv
Yin und Yang erzeugen sich gegenseitig
Yin und Yang kontrollieren sich gegenseitig

Yin und Yang verwandeln sich ineinander (Transformation). Dadurch sind Yin und Yang ein sich veränderndr und kein absoluter Zustand. Das heißt, je nach äußeren und inneren Einflüssen kann der Zustand variieren. Dies sei durch zwei Beispiele erläutert.

Wasser als Yin- und Yang-Model. Wasser ist potenziell im ausgeglichenen Zustand von Yin und Yang. Wenn man das Wasser aber erhitzt, verdampft es. Das flüssige Wasser hat sich in ein Gas verwandelt, also in eine Yang-Form transformiert (yangisiert). Unter Kälte wird das Wasser zu seiner Yin-Form, zu Eis (es wird yinisiert). Je nachdem wieviel Hitze oder Kälte einwirken, variiert der Zustand des Wassers. Dennoch bleibt das Wesen des Wassers als Wasserelement unverändert.

Yin und Yang im Tagesablauf. Im Allgemeinen ist der Tag dem Yang und die Nacht dem Yin zugeordnet. Der Vormittag ist Yang-Zeit. Daher kann man es Vormittags-Yang in der Yang-Zeit nennen. Mittags um 12 Uhr, wenn die Sonne am höchsten steht, ist das Yang potenziell am stärksten ausgeprägt. Ab 12 Uhr nähert sich die Sonne dem Westen zu und wird potenziell weniger stark. Deshalb spricht man vom Nachmittags-Yin in der Yang-Zeit. Nach dem gleichen Prinzip ist von 18–24 Uhr potenziell Yin in der Yin-Zeit und ab 24–6 Uhr morgens, wo sich die Sonne dem Osten zuwendet, Yang in der Yin-Zeit.

2.4 Ausprägungen von Yin und Yang

Yin und Yang finden sich in den unterschiedlichsten Formen in der Natur und in uns (▶ Tab. 11).

Yin	Yang
Erde	Himmel
Nacht	Tag
Mond	Sonne
Regen	Wind
Dunkel	Hell
weiblich	männlich
Körper	Geist
Blut	Energie
Körperinneres	Körperoberfläche
Körpervorderseite	Körperrückseite
rechte Körperhälfte	linke Körperhälfte
Speicherorgane	Hohlorgane
venös	arteriell
diastolisch	systolisch
kalt/kühl	heiß/warm

▶

***Tab. 11**: Beispiele von Yin und Yang*

Yin	Yang
chronisch	akut
passiv	aktiv
Ruhe	Bewegung
langsam	schnell
unten	oben
Stille	Lärm
feucht	trocken
Dilatation	Kontraktion
Raum	Zeit
beharrend	verändernd
verfestigend	verflüchtigend
zentripetal	zentrifugal
Astheniker	Athletiker
Melancholiker	Sanguiniker

***Tab. 11**: Beispiele von Yin und Yang (Fortsetzung)*

3. Die fünf Grundsubstanzen (Vitalsubstanzen)

Die folgenden fünf Grundsubstanzen sind in der TCM-Diagnostik unerlässliche Parameter für die Vitalität:

- Qi (Ki)
- Blut (Xue)
- Körperflüssigkeit (Jin Ye)
- Essenz (Jing)
- Geist (Shen)

Qi, Essenz und Geist werden häufig „Die drei Schätze“ genannt.

3.1 Qi (Ki)

Qi ist ein Oberbegriff für dynamische Energie, die etwas bewegt oder hervorbringt. Es ist die Basis aller Erscheinungen im Universum sowie in unserem Organismus und ist ständig in fließender Bewegung. Qi kann sowohl auf der physischen als auch auf der psychischen Ebene erscheinen. Qi ist Inbegriff der Yang-Energie des Körpers. Seine wichtigsten Funktionen im Körper sind Wärmen der Organe, Bewegungen der Muskeln, Sehnen und Bänder, Umwandlung der Nährstoffe, Aufrechterhaltung des Blutkreislaufs, Immunabwehr und das Halten des Bluts in den Adern sowie der Organe an ihrem Platz. Es gibt verschiedene Qi-Formen und -Funktionen. Jedes Organ ist mit speziellen Aufgaben beteiligt, um Qi zu gewinnen und den Organismus am Leben zu erhalten.

3.1.1 Die wichtigsten Qi-Formen

Grundsätzlich gibt es Erb-Qi und erworbenes Qi. Zusammen drücken sie sich unter anderen in den folgenden Formen aus.

Yuan Qi (Ursprungs-Qi)
Grundlage aller Yin- und Yang-Energie des Körpers. Yuan Qi ist die Basis des Nieren-Qi. Sein Ursprung liegt zwischen den beiden Nieren am Tor der Vitalität (Mingmen), im Bereich von Du Mai 4. Yuan Qi entsteht aus der Vor-Himmels-Essenz (angeborene Essenz) und wird vom Nahrungs-Qi (Gu Qi) ständig ergänzt. Yuan Qi ist Katalysator bei der wechselseitigen Umwandlung von Qi und Blut. Durch das Akupunktieren von Yuan (Quell)-Punkten werden diese Prozesse aktiviert.

Da Qi (Tian Qi)
Kosmisches Qi, Atmungs-Qi. Energetische Anteile der Atemluft, die vom Körper durch die Lunge als atmosphärische Energie aufgenommen werden können.

Zong Qi (Thorax-Qi/Sammel-Qi)
Entsteht aus der Interaktion des Nahrungs-Qis und des kosmischen Qis. Zong Qi wird von Magen und Milz verarbeitet. Zong Qi versorgt Lunge und Herz und ist damit die treibende Kraft für die Atmung und Blutzirkulation.

Ying Qi (Nähr-Qi)
Wird aus der Nahrung gewonnen. Nähr-Qi entsteht in der Milz und im Magen (s. „Funktionskreis mittlerer Erwärmer"). Nähr-Qi hat viele Eigenschaften mit dem Blut (Xue) gemeinsam. Zu den spezifischen Organzeiten kreist das Nähr-Qi nach der Organuhr (▶ Abb. 14) speziell für je zwei Stunden in den betroffenen Meridianen.

Wei Qi (Abwehr-Qi)
Wird in der Lunge gebildet und zirkuliert um die Meridiane und Gefäße herum. Das Abwehr-Qi versorgt die Muskulatur sowie die Haut. Es kontrolliert die Poren und damit auch die Schweißdrüsen und schützt den Körper vor dem Eindringen exogener pathogener Faktoren wie Wind, Nässe, Kälte und Hitze. Tagsüber fließt das Nähr-Qi in den oberflächlich verlaufenden tendinomuskulären Meridianen und nachts gemeinsam mit dem Nähr-Qi in den Hauptmeridianen. Aus dem Nähr- und Abwehr-Qi entsteht Zhen Qi (Wahres Qi).

Jing Qi (Meridian-Qi)
Das in den Meridianen verteilte Jing-Qi erhält die Körperfunktionen.

Zang Qi (Yin-Organ-Qi)
Versorgt die Yin-Organe.

Fu Qi (Yang-Organ-Qi)
Versorgt die Yang-Organe.

Xie Qi (Schädliches Qi)
Faktoren, die dem Organismus schaden. Zu den endogenen Faktoren zählen die emotionalen wie Ärger, Wut, Sorgen, Grübeln, Trauer und Angst. Zu den exogenen zählen die klimatischen wie Wind, Hitze, Feuchtigkeit, Trockenheit, Kälte und Traumata.

3.1.2 Hauptfunktionen des Qi

Umwandlung
Milz-Qi wandelt Nahrung in Nähr-Qi. Nieren-Qi trennt Flüssigkeiten in reine und unreine Formen.

Transport
Milz-Qi transportiert das Nahrungs-Qi, Lungen-Qi transportiert Flüssigkeiten zur Haut, Nieren-Qi transportiert Qi aufwärts, Leber-Qi bewegt das Qi in alle Richtungen.

Halten
Milz-Qi hält Blut und Flüssigkeiten in den Gefäßen, Nieren- und Blasen-Qi halten den Urin, Lungen-Qi hält den Schweiß.

Heben
Milz-Qi hebt die Organe, Nieren-Qi steigt aufwärts.

Schützen
Lungen-Qi schützt den Körper vor Eindringen von äußeren pathogenen Faktoren.

Wärmen
Milz-Qi und Nieren-Yang wärmen den Körper.

3.1.3 Fließrichtungen des Qi

Jedes Organ-Qi hat eine bestimmte Fließrichtung damit die Qi-Gewinnung optimal gewährleistet werden kann. Gegenläufiges Qi (Ni Qi) ist immer Ausdruck einer krankhaften Qi-Funktion.

Lungen-Qi
Die Lunge kontrolliert die Atmung. Das reine kosmische Qi wird ein-, unreines Qi ausgeatmet. Damit ist die Lunge an der Yang-Energie-Gewinnung wesentlich beteiligt. Die Lunge regiert das Qi, die Niere ist die Wurzel des Qi. Lungen-Qi fließt abwärts zu Niere und Blase.

Leber-Qi
Kontrolliert das reibungslose Fließen der Energie in alle Richtungen. Insbesondere fließt das Leber-Qi nach oben.

Nieren-Lungen-Qi
Kontrolliert den Transport von Wasser damit die unreinen Flüssigkeiten abwärts und das reine Qi aufwärts fließen können. Nieren-Qi steigt hinauf zur Lunge und Lungen-Qi ab zur Niere, sodass sie sich ausgleichen.

Milz-Magen-Qi
Die Milz schickt das Qi aufwärts zu Lunge und Herz. Das Milz-Qi und das Magen-Qi kontrollieren die Verfeinerung der Nahrung. Der Magen schickt das unreine Qi abwärts. Wenn Milz-Qi absteigt, führt es zum Durchfall. Wenn Magen-Qi aufsteigt, führt es zu Übelkeit, Erbrechen und Aufstoßen.

Herz-Qi und Nieren-Yin
Das Herz ist dem Element Feuer und die Niere dem Element Wasser zugeordnet. Herz-Qi regiert das Blut, die Blutgefäße und die Blutzirkulation. Das Nieren-Yin, der Yin Aspekt der Essenz, hat die Aufgabe das Yin der anderen Organe zu nähren und vor allem das Herz-Feuer zu kühlen. Herz-Feuer (ein Aspekt von Herz-Qi) fließt abwärts, um auf das Wasser der Niere zu treffen, und das Nieren-Wasser steigt auf, um das Herz-Feuer zu erreichen. So gleichen sie sich aus um eine Überhitzung des Herzens zu vermeiden und einen Wasserstau in der Niere zu verhindern. Wenn das Feuer nicht absteigt, führt es zu Herz-Hitze und Bluthochdruck und schädigt die Yin-Niere. Wenn das Nieren-Wasser nicht zum Herzen aufsteigt, führt es zur Ödembildung.

3.1.4 Pathologie des Qi

Krankhaftes Qi äußert sich in körperlichen Symptomen. Ein erfahrener TCM-Therapeut kann durch „Die vier diagnostischen Verfahren (Si Zhen)“ Befragung, Betrachtung, Betasten und Hören und Riechen (s.Teil I, Kap. 3 „Anamnese und Untersuchung“) die folgenden disharmonischen Qi-Zustände des Patienten erfassen.

Qi-Mangel (Qi-Schwäche/Qi-Leere)
Qi-Mangel (aktiver Aspekt) bildet sich meistens durch eine Disharmonie im Verhältnis von Qi zum Blut (nährender Aspekt), denn Qi steht in enger Verbindung mit Yang und das Blut mit Yin. Ein Qi-Mangel tritt häufig in Lunge, Milz oder Nieren auf. Symptome dafür sind u. a. schnelle Atemnot, spontanes Schwitzen, Erkältungsanfälligkeit, Müdigkeit, Appetitlosigkeit und Neigung zu Durchfällen. Der Puls ist leer, die Zunge blass. Zu den Ursachen gehören Alter, eine lang andauernde Krankheit, Ernährungsfehler und mentale Verausgabungen durch Stress.

Absinken des Qi
Ein Teilaspekt vom Qi-Mangel. Das Absinken betrifft hauptsächlich das Milz-Qi. Bei Schwäche des Milz-Qi wird die hebende Funktion geschwächt, so dass Organptosen auftreten können. Symptome dafür sind Hernien wie Leisten-, Magen- oder Darmbrüche sowie Anus-, Vagina-, Blasen- oder Bandscheibenvorfälle und Neigung zur Bindegewebsschwäche.

Stagnieren des Qi
Qi wird in einem bestimmten Körperabschnitt oder Organ zurückgehalten, sodass der freie Qi-Fluss nicht gewährleistet werden kann. Die Stagnation betrifft hauptsächlich das Leber-Qi. Symptome dafür sind u. a. Schmerzen mit wechselnder Intensität und in wechselnden Regionen, Spannungsgefühl im Bauch, Blähungen, Menstruationsstörungen, Reizbarkeit, häufiges Seufzen und Stimmungsschwankungen.

Gegenläufiges Qi
Das Qi fließt nicht in der vorgesehenen Richtung. Die Gegenläufigkeit betrifft hauptsächlich das Lungen-, Magen- und Leber-Qi. Symptome für gegenläufiges, das heißt aufsteigendes Lungen-Qi sind Husten und Asthma bronchiale. Zu den Ursachen zählt das Einwirken von exogenen pathogenen Faktoren wie Trockenheit, Kälte und Smog. Symptome für rebellierendes, das heißt aufsteigendes Magen-Qi sind Magenschmerzen, Sodbrennen, Aufstoßen, Übelkeit, Erbrechen, Kopfschmerzen, Schwindel, Reizbarkeit, Blähungen, Durchfall und Verstopfung. Die Ursachen sind meistens Ernährungsfehler. Das Leber-Qi kann in alle Richtungen verlaufen. Wenn die aufsteigende Komponente zu stark und dominant wird, kann es andere Organe angreifen, insbesondere den Magen und die Milz. Die häufigste Ursache sind emotionale Faktoren wie Ärger, Stress und Wut.

3.2 Blut (Xue)

Die Bezeichnung „Blut" hat in der Traditionellen Chinesischen Medizin eine spezielle Bedeutung: gemeint sind nicht nur das Blut als Körperflüssigkeit nach dem westlichen Medizinverständnis, sondern auch alle „nährenden Funktionen" des Körpers im energetischen Sinn. Das Blut ist der Inbegriff für das Yin des Körpers. Im Gegensatz dazu steht als Yang-Prinzip (Qi) des Menschen. So gilt auch hier das Prinzip:

„Blut nährt das Qi,
Qi erzeugt, bewegt und hält das Blut in den Gefäßen."

Herz, Leber und Milz haben eine besondere Beziehung zum Blut. Das Blut entsteht aus der Nahrung. Nach der ersten Filtration durch das Magen-Qi wird der Speisebrei anschließend durch das Milz-Qi zur Essenz umgewandelt. Während das Milz-Qi die gewonnene reine Essenz aufwärts in die Lunge bringt, wird diese in Blut umgewandelt. Das Herz regiert das Blut, die Leber speichert einen Teil des Blutes und die Milz hält das Blut in den Gefäßen. Die drei Organe stehen also damit in einer wechselseitigen, untrennbaren Beziehung.

Mögliche Erkrankungen des Blutes sind:

Blut-Mangel
entsteht, wenn zu wenig Blut für die Versorgung der Organe verfügbar ist. Innere Ursache dafür ist meistens ein Mangel an Milz-Qi. Zu den äußerlichen Ursachen zählen schlechte Ernährung und Blutverluste, z. B. durch Unfall oder zu starke Menstruation. Die Folgen betreffen in erster Linie das Herz und

die Leber. Zu den Symptomen gehören Blässe, brüchige Nägel, spröde Haare, kalte Extremitäten, Einschlafschwierigkeiten, Vergesslichkeit, Schwindel, Taubheit, unscharfes Sehen, Hypo- und Amenorrhö.

Blut-Hitze
entsteht innerlich meistens durch Leber-Hitze und Herz-Feuer. Blut-Hitze kann auch durch eine Yin-Mangel (Leere-Hitze) bedingte innere Hitze auftreten. Eine äußerliche Ursache ist ein Eindringen pathogener Hitze. Symptome für Blut-Hitze sind starke innere Unruhe, trockener Mund ohne Durstgefühl, Kopfschmerzen, Nasenbluten, starke Blutungen bei der Menstruation, blutiger Urin und Stuhl. Eine andauernde starke Blut-Hitze kann Blutgefäße verletzen. Dies führt zu inneren Blutungen, Thrombosen und Blutstagnation.

Blut-Stase
entsteht innerlich meistens durch eine Stagnation des Leber-Qis. Äußerliche Ursachen sind das Eindringen pathogener Faktoren wie Hitze oder Kälte. Blut-Stase kann auch durch einen Qi-Mangel verursacht werden. Wenn das geschwächte Qi das Blut nicht genügend bewegt, führt das zur Verlangsamung des Blutflusses. Symptome sind stechende, fixierte Schmerzen, lokale Schwellungen, blaue Lippen und ein gestautes Gesicht.

3.3 Körperflüssigkeit (Jin Ye)

Der Begriff Körperflüssigkeit schließt in der TCM alle Säfte des Körpers außer das Blut ein. Die Milz ist das zentrale Organ für die Säftegewinnung. Das Nieren-Yang spielt eine wichtige Rolle bei Umwandlung, Trennung und Ausscheidung der Körperflüssigkeiten. Die Lunge wird als „oberer Wasserspeicher" und die Niere als „unterer Wasserspeicher" bezeichnet. Man unterscheidet hier zwischen „Jin" und „Ye". Jin umfasst die klaren, wässrigen Körperflüssigkeiten, die mit dem Abwehr-Qi an der Körperoberfläche relativ rasch fließen. Dazu gehören u. a. Lymphe, Tränen, Speichel, Schweiß, Sputum und Urin. Diese werden von der Lunge kontrolliert. Zu „Ye" gehören die trüberen, dichteren Körperflüssigkeiten, die mit dem Nähr-Qi im Körperinneren fließen, z. B. Liquor, Gelenks- und Drüsenflüssigkeiten. Diese werden von Milz und Niere kontrolliert.

Mögliche Erkrankungen der Körperflüssigkeiten sind:

Mangel an Körperflüssigkeiten
verursacht durch mangelhaftes Trinken, mangelhafte Ernährung, zu viel Schwitzen oder Blutverlust. Endogen kann ein Mangel an Körperflüssigkeiten durch Yin- oder Blut-Mangel entstehen. „Xue" und „Jin Ye" sind eng miteinander verbunden. Eine Trockenheit der Organe äußert sich in einer Trockenheit von Mund, Kehle, Haut und Stuhlgang, sowie in trockenem Husten, wenig Harn und zu wenig Synovialflüssigkeit.

Ansammlung von Körperflüssigkeiten
entsteht meistens aufgrund von Mangel an Lungen-, Milz- oder Nieren-Qi. Symptome bei einem Mangel an Lungen-Qi sind Ödeme im Gesicht und an den Händen. Mangel an Milz-Qi bewirkt Wasser im Bauch (Aszites) und Mangel an Nieren-Qi Ödeme an den Beinen.

3.4 Essenz (Jing)

Die Essenz ist der Ursprung von Yin und Yang im Organismus und bildet energetisch das Grundfundament des Lebens (Struktivpotential/Bauenergie). Es gibt die vorgeburtliche, angeborene Essenz (Vor-Himmels-Essenz), vergleichbar mit der angeborenen Konstitution und die nachgeburtliche, erworbene Essenz (Nach-Himmels-Essenz). Die Nach-Himmels-Essenz wird aus dem klaren, reinen Anteil der Nahrung extrahiert und entsteht hauptsächlich in Milz und Magen. Die Essenz wird in der Niere bewahrt und bildet die Wurzel des Lebens. Sie entsteht in der Niere durch die Verschmelzung der angeborenen mit der erworbenen Essenz. Die Essenz wird im Leben dauernd durch erworbenen Essenz ergänzt. Sie kann an Nachkommen weitergegeben werden. Möglich ist, dass ein Mensch zwar mit einer guten „Vor-Himmels-Essenz" auf der Welt kommt, die Essenz aber mit einer negativen Lebensführung qualitativ vermindert (etwa durch Diätfehler, Rauchen, Drogen, körperliche oder geistige Exzesse). Andererseits kann man eine minderwertige „Vor-Himmels-Essenz" mit guter „Nach-Himmels-Essenz" qualitativ positiv beeinflussen.

Nach dem „Neijing" verändert sich die Essenz bei Frauen alle sieben und bei Männern alle acht Jahre.

Bei Essenz-Mangel treten allgemein gravierende Störungen auf:

Wachstums- und Entwicklungsstörungen
bei Kindern: schlechtes Knochenwachstum und minderwertige geistige Entwicklung; bei Erwachsenen: Unfruchtbarkeit, frühzeitiger Haarausfall und Ergrauen der Haare, Osteoporose und lockere Zähne.

Schwäche der Sexualfunktion, Schwerhörigkeit
Mangelhafte Essenz führt zu einer Schwäche des Nieren-Qis.

Konzentrationsstörungen, Vergesslichkeit
Mangelhafte Essenz führt zu einer minderwertigen Versorgung des Gehirns, des Rückenmarks und des Marks in den anderen Knochen.

Infektanfälligkeit, Resistenzschwäche
Mangelhafte Essenz führt zu einer konstitutionellen Schwäche.

3.5 Geist (Shen)

In der chinesischen Schrift steht dasselbe Zeichen für Geist und Gott. Dies drückt aus, dass der Geist als die dem Menschen innenwohnende göttliche Präsenz verstanden wird. Shen ist die lebendige Kraft in uns und ständig präsent. Shen hat pränatale und postnatale Anteile. Eine pränatale Shen-Schwäche äußert sich wie eine genetische Fehlsteuerung durch eine geistige oder körperliche Minderentwickelung.

Shen wird im Herzen bewahrt. Shen ist zuständig für das Urteilsvermögen, verleiht Lebendigkeit und prägt die persönliche Ausstrahlung. Das Herz ist in der TCM ein übergeordnetes, edles und alles entscheidendes Organ (kaiserliches Feuer).

Shen ist sichtbar im Antlitz, insbesondere in den Augen, in der Aussprache, im Gang und in der Körperhaltung. Nachdem Shen aus Essenz und Qi gebildet wird, kann es im Krankheitsfall vorübergehend schwächer werden. Bei Erschöpfung der Essenz und des Qis leidet Shen. Symptome dafür sind je nach Schweregrad Unlust und Stumpfsinn bis hin zur Geisteskrankheit.

4. Zang Fu-Theorie

Die Zang Fu-Theorie ist die Lehre von den Yin- und Yang Organen. In der TCM werden die inneren Organe nicht nur als einzelne Strukturen sondern als ein miteinander interagierendes komplexes System betrachtet. Die inneren Organe sind nach der Fünf-Elemente-Theorie verschiedenen Aspekten zugeordnet. Die Fünf-Elemente-Theorie entstammt der Weltanschauung der alten daoistischen Philosophie. Diese betrachtet die Natur als Makrokosmos und die Menschen als Mikrokosmos, der die Natur widerspiegelt. Daher sahen sie den Menschen mit den Jahreszeiten und dem Klima im Einklang.

Zang-Organe sind Drüsenorgane. Sie üben eine speichernde, nährende Funktionen aus und sind demnach Yin-Organe. Fu-Organe sind Hohlorgane, die die Nahrung empfangen, verfeinern und weiter geben. Sie werden als Yang-Organe bezeichnet.

Je ein Yin- und Yang-Organpaar ist einem der fünf Elemente zugeordnet, denen Jahreszeiten, Klimaeigenschaften, Körpergewebe, Sinnesorgane, Emotionen, Geschmäcke und Farben zugeteilt sind. Wegen der vielfältigen Aspekte werden Yin- und Yang-Organpaare auch als Funktionskreise bezeichnet (▶ Tab. 4). Da die Yin-Organe eine essentielle Bedeutung für den Organismus haben, richten sich die Zuordnungen der Elemente hauptsächlich nach ihnen. Die Yin- und Yang-Organe fungieren als gekoppeltes Organteam und ergänzen sich gegenseitig.

4.1 Element Holz: Funktionskreis der Leber und der Gallenblase

Die Hauptfunktionen sind:

Die Leber gewährleistet den reibungslosen Qi-Fluss
Die Leber reguliert die Dynamik des Qis, des Blutes und des ganzen Körpers. Ein harmonischer Fluss des Leber-Qi führt zu ausgeglichenen Emotionen. Zuviel Ärger, Wut und Stress schaden dem Fluss des Leber-Qi. Bei Störungen treten Symptome wie Reizbarkeit, Zorn, depressive Stimmungslagen oder Frustrationen auf. Zu stark aufsteigendes Leber-Yang oder Leber-Feuer kann Kopfschmerzen, Hypertonie, Schwindel und Tinnitus verursachen. Starker Leber-Wind oder Leber-Hitze-Schleim können einen Apoplex hervorrufen.

Leber-Qi beeinflusst die Verdauungsfunktion
Wenn das Leber-Qi den Magen attackiert, kann das Magen-Qi nicht nach unten fließen. Dies führt zu Reflux, Übelkeit oder Erbrechen. In der Milz wird der Umwandlungsprozess gestört, was Durchfall zur Folge hat.

Das Leber-Qi beeinflusst die Gallensekretion
Eine Störung kann Gallensteine oder Ikterus verursachen.

Die Leber speichert und reguliert das Blut
Die Leber reguliert das Blutvolumen nach dem körperlichen Bedarf. Tagsüber und bei körperlichen Aktivitäten fließt Blut zu den Muskeln, nachts oder beim Ausruhen fließt es zur Leber zurück. Bei Leber-Blut-Mangel können Taubheitsgefühl, Kraftlosigkeit und Koordinationsstörungen der Extremitäten auftreten. Die Leber reguliert bei Frauen das Blutvolumen der Menstruation. Ein Leber-Blut-Mangel führt zur Oligo- oder Amenorrhö, eine Leber-Blut-Fülle hingegen von Polymenorrhö bis zu Menor- oder

Metrorrhagien. Leber-Qi-Stagnation führt zu Leber-Blut-Stase und verursacht eine schmerzhafte Menstruation mit Blutkoagulationen.

Leber-Blut-Störungen
Insbesondere ein Leber-Blut-Mangel und eine Leber-Blut-Hitze können das Abwehr- und Lungen-Qi schwächen. Nach der Theorie der Wandlungsphasen kontrolliert die Lunge die Leber, sodass das der Lunge zugehörige Organ, die Haut, Funktionsstörungen erleiden kann, wie endogene Ekzeme oder Psoriasis.

Die Leber beherbergt die Wanderseele (Hun)
Hun ist der mental-spirituelle Aspekt der Leber. Während Shen tagsüber aktiv ist, ist Hun nachts aktiv. Bei einem gesunden Leber-Yin und -Blut ist der Mensch mit der Wanderseele fest verwurzelt. Hun hilft uns zusammen mit dem Gallen-Qi bei richtungweisenden Entscheidungen und der Lebensplanung. Bei schwachem Leber-Blut kann es zu nächtlichen Alpträumen, Angstgefühlen beim Einschlafen oder zur Schreckhaftigkeit kommen. Wanderseelen verlassen mitunter unmittelbar vor dem Einschlafen oder während des Schlafes kurz den Körper. Dabei hat man das Gefühl zu schweben.

4.2 Element Feuer: Funktionskreis des Herzens und des Dünndarms

Die Hauptfunktionen sind:

Das Herz ist verantwortlich für die Blutzirkulation und die Blutgefäße
Herz-Qi beeinflusst die Stärke und Regelmäßigkeit der Pulse. Eine Herz-Qi-Schwäche führt zu Rhythmusstörungen oder Angina pectoris.

Das Herz beherbergt Shen
Das Herz ist ein übergeordnetes Organ für mentale und spirituelle Energie. Gesundes Shen zeichnet sich aus durch gute psychische Stabilität, klares Bewusstsein und richtiges Urteilsvermögen. Der Dünndarm besitzt die mentale Fähigkeit, Wichtiges von Unwichtigem zu unterscheiden.

Schwäche des Herz-Blut und -Qis
Symptome sind psychische Störungen wie Depression, Nervosität, Denkblockaden, Vergesslichkeit, Apathie, neurotische Störungen, Schlaflosigkeit und Somnolenz

Der Dünndarm trennt den reinen und den unreinen Teil der Nahrung
Nachdem der Dünndarm die Nahrung vom Magen empfangen hat, werden sowohl die feste als auch die flüssige Nahrung in einen klaren und einen trüben Teil getrennt.

Übermäßiges Herzfeuer kann den Dünndarm beeinträchtigen und zu trockener Mundschleimhaut, Stomatitis und Hämaturie führen.

4.3 Element Erde: Funktionskreis der Milz und des Magens

Die Hauptfunktionen sind:

Die Milz herrscht über die Umwandlung und den Transport der Nahrung
Milz und Magen sind für die Gewinnung von „Nach-Himmels-Qi" zuständig. Durch einen Mangel an Milz-Qi und Milz-Yang können Ödeme und Nässe (bis Nässeschleim) entstehen. Bei einem ausrei-

chenden Milz-Qi hat man Appetit und eine gute Verdauung. Ein geschwächtes Milz-Qi führt zu träger Verdauung, Blähbauch, weichen Stühlen, kraftlosen Gliedmaßen und zur Müdigkeit.

Die Milz hält das Blut in den Gefäßen
Bei einem gesundem Milz-Qi hält sich das Blut in den Gefäßen und zirkuliert ungehindert. Durch Störungen tritt das Blut aus den Gefäßen heraus und es können Blutungen auftreten.

Die Milz hebt die Organe an
Die Milz hält die Organe an ihrem Platz. Bei Milz-Qi-Mangel können Organptosen wie Leistenbrüche oder ein Uterus Prolaps entstehen.

Das Milz-Qi ist zuständig für das Bindegewebe
Eine Schwäche des Milz-Qis kann zu kraftlosen und müden Gliedmaßen und zur Abnahme der Muskelmasse bis zur Atrophie führen. Daher spielen das Milz- und das Magen-Qi eine wichtige Rolle für den Bewegungsapparat.

Zu viel Besorgnis und Grübeln blockieren den Fluss des Milz-Qi
Gutes Milz-Qi fördert die Konzentrations- und Merkfähigkeit, vor allem das logische Denken.

Der Magen ist die Quelle der Nahrungsfermentierung und des Reifungsprozesses der Nahrung
Milz und Magen sind die Quelle des Körper-Qi. Das Qi von Milz und Magen wird deshalb Qi der Mitte oder die Wurzel des Nach-Himmels-Qi genannt. Daher ist ein gutes Magen-Qi besonders wichtig in der Rekonvaleszenz nach einer Erkrankung.

4.4 Element Metall: Funktionskreis der Lunge und des Dickdarms

Die Hauptfunktionen sind:

Die Lunge herrscht über das Qi und die Atmung
Die Lunge nimmt von der Atmosphäre das reine kosmische Qi auf und gibt das unreine verbrauchte Qi ab. Der Dickdarm scheidet nach unten die unreinen, festen Schlacken aus. Die Lunge synthetisiert Abwehr-Qi und schützt den Körper vor dem Eindringen äußerer pathogener Faktoren, außerdem synthetisiert sie aus dem Atem- und Nahrungs-Qi das Zong-Qi (Thorax-Qi). Das Zong-Qi ist das eigentlich treibende aktive Qi des ganzen Körpers.

Die Lunge kontrolliert die Leitbahnen und Blutgefäße
Durch das Zong-Qi unterstützt die Lunge das Herz bei der Blutzirkulation und somit den Herzschlag und den Puls.

Die Lunge kontrolliert die Verteilung und das Absteigen des Qi
Die Lunge verteilt das Abwehr-Qi und die Flüssigkeiten im ganzen Körper, besonders in die Subcutis als „feine Nebelform". Diese schützt die Haut vor dem Austrocknen und kontrolliert das Öffnen und Schließen der Poren sowie das Schwitzen. Mit dem Schwitzen wird die Körpertemperatur reguliert.

Die Lunge reguliert die Wasserwege
Die Lunge ist der obere, die Niere der untere Wasserspeicher. Die Lunge schickt die Flüssigkeit abwärts zu Niere und Blase. Damit beeinflusst sie auch die Funktionen der Blase und des Dickdarms. Eine Schwäche des Lungen-Qi führt zu Ödembildungen im oberen Körper und damit zu Atemnot und Hustenanfällen.

Zu viel Trauer beeinträchtigt das Lungen-Qi
Zu viel Kummer und Traurigkeit schnüren das Lungen-Qi ein. Dies führt zur Flachatmung und schränkt die in der Lunge residierende Körperseele (Po) ein. Durch aktive körperliche Bewegungen wird die Körperseele motiviert.

4.5 Element Wasser: Funktionskreis der Niere und der Blase

Die Hauptfunktionen sind:

Die Niere speichert die Essenz und kontrolliert Geburt, Wachstum, Entwicklung und Fortpflanzung
Die Niere spendet die Grundlage des Lebens. Sie ist damit die Wurzel des Yin und des Yang. Die Vor-Himmels-Essenz ist die ererbte Konstitution und wird ständig ergänzt durch die Nach-Himmels-Essenz.

Die Niere regiert das Wasser
Die Niere regiert die Bewegungen der Körperflüssigkeiten, vor allem im unteren Körperbereich (unterer Erwärmer). Das Nieren-Yang kontrolliert auch das Trennen von reiner und unreiner Flüssigkeit im Dünn- und Dickdarm. Die Blase speichert den Urin und scheidet ihn aus. Bei Nieren-Yin-Mangel kommt es zu spärlich dunklem Urin, bei Mangel an Nieren-Qi und Nieren-Yang kommt es zu reichlich hellem Urin mit häufigem Wasserlassen. Die Niere steht mit der Lunge in ständiger Interaktion, indem sie von der Lunge die Flüssigkeit empfängt, davon einen Teil über die Blase ausscheidet und einen Teil zur Lunge „verdampft", um die Lunge feucht zu halten. Bei Schwäche des Nieren-Qi kann sie das von der Lunge empfangene Atem-Qi nicht halten. Möglich ist dann die Entstehung einer Atemnot oder eines chronischen Asthmas.

Die Niere beherbergt die Willenskraft (Zhi)
Eine Schwäche des Nieren-Qis kann zu Motivations- und Ziellosigkeit führen. Häufig schwächen zu viele Ängste das Nieren-Qi.

5. Grundlagen der Diagnostik in der TCM

In diesem Kapitel werden zunächst die diagnostischen Verfahren und die Beziehung der fünf Elemente zur Diätetik zusammengestellt. Nachdem die für dieses Buch relevanten Aspekte der Anamnese und Untersuchung bereits in Teil I, Kap. 3 „Anamnese und Untersuchung" behandelt wurden, wird hier vollständigkeitshalber eine Einführung in das Betrachten und Tasten, und in die Zungen- und Pulsdiagnose gegeben. Für eine erfolgreiche Anwendung insbesondere der Pulsdiagnose ist eine ausführliche Übung in der Praxis notwendig.

5.1 Die diagnostischen Regeln

5.1.1 Die Vier diagnostischen Verfahren (Si Zhen)

Die Diagnostik der TCM basiert auf vier grundlegenden Verfahren:

- Befragung (Anamnese) (s. Teil I, Kap. 3 „Anamnese und Untersuchung")
- Betrachtung (Inspectio)
- Tastung (Palpatio, insbesondere Pulsdiagnose)
- Abhören und Riechen (Auscultatio et olfactio).

5.1.2 Die Bewertung nach den acht Leitkriterien (Ba Gang)

In jedem dieser Verfahren werden nach den acht Leitkriterien (Ba Gang) die folgenden energetischen Zustände bewertet (▶ Tab. 6):

- Yin – Yang
- Leere – Fülle
- Kälte – Hitze
- Innen – Außen.

5.1.3 Bestimmung der fünf exogenen pathogenen Energien

Weiterhin wird nach fünf exogenen pathogenen Faktoren klassifiziert und diese wie folgt den Jahreszeiten und Organen zugeordnet:

- Wind (Feng) – Frühling – Leber
- Hitze (Chu)/Glut (Huo) – Sommer – Herz
- Feuchtigkeit (Shi) – Spätsommer – Milz
- Trockenheit (Zao) – Herbst – Lunge
- Kälte (Han) – Winter – Niere.

Im Allgemeinen reagieren die Organe in den ihnen zugeordneten Jahreszeiten sensibler. Sie sind dann besonders ansprechbar, sodass auch Stärken eines Organs positiv genutzt werden können. Zum Beispiel reagiert die Leber im Frühling wesentlich positiver auf eine Leber-Kur als in anderen Jahreszeiten. Andererseits sollte man in der Sommerzeit auf das Herz achten und zu viel Sommer Hitze vermeiden. Im Spätsommer ist die Milz träger und reagiert sensibel auf Feuchtigkeit und Nässe. Im Herbst spricht die

Lunge empfindlich auf Trockenheit an. Im Winter reagieren die Nieren sensibel auf Kälte. Deshalb sollte im Winter gut auf die Gesundheit der Nieren geachtet werden. Insgesamt sind die kosmischen Einflüsse besonders pathogen, wenn sie in den ihnen nicht zugeordneten Jahreszeiten auftreten.

5.1.4 Bestimmung der emotionalen Faktoren

Den fünf Yin-Organen sind emotionale Faktoren wie folgt zugeordnet:

Leber – Wut, Aggression, Ärger, Frustration
Herz – Freude, Lust
Milz – Grübeln, Nachdenken, Sorgen
Lunge – Trauer, Kummer
Niere – Angst, Schreck.

Emotionen sollen nicht in übermäßiger Form auftreten sondern ausgeglichen sein. Ausgeprägte emotionale Symptome weisen darauf hin, welches Organ von einer Erkrankung betroffen ist.

Im „Su Wen (39. Kapitel)" ist dazu erwähnt:

„Die Energiezirkulation wird durch Emotionen beeinflusst! Der Zorn treibt die Energie nach oben, die Freude beruhigt den Energiefluss, die Energie wird friedlich. Traurigkeit vermindert die Energie durch Schwächung der Lungenenergie. Furcht treibt die Energie abwärts, indem sie den oberen Erwärmer schließt. Sorgen konzentrieren die Energie, so dass diese nicht mehr zirkuliert. Die übermäßige körperliche Anstrengung gibt zu viel Energie aus. Eine übermäßige geistige Anstrengung blockiert die Energiezirkulation".

5.2 Die fünf Elemente und die Diätetik

Im Allgemeinen schadet zu viel, zu wenig, zu unregelmäßiges, zu kaltes, zu heißes und zu schnelles Essen. In der TCM spielt zudem die Ausgeglichenheit von Geschmack und Farben eine besondere Rolle. Den einzelnen Organen sind diese wie folgt zugeordnet.

Leber – sauer/grün
Saures bildet Körperflüssigkeiten, adstringiert und kontrolliert die Schweißreaktion sowie die Festigkeit des Stuhls. Saures geht zu den Nerven und kann die Leber aus dem Gleichgewicht bringen. Bei chronischen Schmerzen sollte man Saures sparsam verwenden.

Herz – bitter/rot
Bitteres beseitigt Hitze, beruhigt und härtet. Es eliminiert Nässe-Hitze und unterdrückt rebellierendes Qi. Bitteres geht zu den Knochen. Zu viel Bitteres sollte man bei Knochenerkrankungen vermeiden.

Milz – süß/gelb
Süßes tonisiert, gleicht aus und puffert. Süßes wird zur Stärkung bei Mangel-Zuständen und zur Schmerzstillung eingesetzt. Süßes geht zu den Muskeln. Ein Übermaß davon kann Muskelschwäche bewirken.

Lunge – scharf/weiß
Scharfes verteilt das Qi und vertreibt pathogene Faktoren. Ein Übermaß an Scharfem sollte bei Qi-Mangel vermieden werden.

Niere – salzig/schwarz
Salziges fließt nach unten, erweicht Verhärtungen und wird bei Verstopfung und Schwellungen verwendet. Salziges kann das Blut trocknen. Zu viel Salziges sollte bei Blut-Mangel vermieden werden.

5.3 Antlitzdiagnose (Gesichtsdiagnose)

Zur Betrachtung (Inspectio) der vier diagnostischen Verfahren zählt die Antlitzdiagnose. Den einzelnen Yin Organen sind verschiedene Areale des Gesichtes zugeordnet (▶ Abb. 143). Bei der Betrachtung ist auf Farbe und Gewebsauffälligkeiten der Areale zu achten.

5.3.1 Gesichtsfarbe

Die Gesichtsfarbe ist ein Spiegelbild sowohl der Speicher- und Hohlorgane (Yin- und Yang-Organe) als auch des Blutes und des Qi. Die Gesichtsfarbe zeigt die Leere oder Fülle von Blut und Qi, und die Entwicklung und die Wandlung einer Erkrankung.

Im allgemeinen bedeuten:

Röte	→	Hitze
Blässe	→	Kälte oder Defizit des Blutes
Zyanose	→	Stase des Blutes

Im allgemeinen soll das Gesicht einen matten Glanz und einen rosa Schimmer haben. Ein welkes, glanzloses Gesicht, dessen Färbung hart und vermischt wirkt, deutet auf ein Versagen der ausgleichenden Energie oder einen Ausfall des Qi des Magens oder eines anderen Organs hin.

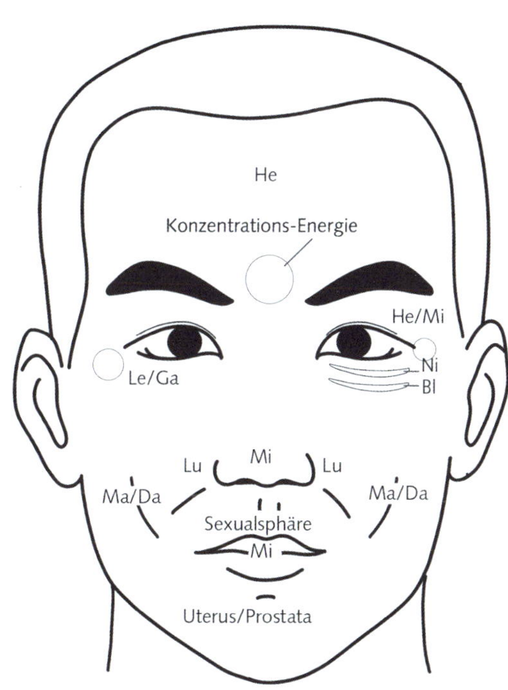

***Abb. 143**: Chinesische Antlitzdiagnose: Zuordnung der Gesichtsareale*

5.3.2 Augen

In den Augen spiegeln sich das Shen und das Essenz-Jing. Klare und glänzende Augen sind ein Ausdruck eines gesunden Zustands des Shen, der Essenz und aller Zang-Fu Organe. Trübe und stumpfe Augen dagegen sprechen für einen geschwächten Geist und eine geschwächte Essenz. Das Auge als Ganzes ist nach der chinesischen Medizin der Leber, die einzelnen Areale des Auges zusätzlich verschiedenen Yin-Organen zugeordnet (▶ Abb. 144, ▶ Tab, 12). Färbungen oder Veränderungen der Areale geben diagnostische Hinweise (▶ Tab. 13).

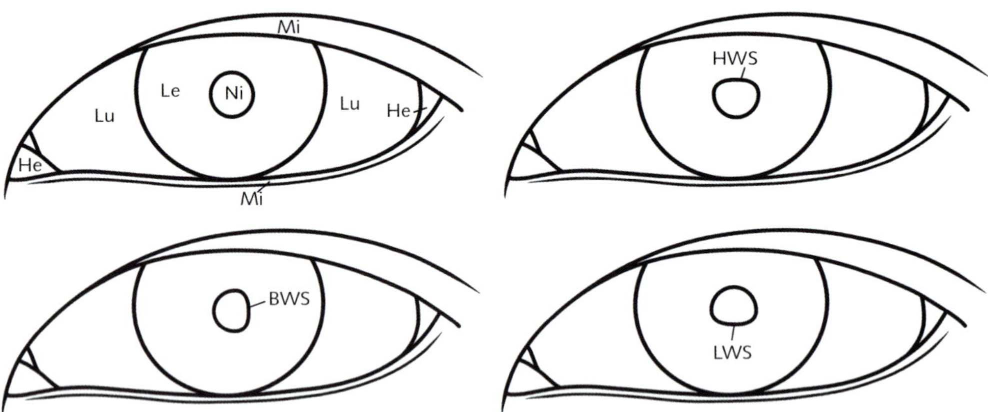

***Abb. 144**: Chinesische Augendiagnose: a) Zuordnung der Areale und b) bis d) mit Verformungen der Pupille bei Wirbelsäulenfehlstellungen*

Augenareal	Organ
Augenwinkel	Herz
Augenlid	Milz
Skleren	Lunge
Iris	Leber
Pupille	Niere
Wirbelsäulen-Projektion in der Iris: siehe ▶ Abb. 144	

***Tab. 12**: Zuordnung der Augenareale zu den Organen*

Färbung oder Veränderung	Diagnostischer Hinweis
Rote Augenwinkel	Herz-Hitze
Rote Skleren	Lunge-Hitze
Gelbe Skleren	Nässe-Hitze
Gerötete geschwollene Augen	Wind-Hitze oder Emporschlagen des Leber-Yang
Blass-weiße Augenwinkel	Blut-Mangel
Stumpfe, weiße Augenwinkel	Hitze
Schwellung unter den Augen	Nieren-Schwäche
Gerstenkorn oder Ptosis	Milz-Schwäche

***Tab. 13**: Diagnostische Hinweise durch Färbungen und Veränderungen von Augenarealen*

5.3.3 Nase

Die Nasenspitze ist der Milz zugeordnet. Die Nasenflügel sind der Lunge zugeordnet. Wenn sich nach lang andauernder Krankheit die Nasenspitze wieder leicht aufhellt und beginnt feucht zu werden und zu glänzen, so bedeutet dies, dass das Nähr-Qi wieder den Körper versorgt und die Krankheit eine gute Prognose hat. Die Färbung und die Beschaffenheit der Nase geben diagnostische Hinweise (▶ Tab. 14)

Färbung und Beschaffenheit der Nase	Diagnostischer Hinweis
Grüne oder blaue Nasenspitze	Bauchschmerzen
Rote Nase	Hitze in Milz und Lunge
„Alkoholnase"	Feuchte Hitze in Magen und Lunge
Gelbe Nasenspitze	Nässe-Hitze
Weiße Nasenspitze	Blut-Mangel
Graue Nase	Gestörte Wasser-Bewegung
Trockene Nase	Hitze in Magen und Darm
Trockene schwarze Nase	Toxische Hitze
Trockene Nasenlöcher	Trockenheit der Lunge
Klares, wässriges Nasensekret	Kälte-Muster
Dickes, gelbliches Nasensekret	Hitze-Muster
Eingefallene Nasenflügel	Verlöschen des Nähr-Qi
Nasenflügelatmung u. hohes Fieber	Extreme Hitze in der Lunge

***Tab. 14**: Diagnostische Hinweise durch den Zustand der Nase*

5.3.4 Ohren

In den Ohren spiegelt sich der Zustand der Nieren. Form und Farbe der Ohren geben diagnostische Hinweise (▶ Tab. 15).

Färbung und Beschaffenheit der Ohren	Diagnostischer Hinweis
Große kräftige Ohren	Im allgemeinen spricht dies für ein kräftiges Erb-Qi (Vor-Himmels-Qi) der Nieren
Dünne kleine Ohren,	Vor allem Schwäche an Vor-Himmels-Qi der Niere
Weiße Ohren	Kälte-Muster
Bläuliche, schwarze Ohren	Schmerzzeichen
Trockene, verdorrte, schwarze Ohren	Extreme Erschöpfung des Nieren-Qi
Dünne Ohren	Mangel an Qi und Blut
Dünne trockene Ohren	Mangel an Nieren-Essenz
Schwellung und Schmerz	Feuer in den Shao Yang (Galle/3E) im äußeren Ohr

***Tab. 15**: Diagnostische Hinweise durch den Zustand der Ohren*

5.3.5 Lippen und Mund

Die Lippen sind der Milz zugeordnet. Normalerweise sollten die Lippen blass-rot und feucht sein. Andere Färbungen der Lippen und Auffälligkeiten im Mundbereich geben diagnostische Hinweise (▶ Tab. 16).

Zustand der Lippen und des Mundes	Diagnostischer Hinweis
Blasse Lippen	Blut- oder Yang-Mangel
Sehr rote trockene Lippen	Hitze im Magen und Milz
Purpur blaue Lippen	Blut-Stase
Mund immer leicht geöffnet	Mangelhafte Koordination von Yin und Yang, Leitbahnen verbinden sich nicht ordentlich
Mundatmung trotz freier Nase	Lungen-Qi-Mangel
Speichelfuß über die Lippen	Feuchte Hitze in der Milz
Zitternde Lippen	Leber-Wind, Ventus internus von Milz und Magen
Mundwinkel-Rhagaden	Trockene Hitze in Milz und Magen

***Tab. 16**: Diagnostische Hinweise durch den Zustand der Lippen und des Mundes*

5.4 Zungendiagnose

Die Zunge ist ein Ausdruck des Herzens – das Herz öffnet sich auf der Zunge. Andererseits ist die Zunge das Schaufenster des Verdauungstraktes. Mit der Zungendiagnose kann man Hinweise auf den Zustand des Qi, des Blutes, des Körpersäftehaushalts der einzelnen Organe und die Tiefe oder Tendenz pathogener Faktoren erhalten.

Bei der chinesischen Zungendiagnose werden im Wesentlichen die Farbe, die Form und der Belag der Zunge betrachtet. Die Diagnose sollte am besten bei Tageslicht vorgenommen werden. Künstliches Licht kann die Zungenfarbe blass oder bläulich erscheinen lassen. Die Zunge sollte nicht länger als 20 Sekunden herausgestreckt werden. Sie wird sonst trockner und bläulicher. Die Unterzungenvenen sollten unauffällig sein. Gestaute Unterzungenvenen weisen auf Blut-Stagnation hin. Eine einseitige Unterzungenvenenstauung kann auf eine lokale Blut-Stagnation in den Leitbahnen durch Knochen-, Sehnen-, Bänder- oder Muskelverletzungen hinweisen.

Die normale Zungenfarbe sollte blass-rot, die Form weder zu dick oder zu dünn und der Belag dünn, weißlich und ein wenig feucht sein.

5.4.1 Topographie der Zunge

Die ganze Zunge, insbesondere die Zungenmitte, steht in energetischer Verbindung mit dem Magen, die Zungenspitze mit dem Herzen, die Zungenwurzel mit den Nieren, die Mitte, insbesondere das Gebiet, das die Magenzone umgibt, mit der Milz und die Ränder mit der Leber und der Gallenblase (▶ Abb. 145).

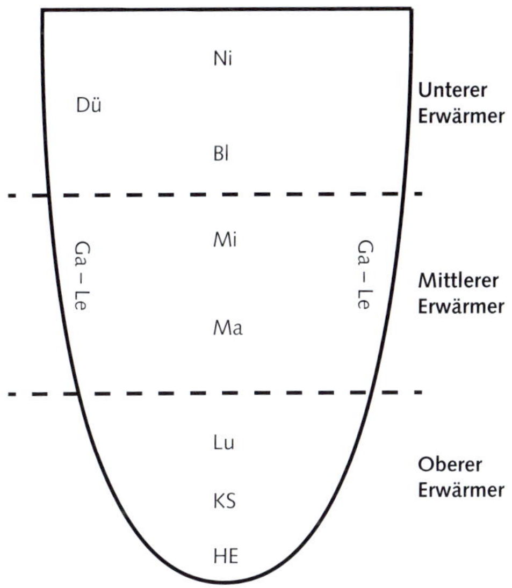

***Abb. 145**: Zuordnung der Organe zu den verschiedenen Bereichen der Zunge in der chinesischen Zungendiagnose*

5.4.2 Zungenfarbe

Die Zungenfarbe gibt Auskunft über den Zustand von Qi, Yang, Blut und Yin der inneren Organe. Es gibt fünf Kategorien der Zungenfarbe: blass, rot, dunkelrot, purpurfarben und blau. Je heller die Zungenfarbe ist, desto mehr deutet dies in Richtung eines Kälte- und Leere-Syndroms; je röter desto mehr in Richtung eines Hitze-Syndroms. Beschränkt sich die Farbe auf Teile der Zunge, so ist das zugeordnete Organ oder der entsprechende Meridian befallen. Einen Überblick über die diagnostischen Hinweise durch Färbungen der Zunge gibt ▶ Tabelle 17:

Färbung	Diagnostischer Hinweis
Blasse Zunge	Qi-Mangel
Blassbläuliche Zunge	Schwerer Qi-Mangel
Sehr blasse Zunge	Äußere Kälte, die das Qi und Yang der inneren Organe blockiert, oder Nieren-Yang-Mangel
Rote Zunge	Yin-Mangel
Tiefrote Zunge	Äußere Hitze, die tief ins Blut eingedrungen ist, oder Nieren-Yin-Mangel
Rote Pünktchen/Papillen	Hitze im Blut.

***Tab. 17**: Diagnostische Hinweise durch Färbungen der Zunge*

5.4.3 Zungenform

Chronische Erkrankungen verändern die Zungenform, sie zeigen sich z. B. als eine Schwellung, eine Delle oder auch als Risse. Zungenform und Zungenfarbe sind eng miteinander verknüpft und geben die folgenden Hinweise:

Geschwollene blasse Zunge mit wenig Belag → Qi- und Yang-Mangel: Das Qi im Körper ist lange geschwächt, sodass die Blutzirkulation und die Körpersäfte nicht genügend transportiert werden.
Geschwollen, blass und schleimiger Belag → Retention von Nässe-Schleim
Geschwollen, rot bis normalfarbig → Nässe-Hitze
Ödematös glatt, Zahneindrücke an den Rändern → Mangel an Yang und Qi, führt zu Blut-Mangel und Feuchtigkeitsretention
Geschwollene rote Zungenspitze → Herz-Feuer, oft emotionale Probleme
Aufgerollte rote Zungenränder → Leber-Qi-Stagnation mit Hitze
Geschwollene Zungenränder im mittleren Teil → Mangel an Milz-Qi und Milz-Yang
Dünne blasse Zunge → Blut-Mangel
Dünne rote Zunge ohne Belag → Yin-Mangel
Kleine, feste und rote Zunge → Erschöpfung des Yin, Überhitzung des Yang
Hochrote, kleine und kurze Zunge mit gelbem, altem und trockenem Belag → schwere Erschöpfung des Nieren-Yin mit Verlust von Körpersäften durch große Hitze
Einseitig abweichende Zunge → innerer Wind, z. B. nach einem Schlaganfall
Harte, steife und tief rote Zunge → innerer Wind mit großer Hitze, mögliches Vorzeichen für apoplektischen Insult
Schlaffe Zunge → Mangel an Körperflüssigkeiten
Heraushängende Zunge → Hitze in Herz und Milz, Zeichen für eine schwere Erkrankung
Allgemein rissige Zunge → Fülle-Hitze oder Yin-Mangel
Breite, tiefe Mittel- oder Querrisse → Magen-Yin-Mangel
Schmaler, langer Riss im unteren Drittel der Zunge bis zur Zungenspitze → Konstitutionelle Schwäche des Herzens

▶

Querrisse an den Rädern → Schwerer Mangel an Milz-Qi und Milz-Yin
Vertikaler Mittelriss bei blasser oder blassroter, geschwollener Zunge → Mangel an Magen-Qi und Magen-Yin (evtl. Hinweis auf frühere Magenprobleme)
Einkerbungen an den Rändern → Lange bestehender Milz-Qi-Mangel
Einkerbung an den Spitze → Herz-Blut-Mangel
Delle an der Zungenwurzel → beginnender Nieren-Essenz-Mangel

5.4.4 Zungenbelag

Ein Belag, der nicht fest an der Zunge haftet, stammt aus unreiner Energie. Dies deutet auf eine leichte Erkrankung hin. Ein Belag, der an der Zunge haftet, stammt aus der endogenen Energie. Je dichter und dicker der Zungenbelag ist, desto schwerer ist die Erkrankung. Der Zungenbelag weist in Einzelnen auf die folgenden Erkrankungen hin:

Fehlender Zungenbelag → Magen-Yin-Mangel und/oder Nieren-Yin-Mangel
Fehlender Zungenbelag mit rotem Zungenkörper → Nieren-Yin-Mangel
Teilweise fehlender Zungenbelag „Landkarten Zunge" → Yin- und Qi-Mangel von Magen und Milz. Dieser tritt häufig bei Nahrungsmittelallergie auf
Weißer, dünner und oberflächlicher Zungenbelag → Erkrankungen der Oberfläche durch Wind und Kälte
Weißer, dicker trockener Zungenbelag → Fülle-Hitze, Körperflüssigkeit ist bereits geschädigt
Gelber Zungenbelag → Erkrankungen der Tiefe, je dunkler das Gelb, desto ernster ist die Erkrankung und umso dominanter die Hitze
Gelber, schmieriger und öliger Zungenbelag → Retention von Feuchtigkeit und Hitze-Schleim. Mittelstadium einer fieberhaften Erkrankung. Prognostisch für langandauernde Erkrankung
Gelber Belag mit ödematösem, zartem Zungenkörper → Konstitution einer Schwäche des Qis und Yangs. Feuchtigkeit und Hitze haben sich im Körper angesammelt.
Dunkelbrauner Zungenbelag → Tiefliegende Hitze im Magen und Darm
Grauer, schwärzlicher Belag → Meist Hitze-Erkrankungen, eher ernstes Stadium einer Oberflächenerkrankung
Tiefschwarzer, trockener Belag → Extreme Hitze, Versiegen der Körpersäfte und des Yin

5.5 Pulsdiagnose

Die Pulsdiagnose ist ein wichtiges Element in der TCM-Diagnostik. Anders als in der westlichen Medizin wird hier nicht nur die Herzfrequenz festgestellt. Durch verschiedene Tastqualitäten wie Volumen, Formen und Modalitäten in drei Tasttiefen wird der Zustand von Qi, Blut und Yin der Yin- und Yang-Organe gefühlt. Ein erfahrener Behandler kann durch Anamnese, Abhören, Riechen und Betrachtung sowie Pulsfühlen an den Handgelenken den gesamten energetischen Zustand des Organismus diagnostizieren. Die Pulse reflektieren den Energiezustand der inneren Organe unmittelbar.

5.5.1 Pulspositionen und Pulsebenen

Der Puls sollte im sitzenden oder liegenden Zustand gefühlt werden und der Arm des Patienten sollte horizontal und nicht über Herzhöhe liegen. Bei der Pulsdiagnose ruhen Zeige-, Mittel- und Ringfinger des Behandlers am Handgelenk des Patienten (▶ Abb. 144). Es wird jeweils an drei Positionen (▶ Tab. 18) und in drei Ebenen gefühlt.

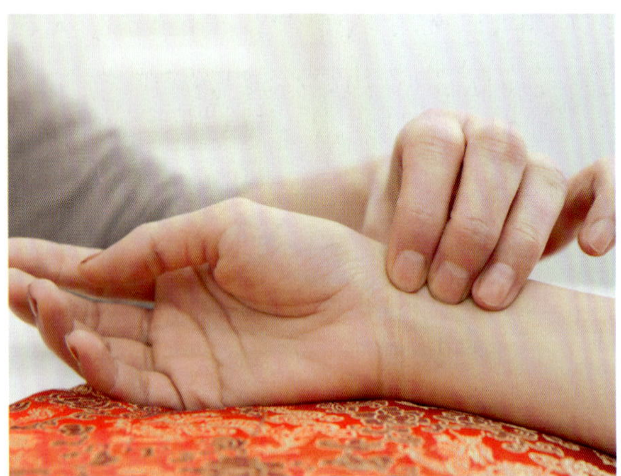

***Abb. 146**: Die drei Finger liegen auf den drei Pulspositionen*

Pulsposition	Zuordnung	linke Hand	rechte Hand
Position 1 (vorne): Cun	Oberer Erwärmer Daumenpuls	Herz	Lunge
Position 2 (Mitte): Guan	Mittlerer Erwärmer Barrierenpuls	Leber/Galle	Milz/Magen
Position 3 (hinten): Chi	Unterer Erwärmer Fußpuls	Niere (Nieren-Yin)	Niere (Nieren-Yang)

***Tab. 18**: Pulspositionen und ihre Zuordnungen*

Die Pulsdiagnose wird jeweils in den drei folgenden Ebenen durchgeführt:

Die oberflächliche Ebene

Der oberflächliche Puls bewegt sich zwischen Haut und Fleisch. Um ihn zu spüren, legt der Behandler den Finger so auf, dass nur die Haut des Patienten verschiebbar ist. Die oberflächliche Ebene reflektiert den Zustand des Qi.

Die mittlere Ebene

Der mittlere Puls bewegt sich im Fleisch, zwischen Haut und Knochen. Bei richtigem Druck wird die vordere Nagelspitze des Behandlers weißlich. Die mittlere Ebene reflektiert den Zustand des Blutes.

Die tiefe Ebene

Der tiefe Puls liegt auf dem Knochen, zwischen Fleisch und Knochen. Bei richtigem Druck wird 1/3 des Nagelbettes des Behandlers weiß. Die tiefe Ebene reflektiert den Zustand des Yin.

Ein normaler Puls sollte ruhig, kräftig und gleichmäßig sein. Nach der TCM-Lehre bedeutet dies, dass der gesunde Puls Shen (klare Lebendigkeit), Magen-Qi (spürbarer Besaftungs- bzw. Nährzustand) und Wurzel (nicht wegdrückbarer Puls) besitzt.

5.5.2 Die 28 Pulsbilder

Es gibt 28 Pulsarten. Diese sind wie folgt in sieben Kategorien aufgeteilt (▶ Abb. 147 – 150):

Oberflächliche Pulse

1. **Oberflächlicher Puls (Fu Mai):**
   schlägt an der Oberfläche am deutlichsten, wird bei Zunahme des Drucks schwächer. Ein oberflächlicher Puls deutet auf eine äußerliche, oberflächliche Erkrankung hin.
2. **Sanfter Puls (Ru Mai):**
   schlägt an der Oberfläche sanft und nachgiebig, verschwindet bei stärkerem Druck. Ein sanfter Puls bedeutet Mangel an Qi, Yin und Essenz. Feuchtigkeit behindert Energiefluss.
3. **Hohler- oder zwiebelstängelförmiger Puls (Kou Mai):**
   an der Oberfläche groß, innen hohl. Die mittlere Ebene ist nicht spürbar – auf der tiefen Ebene wird er bei starkem Druck wieder spürbar. Ein hohler Puls tritt nach einem akuten Blut- und Säfteverlust auf. Ist ein hohler Puls schnell, so deutet dies einen bevorstehenden Blutverlust an.
4. **Zerfließender Puls (San Mai):**
   oberflächlich und sehr klein, fühlt sich wie zerbröckelt unter dem Fingerdruck an, ist ohne Wurzel. Ein zerfließender Puls bedeutet einen schweren Mangel an Qi und Blut. Ein sehr ernster Zustand.
5. **Trommelpuls (Ge Mai):**
   oberflächlich hart, gespannt und groß, auf der tieferen Ebene nicht mehr spürbar. Ein Trommelpuls bedeutet einen schweren Mangel an Nieren-Essenz oder Yin. Er geht meist dem hohlem Puls voraus und tritt nach schweren Blutungen, Abortus oder Schock auf. Er weist auf ein Vorstadium des Exitus hin, der Trennung von Yin und Yang.

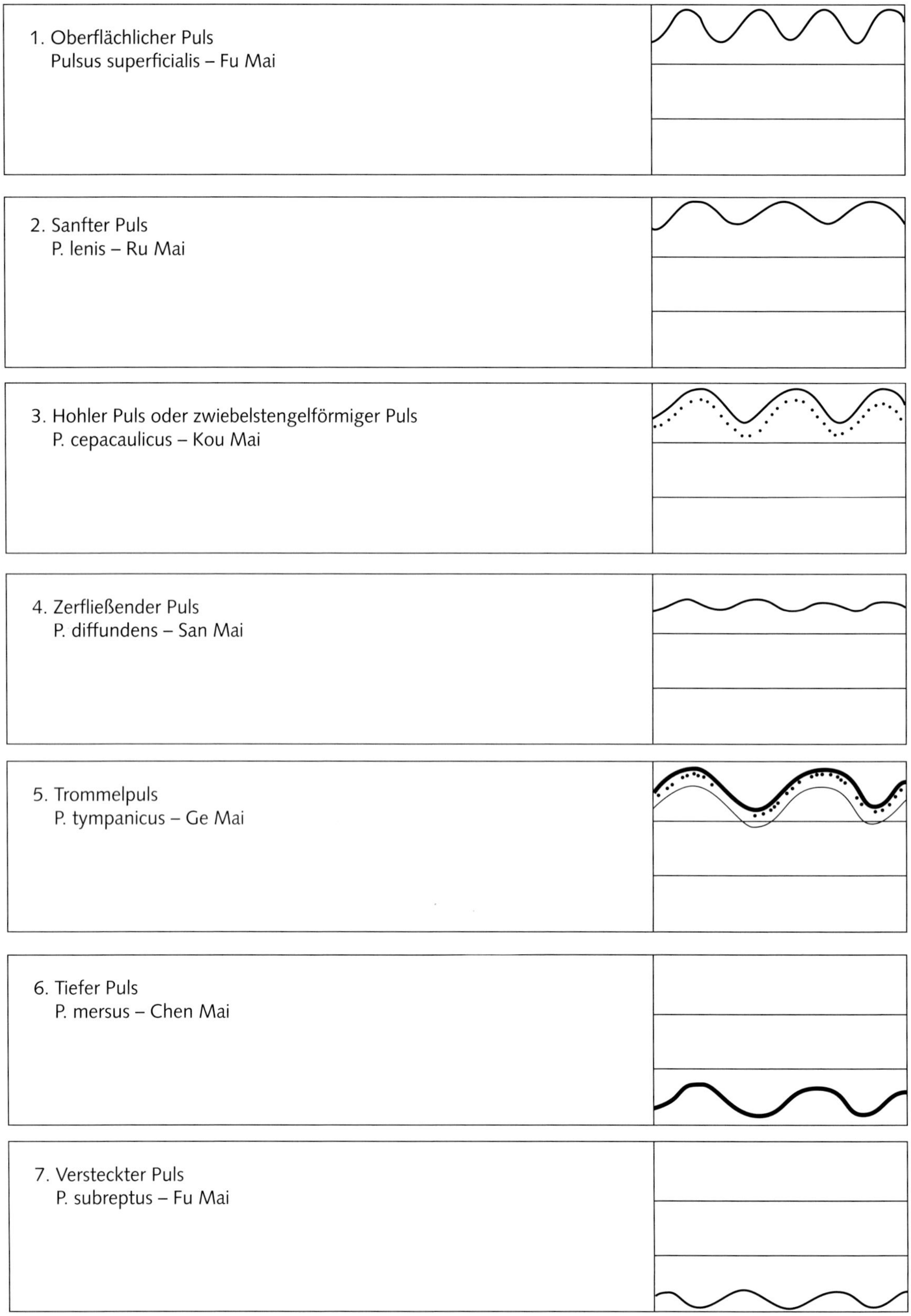

1. Oberflächlicher Puls
Pulsus superficialis – Fu Mai

2. Sanfter Puls
P. lenis – Ru Mai

3. Hohler Puls oder zwiebelstengelförmiger Puls
P. cepacaulicus – Kou Mai

4. Zerfließender Puls
P. diffundens – San Mai

5. Trommelpuls
P. tympanicus – Ge Mai

6. Tiefer Puls
P. mersus – Chen Mai

7. Versteckter Puls
P. subreptus – Fu Mai

***Abb. 147**: Pulsformen in den drei Ebenen: Pulsbilder 1–7*

Tiefe Pulse

6. **Tiefer Puls (Chen Mai):**
bewegt sich unter dem Fleisch, d. h. zwischen Fleisch und Knochen, ist nur dort deutlich zu fühlen. Ein tiefer Puls deutet auf eine Yin-Symptomatik (Intima-Syndrom) hin. Ist der tiefe Puls voll, so hat sich die Krankheit festgesetzt. Ein schwacher tiefer Puls zeigt Schwäche von Qi und Yang.
7. **Versteckter Puls (Fu Mai):**
extrem tief, fühlt sich wie sich unter dem Knochen verkriechend an, schwierig zu palpieren. Ein versteckter Puls bedeutet ein schweres Yang-Mangel-Syndrom.
8. **Fixierter haftender Puls (Lao Mai):**
saitenförmig, lang, straff und tief am Knochen haftend. Ein fixierter, haftender Puls bedeutet ein inneres Kälte-Fülle-Syndrom, z. B. bei einer schmerzhaften Blockade im Unterleib wie Ileus.
9. **Schwächlicher, hinfälliger Puls (Ruo Mai):**
tief und sehr schwach, nachgiebig, dünn, lang und sanft. Kann nur auf der tiefen Ebene gespürt werden. Ein schwächlicher, hinfälliger Puls bedeutet einen chronischen Mangel an Yang, Qi und Blut oder einen durch akuten Blutverlust verursachten Schockzustand.

Langsame Pulse

10. **Langsamer Puls (Chi Mai):**
weniger als vier Schläge pro Atemzug (unter 60/Min.). Ein langsamer Puls deutet auf ein Kälte-Syndrom und eine Qi-Verlangsamung hin. Ist der langsame Puls schwach, so liegt eine Leere-Kälte vor, verursacht durch Yang-Mangel. Ist er voll, so bedeutet dies eine Fülle-Kälte, verursacht durch eine exogene Kälteeinwirkung, z. B. durch zu viel kalte Getränke, was Durchfall und Magenkrämpfe bewirken kann.
11. **Behäbiger Puls (Huan Mai):**
träge und gleichmäßig im Kommen und Gehen, mit normaler Frequenz und Elastizität bei verzögerter Ankunftszeit. Der Puls kann in benachbarte Pulspositionen hineingehen. Ca. vier Schläge pro Atemzug (60–80/Min.). Ein behäbiger Puls bedeutet Feuchtigkeitsretention durch Milz-Qi-Mangel oder auch durch den exogenen Faktor Nässe.

Schnelle Pulse

12. **Schneller Puls (Schuo Mai):**
mehr als fünf bis sechs Schläge pro Atemzug (über 100/Min.). Ein schneller Puls bedeutet ein Hitze-Syndrom.
13. **Rasender Puls (Ji Mai):**
sehr schnell und erregt, mehr als sieben bis acht Schläge pro Atemzug (>120/Min.). Ein rasender Puls bedeutet üppiges Yang-Feuer bei einem extrem erschöpften Yin. Yin und Yang treiben sich auseinander mit Gefahr eines Zusammenbruchs des Ursprungs-Qi (Yuan-Qi).
14. **Beweglicher Puls (Dong Mai):**
voll, schnell und etwas schlüpfrig, am deutlichsten in der Guan-Position. Fühlt sich an wie eine rollende Erbse, die unter dem Finger zittert. Ein beweglicher Puls deutet auf Stress, Angst, Schock oder starke Schmerzen. Yin und Yang können sich nicht harmonisieren. Ein beweglicher Puls kann sich in einen jagenden Puls entwickeln.

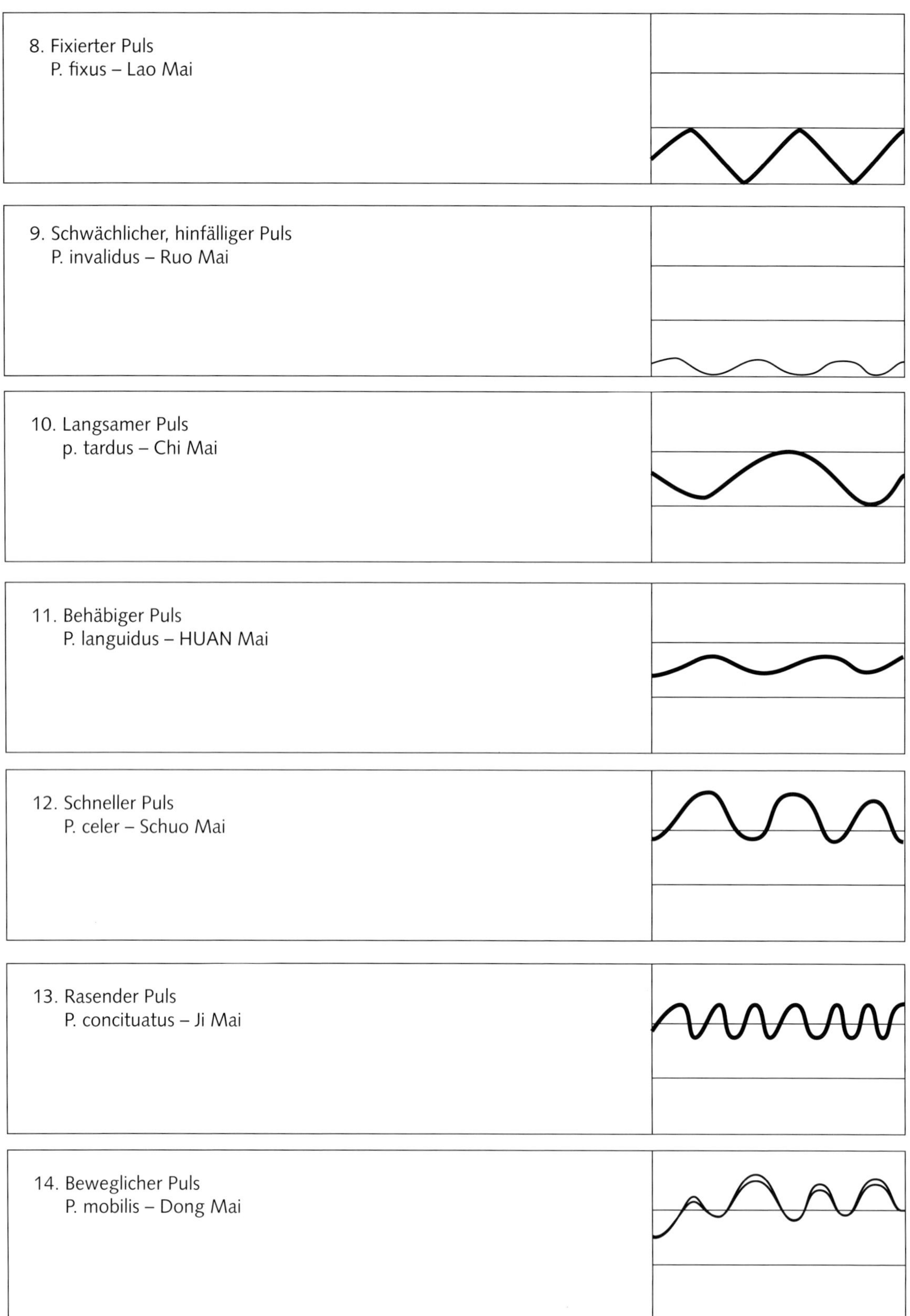

***Abb. 148**: Pulsformen in den drei Ebenen: Pulsbilder 8–14*

Schwache Pulse

15. **Leerer Puls (Xu Mai):**
fühlt sich kraftlos, weich und groß an, grenzwertig schnell. Er kann von seiner Ebene weggedrückt werden. Ein schwacher Puls bedeutet Qi- und Yang-Mangel und ein Blut-Mangel-Syndrom.
16. **Verschwindender Puls (Wei Mai):**
ähnlich wie der fadenförmige Puls, nur ausgeprägter. Bei gleichem Druck fühlbar und wieder nicht fühlbar. Ein verschwindender Puls deutet auf ein extremes Leere-Syndrom, insbesondere mit einem bedrohlichen Yang-Mangel-Zustand.
17. **Fadenförmiger Puls (Xi Mai):**
dünn und zart, wie ein Seidenfaden, dennoch deutlich zu spüren. Ein fadenförmiger Puls deutet auf ein Blut-Mangel-Syndrom oder einen Qi-Mangel mit innerer Nässe hin. Er tritt oft bei starker Erschöpfung durch physische oder auch mentale Überanstrengung auf.
18. **Kurzer Puls (Duan Mai):**
füllt die Pulsstelle nicht ganz aus. Er ist nur in der mittleren Position (Guan) deutlich tastbar. Ein kurzer Puls deutet auf einen Mangel an Nähr-Qi, besonders an Magen-Qi hin.
19. **Rauer Puls (Se Mai):**
dünn, kurz, rau, schleifend mit zackigen Rändern, ändert sich rasch in Qualität und Frequenz. Ein rauer Puls bedeutet Blut- oder Säfte-Mangel (Qi-Stagnation mit Yin-Mangel). Er tritt häufig nach langer Krankheit, Anämie, üppigem Schwitzen, Erbrechen oder auch bei Tumoren auf. Ein lang bestehender rauer Puls bedeutet eine schlechte Prognose.

Volle Pulse

20. **Voller Puls (Shi Mai):**
kraftvoll, eher hart und lang, bei leichtem Fingerdruck tastbar. Bedeutet Fülle-Syndrom. Ein voller Puls, der schnell ist, weist auf ein Fülle-Hitze-Syndrom hin, ein langsamer auf ein Leere-Hitze-Syndrom, bzw. Kälte-Syndrom.
21. **Gespannter Puls (Jin Mai):**
straff, wie ein gespanntes Seil. Ein gespannter Puls deutet auf ein inneres oder äußeres Kälte-Syndrom. Er tritt z. B. bei einem Verdauungsstillstand durch Hemmung der aktiven Energie aufgrund innerer Kälte auf. Nach Eindringen von Wind-Kälte ist er obeflächlich.
22. **Überflutender Puls (Hong Mai):**
bewegt sich wie eine Flutwelle, breit und überströmend. Er füllt seine Pulsstelle ganz aus und ist meistens in allen drei Ebenen tastbar. Ein überflutender Puls bedeutet ein üppiges Hitze-Syndrom bzw. ein Yang-Fülle-Syndrom. Er kommt z. B. bei Fieberschüben und bei Hypertonikern und Sportlern vor. Das Yang bewegt das Yin zu viel. Wenn dieser Puls zu lange bleibt, besteht die Gefahr, dass Yin und Yang zur Spaltung kommen.
23. **Saiten- oder kordelförmiger Puls (Xian Mai):**
fühlt sich wie die Saite eines Instruments an und füllt seine Pulsstelle ganz aus. Der Puls ist relativ lang, glatt, schmal und kräftig, in allen drei Ebenen tastbar, jedoch am besten in der mittleren Ebene. Ein saitenförmiger Puls deutet auf eine Leber-Qi-Stagnation hin.

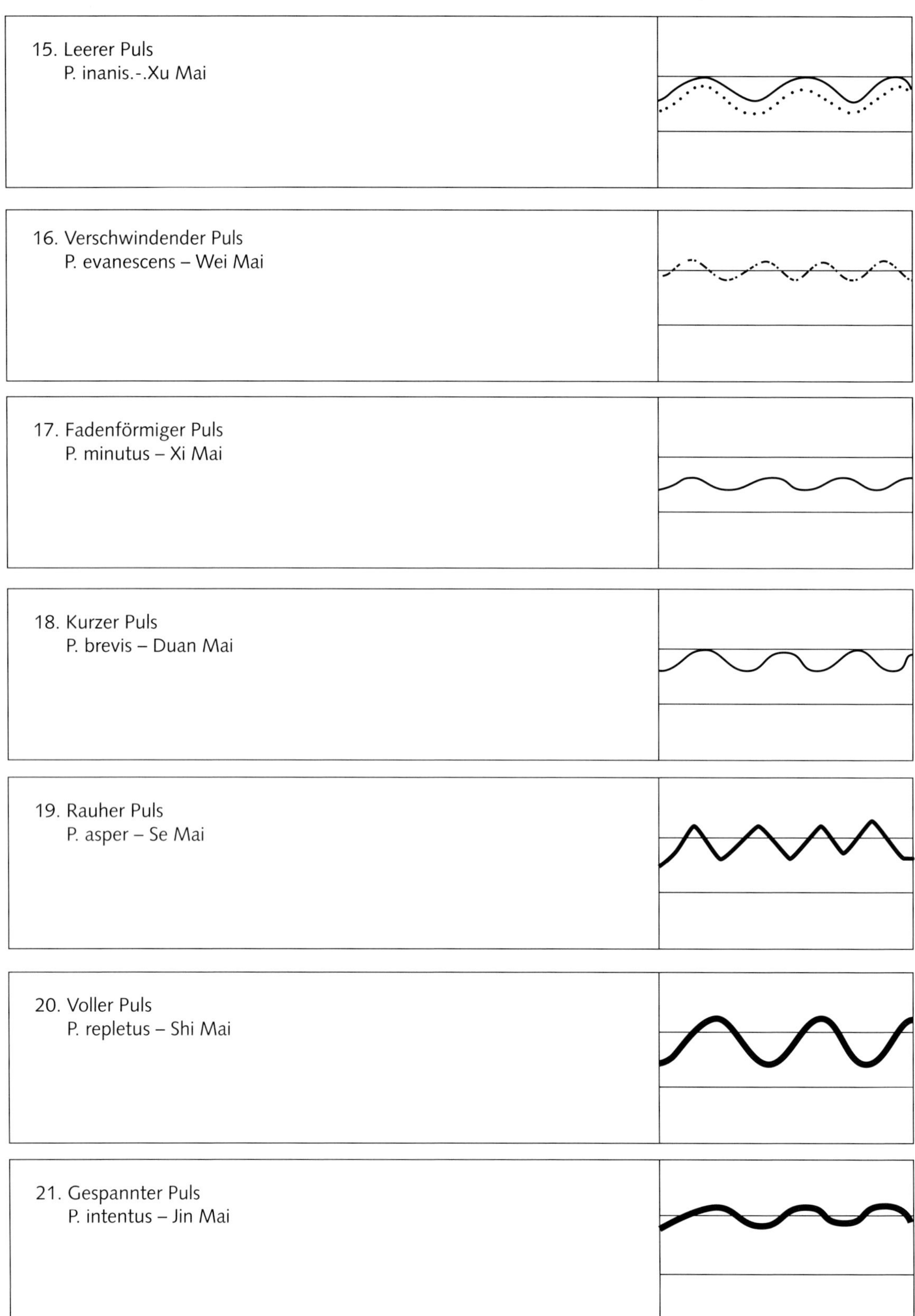

***Abb. 149**: Pulsformen in den drei Ebenen: Pulsbilder 15–21*

24. **Schlüpfriger Puls (Hua Mai):**
weicher gleitender Puls, abgerundet und schlüpfrig. Ein schlüpfriger Puls bedeutet ein Schleim-Feuchtigkeits-Syndrom und weist auf einen Qi-Mangel bei Yin-Fülle hin, z. B. Nässe-Stau durch Verdauungsrückstände. In der Schwangerschaft kommt er auch physiologisch an der Nieren-Yin-Stelle vor.
25. **Langer Puls (Chang Mai):**
lang und gerade, an Kopf und Schwanz gleich, streckt sich über seine Pulsstelle hinaus. Ein langer Puls deutet auf eine Yang-Fülle- oder Hitze-Fülle-Syndrom. Ist er schlank, so ist der Puls optimal und prognostiziert Langlebigkeit.

Unregelmäßige Pulse

Alle unregelmäßigen Pulse sind pathologisch.

26. **Jagender Puls (Cu Mai):**
jagend, heftig, schnell und setzt in unregelmäßigen Abständen aus. Ein jagender Puls bedeutet extreme Fülle-Hitze bei Mangel an Herz-Qi und Herz-Yin, z. B. bei Kammerflimmern oder auch bei Status asthmaticus, bei akutem Nahrungsmittelstau und starken Schmerzzuständen.
27. **Hängender Puls (Jie Mai):**
träge, langsam und setzt in unregelmäßigen Abständen aus, weniger als vier Schläge pro Atemzug, deutlich in allen Ebenen tastbar. Ein hängender Puls bedeutet eine Kälte-Fülle bei einem Mangel an Herz-Qi und Herz-Yang.
28. **Intermittierender Puls (Dai Mai):**
setzt in regelmäßigen Abständen aus. Ein intermittierender Puls bedeutet Erschöpfung des Qi in den Yin-Organen und eine Schwäche des Yuan-Yang. Wenn der Puls nach weniger als vier Schlägen aussetzt, weist dies auf ein sehr ernstes Problem des Herzens hin. Dieser Puls kann auch nur vorübergehend auftreten, z. B. bei starken Schmerzzuständen, starken Blähungen oder starken Gemütsregungen.

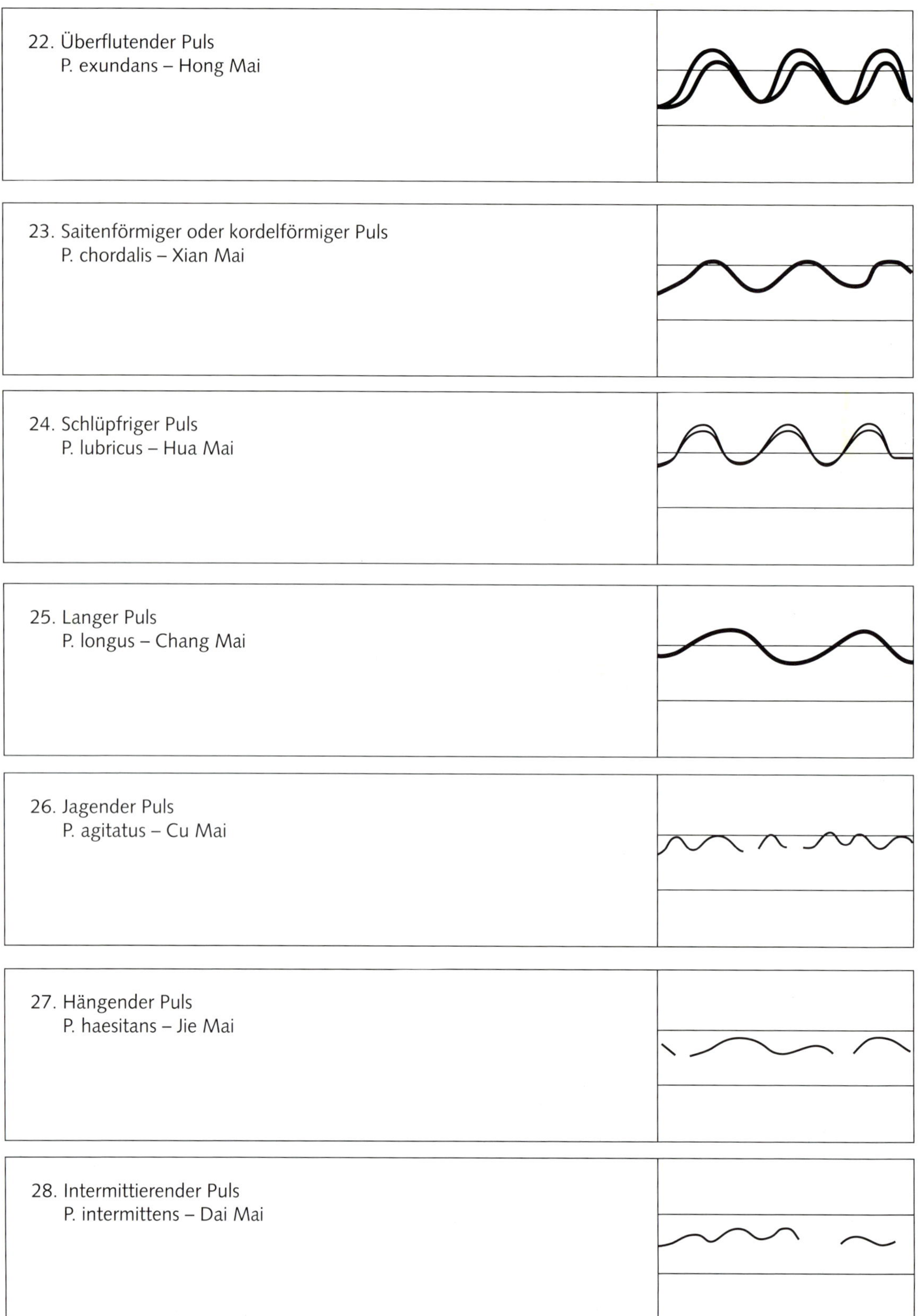

***Abb. 150**: Pulsformen in den drei Ebenen: Pulsbilder 22–28*

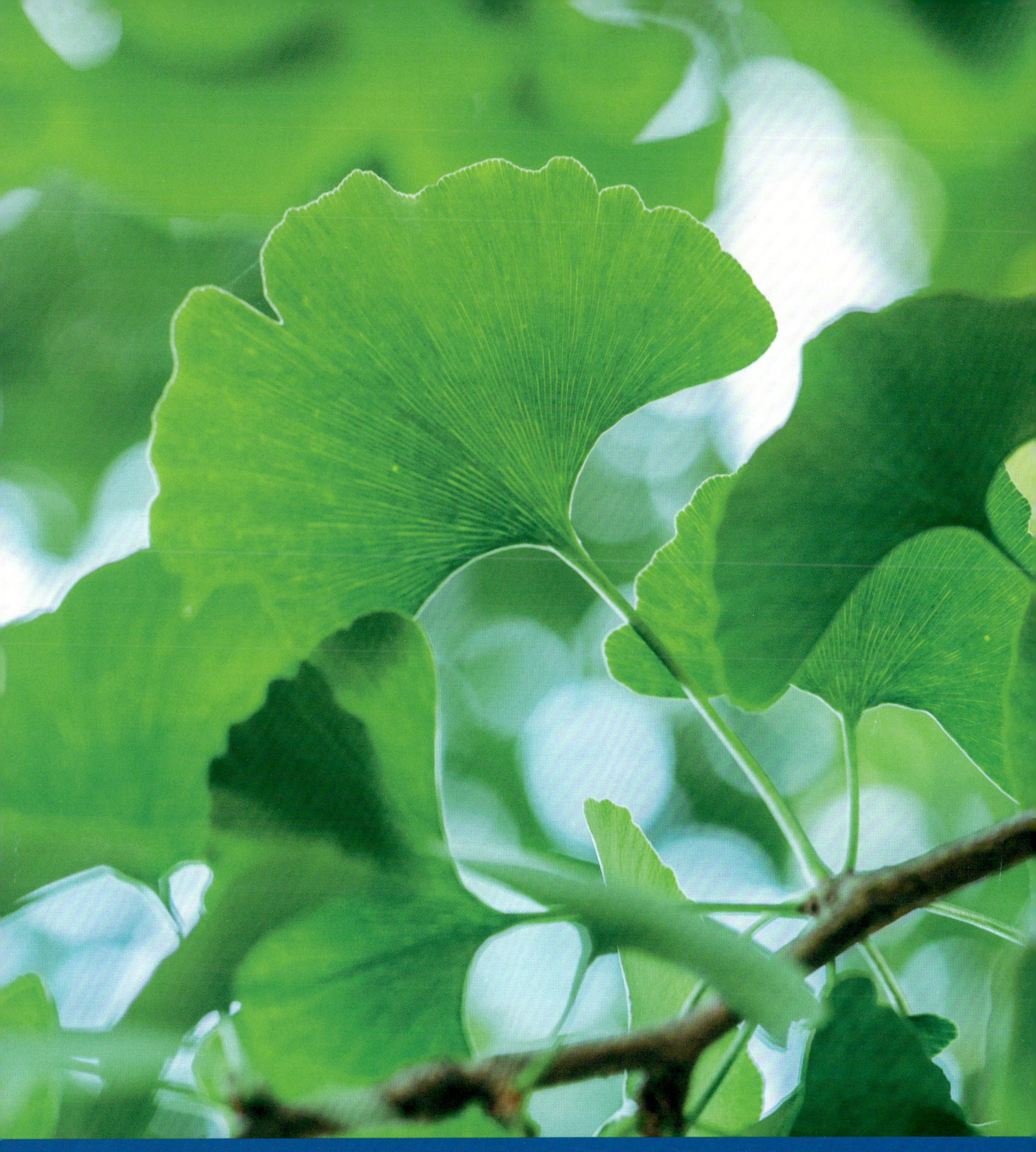

Anhang

Literaturverzeichnis

Bachmann, G.: Die Akupunktur – eine Ordnungstherapie. Haug, Heidelberg (1959)

Bahr, F.: Skripten, Systematik und Praktikum der wissenschaftlichen Ohrakupunktur. Eigenverlag, München (1989)

Bischko, J.: Einführung in die Akupunktur. Haug, Heidelberg (1979)

Bischko, J.: Handbuch der Akupunktur und Aurikulotherapie. Haug, Heidelberg (1981)

Boudiol, R.J.: Elements of auriculotherapy. Maisonneuve, Moulins-les-Metz (1982)

Focks C.: Atlas Akupunktur. 3. Auflage, Urban&Fischer/ Elsevier (2021)

Hempen, C.-H.: Die Medizin der Chinesen. Bertelsmann, München (1992), dtv-Atlas zur Akupunktur. Deutscher Taschenbuch Verlag (1995)

H.-U. Hecker, A. Steveling, E.T. Peuker (Hrsg.): Lehrbuch und Repetitorium Ohr-, Schädel-, Mund-, Hand-Akupunktur. 3. erweiterte Auflage, Hippokrates, Stuttgart (2001)

König, G., Wancura, I.: Praxis und Theorie der Neuen Chinesischen Akupunktur, Band 1 und 2. Maudrich, Wien (1979 / 1983), Einführung in die chinesische Ohrakupunktur. Haug, Heidelberg (1984)

Lange, G.: Akupunktur der Ohrmuschel. BMV-Verlag, Schondorf (1985)

Lau, W.: Asan-Therapie. Bio-Medoc Verlag, Lürschau (1991)

Lee, Byung-Guk: Die Meridianverläufe. Verlag moderne Akupunkturstudie, Seoul (1988)

Maciocia, G.: Die Grundlage der Chinesischen Medizin. Verlag für Traditionelle Chinesische Medizin, Kötzting (1994)

Melzack, R.: Das Rätsel des Schmerzes. Hippokrates, Stuttgart (1978)

Nogier, P.F.M.: Lehrbuch der Auriculotherapie. Maisonneuve, Saint-Ruffine, France (1969), Über die Akupunktur der Ohrmuschel. Übersetzung von Bachmann, G. in DZA 3-8 (1957)

Porkert, M.: Die chinesische Medizin. Econ, Düsseldorf (1982), Die Theoretischen Grundlagen der Chinesischen Medizin. 3. Auflage, AMS, Basel (1991)

Porkert, M.: Die Einwirkung der Ohrakupunktur aus chinesischer Sicht. – Bd. 10.1 wissenschaftliche Akupunktur und Auriculomedizin. VfM E. Fischer, Heidelberg (1987)

Porkert, M. & Hempen. C.-H.: Systematische Akupunktur. Urban & Schwarzenberg, München (1985)

Rubach, A.: Propädeutik der Ohr-Akupunktur. Hippokrates, Stuttgart (1995)

Schnorrenberger, C.C.: Therapie mit Akupunktur. Band 1 (1981)

Stux, G., Stiller, N., Pomeranz, B.: Akupunktur, Lehrbuch und Atlas. 3. Auflage, Springer, Berlin, Heidelberg, New York, Tokyo (1992)

Van Nghi, N.: Pathogenese und Pathologie der Energetik in der chinesischen Medizin. Band 1 (1975), Band 2 (1981). M.L. Verlag, Uelzen

Wühr, E. (Übers.): Quintessenz der Chinesischen Akupunktur und Moxibustion. Lehrbuch der Chinesischen Hochschulen für Traditionelle Chinesische Medizin. Verlagsgesellschaft für TCM, Kötzing (1988)

Bildquellenverzeichnis

Autorin

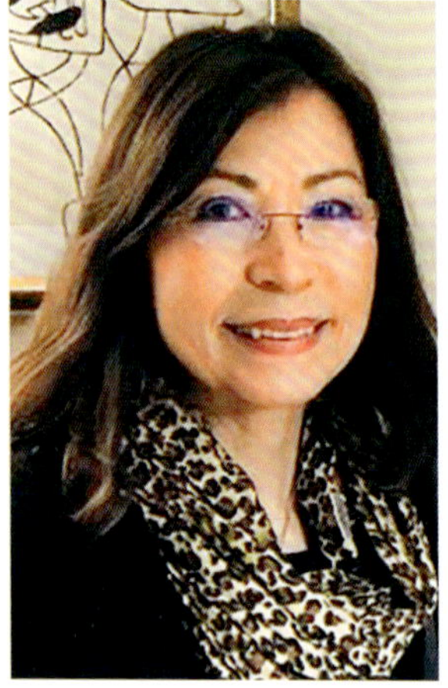

Jin-Sook Schnell-Jacob führt seit 1985 eine eigene Naturheilpraxis. Sie wuchs in Süd-Korea in einer Familie auf, zu der seit Generationen Ärzte für Traditionelle Chinesische Medizin gehörten. So hatte sie seit ihrer Kindheit Berührung mit der chinesischen Medizin. Neben der Ausbildung zur Diplom-Krankenschwester auf der Fachhochschule in Masan (jetziger Name: Masan University Department of Nursing) hat sie ab dem 17. Lebensjahr bei ihrem Onkel in der „Traditionelle Chinesische Medizin-Praxis, Seo" mitgearbeitet. Anschließend arbeitete sie ca. eindreiviertel Jahr auf der Intensivstation des City Children Hospital South Gate in Seoul.

Frau Schnell-Jacob kam 1972 durch Einladung der Rote Kreuz Schwesternschaft nach München und arbeitete 10 Jahre lang in Krankenhäusern, am längsten und zuletzt in der Universitätsklinik Herzzentrum München.

Sie erhielt 1985 die Heilpraktiker Zulassung vom Gesundheitsamt München. Danach folgte ein sechsmonatiges TCM-Intensivstudium beim „Institut für wissenschaftliche moderne Akupunktur Studien" (Hyundai Chimkuhak Yoenkuhoe) in Seoul bei Prof. Kim, Nam-Soeb und Lee, Byung-Guk. Anschließend absolvierte sie regelmäßig Studienaufenthalte in Korea für „Koreanische Handakupunktur" bei Prof. Yu, Tae-Woo und weitere Fortbildungskurse in TCM.

Neben ihrer Praxistätigkeit war sie in München Dozentin für TCM-Ausbildung von 1985 bis 1996 bei der „Lotz-Heilpraktiker Schule", von 1997 bis 2002 beim „Bund Deutscher Heilpraktiker und Naturheilkundiger" und von 2003 bis 2013 beim „Zentrum für Naturheilkunde". Zusätzlich hielt sie privat und an verschiedenen Schulen u. a. Fachfortbildungswochenendseminare für Koreanische Handakupunktur ab. Außerdem hielt sie an verschiedenen Heilpraktiker Kongressen Vorträge.

Zurzeit gibt Frau Schnell-Jacob Fachfort- und Weiterbildungskurse zur Behandlung verschiedener Krankheitsbilder mit Akupunktur. Einen Schwerpunkt bildet dabei die von ihr in über 37 Jahren durch eigene Praxiserfahrung entwickelte Therapie „Systemisch-Energetische Wirbelsäulen- und Gelenktherapie mit Mikro-Ohrakupressur".

TCM · OAP · MOAP · SEWIG
Jin-Sook Schnell-Jacob

Traditionelle Chinesische Medizin
Östliche- und westliche Naturheilkunde

Glückaufstraße 10
83727 Schliersee
Tel.: +49 (0) 8026 9257481
info@praxis-schnell.de
www.praxis-schnell.de

Stichwortverzeichnis